DICTIONNAIRE

DE MÉDECINE.

DE L'IMPRIMERIE DE T.-F. RIGNOUX,
IMPRIMEUR DE L'ACADÉMIE ROYALE DE MÉDECINE.

DICTIONNAIRE

DE MÉDECINE,

PAR MM. ADELON, BÉCLARD, BIETT, BRESCHET, CHOMEL, H. CLOQUET, J. CLOQUET, COUTANCEAU, DESORMEAUX, FERRUS, GEORGET, GUERSENT, LAGNEAU, LANDRÉ-BEAUVAIS, MARC, MARJOLIN, MURAT, ORFILA, PELLETIER, RAIGE-DELORME, RAYER, RICHARD, ROCHOUX, ROSTAN, ROUX ET RULLIER.

TOME HUITIÈME.

ENC-FIE.

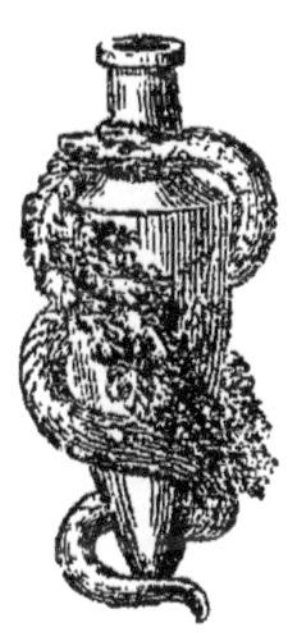

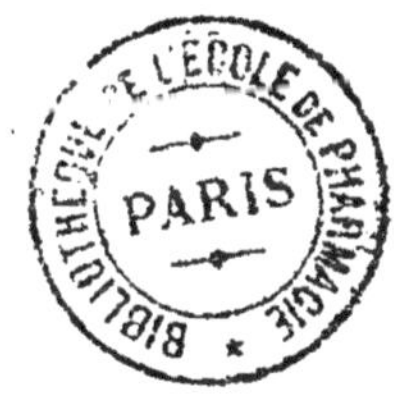

A PARIS,

CHEZ BÉCHET JEUNE,

LIBRAIRE DE L'ACADÉMIE ROYALE DE MÉDECINE,
place de l'École de Médecine, n° 4.

SEPTEMBRE 1823.

DICTIONNAIRE
DE MÉDECINE.

ENC

ENCÉPHALIQUE, adj., qui a rapport à l'encéphale; *vaisseaux, membranes encéphaliques.*

ENCÉPHALITE, s. f., *encephalitis;* c'est le nom de l'inflammation de l'encéphale. La phlegmasie du cerveau est à peine indiquée dans la plupart des cadres nosologiques. M. Pinel en soupçonne l'existence, plutôt qu'il n'y croit d'après le résultat de ses propres observations, et il pense qu'il faut l'admettre, surtout parce que les chirurgiens l'ont observée à la suite des commotions et des plaies de l'organe encéphalique. M. Broussais, qu'on n'accusera sans doute pas d'être opposé au système des inflammations, assure pourtant « que le cerveau est, de tous les organes, le moins sujet aux phlegmasies, parce qu'il n'est presque jamais affecté directement, mais plutôt par les sympathies qui l'unissent aux autres viscères. » (2me examen, page 584.) Les nosologistes ont bien décrit, sous le nom de *phrénésie,* une affection inflammatoire qu'ils ont en général rapportée aux méninges, et à laquelle beaucoup d'auteurs ont rattaché l'encéphalite. Mais, comme si ces auteurs n'eussent voulu parler de cette maladie que pour la forme, et seulement dans l'intention de compléter leurs cadres, ils ont en même temps décrit une fièvre *nerveuse* ou *ataxique,* dans laquelle ils ont évidemment compris la phrénésie. Aussi n'a-t-il presque plus été question de cette dernière au lit du malade. Parcourez, en effet, les tableaux publiés par les médecins chargés de l'admission des malades dans les hôpitaux, ainsi que les relevés des causes morbides de la mortalité, et vous y rencontrerez à peine quelques cas d'inflammation du cerveau ou de ses enveloppes. Cependant, un organe dont les relations sont si étendues, les excitans si nombreux, les actions si multipliées et souvent si peu susceptibles d'être convenablement dirigées, en un mot, un organe si continuellement exposé à l'influence de causes variées, dont l'action est, dans beaucoup de cas, répétée, soutenue, nécessaire, puissante, *directe*, quoi qu'en dise M. Broussais, ne doit pas être moins sujet aux phlegmasies que les viscères les plus cachés et les moins accessibles à l'influence immédiate des agens morbides, que le foie, par exemple. Mais nous trouvons dans ces mêmes nosologies une foule d'affections dont les auteurs n'ont généralement point déterminé le siége ou la nature, du moins d'une manière précise : nous y trouvons des *fièvres*, des *névroses*, des *apoplexies*, des *hydrocéphales*, des *congestions*, des *indurations* ou des *ramollissemens* du cerveau. Ne se pourrait-il que ces affections, aperçues le plus souvent, les unes dans leur forme symptomatique seule, les autres dans leur aspect cadavérique, dussent être rapportées, quelquefois, souvent, et plusieurs toujours à l'encéphalite? La phrénésie elle-même est-elle aussi fréquemment une arachnitis que le prétendent les auteurs? C'est ce qu'il s'agit d'examiner. Nous avons donc une double tâche à remplir; savoir, de chercher l'inflammation du cerveau parmi les états morbides encore indéterminés dans leur siége ou dans leur nature, et ensuite de faire l'histoire de cette maladie. Ce point de pathologie est sans condredit un des plus importans et en même temps des plus obscurs : des plus importans, parce que l'inflammation du cerveau est très-commune et souvent très-grave; des plus obscurs : parce que cette maladie étant à la fois très-commune et pourtant presque ignorée, doit avoir été considérée sous les dehors les plus divers et les plus contradictoires.

Mais une première difficulté nous arrête d'abord : Qu'entend-on communément par inflammation; où commence et où finit positivement cet état morbide? La question est délicate, et nous ne sommes pas dans l'intention d'en tenter la solution. Nous nous contenterons seulement de faire observer que les pathologistes ayant caractérisé et défini l'inflammation avant de l'avoir soigneusement étudiée dans tous les tissus et tous les organes, dans les degrés divers qu'elle peut parcourir, dans les différens modes qu'elle peut revêtir, et dans les terminaisons dont elle est susceptible, ils ont nécessairement dû, tantôt considérer comme autant de maladies distinctes et particulières ces degrés, ces modes, ces terminaisons, toutes ces apparences diverses de l'état inflammatoire; et tantôt faire des exceptions à leur définition, pour rapporter à l'inflammation les cas nombreux qui ne présentaient qu'incomplétement les caractères qu'ils avaient assignés à cette maladie. *Voyez* INFLAMMATION.

§. I. *Arachnitis.* — Cullen décrit sous le nom de *phrénésie* l'inflammation des parties contenues dans le crâne, laquelle peut affecter le cerveau ou ses membranes, sans que l'observation des symptômes ni l'ouverture des cadavres puisse faire distinguer le siége spécial de la maladie. M. Boyer consacre également un seul article à l'inflammation du cerveau et des méninges, se fondant sur ce « qu'il n'existe aucun signe qui puisse faire connaître positivement laquelle de ces deux parties est affectée, si elles le sont toutes les deux, et dans quel point elles le sont ». P. et J. Franck suivent la même marche. Sauvages note comme caractères de la phrénésie l'insomnie et la céphalalgie, et considère comme signe d'encéphalite le délire soporeux. M. Pinel essaie également de distinguer ces deux maladies, mais les différences qu'il cherche à faire ressortir sont tout-à-fait illusoires. Morgagni croit que dans la phrénésie la substance même du cerveau est enflammée (7e let.) C'est aussi l'opinion de Willis, qui pense même que l'inflammation des méninges produit plutôt le coma que le délire. Dans ces derniers temps, MM. Lallemand, Parent et Martinet, renouvelant quelques opinions déjà anciennement émises, ont donné comme signes caractéristiques de l'arachnitis, l'existence de la céphalalgie, du délire et des convulsions; suivant ces médecins, le coma et la paralysie sont, au contraire, les caractères de l'encéphalite. Mais une chose fort singulière, c'est que dans presque tous les exemples d'arachnitis consignés dans l'ouvrage de MM. Parent et Martinet, l'arachnoïde n'est que légèrement altérée, surtout comparativement aux altérations du cerveau et de la pie-mère. Ainsi, ces médecins avouent que sur cent dix-sept cadavres, quarante-huit ont présenté des altérations de la substance encéphalique; que le plus ordinairement la rougeur de l'arachnoïde est bornée à *quelques points* de la convexité ou de la base (p. 68). Ils disent encore que dans la plupart des cas, le pus est étendu à la surface de l'arachnoïde. Ce fait n'est point exact; il est contraire au résultat de leurs propres observations, car, sur cinquante-deux que j'ai prises au hazard et analysées, je n'ai trouvé que cinq fois le pus à la surface de l'arachnoïde; et j'ai trouvé, au contraire, sur ces cinquante-deux observations, trente-deux fois la pie-mère injectée, infiltrée de sang, de liquide séreux, sanguinolent, séro-purulent, purulent, jusqu'au fond des anfractuosités; vingt-six fois le cerveau ramolli partiellement ou généralement; treize fois cet organe injecté et *sablé* de sang, ou infiltré de ce liquide, très-dense, etc. Il est dit dans la soixante-dix-septième observation que le cerveau était *très-dense* et *sain*, d'où il suit qu'il faut que cet organe soit *désorganisé*, pour qu'on le trouve malade. Dans la quatre-vingtième observation, l'arachnoïde est notée *saine*. Les symptômes de l'arachnitis sont, suivant MM. Parent et Martinet, la *céphalalgie*, le *trouble des facultés intellectuelles*, les *convulsions* ou la *prostration* et la *paralysie*, les *troubles des sens*, l'*assoupissement*, etc. Il résulte donc des observations d'arachnitis exposées par ces médecins, 1° que les symptômes de cette maladie sont de graves désordres des fonctions cérébrales, désordres que nous retrouverons dans l'inflammation du cerveau; 2° que ses caractères anatomiques sont souvent des altérations graves de la substance cérébrale, que nous retrouverons encore dans cette même inflammation; 3° que les lésions des méninges, injection ou infiltration sanguine, épanchement séreux, séro-purulent, purulent, sont beaucoup plus fréquentes et plus considérables dans la pie-mère que dans l'arachnoïde. Nous pourrions confirmer ce résultat par tous les faits publiés sur ce sujet. La plupart des cas de ramollissement inflammatoire du cerveau rapportés par M. Lallemand sont dits compliqués d'arachnitis; et ces arachnitis sont ordinairement des injections sanguines, des infiltrations séreuses ou purulentes de la pie-mère, des adhérences de cette membrane au cerveau. Sur onze cas de phrénésie cités par Morgagni (7ᵉ let.), on rencontre trois fois le cerveau ou le cervelet ramolli, six fois la pie-mère infiltrée de sérosité et cinq fois engorgée de sang, trois fois un engorgement des vaisseaux du cerveau, une fois ce viscère parsemé de taches brunes, et une fois sphacelé (ramolli) en quelques points; dans ces deux derniers cas seulement il est question de lividité ou d'inflammation des membranes, sans spécifier lesquelles. Le mode chronique de l'état morbide décrit sous le nom d'arachnitis n'est pas rare chez les aliénés qui meurent en démence avec paralysie; on trouve alors l'arachnoïde libre et lisse, quelquefois légèrement opaque, épaissie et résistante; mais la pie-mère est toujours épaissie, infiltrée de sérosité le plus souvent claire, quelquefois adhérente à la surface du cerveau, dont elle enlève des parcelles lorsqu'on l'en détache. Cet organe lui-même est ordinairement altéré dans sa consistance et sa coloration. M. Bayle a consigné dans sa thèse (Paris 1822.) six observations de ce genre, qu'il donne comme offrant des exemples d'*arachnitis chronique*. En voici le résultat cadavérique : *divers points* de l'arachnoïde, surtout de la convexité, épaissis, opaques, résistans, blanchâtres, six fois ; épanchemens séreux, dans les feuillets de la séreuse ou dans les ventricules, six fois ; adhérence de l'arachnoïde (il veut dire de la pie-mère ; mais, au reste, MM. Lallemand, Parent et Martinet emploient le plus souvent cette vicieuse locution), adhérence de l'arachnoïde à la surface du cerveau, qui est ramollie et s'enlève avec la membrane, cinq fois ; altération locale dans un hémisphère, une fois ; pie-mère rouge, injectée, infiltrée de sérosité, cinq fois ; fausse membrane sur l'arachnoïde, deux fois. Voilà donc, sur ces six exemples, six fois le cerveau profondément altéré, puisqu'il est ramolli et adhérent à la pie-mère ; cinq fois cette dernière membrane affectée, puisqu'elle est rouge, injectée, infiltrée de sérosité ; tandis que l'arachnoïde est seulement altérée en *divers points*, épaissie et opaque, recouverte, dans deux cas seulement, d'une fausse membrane. Si à ces détails anatomiques nous ajoutons que des six sujets de ces observations, trois avaient éprouvé des chagrins vifs, et un plusieurs commotions cérébrales ; qu'un autre s'était livré à des études abstraites, et que le sixième avait naturellement l'esprit faible ; que chez tous la maladie était caractérisée par la démence et la paralysie générale, ne serions-nous pas en droit de nous étonner que M. Bayle ait prétendu faire jouer le rôle principal à l'état de l'arachnoïde, si nous ne venions de signaler la même erreur dans des auteurs que ce médecin paraît avoir pris pour modèle ?

Dans les phlegmasies de toutes les membranes séreuses, les exsudations séro-purulentes, purulentes ou couenneuses ont presque toujours lieu à leur surface lisse, et rarement dans le tissu cellulaire qui les unit aux parties voisines. C'est, en effet, dans la cavité de la plèvre, du péricarde, du péritoine, que se font communément les épanchemens séreux ou purulens, à la suite des irritations et des inflammations de ces membranes. C'est à leur surface lisse qu'elles se couvrent de fausses membranes, d'éruptions diverses, qu'elles contractent des adhérences contre nature. L'arachnoïde ne doit pas faire exception à cette règle, et la fréquence et l'intensité plus grande des phénomènes inflammatoires du côté de la face cérébrale de cette membrane doivent tenir à quelque disposition anatomique particulière. Cette disposition existe dans l'organisation même du cerveau et la distribution particulière de ses vaisseaux. Tous les autres organes sont plus ou moins spongieux et aréolaires; leurs vaisseaux peuvent les pénétrer par troncs et par branches ; ceux qui sont recouverts par des membranes séreuses n'en sont séparés que par une couche mince d'un tissu cellulaire serré. Ils ne sont nullement enveloppés d'une membrane vasculaire semblable à la pie-mère; ils n'en ont pas besoin : la totalité de leur système vasculaire existe dans leur intérieur. Le cerveau n'est nullement spongieux et aréolaire; on n'y peut découvrir de tissu cellulaire; ses vaisseaux ne sauraient le pénétrer par troncs, par branches, ni même par rameaux; ils doivent le pénétrer de toutes parts, après s'être ramifiés à l'infini à toute sa surface, où ils sont soutenus par du tissu cellulaire, et disposés en une membrane vasculaire qui le recouvre immédiatement partout. Le système vasculaire du cerveau est donc en grande partie extérieur, au lieu d'être intérieur, comme dans les autres organes. Il résulte de cette différence que, dans un cas, plusieurs effets du travail inflammatoire, l'afflux sanguin et les épanchemens séreux ou purulens, auront lieu dans l'intérieur même des organes; et que, dans l'autre, ces effets se passeront en grande partie à l'extérieur du cerveau, dans la pie-mère. Voilà l'explication véritable des faits pathologiques publiés par les auteurs : la plupart de leurs arachnitis ne sont que des encéphalites avec prédominance de l'irritation à l'extérieur du cerveau. Remarquez qu'une partie de cet organe, le corps strié, reçoit directement des vaisseaux d'un certain volume, et que cette partie est très-souvent le siége de l'encéphalite, de l'afflux sanguin et de la suppuration. Du reste, nous adoptons l'opinion des auteurs qui ont consacré un article unique à l'inflammation du cerveau et à celle des méninges, parce qu'il n'existe aucun moyen de distinguer l'une de l'autre sur le vivant, et que le traitement est absolument le même pour la première comme pour la seconde.

§ II. *Ramollissement.*—Le ramollissement du cerveau paraît n'avoir pas été inconnu de quelques auteurs anciens; du moins les expressions de *sphacèle* (*sphacelismus cerebri*), dont ils se sont servi, désignent une affection cérébale qui n'est point réellement l'état gangréneux. La désorganisation et la mollesse de la partie ramollie aura suffi à leurs yeux pour confondre ces deux altérations. Abercrombie, qui considère le ramollissement du cerveau comme une des formes de la suppuration de cet organe, lui conserve le nom de *sphacèle*, tout en ayant bien soin d'indiquer que cette expression a été déjà employée par quelques auteurs. Morgagni cite huit ou dix cas (lett. 5 et 9) où la substance cérébrale était ramollie, gélatiniforme, de couleur rougeâtre, ou cendrée, comme à demi putréfiée, semblable à un mucus jaune, etc. Morgagni dit dans un seul cas, qu'il croit que la partie ramollie est un abcès *sui generis* (lett. 5, n° 6). Mais les malades des autres observations ont tous succombé à un état aigu caractérisé par de la fièvre, du délire ou de l'assoupissement, des convulsions, un état apoplectiforme, etc.

M. Récamier a cherché l'un des premiers, dans ces derniers temps, à fixer l'attention sur le ramollissement du cerveau : mais ce médecin n'a rien publié à ce sujet, et il n'est pas facile de connaître son opinion sur la nature de ce genre d'altération. Cependant, si nous en croyons M. Lallemand, qui paraît avoir obtenu quelques renseignemens de M. Récamier lui-même, ce praticien « regarde les ramollissemens du cerveau comme une altération *sui generis*, une dégénérescence particulière, indépendante de toute inflammation et produite par une cause générale; une maladie de toute l'économie, une fièvre *ataxique*, *nerveuse*, *maligne* ou *pernicieuse*, qui se porte sur le système nerveux et spécialement sur le cerveau, détruit et désorganise son tissu; de là, les *ramollissemens*, les *dégénérescences*, les *foyers ataxiques* (*Lett. sur l'encéph.*, p. 199.) » Les ramollissemens du cerveau se rencontrent en effet très-souvent à la suite des affections dites *fièvres ataxiques*, *malignes* ou *pernicieuses*; il s'agit seulement de savoir quel est l'effet, quelle est la cause, et s'il n'était pas plus simple et plus conforme à la raison d'attribuer le trouble des fonctions cérébrales et nerveuses à l'altération de l'organe, que l'altération de l'organe au trouble des fonctions. M. Rochoux, qui a rapporté plusieurs exemples remarquables de ramollissement du cerveau, ne s'explique nullement sur la nature de cette lésion; il la considère comme essentiellement chronique, et toujours consécutive à l'apoplexie, c'est-à-dire, d'après les restrictions qu'il apporte à la signification de ce dernier mot, à l'hémorrhagie cérébrale (*sur l'apop.*, 1814.) Cependant M. Rochoux parle de pulpe jaunâtre *mêlée de pus*, de substance jaune-grisâtre mêlée de *por-*

tions puriformes, de substance grisâtre, ramollie, *changée en* une matière pultacée, *purulente*, de bouillie pultacée, qui semble formée par une *trituration de la substance cérébrale avec du pus*; et dans plusieurs observations, ce que ce médecin considère comme des cavernes apoplectiques, n'est autre chose que des foyers purulens. Ce qui en a imposé à M. Rochoux, c'est que le ramollissement peut se présenter sous forme apoplectique. M. Bricheteau, après avoir rapporté plusieurs cas de l'altération qui nous occupe, ajoute : « ce qu'on appelle ramollissement du cerveau a de nombreux points de contact avec les dégénérescences carcinomateuses et tuberculeuses du cerveau, les suppurations chroniques de quelques portions de cet organe; et peut-être un jour établira-t-on une identité parfaite entre l'affection dont il s'agit et l'encéphalite » (*Journ. comp.* 1818, tom. I.). A la même époque parut dans le même Journal, la traduction d'un Mémoire sur l'inflammation chronique du cerveau et de ses membranes, par Abercrombie. Ce médecin, ainsi que je viens de le dire, considère le ramollissement du cerveau comme une forme de la suppuration de cet organe. Une portion considérable du cerveau, souvent la plus grande partie d'un hémisphère, dit-il, se trouve réduite en une masse de consistance molle, et dans laquelle une matière purulente est entremêlée avec les débris de la substance cérébrale. Nous avons nous-mêmes parlé des ramollissemens partiels chroniques du cerveau; nous disions que la partie ramollie est quelquefois réduite au putrilage, jaunâtre ou blanc-sale; nous indiquions comme l'un de ses symptômes l'hémiplégie lente et graduelle; mais sans en chercher la nature. (*Traité de la folie.*)

Pour prouver que le ramollissement de la substance cérébrale est le résultat d'une inflammation, M. Lallemand a rassemblé un grand nombre de faits, qu'il a su éclairer par de judicieuses réflexions. (*Lett. sur l'encéph.*) Ce médecin montre le ramollissement produit par des causes qui occasionent ordinairement des inflammations, telles que des plaies, des commotions, des contusions du cerveau, la présence de corps étrangers au milieu de la substance de cet organe, existant en même temps que des inflammations des méninges; se montrant successivement avec injection vasculaire, infiltration sanguine, mélange de gouttelettes purulentes, et finissant par se transformer en foyer rempli d'une matière purulente ou d'un véritable pus; offrant souvent en même temps un cercle extérieur où la substance cérébrale est rouge, une couche plus intérieure ramollie, une autre où le pus commence à paraître, et un foyer purulent au centre; déterminant des accidens évidemment inflammatoires; enfin, il fait voir que la maladie s'aggrave et se termine promptement par la mort sous l'influence des médications stimulantes, et est susceptible de guérison lorsqu'elle est convenablement traitée par les méthodes antiphlogistiques. Mais une considération d'un ordre plus élevé n'a point échappé à M. Lallemand; savoir, que le ramollissement est un des résultats les plus ordinaires de l'inflammation dans tous les tissus. Seulement, comme le parenchyme cérébral n'est point soutenu par du tissu cellulaire, il se ramollit plus promptement et d'une manière plus évidente que les autres tissus, lorsque le travail inflammatoire n'est point trop tôt arrêté par une terminaison funeste. Un autre excellent observateur, M. Rostan, dans un Mémoire qu'il a publié sur le même sujet, émet une opinion différente sur la nature du ramollissement cérébral. Il avoue que beaucoup de raisons le portent à croire que cette altération est l'effet d'une inflammation du cerveau; telles sont, la couleur rosée, la douleur, la chaleur, la tuméfaction, qui existent dans beaucoup de cas; mais que l'absence de ces signes, caractères de l'état inflammatoire, dans d'autres cas, lui fait croire que le ramollissement n'est pas constamment l'effet d'une inflammation. La diminution de la contractilité et de la sensibilité, la paralysie, la stupeur, l'inertie de l'intelligence, sont, suivant ce médecin, des symptômes infiniment plus fréquens que les phénomènes contraires, c'est-à-dire que les contractures, les convulsions, les douleurs des membres, le délire; ces derniers annoncent sans doute une exaltation dans les propriétés vitales du cerveau, mais les premiers, qui sont plus ordinaires, indiquent une altération d'une nature opposée. Souvent il n'a point existé de douleur de tête, la couleur de la substance n'est point changée, il n'existe aucune tuméfaction, non plus que des symptômes fébriles; il lui semble impossible alors d'admettre que ce soit une phlegmasie. Enfin, dit-il encore, le ramollissement arrive chez des vieillards, et dans des circonstances opposées à celles qui donnent naissance aux phlegmasies. Dans une nouvelle édition de cet écrit, l'auteur ajoute qu'une multitude de faits nouveaux sont venus confirmer son opinion. Ils lui ont démontré que l'espèce d'infiltration sanguine qui

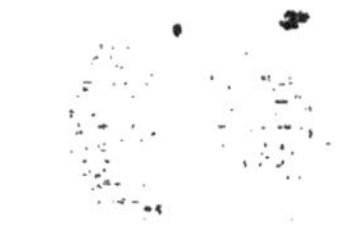

existe dans le cerveau, et qu'on a regardée comme le premier degré de l'inflammation, était, dans un grand nombre de cas, exactement de la même nature que les ecchymoses scorbutiques, et qu'à moins d'admettre que cette dernière affection est aussi une inflammation, il ne saurait consentir à regarder ces exemples, d'ailleurs très-nombreux, comme inflammatoires. Il a vu plus souvent encore la pulpe cérébrale décolorée, d'un blanc mat; couleur qui ne saurait tenir à l'infiltration du pus, dont on a voulu aussi tirer une preuve en faveur de la nature inflammatoire de cette maladie; et ce sont les ramollissemens de cette nature qui sont les plus fréquens. Quant à ceux qui sont manifestement inflammatoires, dans lesquels l'injection sanguine indique le premier degré de cette maladie, et la pénétration du pus un degré plus avancé, ils sont beaucoup plus rares et très-faciles à distinguer. Le ramollissement du cerveau lui paraît être ordinairement la destruction, la mort sénile de la partie. Et de même qu'on ne dira pas, ajoute-t-il, que la gangrène est toujours inflammatoire, parce qu'elle l'est souvent, puisqu'on reconnaît une gangrène sénile qui ne présente nullement ce caractère, de même on doit reconnaître que le ramollissement de la pulpe cérébrale est souvent le résultat des progrès de l'âge. Il arrive d'ailleurs exactement dans les mêmes circonstances, et les vaisseaux du cerveau sont constamment ossifiés dans ce cas, comme cela a lieu dans les membres que le sphacèle sénile détruit. (*Voyez* le chapitre où l'auteur traite de la nature du ramollissement.) L'opinion d'un confrère aussi estimable est sans doute imposante; nous ne pouvons cependant la partager. Nous croyons que si M. Rostan n'avait pas observé le ramollissement exclusivement chez les vieillards, où il est souvent chronique; que s'il l'avait observé à la suite des plaies et des contusions du cerveau, il aurait plus facilement apprécié la nature de cette altération. Il n'est d'abord pas juste d'exiger tous les caractères ordinairement assignés aux phlegmasies, dès lors qu'on sait qu'elles peuvent être latentes, chroniques, qu'elles peuvent désorganiser les parties sans causer ni douleur, ni chaleur, et souvent sans produire de rougeur ni de tuméfaction, du moins vers la fin. Nous ne pensons pas non plus que le mode d'expression des symptômes doive influer sur l'opinion qu'on doit se faire de la nature du ramollissement : ce mode peut tout au plus indiquer le degré de la maladie, ses complications, sa marche aiguë ou chronique, l'âge et la constitution du malade, etc. L'inflammation du cerveau se décèle, en effet, par le délire ou le coma, la paralysie ou les convulsions, l'agitation ou la prostration, la douleur ou l'insensibilité. Quant à la comparaison que fait l'auteur de certains ramollissemens avec des ecchymoses scorbutiques ou avec la gangrène sénile, nous ne la croyons pas exacte; mais comme cette opinion de M. Rostan est nouvellement émise par lui, et comme nous ne cherchons que la vérité, nous avouerons que nous n'y avons point suffisamment pensé pour y répondre ici.

Nous adoptons donc les opinions de MM. Abercrombie et Lallemand sur la nature du ramollissement du cerveau, et nous pensons que cette altération ne devrait plus être désignée que sous le nom d'*encéphalite*, le plus souvent *locale*. Cependant, nous engageons le lecteur à consulter sans prévention les ouvrages de MM. Lallemand et Rostan, et surtout à observer de nouveau les faits, pour former son opinion sur une question aussi importante.

§ III. *Hémorrhagie cérébrale.* — Les épanchemens sanguins ont rarement lieu par exhalation à la surface de l'arachnoïde ou dans l'intérieur des cavités ventriculaires, encore moins par la rupture d'un gros vaisseau artériel ou veineux. Le plus souvent l'hémorrhagie cérébrale se présente avec une altération remarquable du cerveau. Sur vingt cas rapportés par Morgagni (2e et 3e Let.), on trouve sept fois des érosions ulcéreuses des parois ventriculaires, quatre fois des cavernes anfractueuses avec des trajets fistuleux qui ont conduit une partie du sang à l'extérieur du cerveau ou dans un ventricule; une fois une caverne sans issue. Sur les quatorze premiers exemples cités par M. Rochoux, il y a sept cas de caverne avec ou sans trajets fistuleux, six d'érosions des parois ventriculaires, un d'érosion extérieure. D'autres fois il n'existe qu'une simple infiltration de sang, ou bien une multitude de petits épanchemens, au milieu d'une portion de substance ramollie. Lorsque le malade meurt en peu de temps, les parois du foyer sanguin sont intérieurement déchirées, anfractueuses, rouges ou brunes, comme imprégnées de sang noirâtre. Le sang est souvent mêlé avec des lambeaux de substance cérébrale ramollie, adhère aux parois de la caverne, et se trouve même infiltré ou réuni en petits foyers multipliés, quoiqu'à plusieurs lignes de la caverne. Au delà on trouve encore le cerveau ramolli et jaunâtre. Quelquefois il n'y a pas de véritable caillot; le sang est combiné avec la substance cérébrale. Les sinus, la pie-mère, la totalité du cerveau, et surtout l'hémisphère spécialement malade, sont gorgés de sang. Quelquefois il n'existe qu'un ou plusieurs petits caillots de sang au milieu de vastes ramollissemens. Lorsque les malades ne succombent pas les premiers jours, que l'absorption a pu commencer à s'opérer, la substance qui entoure la caverne est ramollie et jaunâtre, ou jaune-rougeâtre, ocrée. La plupart des auteurs considèrent ces altérations du cerveau comme consécutives à l'hémorrhagie, et produites par la présence même du sang. M. Rochoux s'est élevé, avec raison, contre cette opinion. La ténacité glutineuse de la substance cérébrale, jointe à l'extrême ténuité de ses vaisseaux; la disposition et l'étendue de l'altération qui avoisine l'épanchement; l'existence de ces érosions, de ces ramollissemens, de ces trajets fistuleux, indépendante de la présence du sang; l'analogie qui montre, d'une part, qu'il ne se forme d'hémorrhagie considérable qu'à des surfaces exhalantes, et dans des tissus altérés, rongés, cancérés; et, d'autre part, que le sang séjourne au milieu des parties sans les désorganiser, à moins de déterminer un état inflammatoire; la manifestation fréquente de phénomènes précurseurs des hémorrhagies cérébrales semblables aux symptômes précurseurs du ramollissement; l'impossibilité de produire mécaniquement de pareilles altérations; l'absence de ces altérations dans les cas où M. Serres a déterminé des épanchemens sanguins sur des animaux, tant à la surface du cerveau que dans ses cavités ventriculaires; les exemples de collection considérable de sang à la surface des circonvolutions ou dans les ventricules, sans aucune espèce d'érosion ni de désorganisation; tous ces faits prouvent évidemment que les érosions et les ramollissemens précèdent les épanchemens sanguins, et n'en sont pas le résultat; de même que les ulcérations, les cavernes du poumon, sont la cause et non l'effet des hémoptisies chez les phthisiques. Or, ces érosions sont de véritables ulcères, et ces ramollissemens un autre mode de l'état inflammatoire; l'hémorrhagie cérébrale, qui se rattache à ces deux circonstances, ne doit donc être considérée que comme un accident de cette variété de l'encéphalite. Si cette idée est vraie, et il est difficile de ne pas l'admettre, le praticien éclairé se gardera de rester dans une trompeuse sécurité à l'apparition des symptômes qui indiquent l'existence d'un point d'irritation dans le cerveau. On a coutume de voir des restes d'anciens épanchemens dans plusieurs altérations, qui sont plus vraisemblablement le résultat de l'encéphalite. Tels sont, 1° les *érosions*, qui ne sont, comme nous l'avons dit, que des ulcérations du cerveau; 2° *certaines anciennes cavernes*, qui ne contiennent, au lieu de sang, qu'un fluide jaunâtre, plus ou moins semblable à du pus; ce sont probablement d'anciens abcès; 3° des *dispositions membraniformes* ou *celluleuses*, qui me paraissent être des cicatrices de la substance du cerveau; 4° l'*atrophie d'une ou de plusieurs circonvolutions*, qui sont réduites en une espèce de membrane dense et jaunâtre. En général, dès qu'on voit une apparence jaunâtre à quelque altération, on croit y reconnaître le signe d'un ancien épachement qui aurait été absorbé; mais cette opinion est beaucoup trop exclusive. La coloration jaunâtre des tissus n'est pas seulement un effet de l'absorption du fluide sanguin extravasé. M. Lallemand a fait remarquer qu'elle s'observe encore dans les parenchymes du poumon et du foie atteints de certaines phlegmasies chroniques, et qu'elle est un des caractères des suppurations de la substance blanche du cerveau.

§ IV. *Induration.* — Abercrombie décrit, comme étant un résultat de l'inflammation lente du cerveau, une augmentation de densité d'une portion de cet organe, qui devient rougeâtre, stéatomateuse, et est enveloppée d'une espèce de sac mou de formation récente; c'est ce qu'on a nommé, dit-il, *tumeur dans le cerveau.* En considérant cette affection comme une inflammation chronique du cerveau, ajoute-t-il, on y trouverait l'avantage de ne plus tant rencontrer de prétendues maladies organiques, qu'on s'accoutume à regarder comme au-dessus des ressources d'une médecine active. L'induration de la substance cérébrale n'est pas rare; elle est même quelquefois presque générale. L'analogie ne permet pas de douter que l'inflammation puisse se terminer aussi bien par ce genre de lésion dans le cerveau que dans les autres organes. Sans chercher les rapports qui pourraient exister entre cette espèce de dégénérescence et les tumeurs squirrheuses, cancéreuses et tuberculeuses, nous devons faire remarquer que ces tumeurs sont souvent entourées de substance ramollie et suppurée.

§ V. *Infiltrations, épanchemens de sérosité claire ou trou-*

ble et purulente ; hydrocéphale, apoplexie séreuse. — On sait que les collections séreuses ou séro-purulentes, dans le tissu cellulaire et dans les cavités des membranes séreuses, sont des effets très-ordinaires des phlegmasies de ces tissus ou des organes qui les avoisinent. L'inflammation du cerveau et de ses membranes, ce qu'on appelle les *lésions organiques* de ce viscère, offrent fréquemment ce mode de terminaison. Les épanchemens séreux ont le plus souvent lieu dans la pie-mère et dans les ventricules cérébraux. On a beaucoup trop fait attention à ce phénomène, et négligé d'en rechercher la cause dans les maladies mêmes des parties. Voilà pourquoi on a admis des hydrocéphales essentielles et des apoplexies séreuses. « Le coma et les autres symptômes de l'hydrocéphale ne sont pas les effets de l'épanchement, dit Abercrombie, mais de l'état morbide qui le produit; ils peuvent exister sans l'épanchement, et dans un état simplement inflammatoire du cerveau. N'attache-t-on pas trop d'importance à l'épanchement, dit-il ailleurs, lorsqu'on lui attribue des accidens qui peuvent exister sans lui; et n'est-on pas conséquemment trop porté à provoquer une absorption, qui, eût-elle lieu au gré de nos désirs, ne changerait rien à la maladie principale? » Les observations de MM. Lallemand, Parent et Martinet confirment ce fait, que tous les symptômes de l'hydrocéphale aiguë peuvent se présenter sans qu'après la mort on trouve d'épanchement; et ce dernier est très-commun dans les exemples d'encéphalite ou d'arachnitis cités par ces médecins. Quels sont les symptômes de l'hydrocéphale aiguë? Des maux de tête violens, de la stupeur, des cris, du délire, le trabisme, la carphologie, l'insensibilité de la rétine; ce qui donne à cette maladie beaucoup de ressemblance avec la frénésie, la céphalite, la fièvre ataxique. (Mitivié, *Dissertation*) On trouve après la mort les sinus et les vaisseaux encéphaliques gorgés de sang, la substance cérébrale très-ferme et injectée, laissant suinter beaucoup de sang lorsqu'on la divise, de la sérosité dans les ventricules et *sous l'arachnoïde*, une infiltration albumineuse, concrète ou séro-purulente *dans la pie-mère*, quelquefois le ramollissement général ou partiel de la pie-mère, des tubercules, etc. (*Id.*) Qu'est-ce donc qu'une apoplexie séreuse? Morgagni va nous en fournir des exemples (4e let.). Sur douze cas que j'analyse, je remarque douze fois de la sérosité épanchée *sous l'arachnoïde*, et jusque dans les anfractuosités cérébrales; quatre fois les vaisseaux de la *pis-mère* gorgés de sang; six fois le cerveau mou, flasque et décoloré; deux fois cet organe très-ferme; une fois la substance médullaire brunâtre. C'est-à-dire neuf fois le cerveau évidemment altéré; et, dans tous les cas, la pie-mère, que nous avons reconnue pour être une dépendance immédiate de cet organe, offrant l'effet de l'irritation morbide. Et ce qui éloigne toute idée d'atonie, c'est que chez tous les individus la maladie a eu une marche très-rapide, et a été caractérisée par une fièvre aiguë, du délire ou un état comateux, la paralysie ou des convulsions. Les observations de cette même affection, rapportées par M. Serres, sous le nom d'*apoplexies méningées*, avec épanchement de sérosité, offrent à peu près les mêmes résultats. Je ne prétends pas dire que l'inflammation encéphalique soit la seule cause des épanchemens séreux; je veux seulement montrer que cette cause est très-fréquente, et que les hydrocéphales et les apoplexies séreuses sont très-souvent des phlegmasies encéphaliques.

§ VI. *Congestion cérébrale brusque, ou coup de sang.* — Doit-on faire une maladie spéciale de la congestion cérébrale brusque, ou coup de sang, par cela seul que l'invasion en est souvent subite, et la durée fort courte? ou bien, ayant égard à la nature des méthodes curatives employées avec succès, et même à l'état cadavérique du cerveau, lorsque le malade succombe, doit-on rapprocher cette maladie de l'encéphalite, et en faire simplement une variété de celle-ci? Nous ferons d'abord remarquer que le mode d'invasion et la durée des maladies ne sont pas des circonstances caractéristiques de leur nature; et que cette dernière est déterminée bien plutôt par l'état des organes et de leurs fonctions, ainsi que par la manière d'agir des moyens mis en usage avec succès. Le coup de sang est ordinairement précédé, plusieurs heures ou plusieurs jours d'avance, par quelques phénomènes cérébraux, tels que des tintémens d'oreille, des vertiges, des maux de tête, du malaise, etc.; ce qui prouve que l'afflux sanguin est l'effet d'une irritation préexistante. La perte de connaissance, la turgessence des vaisseaux de la tête, les mouvemens convulsifs ou la résolution complète des membres, le coma profond, qui caractérisent cette affection, se rencontreront dans l'encéphalite. Si le malade succombe dans cet état, ce qui peut arriver au bout de peu d'instans, de quelques heures ou de plusieurs jours, on trouve les tégumens de la tête gorgés d'un sang noir, les sinus et les vaisseaux des méninges remplis de sang, la substance cérébrale injectée, rouge ou même violacée. Nous avons observé plusieurs cas de ce genre chez des aliénés. Dans les ramollissemens aigus du cerveau, et dans les hémorrhagies de cet organe, qui tuent promptement, l'on rencontre ordinairement partout cette disposition inflammatoire, accompagnée des symptômes précédemment énoncés. Enfin, tous les praticiens sont d'accord sur l'indication à remplir, et sur les moyens les plus efficaces en pareille circonstance. Que l'on juge, d'après cela, si la congestion cérébrale brusque doit ou ne doit pas être rapprochée de l'inflammation du cerveau, ou même entièrement confondue avec cette maladie.

§ VII. *Névroses cérébrales.* — Ce n'est pas ici le lieu de nous occuper de la nature des maladies que les auteurs appelent *nerveuses.* (*Voyez* NÉVROSE.) Nous citerons seulement quelques faits qui montrent les rapports de plusieurs névroses cérébrales avec les phlegmasies. La marche aiguë de la rage, l'intensité de ses accidens, la nature de ses symptômes, et l'issue ordinaire qui la termine, suffiraient pour distinguer cette maladie des autres maladies nerveuses, et pour la rapprocher des inflammations du cerveau. Mais cette présomption deviendra une certitude si l'on tient compte des résultats cadavériques récemment observés sur un assez grand nombre de malades. On découvre, à l'ouverture du corps, une couche gélatineuse ou purulente sur toute la surface du cerveau et du cervelet, dans laquelle se confond la pie-mère; cette membrane adhère au cerveau, et ne peut en être détachée sans le déchirer : on trouve le cerveau injecté, rouge, ramolli; la pie-mère engorgée et rouge; l'arachnoïde légèrement rosée (extrait des *Observations* publiées par M. Labonnardière.) On observe un engorgement de tous les vaisseaux cérébraux, un ramollissement du cerveau, du cervelet, et surtout du mésocéphale; une couleur rouge brun de la substance grise de ces organes, et une injection considérable de la substance blanche; une couche gélatiniforme sur toute la surface du cerveau. (Mitivié, *Rec. Méd.*) On rencontre *constamment* des traces d'inflammation des organes encéphaliques, telles que sinus gorgés d'un sang noir, réseau vasculaire de la pie-mère fortement injecté, et présentant un aspect brun jusque dans les anfractuosités, des taches d'un rouge écarlate, disposées sur la surface du cerveau, une infiltration de sang et de sérosité dans la pie-mère, injection et ramollissement de la substance cérébrale. (Trolliet et Villermé.) Je ferai encore remarquer que presque toujours les autres viscères présentent également des lésions phlegmasiques profondes. L'on pourra peut-être objecter que, dans beaucoup de cas, l'on n'a rien trouvé dans les organes dont les fonctions avaient été violemment troublées. La réponse est facile : depuis qu'on s'occupe davantage des altérations des organes, qu'on sait mieux les chercher et les découvrir, l'on rencontre beaucoup moins d'exemples où les tissus, malades pendant la vie, paraissent sains apres la mort. Les autres névroses cérébrales sont loin d'offrir des caractères phlegmasiques aussi prononcés, surtout d'une maniere aussi générale. Cependant il est assez ordinaire de les voir accompagnées de *douleur* de tête, de *chaleur* vers cette partie, souvent de *turgescence* des vaisseaux extérieurs de la tête; et les moyens adoucissans et antiphlogistiques sont indiqués et s'emploient avec plus ou moins de succès dans un grand nombre de circonstances. Les résultats cadavériques, quoique en général peu satisfaisans, ne laissent pas de fournir quelquefois des preuves non équivoques de l'existence d'un travail inflammatoire. Prenons l'alienation mentale pour exemple. M. Esquirol a fait connaître deux exemples très-remarquables de cette maladie liée à une encéphalite. A l'ouverture du corps, on trouva, dans l'un, le tissu de la pie-mère infiltré de pus jusque dans les anfractuosités, l'arachnoïde recouverte dans plusieurs points de couennes purulentes, le cerveau ramolli dans différens points, les corps striés ramollis et ayant l'aspect d'un vieil ulcère fongueux; dans l'autre, un épanchement purulent dans toute l'étendue de la pie-mère, un ramollissement de la susbtance cérébrale, etc. Ces cas sont extrêmement rares. Et comme ceux où les malades meurent pendant la période d'acuité de l'aliénation ne sont pas communs, l'on n'a pas facilement l'occasion d'observer des cerveaux à cette époque de la maladie. J'en ai cependant observé trois. Les deux substances étaient fortement injectées et assez fermes; la grise était rosée, la blanche avait un aspect marbré, violacé, et laissait suinter des gouttelettes de sang lorsqu'on l'incisait. Mais une terminaison fréquente de la folie passée a un état chronique incurable, si le malade n'est point emporté par une affection accidentelle, c'est la démence avec paralysie générale; alors on trouve de ces engorgemens et de ces infiltrations séreuses de la pie-mère, laquelle adhère quelquefois aux circonvolutions ramollies à leur surface. On pourrait peut-être inférer de ces faits, et de quelques autres relatifs à plusieurs autres névroses du cerveau, que si ces affections, la rage exceptée, ne doivent pas être rangées dans la classe des phlegmasies, du moins sont-elles une condition favorable au développement de ces dernières, une prédisposition qui, quelquefois, à elle seule suffit pour conduire à l'état inflammatoire.

§. VII. *Fièvres essentielles.*—Voilà donc l'encéphalite confondue avec des états morbides divers, suivant qu'elle a été aperçue dans telle ou telle de ses apparences organiques, dans la lésion des méninges (phrénésie, méningite, arachnitis), le degré de la consistance du cerveau (ramollissement, induration, endurcissement), l'infiltration ou l'épanchement de sang (apoplexie sanguine, hémorrhagie cérébrale), l'épanchement de sérosité (hydrocéphale, apoplexie séreuse), suivant qu'elle a présenté tel mode d'invasion et telle forme symptomatique (coup de sang, rage, et, dans plusieurs cas, quelques autres névroses). Nous allons voir maintenant cette même maladie prise pour de prétendues fièvres essentielles. L'un des médecins du siècle dernier dont les ouvrages méritent le plus d'être consultés, Chirac, dégoûté de l'obscurité qui régnait dans les écrits des anciens et de ses contemporains, sur la nature des fièvres malignes et de la peste, se résout à interroger de nouveau les faits. De nombreuses recherches d'anatomie pathologique ont pour résultat de convaincre ce médecin que ces maladies consistent en une *disposition inflammatoire des viscères*, et *particulièrement une inflammation du cerveau*. Morgagni parle d'un jeune homme mort d'une *fièvre maligne* avec délire, dont le cerveau était parsemé de tous côtés de taches noires avec lividité de ses membranes, et d'*un autre phrénétique*, dont le cerveau était enflammé et sphacelé (ramolli) en quelques points. (7e let.) Ailleurs il dit : C'était une phrénésie que cette fièvre qu'on a appelée maligne. (*id.*) Sauvages définit l'inflammation du cerveau, une *fièvre continue*, avec somnolence et soubresauts; et donne comme synonyme de *cephalitis*, *fièvre maligne*. M. Pinel avoue que l'examen cadavérique a fait reconnaître, à la suite des *fièvres ataxiques*, des épanchemens séreux dans les ventricules du cerveau, *tous les caractères d'un état inflammatoire de la méninge avec suppuration*, une injection du cerveau et de ses membranes, une augmentation de consistance de cet organe; en un mot, dit ce médecin célèbre, le siége de cette maladie s'est toujours manifesté jusqu'ici dans la cavité encéphalique. Tommasini assure que sur cent individus morts de typhus ou de fièvres nerveuses, quatre-vingt-dix au moins présentent dans le cerveau les traces manifestes et les résultats d'une véritable inflammation. (*Précis de la nouv. doct. méd. ital.* 1822.) Suivant M. Rostan, lorsque le ramollissement du cerveau se termine par la mort, il présente tous les caractères de la fièvre adynamique; et dans les observations que ce médecin cite, le cerveau est souvent seul affecté, l'estomac est loin d'être toujours malade. La plupart des observations d'encéphalite recueillies et publiées par MM. Lallemand, Parent et Martinet, avaient été considérées d'abord comme des exemples de *fièvres ataxiques* et *pernicieuses*. Après avoir analysé les faits publiés par des auteurs de bonne foi, sur ces sortes de maladies, M. Boisseau fait judicieusement observer que ces auteurs ont montré des inflammations dans ces fièvres, quoiqu'ils n'aient parlé que d'asthénie et d'ataxie. (*Pyrétologie physiologique*, 1823.) Dans le recueil d'observations que publie en ce moment M. Tacheron, ce médecin s'exprime ainsi, au sujet de la fièvre ataxique : « Sur les trente-six malades qui ont succombé, le cerveau fut affecté trente-une fois assez énergiquement. (t. 2, p. 406.) Nous avons même eu l'idée de placer ces maladies dans l'ordre de l'inflammation de l'arachnoïde, parce que *très-souvent* elles sont des *phlegmasies encéphaliques.* » (*id.*, p. 270.) Dans dix ou douze observations de fièvre adynamique, on trouve des épanchemens séreux dans le crâne, les vaisseaux cérébraux injectés, et la substance du cerveau ferme ou molle, etc.; et nous ferons remarquer que ces observations ont été recueillies à une époque où la doctine des fièvres essentielles régnait sans opposition marquée, et par des hommes presque tous encore aujourd'hui partisans de cette doctrine. Mais ce qui doit surtout porter la conviction dans les esprits sur la nature de ces fièvres graves, c'est que les chirurgiens en ont fait les attributs de l'inflammation du cerveau et de ses enveloppes; de telle sorte qu'en lisant dans leurs ouvrages l'histoire de l'encéphalite, vous croyez lire dans les ouvrages des médecins l'histoire d'une fièvre ataxique. Ainsi, suivant M. Boyer, l'inflammation du cerveau et de ses enveloppes débute par de la céphalalgie, un abattement moral, des nausées, des vomissemens, des vertiges, un sommeil agité, des yeux animés, la face colorée; elle s'accompagne bientôt de troubles des fonctions cérébrales, d'exaltation de la sensibilité, de sécheresse et de rougeur de la langue, de délire; puis surviennent de l'agitation, des mouvemens automatiques des mains, un délire violent, avec perte de connaissance, le resserrement des pupilles, des déjections involontaires, des convulsions générales ou partielles, la paralysie; enfin, le coma, la paralysie d'un côté du corps, etc., se présentent avec la suppuration. Comparez ces symptômes à ceux de la fièvre ataxique, et notez que ce que les chirurgiens ont appelé suppuration, quelques médecins l'ont pris pour des ramollissemens ou des foyers ataxiques; et vous trouverez, aux dénominations près, une parfaite ressemblance. M. Broussais prétend, il est vrai, que *toutes* les fièvres essentielles ne sont que des gastro-entérites, avec ou sans accidens cérébraux. Mais l'existence de l'encéphalite n'exclut pas la présence de l'inflammation gastro-intestinale; il s'agit seulement de savoir, lorsqu'il y a coexistence de ces deux affections, laquelle est primitive, laquelle est secondaire: et nous croyons la proposition de M. Broussais erronée dans le plus grand nombre des cas. *Voyez* FIÈVRE.

Les considérations qui précèdent montrent assez et la difficulté et l'obscurité du sujet. Qu'on attende donc de nous plutôt une ébauche qu'une histoire complète de l'encéphalite. Il faut encore de nombreuses observations pour éclaircir tous les points obscurs et dissiper tous les doutes.

§ I. Les individus de tous les âges, des deux sexes et de toutes les constitutions peuvent être atteints d'inflammation encéphalique. Des cerveaux de fœtus morts-nés ont présenté des traces de cette maladie. Les violences exercées sur la tête de l'enfant pendant l'accouchement, le travail de la dentition, les chutes que font les enfans sur la tête, donnent souvent naissance à des accidens qu'on appelle communément nerveux, spasmodiques, convulsifs, hydrocéphaliques, et qui ne sont que des effets d'une inflammation cérébrale méconnue. Suivant Abercrombie, beaucoup d'accès convulsifs, vaguement rapportés à la dentition, sont dus à l'inflammation de la pie-mère, qui produit une exsudation puriforme. Sur cent sept malades, trente-un étaient âgés de moins de 14 ans, les soixante-seize autres avaient au delà de cet âge. (Parent et Martinet.) Sur vingt autres malades, six avaient au-dessous de 10 ans, six au-dessous de 20 ans, trois au-dessous de 30 ans. (Abercrombie.) Sur soixante-treize, un était âgé de quelques mois, deux de 3 ans, deux de 5 à 10, cinq de 10 à 20, douze de 20 à 30, dix de 30 à 40, six de 40 à 50, onze de 50 à 60, dix de 60 à 70, onze de plus de 70 ans. (Lallemand.) M. Rostan assure n'avoir jamais observé le ramollissement du cerveau que sur des vieillards. D'après les observations d'Abercrombie et de Lallemand, les individus de tous les âges y sont sujets; seulement on remarque que ce mode de l'encéphalite est plus fréquent à mesure que l'on s'éloigne de l'enfance. Il paraîtrait que les hommes sont plus exposés que les femmes à l'inflammation du cerveau. Ainsi, sur cent seize malades, quatre-vingt-huit sont du sexe masculin et vingt-huit du sexe féminin. (Parent et Martinet.) Sur soixante-dix, il y a trente-neuf hommes et trente-une femmes. (Lallemand.) Sur vingt, on distingue douze hommes et huit femmes. (Abercombie.) Il est vaisemblable que cette différence tient à ce que les premiers sont infiniment plus exposés que les dernières aux violences extérieures, aux coups, aux chutes, aux fatigues de toute espèce, à faire des excès de tout genre. La chaleur, l'insolation, étant au nombre des causes puissantes de l'encéphalite, il est assez probable que cette maladie est plus commune dans les pays chauds et pendant l'été, que dans les pays froids et pendant l'hiver. Elle est aussi plus commune chez les sujets nerveux, dont le cerveau est naturellement irritable; chez ceux qui fatiguent continuellement cet organe par un exercice ou par une excitation quelconque. L'hypertrophie du cœur est de même signalée comme une circonstance qui prédispose à l'encéphalite et à quelques autres affections cérébrales. Les écrits des vétérinaires ne font point mention de cette maladie chez les animaux domestiques. Ceux-ci sont cependant exposés à peu près aux mêmes affections que l'espèce humaine. Mais, en y regardant de plus près, on s'aperçoit bientôt que l'encéphalite des animaux, comme celle de l'homme, a été confondue avec des maladies symptomatiques, avec le vertige, le tournis, la rage, etc. Ainsi, par exemple, je lis dans un *Traité sur la clavelée*, par M. Hurtrel d'Arboval (1822), que l'on trouve, sur les brebis qui meurent de cette maladie, les méninges ecchymosées, quelquefois de couleur noirâtre; les vaisseaux de la méningine durcis, variqueux, gorgés, injectés d'un sang noir, épais, coagulé; une congestion sanguine dans les sinus, une congestion séreuse dans les ventricules; l'encéphale mou, déprimé, affaissé, sans consistance, de couleur jaunâtre, etc.; que, dans cette maladie, la pesanteur de la tête, la douleur très-intense de cette partie et des articulations, les mouvemens convulsifs des membres, la prostration des forces, sont des symptômes fâcheux. Tous ces signes sont bien ceux de l'encéphalite. Depuis la publication des premières Lettres de Lallemand et du Mémoire de Rostan, M. Dupuy a fait connaître quelques faits de ramollissement inflammatoire chez des animaux. (Lall., 3e let.) Les causes occasionelles de l'encéphalite les plus fréquentes sont : les violences extérieures, les coups, les chutes sur la tête, la commotion, les plaies du cerveau, la présence de corps étrangers au milieu de cet organe; la respiration d'air chargé de gaz délétères, de miasmes putrescens; l'usage excessif des liqueurs alcoholiques, de l'opium, l'influence de plusieurs poisons ingérés dans l'estomac; une chaleur accablante, l'insolation sur la tête, le passage brusque du chaud au froid, la douleur, les veilles continuelles et opiniâtres, surtout s'il s'y joint quelque autre cause, telle que l'abus des plaisirs vénériens ou des liqueurs alcoholiques, le travail soutenu du cabinet, des craintes et des inquiétudes; la terreur et les chagrins sont deux causes puissantes et fréquentes. La première exerce particulièrement une influence pernicieuse dans les épidémies, les contagions, dans les siéges, dans les déroutes des armées. Les fatigues musculaires, surtout pendant les chaleurs, et accompagnées de dispositions morales défavorables, ne sont pas moins pernicieuses. Les névroses cérébrales doivent être considérées comme des circonstances prédisposantes, et, dans certains cas, comme des causes occasionelles de l'encéphalite. Le degré d'influence des suppressions d'écoulement, d'éruptions cutanées, d'érysipèles, d'irritations articulaires, a besoin d'être étudié sur de nouvelles observations. En analysant celles où ces accidens sont rangés au nombre des causes, on trouve qu'ils ne sont, dans beaucoup de cas, que des effets d'autres causes qui ont d'abord irrité le cerveau. Une semblable remarque est à faire touchant le degré d'influence de l'état morbide des viscères sur le cerveau. Il paraîtrait cependant que ces suppressions d'écoulemens, d'éruption, etc., que ces états morbides des viscères, qu'ils soient causes ou effets, deviennent une circonstance aggravante dans les inflammations cérébrales. Dans tous les cas, une fois développée, l'encéphalite doit être traitée, quelle qu'en soit la cause, et c'est le plus souvent commettre une grave erreur, que d'attacher une importance trop exclusive à la connaissance de celle-ci.

§ II. L'action de ces causes est plus ou moins puissante, plus ou moins influente sur le développement de la maladie. A la suite des commotions et des plaies du cerveau, l'inflammation peut se déclarer vingt-quatre ou quarante-huit heures après l'accident, ou bien seulement au bout de quinze jours, un mois, six semaines, ou plus. La terreur, l'insolation et l'infection méphytique ou miasmatique agissent en général très-promptement. L'invasion de l'encéphalite est tantôt subite, et tantôt précédée d'un état de malaise, d'incommodité, annoncé par des phénomènes précurseurs, plusieurs jours, plusieurs semaines, quelques mois, et même quelquefois plus d'une année d'avance. Dans certains cas, assez rares, d'encéphalite locale et chronique, le travail morbide arrive à sa dernière période, produit l'ulcération ou la désorganisation complète de la partie sans désordres notables. Les phénomènes précurseurs les plus ordinaires sont, *chez l'enfant à la mamelle*, une somnolence continuelle, et cependant un sommeil difficile et souvent interrompu, des cris fréquens, de la chaleur à la tête, le refus de prendre le sein, des vomissemens; *chez l'enfant plus âgé*, des maux de tête, du malaise, de la morosité, de l'indifférence pour le jeu, de l'inappétence, un sommeil agité, des réveils en sursaut, de l'oppression, des vomissemens; *chez le blessé dont la santé avait paru se rétablir*, de la céphalalgie, du malaise, des frissons irréguliers, des douleurs dans les membres, un sommeil inquiet, accompagné d'anxiété, de grincement des dents, une tendance à l'assoupissement, un léger mouvement de fièvre, un état d'irascibilité ou d'indifférence; enfin, *dans une foule de cas*, des maux et des pesanteurs de tête, de l'accablement, des lassitudes spontanées, un léger embarras dans la parole, des fourmillemens, des picotemens, des douleurs dans un bras, dans une jambe, dans une moitié du corps, ou dans l'un et l'autre côté, avec affaiblissement des mouvemens, de légères attaques apoplectiformes, des changemens dans le caractère, les habitudes, les actions, dans le sommeil, dans l'aptitude aux travaux de l'esprit, des éblouissemens, des vertiges, des tintemens et des bourdonnemens d'oreille, la démence sénile, etc. Ces phénomènes se présentent en plus ou moins grand nombre chez le même individu.

Les symptômes propres de l'encéphalite, considérés d'une manière générale, peuvent être les suivans : céphalalgie violente, locale ou générale, toutes les fois que la connaissance subsiste; sens de la vue et de l'ouïe très-irritables au commencement, douloureux à l'action de la lumière ou du bruit, et, à une époque avancée, obtus, et même insensibles; action du goût et de l'odorat promptement suspendue; somnolence ou agitation, insomnie ou sommeil rare et agité, délire ou assoupissement, avec perte ou seulement semi-perte de connaissance; mouvemens spasmodiques; convulsions dans les muscles des yeux, de la face, des membres, du tronc; raideurs tétaniques et contractures de ces parties; pupilles contractées et immobiles; élancemens, douleurs dans les membres contracturés, surtout lorsqu'on essaie de les étendre ou de les fléchir; affaiblissement, prostration, paralysie de différentes portions du système musculaire ou de tout le système; résolution des membres, diminution et perte de la sensibilité cutanée; dilatation et immobilité des pupilles; différens phénomènes résultant de l'état convulsif ou paralytique des muscles, tels que l'éloignement ou le rapprochement des paupières, la fixité ou la rotation du globe de l'œil, le strabisme, la fixité ou la mobilité des traits, le serrement des mâchoires, ou l'abaissement de celle d'en bas, la raideur et le tremblement de la langue, la distorsion de la bouche, la lenteur, la précipitation ou l'irrégularité des mouvemens respiratoires; probablement, dans plusieurs cas, l'état convulsif des muscles du larynx, qui produit la suffocation croupale; la dysphagie, la rétention d'urine, ou l'éjection involontaire de l'urine et des matières fécales. Les vomissemens doivent sans doute être en partie rapportés à l'état spasmodique des muscles qui concourent à le produire. A mesure que la faculté sensitive s'abolit, les souffrances sont moins aperçues. La chaleur est variable; tantôt frissons, froid glacial; tantôt chaleur brûlante : elle est inégalement répartie, elle varie souvent d'un instant à l'autre. Le délire et le coma, les convulsions et la prostration, la perte et l'intégrité de la connaissance, se succèdent alternativement; il survient des accès apoplectiformes ou épileptiformes; les traits sont saillans ou affaissés, la face est rouge et vultueuse, ou pâle et cadavéreuse : les yeux sont rouges et animés, ou ternes, caves et pulvérulens; la langue est successivement humide et blanchâtre, jaunâtre, brunâtre au milieu, et rouge au pourtour, noire et sèche, fendillée, pointue et comme raccornie; les gencives et les lèvres deviennent également sèches et fuligineuses. Les mouvemens de la respiration et de la déglutition sont loin d'être toujours aussi gravement compromis que les mouvemens des autres parties du système musculaire. Le plus souvent, lorsque les membres sont convulsés, contracturés, dans un état de raideur tétanique ou de prostration profonde, les mouvemens respiratoires ont lieu, et le malade, à moitié assoupi ou en délire, peut conserver encore la force d'avaler les liquides. Ce n'est généralement guère qu'aux approches d'une terminaison funeste, que les mouvemens respiratoires deviennent difficiles, incomplets, irréguliers, que le stertor et le râle se manifestent, et que les liquides passent dans le pharynx comme à travers un canal inerte. Les organes génitaux sont parfois dans un état d'excitation continuel; le pénis est dans un état d'érection; quelquefois il se gangrène. L'action du cœur est très-variable; tantôt le pouls est naturel, tantôt il est ralenti et mou; au début et pendant la première période, il est souvent dur, fort, fréquent; dans la dernière période, où la prostration est profonde, le pouls devient ordinairement petit, fréquent, irrégulier, intermittent. Dans quelques-uns des faits cités par Abercrombie, le pouls varie au point de monter en peu de temps de soixante à cent trente pulsations par minute, et de descendre dans la même proportion. M. Lallemand prétend que la circulation n'est pas sensiblement influencée par l'inflammation du cerveau; et comme dans les observations qu'il publie, le pouls offre souvent de la fréquence, ou de la petitesse, ou des irrégularités et des intermittences, ce médecin cherche à expliquer ces effets par d'autres influences. M. Barras assure avoir fréquemment trouvé le pouls *tremblotant*. Les envies de vomir et les vomissemens ne sont pas rares au début de l'encéphalite aiguë, surtout chez les enfans. La constipation est fréquente, le dévoiement est moins commun. La peau est halitueuse ou sèche, elle est souvent couverte d'une sueur abondante, froide et visqueuse dans les derniers instans de la vie. MM. Lallemand et Parent signalent une odeur de souris qui s'exhale du corps des malades lorsqu'ils sont au dernier période de l'affection. Des éruptions cutanées sont retardées, supprimées, par l'influence de l'inflammation aiguë du cerveau, tandis que d'autres éruptions sont provoquées. S'il existe des plaies à la tête, les parties se gonflent, deviennent douloureuses, molles, blafardes, et ne fournissent plus qu'un pus sanieux; le péricrâne se détache des os, des phlegmasies érysipélateuses ou phlegmoneuses se développent, ou disparaissent si elles existaient déjà. Si le cerveau a été mis à découvert, il se gonfle, sort par la plaie, se ramollit ou se gangrène, et tombe avec les pièces du pansement. L'inflammation du cerveau existe souvent en même temps qu'un état phlegmasique d'un ou de plusieurs autres viscères, soit que l'encéphalite soit primitive et cause, ou secondaire et effet, soit qu'il n'y ait que simple concomitance de tous les accidens. Il résulte de ces complications de maladies un ensemble de symptômes que l'on peut facilement se représenter pour chaque complication. M. Broussais prétend que l'encéphalite détermine toujours une gastrite. Cette assertion, bien loin d'être constamment vraie, ne l'est peut-être pas dans la majorité des cas; en effet, les inflammations chroniques du cerveau sont tellement locales, que les organes des fonctions nutritives, au lieu d'être en souffrance, sont souvent plus énergiques que de coutume; et, dans beaucoup de cas d'encéphalite aiguë, l'ouverture du corps fait voir que l'estomac n'est le siége d'aucune lésion appréciable, particulièrement si le malade n'a pas été gorgé de boissons éméto-cathartiques et de médicamens toniques. (*Voyez* Rostan, Rochoux, Lallemand, Parent, etc.)

Mais les symptômes cérébraux présentent, dans leur manifestation, plusieurs différences, suivant l'étendue, le siége spécial, le degré, la marche aiguë ou chronique, continue ou remittente de la maladie.

1° *Encéphalite locale.*—C'est particulièrement dans les écrits de MM. Lallemand, Rostan et Rochoux, dans le Mémoire de Quesnay sur les plaies du cerveau (Mém. de l'Acad. roy. de Chirurg.), et dans Morgagni, que l'on trouvera des matériaux propres à éclairer l'histoire des différentes phases de l'encéphalite locale. Les corps striés, les couches optiques et la surface des circonvolutions du cerveau sont le siége le plus ordinaire de cette affection; on l'observe aussi assez souvent dans le centre médullaire des hémisphères cérébraux; elle est plus rare dans le cervelet, dans la protubérance annulaire et ses quatre pédoncules, dans la moelle allongée. Morgagni avait aussi remarqué la fréquence des apoplexies sanguines dans les corps striés; et les recherches de M. Rochoux ont confirmé la justesse de cette remarque. M. Lallemand déduit de ces faits la conclusion que les parties cérébrales composées de substance grise, où les vaisseaux sont beaucoup plus nombreux, sont aussi celles où l'inflammation est le plus commune. Nous verrons cette conséquence confirmée par les dispositions organiques de l'encéphalite générale. Dans les plaies et les fractures du crâne, l'inflammation cérébrale se développe le plus souvent à la superficie de l'organe, et au-dessous des lésions extérieures. Quelquefois cependant, dans les simples commotions du cerveau, l'encéphalite a son siége du côté opposé à celui qui a reçu le coup. Après avoir éprouvé plusieurs des phénomènes précurseurs dont nous avons parlé, particulièrement une douleur de tête fixe, des fourmillemens, des picotemens, avec affaiblissement du mouvement dans les membres du côté opposé, quelquefois des accès convulsifs dans un bras, dans une jambe, le malade perd subitement connaissance; lorsqu'au bout de quelques minutes ou de plusieurs heures, il revient à lui, il éprouve de la difficulté à remuer ces mêmes membres, ou même il est dans l'impossibilité absolue de s'en servir. Quelquefois cette attaque apoplectique manque, et le mouvement se perd graduellement. D'autres fois cette même attaque emporte le malade, et l'on trouve une désorganisation considérable qui n'avait point eu de signes notables pendant la vie. Souvent les membres affectés ne se paralysent entièrement, ne sont atteints d'une résolution complète, qu'après avoir été atteints de mouvemens spasmodiques, d'une contracture douloureuse, d'une alternative de convulsions et de paralysie; la sensibilité du membre se conserve ordinairement plus long-temps que le mouvement; le désordre musculaire commence tantôt par le bras, tantôt par la jambe, et tantôt se manifeste dans les deux membres du même côté. Chez les vieillards, il arrive souvent que la paralysie s'établit lentement et sans mouvemens spasmodiques. Si l'inflammation est chronique, le désordre étant borné à un seul hémisphère, la connaissance, la pensée, les mouvemens des membres d'un côté, tous ces actes peuvent rester libres : le malade est seulement hémiplégique. Mais, lorsque l'affection est aiguë, l'hémisphère enflammé, en se gonflant, comprime l'hémisphère opposé, ou bien l'irritation se communique à celui-ci; de là le coma ou le délire, les mouvemens spasmodiques dans les membres restés sains, ou dans tous les membres, s'il n'existe pas déjà un état de paralysie complet.

Il paraîtrait résulter de cinq faits cités par M. Lallemand, que l'inflammation du corps calleux, du septum lucidum et de la voûte à trois piliers, n'influe pas d'une manière très-remarquée sur le système musculaire, ne cause directement ni convulsions, ni paralysie. M. Lallemand croit trouver l'explication de ce phénomène, en observant que ces parties semblent destinées à mettre en rapport les deux hémisphères, et ne communiquent point avec la moelle allongée. Il faut que l'inflammation de la protubérance annulaire ait bien peu d'étendue, et soit située sur le côté, pour n'altérer les mouvemens que d'un seul côté. A ces symptômes de l'encéphalite s'en joignent d'autres lorsqu'il s'épanche des caillots sanguins au centre de la partie enflammée; ce sont des attaques apoplectiformes, ordinairement avec perte de connaissance subite et résolution des membres, qui peuvent n'être que convulsés. La paralysie persiste alors, à moins que l'épanchement n'ait été peu considérable. (*Voyez* APOPLEXIE.)

2° *Encéphalite générale.* — Tantôt l'affection commence par un point, par une inflammation locale, tantôt les accidens annoncent que le cerveau est affecté primitivement dans toutes ses parties. Nous verrons, en parlant des ouvertures de corps, que le plus souvent, dans l'encéphalite générale, les lésions cadavériques sont plus marquées dans un endroit que dans l'autre; par exemple, dans les membranes que dans le cerveau. Les mouvemens spasmodiques, les contractures, les convulsions, l'affaiblissement et la prostration musculaire se présentent dans les deux côtés du corps; et si ces phénomènes sont plus marqués d'un côté, cela tient à ce que l'hémisphère opposé est plus gravement affecté. La céphalalgie est moins circonscrite; toute la tête est pesante et douloureuse; le délire, le coma, l'affaiblissement de l'intelligence, ne tardent pas à se joindre aux désordres musculaires, si ceux-ci se sont d'abord manifestés. Les mouvemens spasmodiques et les contractures, le délire, s'observent moins souvent chez les vieillards que chez les adultes. C'est dans la vieillesse que sont surtout fréquentes ces affections soporeuses, avec perte ou semi-perte de connaissance, coma ou légère rêvasserie, prostration musculaire plus ou moins profonde, état variable du pouls et de la respiration, etc., que l'on appelle *apoplexies séreuses* ou *nerveuses*, et que M. Serres a désignées sous le nom d'*apoplexies méningées*. Chez les jeunes enfans, l'assoupissement est un symptôme dominant; les raideurs tétaniques sont plus fréquentes que les grands mouvemens convulsifs. Chez les enfans d'un certain âge, les jeunes gens et les adultes, la première période de l'encéphalite est ordinairement caractérisée par de l'agitation, du délire, des mouvemens spasmodiques (ataxie); l'abattement et la prostration, ou résolution générale, l'assoupissement continu, ne surviennent qu'avec la seconde et la troisième période. Quelquefois cependant on observe, dès le commencement, la prostration musculaire, de l'abattement moral, un délire obscur, des rêvasseries (adynamie). Si l'on admet que le coup de sang soit une variété de l'encéphalite générale, on sait que cette affection est caractérisée par la perte subite de connaissance, avec raideur convulsive, mouvemens spasmodiques ou résolution complète des membres, turgescence des vaisseaux de la face et du crâne. L'encéphalite générale chronique est peu connue; nous la croyons cependant très-commune. Les aliénés chez lesquels on l'observe tombent dans la démence, sont pris d'une paralysie générale et graduellement progressive, quelquefois de plusieurs attaques apoplectiformes, convulsives, à des intervalles plus ou moins éloignés; toutes les fonctions nutritives se font ordinairement mieux que de coutume. Nous avons souvent rencontré des altérations remarquables du cerveau, une infiltration séreuse de la pie-mère, et même de la substance cérébrale, qui était molle et décolorée ou jaunâtre, chez des sujets qui avaient présenté pendant la vie de la faiblesse et un état de prostration musculaire, l'affaiblissement de la mémoire, etc., en même temps qu'une affection thoracique ou abdominale, qui seule avait fixé l'attention. M. Lallemand dit qu'il a remarqué que le cerveau des hydropiques, des phthisiques, des malades, en un mot, qui avaient souffert pendant long-temps, et dont la constitution était détériorée, avait très-peu de consistance. L'encéphalite chronique, ainsi que les premiers degrés de l'inflammation cérébrale aiguë, sont entièrement à étudier.

§ III. La marche et la durée de l'encéphalite varient sous plusieurs rapports. A l'état chronique, cette maladie peut durer des mois et des années, sans exercer une influence trop fâcheuse sur la santé générale, et même sur l'intelligence, lorsque le désordre est borné à un point circonscrit d'un hémisphère. La durée de l'encéphalite aiguë, à partir de ce que l'on regarde comme l'invasion, et sans y comprendre la période où se manifestent les symptômes précurseurs, est d'autant plus difficile à apprécier, qu'il faut tenir compte du traitement mis en usage. Sur quarante-deux malades, trois sont morts subitement, trois très-promptement, seize du deuxième au septième jour, douze du huitième au douzième, sept du quinzième au vingt-unième jour, un au bout de deux mois. (Lallemand, 2e lett.) Sur cent seize, soixante-six sont morts du troisième au onzième jour, trente-trois du onzième au dix-huitième jour, dix-sept du dix-huitième au trente-deuxième jour. (Parent et Martinet.). L'époque de la terminaison par le retour à la santé n'est pas moins variable. Nous en verrons quelques exemples plus loin. L'encéphalite est tantôt continue, avec des exacerbations plus ou moins rapprochées; tantôt elle offre des rémissions très-marquées, pendant lesquelles le malade recouvre la connaissance, s'il l'avait perdue, pendant lesquelles l'agitation et l'état fébrile cessent. Lorsque l'encéphalite locale passe à l'état de suppuration, si l'irritation générale vient à cesser, il survient un mieux très-marqué, souvent l'hémiplégie seule persiste; mais bientôt une ou plusieurs rechutes terminent les jours du malade, à moins que l'affection ne passe à un état chronique susceptible de durer plus ou moins long-temps. Enfin, MM. Parent et Martinet ont publié plusieurs observations curieuses, où les accidens de l'encéphalite ont présenté une intermittence manifeste et une régularité remarquable dans leur retour par accès. Dans l'une, le malade est pris tous les soirs, le quatrième jour d'une plaie de tête, d'un accès caractérisé par du délire alternant avec un assoupissement profond, une vive coloration de la face, etc. Le jour, il est calme et gai, raisonne bien, et mange de bon appétit la nourriture qu'on lui accorde. Le cinquième accès est suivi de la mort. A l'ouverture, on trouve la dure-mère détachée des os, et couverte de pus, l'arachnoïde rouge et couverte d'une matière puriforme, la pie-mère épaissie, et le cerveau ramolli et brunâtre au niveau d'une plaie qui existait au crâne. (103e.) Dans une autre observation, le malade éprouve successivement quatre accès qui reviennent et cessent tous les jours à la même heure, dont les symptômes annoncent une encéphalite. A l'ouverture, on trouve l'arachnoïde rouge, la pie-mère adhérente aux circonvolutions, qui étaient ramollies. (104ᵉ.) Chez un troisième malade, on observe cinq accès qui viennent et disparaissent régulièrement à la même heure, *tous les deux jours*, et qui sont également caractérisés par les accidens propres à l'encéphalite; l'apyrexie était complète dans l'intervalle des accès. L'examen du cadavre montra l'arachnoïde épaissie et opaque, la pie-mère infiltrée d'une sérosité purulente, le cervelet mollasse, un foyer purulent dans le lobe moyen droit du cerveau. (106ᵉ.) Je dois ajouter que ces affections avaient été considérées par les médecins qui traitaient les malades, comme autant d'exemples de fièvre ataxique intermittente ou pernicieuse, auxquels on s'est contenté d'opposer le quinquina. Il nous paraît évident que les lésions rencontrées sur les cerveaux de ces individus n'ont pu se former à l'instant de la mort, ni disparaître avec les accès. Des couches de matière purulente, le ramollissement du cerveau, un abcès cérébral, ne se forment pas en si peu de temps, et ne peuvent disparaître et reparaître de la sorte; ces lésions existaient donc sans causer d'accidens dans les intervalles des accès, et les accidens qu'elles déterminaient devaient avoir une autre cause, un surcroît d'irritation cérébrale; car, sans cela, ces accidens auraient été permanens. Eh bien, supposez pour un instant l'existence de cette influence secondaire, de cette cause immédiate de l'accès, et vous aurez, suivant nous, un accès de fièvre intermittente, simple ou pernicieuse, suivant le degré d'intensité, susceptible alors de guérir par le quinquina. Au reste, l'espèce de congestion qui semble produire les accidens de l'accès de fièvre pernicieuse a beaucoup d'analogie avec le raptus du sang qui se fait vers le cerveau dans l'attaque d'épilepsie. Nous ne croyons donc pas que, dans les observations dont nous venons de rapporter le sommaire, toutes les circonstances de la maladie fussent réellement intermittentes; c'est pourquoi nous les avons d'abord annoncées comme offrant des *accidens intermittens*.

§ IV. Les terminaisons de l'encéphalite sont les mêmes que celles de l'inflammation des autres organes, savoir : la résolution, la suppuration, les épanchemens séreux et sanguins, la gangrène, l'ulcération, l'induration, la cicatrisation. Mais nous apprécierons mieux l'issue de chacune de ces terminaisons, et les phénomènes qui leur sont propres, après que nous aurons pris connaissance des altérations pathologiques observées sur les cadavres des malades qui succombent. Les traces de l'inflammation encéphalique sont très-variées, tant par leur siége, leur étendue, que par leur aspect. La *dure-mère* n'est guère lésée qu'à la suite des plaies et des commotions de la tête. Dans ces cas, on la trouve détachée du crâne et recouverte de pus épais ou sanieux, vis-à-vis de la blessure, dans un espace plus ou moins considérable. Cette membrane a quelquefois été divisée, perforée, par l'instrument vulnérant. Les sinus de la dure-mère sont souvent remplis d'un sang noir et coagulé. Ainsi que nous l'avons fait voir, les lésions de l'*arachnoïde* sont moins fréquentes qu'on ne le croit communément. Cette membrane contient souvent entre ses deux feuillets une assez grande quantité de sérosité limpide qui paraît être le résultat d'une simple exhalation, car on ne remarque aucune altération dans le tissu arachnoïdien; elle est rarement enflammée dans sa totalité; la partie malade est injectée, d'un rouge vif, dépolie, granuleuse, recouverte d'une couche couenneuse, d'un pus louable, ou d'un liquide séro-purulent, particulièrement sur son feuillet cérébral. L'épaississement de l'arachnoïde n'est jamais bien considérable, et son opacité tient souvent à l'état morbide du tissu cellulaire de la pie-mère. Dans quelques cas, on trouve des adhérences entre les deux feuillets arachnoïdiens. Les injections séreuses ou purulentes de l'arachnoïde, ses adhérences avec la substance cérébrale, doivent être rapportées à la pie-mère. La séreuse des ventricules, enflammée, devient inégale, rugueuse, et fournit un fluide séreux trouble, séro-purulent, absolument comme la plèvre ou le péritoine. Il paraît que l'inflammation de l'arachnoïde est plus fréquente sur la convexité des hémisphères cérébraux, puis vers la base, et que l'arachnitis de la convexité du cervelet, de la protubérance annulaire, des ventricules cérébraux, est moins ordinaire. (Parent et Martinet.) Nous devons faire remarquer que dans l'ouvrage que nous citons, les lésions de la pie-mère sont toujours confondues avec celles de l'arachnoïde. La *pie-mère* est presque toujours affectée dans les inflammations encéphaliques. Ses vaisseaux sont injectés, gorgés de sang; elle est infiltrée de sérosité limpide, quelquefois de sang;

la sérosité, retenue dans les aréoles celluleuses de cette membrane, a une aspect gélatiniforme, mais aussitôt qu'on lui donne une issue, on la voit s'écouler tout entière. La pie-mère contient quelque fois, de petits caillots sanguins dans certains endroits; elle contient souvent un liquide trouble, séro-purulent ou entièrement purulent, ou bien une matière caséiforme, assez ferme; dans les cas d'encéphalite chronique, cette membrane est ordinairement épaissie, ses vaisseaux sont résistans. On rencontre ces différentes dispositions jusque entre les circonvolutions et au fond des anfractuosités cérébrales. Les adhérences de la pie-mère au cerveau ne sont pas rares; on ne saurait alors l'en détacher sans enlever de la substance de cet organe, qui, ordinairement dans ce cas, est ramolli aux endroits où ont lieu ces adhérences. La pie-mère, épaissie, gorgée de sang, infiltrée de sérosité ou de pus, peut acquérir une épaisseur de plusieurs lignes. Cette membrane est plus souvent que l'arachnoïde enflammée dans toute son étendue.

Les altérations de l'*encéphale* proprement dit peuvent être d'autant plus profondes sous le rapport du degré de désorganisation de l'organe, qu'elles ont moins d'étendue. On ne conçoit pas, en effet, que toute la masse encéphalique puisse être ramollie et en suppuration, parce que auparavant de produire ce degré de désorganisation, l'encéphalite doit tuer le malade. Ainsi, lorsque cette affection est générale et uniforme, la substance cérébrale est injectée, la grise est rosée, rouge foncé, la blanche est marbrée, violacée; lorsqu'on la coupe par tranches, la substance blanche laisse suinter une foule de gouttelettes de sang; on dirait qu'elle a été appliquée sur des grains de sables couverts de ce fluide, c'est pourquoi on la dit *sablée de sang*. D'autres fois, au contraire, la substance cérébrale est jaunâtre ou pâle et décolorée; quelquefois elle est comme infiltrée de sérosité. Dans le premier cas, elle est ordinairement plus ferme que dans l'état sain, la substance blanche a un aspect de gluten; dans le second, elle est moins consistante, sans éprouver l'espèce de désorganisation qu'on a appelée dans ces derniers temps ramollissement du cerveau. On cite cependant quelques cas, fort rares à la vérité, où l'on dit avoir trouvé tout le cerveau diffluent. Mais il n'est pas vraisemblable que les appareils nerveux de la base du crâne fussent aussi dans cet état de désorganisation. Les altérations locales sont, le ramollissement, l'infiltration et l'épanchement de sang, les collections purulentes, la mortification gangréneuse, l'ulcération et les trajets fistuleux, l'induration. Le ramollissement du cerveau offre deux variétés, qui ne sont que deux degrés de l'état inflammatoire, suivant M. Lallemand. Tantôt la partie ramollie est injectée ou infiltrée de sang; si elle est particulièrement composée de substance grise, sa couleur est rosée, rouge, et même brunâtre, soit uniformément, soit d'une manière plus prononcée dans des endroits que dans d'autres; la substance blanche, recevant moins de vaisseaux sanguins, n'est pas aussi fréquemment colorée par la présence même du sang; souvent même elle n'a pas sensiblement changé de couleur. Tantôt, au contraire, la substance grise, ramollie, est grisâtre, jaunâtre, verdâtre, colorations que M. Lallemand attribue à la présence du pus, comme il attribue la coloration rouge ou brunâtre à la présence du sang; à un degré plus avancé de la maladie, on trouve, en effet, des traces de suppuration disséminées au milieu de la substance ramollie, une sorte de *trituration de celle-ci avec du pus*, pour me servir d'une expression de M. Rochoux, puis des gouttelettes de pus isolées; et encore plus tard de petits abcès isolés. La substance blanche change peu de couleur, sa coloration naturelle approchant de celle du pus louable; elle est cependant souvent jaunâtre ou verdâtre. Ces deux variétés du ramollissement peuvent exister en même temps; la partie ramollie, grisâtre, suppurée, se trouve au centre d'un foyer dont les parois sont encore injectées de sang et rouges, sont moins diffluentes; l'inflammation, qui a commencé à un point, s'est successivement étendue aux parties voisines, et se trouve plus avancée au centre qu'à la circonférence. Quelquefois la partie ramollie est uniformément consistante, et n'est point entourée d'un cercle rose ou rouge. Des caillots sanguins gros comme des têtes d'épingles, comme des pois, sont quelquefois disséminés au milieu de la partie ramollie : nous avons dit que les hémorrhagies cérébrales avec altération de la substance cérébrale sont consécutives à cette dernière altération. Le ramollissement peut occuper un très-petit espace, une couche optique, un corps strié, une ou plusieurs circonvolutions, un lobe, et même tout un hémisphère. Lorsqu'il existe une plaie au crâne et à la dure-mère, vis-à-vis de l'endroit où le ramollissement existe, il sort à chaque pansement des portions désorganisées entraînées par l'écoulement du pus; si le malade meurt, on rencontre une cavité plus ou moins vaste à la place de la substance cérébrale. Les chirurgiens parlent souvent de *mortification*, de *putréfaction*, et de *gangrène* du cerveau; il est très-probable qu'ils ont en général confondu cette espèce de désorganisation avec le ramollissement, dont ils ne parlent point d'une manière spéciale, ou qu'ils ont appelé sphacèle et sphacélisme. (*Voyez* les observations de Petit, de Sauré, de Lambert, dans le mémoire de Quesnay.) Et, comme le fait remarquer M. Lallemand, la couleur brune et noirâtre de la substance simplement ramollie, a pu en imposer sur la nature de l'altération. Cependant l'odeur infecte et gangréneuse répandue par des portions du cerveau sorties à travers des plaies du crâne et détachées par l'art ou la nature, ne laisse aucun doute sur l'existence de la gangrène de cet organe. Les collections purulentes, les abcès dans le cerveau ne sont pas rares; on en trouve surtout beaucoup d'exemples dans les ouvrages de chirurgie. Le pus est mêlé à la substance cérébrale ramollie, ou réuni en petits foyers isolés, mais ayant leur siége au milieu d'un même ramollissement; enfin, il est circonscrit en un seul foyer, plus ou moins vaste. Le pus est épais, grisâtre, inodore, en un mot, louable et de bonne qualité; ou bien il est peu consistant, et répand une mauvaise odeur; quelquefois il est presque séreux et jaunâtre, les parois du foyer sont ordinairement ramollies, diffluentes, inégales, anfractueuses; quelquefois elles sont tapissées par une fausse membrane, albuminiforme d'abord, qui finit par s'organiser; l'abcès est alors dit *enkysté*. Lorsque l'inflammation existe à la surface des circonvolutions, la pie-mère forme souvent l'un des côtés du foyer, et retient le pus; d'autres fois elle nage dans ce liquide, et c'est l'arachnoïde qui l'empêche de se répandre. On a vu des suppurations du cerveau et des méninges sortir au dehors, par l'oreille, par le nez, par l'orbite, etc., au moyen de la carie du rocher, de l'ethmoïde, etc. L'ulcération du cerveau n'est pas très-rare; on en trouve beaucoup d'exemples dans les traités de l'apoplexie sanguine, où elles sont ordinairement considérées comme un effet de l'action mécanique ou irritante du sang; mais on les rencontre sans épanchement sanguin; et dans les cas même où cet accident existe, il est souvent très-facile de remonter aux désordres, souvent peu intenses, qui ont caractérisé le travail inflammatoire qui a produit l'ulcère, et de les distinguer de l'état apoplectique survenu long-temps après, lors de la compression instantanément occasionée par l'éruption du sang. Ces ulcérations se rencontrent particulièrement sur les corps striés, sur les couches optiques, à l'extérieur des circonvolutions cérébrales. Elles ont plus ou moins d'étendue en superficie et en profondeur; leur surface est souvent inégale, et leurs bords taillés à pic et inégaux. Il n'est pas rare d'observer des trajets fistuleux, à parois ramollies et suppurées, qui font communiquer des foyers ramollis, purulens, sanguins, avec d'autres foyers, avec l'extérieur du cerveau, avec les ventricules.

L'induration du cerveau est encore peu connue. Chez les idiots hémiplégiques on observe souvent que l'hémisphère opposé à la paralysie est atrophié, endurci au centre, et ramolli en plusieurs endroits. Les parois et les environs des abcès anciens et des anciennes cavernes apoplectiques ont fréquemment une consistance assez grande. On observe quelquefois un amincissement, une atrophie de quelques circonvolutions, avec coloration jaunâtre, et augmentation remarquable de consistance. M. Delaye, interne de la Salpêtrière, a trouvé, sur plusieurs cerveaux d'aliénées déjà malades depuis long-temps, la substance grise des circonvolutions du cerveau facile à diviser en deux couches, dont l'une, voisine de la substance blanche, était ramollie, et dont l'autre, extérieure, était endurcie, résistante. M. Pinel fils compare la substance blanche atteinte d'induration à du blanc d'œuf dur; elle est en général plus consistante, d'un tissu plus serré que l'albumine concrète; elle crie quelquefois sous le scalpel qui la divise. M. Pinel a aussi remarqué que l'on n'y aperçoit point de vaisseaux. Enfin, le cerveau présente des traces manifestes de cicatrices plus ou moins anciennes. Mais ce point d'anatomie pathologique est encore très-obscur. D'un côté, l'inflammation encéphalique n'est que rarement curable lorsqu'elle est assez avancée pour se terminer par cicatrisation; de l'autre, l'on s'est généralement contenté de rapporter aux suites de l'absorption des épanchemens sanguins, les vestiges de cicatrices que l'on a observés. M. Serres dit avoir trouvé, dans le cerveau d'un individu qui eut une attaque de paralysie deux mois auparavant, une grande cicatrice longitudinale, formant une ligne tremblée; la réunion était complète; la substance environnante avait acquis plus de fermeté. Après deux jours de macération, il se forma sur cette ligne de petites aréoles celluleuses, qui ne communiquaient pas entre elles. Ce médecin dit avoir vu des cicatrices à bords froncés, et comme frangés, quoique la réunion fût immédiate. Il assure que les cicatrices des corps striés se forment plus rapidement que celles des autres parties du cerveau; il ajoute que quelquefois les bords de la division sont devenus calleux, et que la réunion n'a pu s'opérer. En terminant, il dit que ce sont là les cicatrices des *paralysies*, et non celles des *apoplexies*. Je présume qu'il a voulu désigner, par la dernière expression, les collections sanguines, et, par la première, les encéphalites locales. M. Rochoux pense, contre l'opinion de M. Riobé, que la formation des kystes est un mode rare de la guérison des hémorrhagies cérébrales, que les cavernes se rapprochent et se cicatrisent presque toujours au moyen d'un entrecroisement de liens celluleux et vasculaires. Cette différence des résultats obtenus par ces deux observateurs nous paraît facile à expliquer. Il nous semble, en effet, que M. Rochoux a plus particulièrement observé des guérisons d'encéphalite locale simple, et M. Riobé des guérisons d'épanchement de sang. Voici la preuve de ce que nous avançons, relativement à M. Rochoux : dans les observations 14, 15, 16, 17, 19 et 20 de son ouvrage, où il est question de brides filamenteuses, de liens celluleux et vasculaires qui unissent les parois des cavernes, non-seulement il n'existe aucun vestige du caillot sanguin dans les aréoles que circonscrivent ces fibres celluleuses, mais, à la place de sang, on y trouve un *liquide puriforme* (14), un *fluide jaunâtre* (15), une sérosité brune (16), un liquide séreux tenant en suspension des détritus de substance blanche (17), une sérosité jaunâtre (20). Ces exemples nous montrent une cicatrisation imparfaite du cerveau, à la suite d'une inflammation locale avec suppuration, et nous mettent peut-être sur la voie pour découvrir l'origine de ces transformations celluleuses, qui tiennent souvent la place d'une ou de plusieurs circonvolutions.

Nous ne décrirons point ici les altérations des autres organes qui peuvent se rencontrer sur les cadavres de ceux qui ont succombé à une inflammation du cerveau, parce que ces altérations appartiennent à des états morbides qui peuvent bien compliquer l'encéphalite, mais sans en être essentiellement dépendantes.

§ V. L'inflammation encéphalique, telle que nous venons de la décrire, est toujours une maladie extrêmement grave; elle a été jusqu'ici, dans presque tous les cas, plus ou moins promptement mortelle. Je dis, en premier lieu, telle que nous venons de la décrire, parce que, s'il existe des degrés moins intenses de l'encéphalite, comme cela n'est pas douteux, cette affection doit être alors et moins grave et plus facile à guérir, soit par les secours de la médecine, soit par les seuls efforts de l'organisme; parce que, si même on traitait cette maladie dès son origine, dès qu'il se manifeste quelque symptôme d'irritation cérébrale, et sans attendre qu'elle se caractérise, on pourrait très-souvent en prévenir les suites funestes. Je dis, en second lieu, que l'encéphalite a été jusqu'ici mortelle dans presque tous les cas, parce que, d'une part, nous verrons que les moyens employés le plus ordinairement, loin de diminuer le mal, exercent, au contraire, une fâcheuse influence sur sa marche; de l'autre, que l'emploi des moyens indiqués par la nature même de l'affection produit des résultats beaucoup plus satisfaisans. C'est ce que nous verrons à l'article du traitement. Cependant on ne saurait se dissimuler que l'importance des organes encéphaliques, leur position dans une boîte osseuse et inflexible, qui gêne le développement du gonflement inflammatoire, et empêche la sortie des épanchemens séreux, sanguins ou purulens, produits de l'encéphalite, ne soient déjà des circonstances très-défavorables. L'infection miasmatique, la terreur et des chaleurs excessives, trois causes fréquemment réunies dans la production de certaines maladies épidémiques graves, dans lesquelles l'inflammation du cerveau joue ordinairement un des premiers rôles, sont des influences extrêmement meurtrières. Suivant M. Boyer, l'encéphalite qui succède à une commotion du cerveau est plus grave que celle qui succède à une contusion; et celle qui suit une contusion, plus grave que celle qui suit une plaie du cerveau. L'existence d'une ouverture aux os du crâne peut favoriser la guérison en livrant passage aux liquides épanchés. L'âge avancé, une constitution détériorée par des excès de tout genre, une susceptibilité nerveuse très-vive, un état habituel de tristesse, les excès d'étude, les veilles répétées, sont des antécédens peu favorables.

Les complications de l'encéphalite ajoutent nécessairement au danger qui menace la vie du malade. Relativement aux périodes et aux terminaisons de l'inflammation, il est difficile de préciser les indications du pronostic. Tant que le cerveau n'est pas désorganisé, ramolli, tant qu'il n'existe pas encore de foyers de suppuration, d'infiltration purulente dans la pie-mère, d'épanchement de pus sur l'arachnoïde ou la dure-mère, on conçoit la possibilité de la résolution. M. Rostan a *soupçonné* cette terminaison dans deux cas où il avait observé les signes du ramollissement. Ce médecin n'ose affirmer que les traces celluleuses et filamenteuses qu'il a trouvées dans le cerveau chez d'anciens paralytiques, sans vestiges de sang, ni de kyste, soient des cicatrices qui ont remplacé des parties ramollies. La mort lui paraît d'ailleurs être le terme *presque* inévitable de cet état morbide. Suivant M. Lallemand, tant que la suppuration n'est pas formée, on peut espérer la résolution de l'inflammation. Si la résorption du pus n'est pas possible, on sait que celle du sang peut très-bien avoir lieu. Un état d'assoupissement continuel, de résolution complète des membres, sans retour de délire ni de convulsions, est d'un fâcheux augure; il annonce la désorganisation du cerveau, ou une compression considérable de cet organe; la vie est en grand danger. Vers la fin de l'existence, les mouvemens respiratoires sont souvent fréquens, précipités, ou d'une lenteur remarquable. La petitesse, l'irrégularité ou l'intermittence du pouls, le râle, le froid des extrémités, l'immobilité des traits, sont des phénomènes qui précèdent la mort. Le retour graduel et progressif de l'usage des sens, des facultés intellectuelles, des forces musculaires, d'un état de calme et de bien-être, d'un sommeil paisible, de l'état naturel de la langue, annonce la convalescence. Le mieux survenu brusquement, avec persistance de la céphalalgie, insomnie ou penchant au sommeil, malaise fébrile, frissons, langueur, est le plus souvent trompeur, et précède une rechute plus grave que l'état primitif de la maladie. Tantôt les altérations locales laissent une hémiplégie après la guérison, et tantôt les mouvemens et la sensibilité finissent, à la longue, par se rétablir plus ou moins complétement, quoique la portion affectée soit le siége d'un kyste, d'une cicatrice ou même d'une induration.

Il n'est pas rare de voir les malades ne recouvrer qu'imparfaitement avec la santé l'usage de leurs facultés intellectuelles; les uns ont perdu la mémoire, quelquefois partiellement; d'autres sont restés dans un état de démence complet; quelques-uns de ces malades ont fini par recouvrer, au bout de plusieurs mois, l'entier exercice de leur intelligence.

§ VI. Sans être aussi exclusif que M. Broussais, qui pense que toutes les maladies du cerveau qu'il regarde comme les effets de l'irritation (congestions sanguines et séreuses, arachnitis, apoplexie sanguine, cancer, tumeurs fongueuses de la dure-mère, hydatides, tubercules, tumeurs osseuses des parois internes du crâne, léthargie, épilepsie, catalepsie, ramollissement, etc.), qui pense que toutes ces maladies, ne pouvant être considérées que comme des traces un peu différentes d'une affection toujours la même, et non comme des maladies de diverses natures, la prétention de les distinguer avant de les combattre devient inutile, puisque c'est toujours l'irritation qu'il faut traiter. (2me exam. page 770.); sans adopter cette opinion, nous devons dire que le diagnostic de ces maladies ne nous paraît pas également important à tous égards. Nous croyons, avec l'école de M. Broussais, qu'il vaut mieux traiter le cerveau dès l'apparition des premiers symptômes d'irritation, que de rester observateur oisif des progrès du mal, dans l'intention soit de le laisser suivre une marche et d'arriver à des formes ou des terminaisons qui conduiront le malade au tombeau, soit de l'abandonner aux efforts d'une puissance médicatrice prétendue. Il importe fort peu au malade d'avoir été préservé de telle maladie plutôt que de telle autre, d'une encéphalite plutôt que d'une manie, dès l'instant qu'il est guéri. M. Boyer conseille l'usage de la saignée aussitôt qu'un malade qui a reçu un coup à la tête éprouve de l'anxiété, de l'insomnie, de la langueur, etc., disant avec Pott, « que si on risque de tirer sans nécessité une assez grande quantité de sang dans la vue de prévenir un mal imaginaire, on peut aussi sauver la vie du malade, qui la perdrait peut-être sans cette espèce de secours, et qu'on ne doit pas hésiter entre l'inconvénient qui peut résulter de quelques saignées inutiles ou même nuisibles, et le mal beaucoup plus grand qui peut être l'effet de leur omission. » D'ailleurs le traitement qui convient à l'encéphalite ne serait nuisible dans un violent accès de manie ou d'épilepsie, qu'autant qu'il serait continué trop long-temps; et le médecin expérimenté reconnaît bientôt le véritable caractère de la maladie. Le coup de sang, l'hémorrhagie cérébrale sont traités par les moyens employés contre l'inflammation du cerveau, même par les médecins qui ne songent point à les rapprocher de celle-ci. Le diagnostic de l'encéphalite et des autres affections cérébrales est beaucoup plus important sous le rapport de leur pronostic. Tandis, en effet, que l'encéphalite tue en quelques heures ou en quelques jours, l'épilepsie, les attaques de nerfs, la folie, durent des années et compromettent à peine la vie du malade. Il y a d'ailleurs de graves inconvéniens pour le malade et ses enfans à déclarer aliéné un individu qui ne l'est pas. Enfin, les chirurgiens qui conseillent l'opération du trépan dans des abcès encéphaliques ont besoin d'avoir des signes positifs de l'existence et du siége de la collection purulente.

L'encéphalite sera distinguée de l'épilepsie, de la folie, et autres névroses cérébrales, aux articles qui concernent ces maladies. Nous ne chercherons point à établir les différences qui pourraient exister entre l'encéphalite et certaines prétendues fièvres essentielles qui ne sont que des inflammations du cerveau. L'habitude où l'on est de considérer comme des effets ordinaires des affections gastriques les douleurs dans les membres, la céphalalgie frontale, l'état morbide de la langue, les vomissemens, fait qu'on confond souvent l'encéphalite à son début et même à une époque plus avancée avec une gastro-entérite. Les enfans sont particulièrement sujets à ces vomissemens, qui en imposent sur le vrai siége de l'inflammation. Dans tous les cas l'erreur serait peu funeste au malade, si, dès l'apparition de la douleur de tête, de l'assoupissement ou du délire, des convulsions ou de la prostration et autres signes de l'encéphalite, on dirigeait les moyens de traitement sur le cerveau en même temps que sur tout autre organe qui paraîtrait enflammé. Les accès de croup des enfans sont peut-être plus souvent qu'on ne pense liés à l'inflammation du cerveau. Les malades présentent en effet fréquemment les accidens de cette affection, sans que les ouvertures de corps montrent un obstacle au passage de l'air dans le larynx, ni même les traces d'une phlegmasie; en sorte qu'on ne peut attribuer alors la suffocation qu'à l'état convulsif seul des muscles laryngiens. Je ne reviendrai pas sur ce que j'ai dit de l'impossibilité de distinguer, avant la mort, l'inflammation des méninges de l'inflammation du cerveau, d'autant que cette distinction n'est d'aucune utilité pour le traitement. Une attaque brusque de paralysie d'un côté du corps, avec coma, annonce, suivant MM. Lallemand et Rostan, une hémorrhagie cérébrale ou apoplexie sanguine; tandis que dans l'encéphalite locale simple, la paralysie se développe lentement et est souvent précédée d'un état convulsif : les effets de la compression sont continus, ceux de l'inflammation présentent des alternatives en bien et en mal jusqu'à la complète désorganisation de la portion affectée. Les différences entre ces deux états morbides ne sont pas toujours faciles à saisir pendant la vie; heureusement que le traitement est de même nature pour l'un comme pour l'autre. Ainsi 1° des désorganisations inflammatoires plus ou moins étendues s'opèrent sans désordres bien notables dans les fonctions cérébrales, et arrivées à un certain degré, déterminent subitement le coma et la résolution des membres, comme s'il fût survenu un épanchement sanguin ; 2° l'hémorrhagie étant le plus souvent un accident des inflammations locales du cerveau avec ramollissement ou ulcération, les signes de cette inflammation doivent précéder ceux de l'épanchement, et si ce dernier est peu considérable, il augmente très-peu l'état paralytique ; 3° il arrive fréquemment que le malade est dans un état apoplectiforme lorsque le médecin est appelé auprès de lui, sans que les assistans puissent donner des renseignemens sur la marche de la maladie. Dans ce cas, l'ouverture du corps est ordinairement le seul moyen de connaître la nature de l'affection cérébrale. Nous devrions chercher à mettre en parallèle les symptômes et les altérations organiques de l'encéphalite pour comparer les uns aux autres, de telle sorte qu'on pût apprécier, pendant la vie, le désordre de l'intérieur par les troubles de l'extérieur, et reconnaître si le cerveau est injecté ou ramolli, ou en suppuration, ou gangrené, ou atteint d'induration, etc. Mais ce point de l'histoire de l'inflammation du cerveau est encore fort obscur sous beaucoup de rapports, et les questions qui s'y rattachent nous entraîneraient trop loin pour que nous devions nous en occuper; nous dirons seulement que le délire et l'état convulsif annoncent moins d'altération ou de compression que le coma et la prostration; dans un cas, en effet, l'organe agit encore, et dans l'autre il n'exerce presque plus ses fonctions : aussi l'encéphalite aiguë commence-t-elle souvent par le délire et les convulsions, auxquels succèdent l'assoupissement et la résolution des membres. Nous dirons plus loin quels signes les chirurgiens indiquent pour reconnaître l'existence et le siége des abcès encéphaliques pour lesquels ils conseillent l'opération du trépan.

§ VII. L'espace nous manque pour retracer ici le tableau de toutes les erreurs commises dans le traitement de l'encéphalite, méconnue, et envisagée sous le rapport de quelques-uns de ses symptômes ou de ses résultats cadavériques, dont on a fait autant de maladies essentielles. Pour faire connaître les funestes effets des moyens curatifs dirigés contre la putridité ou l'adynamie, la malignité ou l'ataxie, les convulsions, la paralysie, le délire, le coma, les épanchemens séreux, etc., nous renverrons le lecteur aux ouvrages de MM. Rochoux, Lallemand, Parent et Martinet. Il y pourra consulter près de trois cents observations d'individus des deux sexes et de tous les âges, morts d'encéphalite simple ou compliquée, qui a été traitée, ou, pour mieux dire, exaspérée par de l'émétique, du quinquina, du camphre, du musc, de l'éther, de la noix vomique, des vésicatoires, et tout ce qu'on appelle toniques, stimulans, etc., les plus énergiques. Il verra « l'émétique, à la dose ordinaire, et à plus forte raison à haute dose, augmenter les affections cérébrales, lorsqu'il produit le vomissement, et déterminer l'inflammation de la membrane muqueuse gastro-intestinale, lorsqu'il n'est pas vomi ; la décoction de café, l'arnica, l'acétate d'ammoniaque, le quinquina, le camphre, etc., provoquer l'agitation, les convulsions, la roideur tétanique, l'adynamie, etc. » (Lallemand, 2ᵉ lett.) Les chirurgiens qui, pour l'ordinaire, n'ont point méconnu l'inflammation du cerveau par cause externe, l'ont traitée plus rationnellement, et aussi ont obtenu des succès remarquables. « Vous trouverez, dans les ouvrages de chirurgie, dit M. Lallemand, des observations presque incroyables de guérison de plaies du cerveau accompagnées des circonstances les plus effayantes, et vous verrez qu'on a pratiqué, dans ce cas, jusqu'à douze, quinze et même vingt saignés dans l'espace de quelques jours. D'après ce que j'ai vu ou lu, je suis convaincu que si les chirurgiens militaires guérissent tant de plaies de tête graves, malgré les circonstances les plus défavorables, ils le doivent aux abondantes et fréquentes évacuations sanguines dont ils font usage. Si vous jetez les yeux sur les observations de guérison que je vous ai rapportées, vous verrez que ce sont les seules dans lesquelles on ait employé un traitement antiphlogistique et dérivatif énergique et sans mélange. Après cela, étonnez-vous de la différence des résultats obtenus par des traitemens si opposés ! Lorsqu'on emploiera pour les inflammations spontanées (il veut dire par cause interne) du cerveau, le traitement suivi dans les cas de lésions traumatiques, on en obtiendra des résultats analogues, et probablement plus satisfaisans encore, parce que le désordre sera souvent moins considérable. Je ne crains pas d'avancer que, quand on les connaîtra mieux, et qu'on les traitera dès leur début, d'une manière rationnelle, on en guérira autant qu'on guérit aujourd'hui de pneumonies aiguës et récentes. » (page 478.) Il est bien certain qu'une fois d'accord sur la nature inflammatoire des affections cérébrales jusqu'ici considérées comme adynamiques, ataxiques, dépendantes d'un état de faiblesse, les médecins n'auront plus guère qu'une opinion sur les moyens à employer pour les combattre; ils auront recours presque exclusivement au traitement antiphlogistique, qu'ils varieront d'après l'âge, la constitution de l'individu, l'intensité, le degré et la marche de la maladie.

Mais les observations de guérison opérée par ce traitement sont trop peu nombreuses pour qu'on puisse en déduire avec précision les différens préceptes d'après lesquels le médecin doit régler sa conduite. Nous sommes donc à peu près contraint, pour établir les indications curatives de l'encéphalite, et indiquer la manière de les remplir, de faire ici l'application des règles générales de la thérapeutique des phlegmasies. Nous citerons cependant le sommaire de quelques faits propres à éclairer la question qui nous occupe.

Une malade atteinte de fièvre, avec délire et convulsions, est saignée deux fois du bras, et deux autres fois au moyen d'une application de sangsues; elle éprouve un mieux marqué; à partir du quatrième jour, on donne du musc, de l'éther, du quinquina : le mieux disparaît, et la mort arrive le quinzième jour : —Engourdissement du bras du côté droit, puis déviation de la bouche à gauche, diminution de la sensibilité, contraction permanente des muscles, trismus, coma. En dix-huit heures, saignée de cinq palettes, soixante-quinze sangsues, glace sur la tête, sinapismes; ensuite continuation de la glace; amélioration successive : convalescence le cinquième jour. — Mouvemens convulsifs et paralysie du côté gauche de la face, puis du bras droit, succession irrégulière des symptômes; dans l'espace de quatre jours, deux saignées du bras, deux du pied, vingt-quatre sangsues : guérison le cinquième. — Contraction permanente et insensibilité du côté droit du corps, raideur et agitation du côté gauche : le deuxième jour de la maladie, dans l'espace de douze heures, deux saignées très-copieuses, vingt-quatre sangsues, applications fraîches sur la tête. Le lendemain, convalescence complète. — Quinze jours après une chute, altération de l'intelligence, paralysie et mouvemens convulsifs du côté droit; au bout de huit jours, état d'agonie, sueur froide et visqueuse, respiration stertoreuse, pouls insensible : application d'eau bouillante aux jambes et aux cuisses, réaction, glace sur la tête, dix sangsues au cou; amélioration; nouvelle congestion cérébrale, six sangsues, légers purgatifs, continuation de la glace, enfin quelques toniques. Guérison au bout de trente jours. (Lallemand, 2e let., observ. 19, 25, 26, 27, 28.) MM. Parent et Martinet ont consigné dans leur ouvrage quinze observations d'encéphalite aiguë, guérie au moyen d'évacuations sanguines, d'affusions froides et d'applications de glace sur la tête, et malgré l'influence des vomitifs et des toniques les plus actifs, qui, employés concurremment dans presque tous les cas, détruisaient en partie les bons effets produits par les saignées et les réfrigérans. Aussi la convalescence s'est-elle en général établie moins promptement que dans les observations 25, 26 et 27 de M. Lallemand. Un enfant de cinq ans se trouve, depuis la veille, dans l'état suivant : abattement, somnolence avec léger délire par instant, face vultueuse, céphalalgie violente, pouls fort et fréquent; saignée à la jugulaire, de six onces environ. Le lendemain, le malade était à jouer avec autant d'aisance que de coutume. Abercrombie rapporte huit observations d'encéphalite guérie par les saignées, les réfrigérans sur la tête, et les purgatifs.

Quant aux règles générales et spéciales du traitement, les principales sont les suivantes : 1° prévenir la maladie en apportant la plus grande attention aux moindres effets des influences irritantes, aux plus légers symptômes d'irritation cérébrale. Les chirurgiens prescrivent des saignées de précaution dans les plaies de tête; le médecin doit conseiller à tout individu qui se plaint d'être en proie à des maux de tête, des insomnies, des malaises dans les membres, de se soustraire aux causes dont il ressent les effets; il ne balancera pas, à l'exemple du chirurgien, à prescrire des évacuations sanguines, des pédiluves sinapisés, de légers purgatifs, si les voies gastriques ne sont point dans un état qui contr'indique l'emploi de ces derniers. Les alimens excitans et les boissons stimulantes seront sévèrement proscrits. Peut-être est-ce à cette époque de l'état du cerveau que les vomitifs ont produit de très-bons effets. Il est d'autant plus essentiel de ne pas négliger le mal lorsqu'il ne présente encore que des signes en apparence peu importans, que ces signes sont souvent les seuls qui signalent les désorganisations lentes du cerveau, jusqu'à un degré très-avancé et le plus souvent incurable; on croit qu'elles débutent, alors qu'elles ont parcouru presque toutes leurs périodes. 2° Au début de l'encéphalite aiguë, et tant que dure l'état convulsif et la plénitude du pouls, c'est-à-dire ordinairement pendant la première période, le traitement antiphlogistique doit être administré comme dans une péripneumonie aiguë et commençante, et proportionné à l'âge et à la constitution de l'individu. Les saignées générales et locales, et l'application de corps réfrigérans sur la tête, ont une action directe et puissante sur le cerveau, et sont les deux meilleurs moyens antiphlogistiques connus. Les saignées générales seront faites au bras, et mieux à la jugulaire, d'abord du côté le plus affecté, c'est-à-dire du côté opposé au désordre musculaire, des deux côtés successivement, si l'organe est enflammé dans chaque hémisphère. Morgagni cite l'exemple observé par Valsalva, d'un individu doublement hémiplégique, qui recouvra l'usage de ses membres d'un côté, par l'ouverture de la jugulaire du côte opposé, et qui guérit de l'hémiplégie restante par l'ouverture de l'autre jugulaire. Les applications de sangsues ou de ventouses scarifiées seront faites le plus près possible du mal. M. Boyer veut que l'on répète les saignées tant qu'il existe de la fréquence et de la dureté dans le pouls. Des linges imbibés d'eau froide, glacée, la glace pilée et renfermée dans une vessie, seront appliqués sur la tête; Abercrombie conseille de refroidir cette partie par la chute d'un filet d'eau. On a soin de laisser la tête se réchauffer de temps en temps, par exemple toutes les demi-heures, jusqu'à un certain point. Abercrombie veut pourtant que ce moyen énergique soit employé avec réserve, car il assure l'avoir vu faire passer un homme très-vigoureux, du délire le plus effréné à un état semblable à l'asphyxie. Les boissons laxatives sont généralement conseillées, mais seulement lorsqu'il n'existe pas de gastro-entérite, soit pour opérer une action dérivative, soit pour remédier à la constipation. Les bains tièdes avec applications froides sur la tête peuvent être utiles. L'utilité des sinapismes appliqués aux pieds comme moyens dérivatifs ne nous paraît pas suffisamment démontrée. 3° Lorsqu'à une prostration extrême se joint un état misérable du pouls, ce qui arrive dans la période qui succède à la précédente, comme on l'a vu dans l'observation 28 de M. Lallemand, on peut prendre pour modèle la conduite suivie par ce médecin. On surexcite le cerveau par une irritation vive à la peau, pour exciter l'action de cet organe et celle du cœur, au risque d'augmenter la congestion cérébrale; on combattra ensuite celle-ci par de légères évacuations sanguines locales, et surtout par des applications de glace sur la tête. Il nous paraît dangereux d'appliquer un vésicatoire sur cette partie, ce qu'on ne fait que trop souvent. M. Boyer, qui assure avoir souvent employé ce moyen avec succès, dit qu'il faut y avoir recours de bonne heure et avant que l'inflammation ait fait des progrès considérables. 4° M. Rostan cite l'exemple d'une encéphalite survenue après la suppression d'une dartre rongeante à la face, qui céda lorsque celle-ci eût été rappelée au moyen d'un vésicatoire; la malade était déjà à l'agonie, elle avait le râle depuis vingt-quatre heures. 5° Le traitement des congestions cérébrales intermittentes sera examiné à l'article des *fièvres intermittentes pernicieuses* ou *ataxiques*. 6° Lorsque plusieurs organes sont enflammés en même temps que le cerveau, il faut y avoir égard. 7° La rétention d'urine exige souvent qu'on ait recours au cathétérisme. 8° L'encéphalite chronique ne doit pas être traitée avec la même énergie que l'encéphalite aiguë. 9° Il n'est pas de notre objet de rappeler ici les soins qu'exigent particulièrement les malades exposés à des foyers d'infection ou de contagion. 10° Dans l'encéphalite aiguë, toute espèce de nourriture sera interdite jusqu'à une entière convalescence; dans l'encéphalite chronique, les malades ont souvent très-bon appétit, digèrent parfaitement, et l'on ne doit pas les priver de prendre des alimens; dans beaucoup de cas même l'on est obligé de leur en donner plus qu'ils n'en prenaient lorsqu'ils étaient en bonne santé. L'on évitera seulement de permettre l'usage de mets trop succulens et de boissons excitantes. 11° Pendant la convalescence il est bien important de préserver le malade de toutes les influences qui pourraient causer une rechute, telles que des écarts de régime, des affections morales pénibles, le travail du cabinet, etc.

Les voyages que l'on conseille aux hémiplégiques pour aller prendre les eaux sont nuisibles lorsqu'il y a ramollissement ou suppuration du cerveau ; ils aggravent l'état du malade. Ils sont utiles seulement lorsque l'hémiplégie dépend des traces de la cicatrisation du cerveau. Il est vrai de dire qu'il n'est pas facile de distinguer d'abord à laquelle de ces causes est due l'hémiplégie.

M. Blaud a publié plusieurs observations (*Bibliothèq. méd.*, tom. LXII.) où il prétend avoir réussi à guérir très-promptement une encéphalite commençante, par la compression des carotides, exercée pendant quelques secondes, et renouvelée. Ce moyen est d'une exécution trop facile et trop peu dangereuse, pour qu'on ne doive pas en constater de nouveau les effets.

L'encéphalite qui existe avec perforation au crâne, aux méninges, exige quelques précautions relatives au pansement. La plupart des chirurgiens ayant confondu le ramollissement du cerveau avec la gangrène de cet organe, ont généralement conseillé de retrancher à chaque pansement toute la partie supposée morte, et de faire des injections plus ou moins stimulantes. Les parties ramollies seront entraînées sans difficulté par la suppuration, il est donc inutile de chercher à les extraire, pour si peu qu'elles adhèrent au cerveau. Les injections stimulantes sont pernicieuses : elles provoquent le gonflement inflammatoire du cerveau et une suppuration considérable. C'est ce dont on peut facilement se convaincre en lisant plusieurs faits consignés dans le mémoire de Quesnay ; le raisonnement est d'ailleurs ici d'accord avec l'observation. Dans ces cas l'on se contentera donc de couvrir l'ouverture du crâne avec un linge troué, par dessus lequel on mettra de la charpie et un appareil propre à maintenir le tout. On devra, en outre, faciliter la sortie du pus par une position favorable. Loin de prescrire des injections stimulantes, nous doutons même qu'il soit utile d'avoir recours à des injections d'eau tiède simple ; le pus n'est point un liquide malfaisant, et il peut y avoir de graves inconvéniens à introduire un corps étranger au milieu du cerveau. On lit, en effet, dans une observation de Lapeyronie, citée par Quesnay, qu'un malade perdait connaissance à mesure que la cavité du cerveau s'emplissait du liquide de l'injection, qu'il tombait enfin comme mort, et qu'on lui rendait la vie aussitôt qu'on retirait la liqueur. Lorsque le pus et les parties désorganisées trouvent une issue pour s'échapper au dehors, l'encéphalite peut se terminer par la guérison : la perforation des os par l'instrument vulnérant, par l'extraction d'une esquille, d'une portion nécrosée, par la carie du rocher, de la portion mastoïdienne du temporal, de l'ethmoïde, etc., a ainsi favorisé la guérison de cette maladie. Ce sont des faits de cette nature qui ont conduit les chirurgiens à proposer l'opération du trépan dans certains abcès encéphaliques. Quesnay croit que l'on peut ouvrir des abcès sous la dure-mère et dans la substance même du cerveau, emporter des fongus et des tumeurs carcinomateuses ayant leur siége dans ces parties. M. Boyer pense qu'un chirurgien sage et prudent doit pratiquer l'opération du trépan lorsque le siége de l'abcès est connu; il applaudit même à ceux qui osent trépaner dans les cas douteux, sans blâmer la conduite réservée de ceux qui n'opèrent point. M. Boyer n'hésite pas à conseiller de faire des incisions jusque dans la substance du cerveau pour donner issue au pus. J.-L. Petit a ouvert, avec succès, un abcès dans la substance même du cerveau; il est vrai de dire que le trépan avait d'abord été appliqué pour évacuer un épanchement sanguin ayant son siége entre la dure-mère et le crâne; le sixième jour seulement, une incision fut faite aux méninges et au cerveau. M. Lallemand dit avoir vu cinq ou six fois pratiquer l'ouverture d'abcès encéphaliques dans les circonstances les plus favorables, et tous les malades succomber. M. Dupuytren nous a dit avoir procuré six fois avec succès une issue au pus situé dans l'intérieur du crâne. Dans cinq cas le pus se trouvait entre la dure-mère et l'os, et une seule fois il fallut inciser les méninges et le cerveau. Pour tenter une pareille opération, et nous pensons qu'on peut le faire, il faut être à peu près certain qu'il existe un foyer purulent, et en savoir le siége. Dans l'encéphalite aiguë provenant d'une plaie ou d'une contusion à la tête (seul cas où le trépan puisse être employé), la suppuration s'établit ordinairement du cinquième au douzième jour : elle est marquée par une paralysie complète et permanente des membres opposés à l'hémisphère affecté, souvent avec amélioration apparente dans l'état du malade, chute de l'irritation, retour de l'intelligence, ou coma sans agitation. « Toutes les fois qu'aux signes d'un épanchement purulent dans le crâne, dit M. Boyer, se joignent le gonflement partiel des tégumens et le décollement spontané du péricrâne, on peut être assuré que c'est là qu'existe l'épanchement, et que doit être appliqué le trépan. Lorsqu'il y a une plaie, le décollement de ses bords fournit la même indication, et l'altération du péricrâne la confirme encore. On doit également trépaner lorsque la pression exercée sur la peau produit constamment de la douleur dans le même lieu, et que le malade y porte automatiquement et sans cesse la main. Tout porte à croire que cet endroit est le siége de l'épanchement. » M. Boyer veut qu'on incise la dure-mère, et même le cerveau, s'il en est besoin. Suivant M. Dupuytren, toutes les fois que l'os est nécrosé dans toute son épaisseur, la dure-mère s'en détache et se couvre de pus; il faut donner une issue à ce liquide aussitôt que des frissons et des signes de compression en indiquent l'existence : si l'on tarde trop, le décollement de la dure-mère fait des progrès, l'arachnoïde et le cerveau s'irritent et s'enflamment : les chances de succès sont beaucoup moins favorables. Lorsqu'il n'existe aucun signe extérieur du siége de l'abcès, il n'est pas permis de faire usage du trépan. La paralysie indique bien quel hémisphère est affecté, mais non quelle portion. *Voyez* TRÉPAN. (GEORGET.)

ENCÉPHALOCÈLE, s. f., *encephalocele*, de ἐγκέφαλον, l'encéphale, et de κήλη, une tumeur; hernie du cerveau. On a donné ce nom aux tumeurs qui se forment autour du crâne par le déplacement d'une portion du cerveau. Il y a deux espèces d'encéphalocèles : l'une s'observe chez les jeunes sujets, lorsque l'ossification des sutures n'est point encore achevée; l'autre se manifeste après la destruction d'une portion des parois du crâne, par une plaie avec perte de substance, par l'opération du trépan, la carie, etc. Dans l'encéphalocèle congénitale, tantôt la tumeur est enveloppée par les tégumens du crâne distendus et amincis; tantôt ces tégumens et la dure-mère elle-même ne s'y rencontrent pas. Cette affection dépend d'un défaut d'ossification des os du crâne, principalement au niveau des sutures et des fontanelles; elle se présente sous la forme d'une tumeur arrondie, molle, sans changement de couleur à la peau, peu ou point douloureuse, offrant des pulsations isochrones à celles du pouls; diminuant de volume, ou disparaissant même entièrement sous la pression. Le volume de la tumeur augmente par les cris, la toux, l'éternuement, et pendant les grands mouvemens d'expiration. En appuyant les doigts autour de sa base on sent les bords de l'ouverture du crâne, à travers laquelle elle s'est échappée. Ordinairement les facultés intellectuelles ne sont point altérées. La pression exercée sur la tumeur suspend l'exercice de ces facultés, produit de l'assoupissement, des paralysies momentanées, et les autres symptômes nerveux que détermine la compression du cerveau. Guyenot a présenté, en 1774, à l'Académie royale de Chirurgie, un homme affecté d'encéphalocèle au front; il était âgé de trente-trois ans, et n'avait jamais éprouvé le moindre dérangement dans ses fonctions intellectuelles.

Lorsque l'encéphalocèle congéniale est recouverte par les tégumens du crâne, on doit avoir recours à une pression douce, exercée constamment sur la tumeur. Salleneuve a communiqué à l'Académie de Chirurgie une observation qui prouve le bon effet de ce traitement. Ce chirurgien, consulté pour une hernie congéniale du cerveau, de la grosseur d'un petit œuf de poule, et placée vers l'angle postérieur et inférieur du pariétal, appliqua sur la tumeur une plaque de plomb garnie et percée à ses bords, pour être cousue au bonnet de l'enfant. La tumeur soumise à la pression constante et graduée de cette plaque, diminua peu à peu de volume, disparut entièrement, et l'ossification de la suture lambdoïde s'acheva sans obstacle. Callisen a éprouvé plusieurs fois l'efficacité de ce traitement dans des cas où la hernie était d'un volume peu considérable; mais, quand elle est très-grosse, la compression ne peut être d'aucune utilité et pourrait avoir de graves inconvéniens: il faut alors se contenter de soutenir la tumeur, et d'employer quelque appareil propre à la garantir de l'action des corps extérieurs.

Lorsque l'ossification est tardive chez les enfans, le cervelet peut aussi faire hernie. Cette maladie, à laquelle on a donné le nom de *parencéphalocèle*, est plus rare que l'encéphalocèle proprement dite. On eut occasion, en 1813, d'en observer deux cas à Paris. Dans l'un, M. Lallemand ayant pris la tumeur, placée à l'occiput, pour une loupe, commençait à en faire l'extirpation; il fut arrêté par la couleur blanche et brillante de la dure-mère, et surtout en voyant que la tumeur sortait par une ouverture de l'os occipital. La jeune fille sur laquelle il avait tenté cette opération étant morte quelques jours après, l'ouverture du cadavre apprit que la hernie était enveloppée par la dure-mère, poussée à travers une ouverture de l'os occipital, et qu'elle renfermait une portion allongée des deux lobes du cervelet. L'autre observation de parencéphalocèle fut recueillie quelque temps après la précédente, par M. Baffos. Ce chirurgien, averti par l'exemple dont M. Lallemand avait lui-même fait connaître les circonstances, se donna bien de garde de pratiquer l'opération. Le jeune malade mourut, et on trouva à l'ouverture de son cadavre la même disposition dans l'état des parties que dans le cas du professeur Lallemand. Ces faits doivent engager les chirurgiens à examiner avec la plus grande attention les tumeurs qui se rencontrent dans la région occipitale, et leur montrent le danger d'en entreprendre l'extirpation ou l'ouverture, lorsqu'elles sont formées par le cervelet.

Lorsque l'encéphalocèle est volumineuse, dépourvue en tout ou en partie seulement des tégumens du crâne, que le défaut d'ossification de cette dernière cavité est considérable, la maladie est au-dessus des ressources de l'art, et les enfans qui présentent un semblable vice de conformation naissent morts, ou périssent peu de temps après leur naissance. Dans ces cas, une grande portion du cerveau se trouve renfermée dans un large sac que forment ses membranes allongées, et souvent en partie détruites. Les tégumens n'existent pas, ou sont dépourvus de cheveux et considérablement amincis ; ils forment une membrane rougeâtre, demi-transparente, molle et très-facile à déchirer. On trouve au crâne une ouverture plus ou moins large, par laquelle sortait la tumeur. Cette ouverture est ordinairement placée au niveau des sutures ou des fontanelles, plus rarement au milieu de l'un des os plats du crâne ; cette dernière cavité est souvent rétrécie et plus ou moins déformée. M. Moreau a présenté dernièrement à l'Académie de Chirurgie un enfant nouveau-né affecté d'une encéphalocèle du volume d'une grosse chataigne. La tumeur était située au-dessus de la racine du nez et paraissait sortir par un écartement des deux pièces du coronal. Dans un cas que j'ai disséqué, la tumeur, du volume du poing, assez étroitement pédiculée, sortait par la fontanelle postérieure. Les circonvolutions de la portion déplacée du cerveau avaient entièrement disparu, pour former les parois d'une grande cavité remplie de sérosité transparente, et qui communiquait par un canal étroit avec le ventricule gauche. L'enfant avait exécuté quelques faibles mouvemens, et était mort immédiatement après sa naissance.

La seconde espèce d'encéphalocèle, qu'on pourrait nommer *accidentelle*, pour la distinguer de la précédente qui est congéniale, se montre après la destruction d'une portion des parois du crâne par diverses maladies ou par l'opération du trépan. Cette hernie peut se faire par tous les points où le crâne a éprouvé une solution de continuité. On l'a vue à la base de cette cavité après la destruction de l'ethmoïde par la carie. Quand elle se manifeste pendant le traitement des plaies de tête, elle offre des caractère particuliers. Cette dernière espèce d'encéphalocèle n'est pas fort rare; on en trouve un grand nombre d'observations rapportées dans les auteurs; cependant on n'est pas d'accord sur la nature de la tumeur. Dans un cas rapporté par Abernethy, la hernie du cerveau se développa le dixième jour après l'opération du trépan, et acquit le volume d'un œuf de pigeon; la pie-mère qui l'enveloppait était enflammée; une matière séreuse et purulente sortait sur ses côtés de dessous la dure mère. Le onzième jour, la tumeur était aussi volumineuse qu'un œuf de poule, molle et prête à se crever: le malade mourut le lendemain. A l'ouverture du cadavre, la tumeur paraissait encore plus volumineuse, d'une couleur noirâtre, et rugueuse à sa surface. Cet aspect dépendait du sang coagulé qui adhérait à sa surface, et s'était écoulé en abondance. La pie-mère était fort enflammée, et manquait, ainsi que la dure-mère, au niveau de la hernie. A l'intérieur celle-ci semblait formée par la fibrine du sang coagulé, et la maladie tirait son origine à un pouce environ au-dessous de la surface du cerveau. Abernethy pense que dans ce cas, le cerveau ayant été blessé à quelque distance de sa surface, ses vaisseaux ont été intéressés, et qu'il s'en est suivi un épanchement de sang; que l'épanchement a été limité pendant un certain temps par la substance cérébrale et les méninges qui l'entouraient, mais que ces parties ont ensuite cédé peu à peu à la force d'expansion exercée au dedans, et qu'enfin elles ont permis au sang de suinter au dehors et de se coaguler à la surface de la tumeur. Il pense qu'un fongus organisé ne pourrait être produit aussi rapidement que ces tumeurs. M. C. Bell n'adopte pas cette opinion, et avance que la tumeur est vasculaire et organisée. Le docteur J. Thomson ne partage pas non plus l'opinion d'Abernethy sur le mode de production des hernies du cerveau; il pense qu'elles sont la suite de la contusion de cet organe et de ses membranes, qui détermine la formation d'une nouvelle substance organisée, différente du cerveau par sa texture, et qu'en conséquence on ne peut les regarder comme de simples hernies du cerveau, privé, dans une portion de son étendue, de la résistance naturelle que lui offrent le crâne et la dure-mère. Ce chirurgien eut occasion de voir un grand nombre de ces tumeurs développées à travers les ouvertures faites au crâne par des plaies d'armes à feu ou par le trépan. Il dit aussi avoir vu plusieurs cas dans lesquels de semblables tumeurs se sont formées à la surface du cerveau, après de simples contusions du crâne, et sans que les parois de cette cavité eussent été détruites par le trépan; mais il est probable que le docteur Thomson, confond ici avec l'encéphalocèle accidentelle les tumeurs fibreuses de la dure-mère, maladies essentiellement différentes.

D'après les recherches de M. Stanley, insérées dans le huitième volume des *Transactions médico-chirurgicales*, il est hors de doute que le cerveau, dans quelques cas, concourt à la production de la maladie; elles confirment l'opinion que Louis et Quesnay avaient déjà émise à cet égard. Dans la première observation rapportée par le chirurgien anglais, la tumeur fut entièrement excisée avec le bistouri. Pendant l'opération l'enfant ne manifesta aucun signe de douleur, bien qu'il parût avoir la conscience de ce qu'on faisait. Une hémorrhagie considérable se fit à la surface du cerveau mis à nu par l'ablation de la tumeur. On essaya, mais inutilement, de faire la ligature des nombreux vaisseaux par lesquels le sang sortait avec force. Peu de temps après, l'hémorrhagie cessa. En examinant la partie enlevée, on reconnut qu'elle était formée en dehors simplement par une couche de sang coagulé, et dans tout le reste de son étendue par la substance cérébrale elle-même, ayant son apparence ordinaire; on distinguait aisément les substances médullaire et corticale, et les circonvolutions cérébrales avec le prolongement que la pie-mère envoie dans leurs intervalles. L'enfant mourut après l'opération. A l'ouverture du cadavre on vit que la dure-mère, au voisinage de l'ouverture ulcérée à travers laquelle le cerveau s'était échappé, était noire, gangrénée et considérablement épaissie. La portion du cerveau mise à nu par l'opération était ramollie et affaissée; au-dessous, la substance cérébrale était profondément désorganisée. Il y avait environ une once d'un liquide noir et fétide entre la dure-mère et l'arachnoïde. On trouva quelques petits épanchemens sanguins entre le cerveau et ses membranes; l'arachnoïde était opaque et épaissie sur chaque hémisphère; les vaisseaux de l'extérieur et de l'intérieur du cerveau étaient vides de sang. Les ventricules latéraux étaient dilatés et remplis d'une sérosité limpide. On trouvait un semblable liquide à la base du cerveau, entre ses membranes. Dans un autre cas, on observa une grande quantité de pus dans l'arachnoïde, de chaque côté de la grande faux cérébrale. Dans la plupart des hernies du cerveau, observées par M. S. Cooper, les malades étaient d'abord plus ou moins sensibles, et tourmentés par une agitation nerveuse considérable. La stupeur, la paralysie, et les autres symptômes de la compression du cerveau, dont parle J. Thomson, ne se présentèrent que dans les derniers degrés de la maladie, et parfois furent accompagnés de mouvemens convulsifs dans les muscles et de strabisme. Ordinairement aussi, dans ces cas, le pouls était très-fréquent.

L'encéphalocèle accidentelle paraît donc dépendre, d'après les observations des chirurgiens français et anglais, d'une altération particulière du cerveau, qui prend son siége à une certaine profondeur dans cet organe. La substance cérébrale était ramollie et plus ou moins désorganisée, dans la plupart des tumeurs de ce genre qu'on a disséquées; et presque toujours aussi, il y avait des épanchemens séreux ou sanguins dans le cerveau. Si la production de la tumeur dépendait uniquement de la perte d'une portion des enveloppes du cerveau et de la distension de cet organe poussé par l'ouverture accidentelle, pendant les mouvemens de la respiration, l'encéphalocèle se manifesterait chez tous les malades, et c'est ce qui n'a pas lieu. La maladie est liée à un état inflammatoire du cerveau; c'est une sorte de turgescence qui survient dans la pulpe de cet organe enflammé. Ce gonflement, en augmentant le volume des organes renfermés dans le crâne, tend à chasser au dehors, par l'ouverture accidentelle, les parties malades; celles-ci ne tardent pas à former une tumeur plus ou moins arrondie, qui peut prendre un grand accroissement dans un court espace de temps. Si, dans un cas rapporté par M. Stanley, il y avait un espace considérable entre la face supérieure de l'hémisphère droit du cerveau et la face interne du crâne, tout autour de la hernie, tandis que dans tous les autres points le cerveau était en contact immédiat avec la dure-mère, cette circonstance me paraît dépendre de l'affaissement survenu dans l'encéphale après la mort.

Quand la tumeur n'est plus retenue par la dure-mère, et que les symptômes fâcheux qu'éprouvait le malade disparaissent, quelques praticiens conseillent de s'abstenir de toute opération, de laisser la portion herniée du cerveau se flétrir et tomber par morceaux. On a eu recours à des bandages légèrement compressifs, mais on ne sait pas encore si la pression qu'ils opèrent dessus la tumeur est capable ou non de modérer son accroissement.

Quand la tumeur acquiert un grand volume, on peut en faire l'ablation avec l'instrument tranchant. MM. Hill et King ont pratiqué plusieurs fois cette opération avec succès. Quesnay rapporte un cas dans lequel le malade déchira lui-même la portion déplacée du cerveau, ce qui ne l'empêcha pas de guérir. Van-Swieten cite une observation dans laquelle on enleva avec plein succès la tumeur, au moyen d'une ligature. M. Richerand conseille aussi, dans l'encéphalocèle accidentelle, d'enlever la tumeur avec le bistouri et d'exercer sur le cerveau mis à nu une légère compression. Dans l'une des observations de M. Stanley, le jeune malade recouvra la santé après qu'on lui eut enlevé la partie supérieure de la tumeur qui était formée par les substances corticale et médullaire du cerveau; la reproduction de la maladie fut empêchée par une pression assez forte, exercée au moyen de compresses graduées et d'un bandage. La portion herniée du cerveau perdit peu à peu sa couleur naturelle, devint d'une teinte jaunâtre, se fendit en plusieurs portions, et exhalait une odeur très-fétide. Sa substance devint plus molle de jour en jour, acquit une demi-fluidité, et, dans cet état, se sépara complétement. Des granulations se montrèrent à sa place et furent manifestement produites par la portion du cerveau mis à nu.

Dans tous les cas de hernies accidentelles du cerveau, il est toujours dangereux d'appliquer sur la tumeur des caustiques ou des topiques irritans et styptiques; on doit, au reste, se conduire comme dans les plaies de tête, pour arrêter ou modérer la violence de l'inflammation du cerveau et de ses membranes. *Voyez* PLAIES DE TÊTE. Quand l'encéphalocèle accidentelle se montre après l'entière cicatrisation des plaies du crâne, elle soulève la cicatrice, présente à peu près le même caractère que l'encéphalocèle congéniale; mais, le plus ordinairement, ne parvient point à un volume aussi considérable. Elle réclame les mêmes moyens curatifs ; il faut placer sur la tumeur une pelotte concave faite en carton ou en cuir bouilli et convenablement assujettie. Maréchal employa un bandage compressif pour prévenir le retour de convulsions périodiques qui provenaient de la sortie accidentelle et momentanée d'une portion du cerveau, à travers une large ouverture du crâne. Il faut que les personnes affectées d'encéphalocèle évitent les grands efforts de la respiration, les exercices violens et les vives émotions de l'âme. (J. CLOQUET.)

ENCÉPHALOIDE, s. m. ; de ἐγκέφαλον, cerveau, et de εἶδος, forme ou ressemblance. Ce nom a été imposé par M. Laënnec, à une matière résultant de la fonte ou ramollissement des tumeurs squirrheuses et cancéreuses. Les mots *matière cérébriforme* et *matière encéphaloïde* sont employés indifféremment pour exprimer le produit de la dégénérescence des tumeurs que nous venons de nommer. Cette matière peut se trouver dans les mailles d'un tissu fibreux dense, résistant, dans un kyste, ou enfin accumulée dans un foyer dépourvu de kyste ; elle ressemble, par sa consistance comme par sa couleur, à la substance du cerveau d'un jeune enfant, et c'est de cette ressemblance qu'elle tire son nom. Nous la considérons comme provenant d'un travail inflammatoire qu'ont éprouvé les tissus frappés d'induration. (*Voyez* les mots CANCER, INDURATION, RAMOLLISSEMENT.) Souvent dans les tumeurs cancéreuses dont quelques parties dégénèrent en matière cérébriforme, se trouvent des fongosités ainsi que du sang épanché. C'est à cette forme que les anglais ont donné le nom de *fungus hœmatodes* (*Voyez* ce mot), maladie qu'il ne faut par confondre, comme le font quelques chirurgiens dont les ouvrages ne sont pas à la hauteur de la science, avec les tumeurs vasculaires qu'on désigne sous les dénominations de *tumeurs variqueuses*, *tumeurs sanguines*, *tumeurs érectiles ;* d'*anévrysme par anastomoses*, etc. *Voyez* ces mots. (G. BRESCHET.)

ENCHIFRÈNEMENT, s. m. Ce mot, qu'on emploie dans le langage vulgaire comme synonyme de coryza, n'est qu'un des symptômes de cette légère maladie, et consiste dans l'embarras, dans le sentiment de tension qu'on éprouve dans les cavités nasales, dans la difficulté que l'air rencontre à traverser ces cavités. Ce symptôme peut également être déterminé par la présence d'un polype, par un ozène, etc. *Voyez* ces différens mots.

ENCLAVEMENT, s. m., *cuneatio*, *incuneatio*; situation de la tête du fœtus, qui se trouve enclavée, serrée entre les os du bassin, comme la clef d'une voûte entre les voussoirs. Telle est l'idée que De la Motte donne de l'enclavement, et l'observation qu'il en rapporte (obs. 240) justifie pleinement cette idée. Avant lui, Péu, le premier auteur dans lequel on trouve l'expression de *tête enclavée*, avait dit : « On appelle proprement une tête enclavée dans le passage, quand elle y demeure étroitement prise et serrée entre l'os pubis et l'os sacrum, sans avancer ni reculer, et sans qu'on y puisse presque porter d'instrument. » Cette notion de l'enclavement a été adoptée par la plupart des accoucheurs, jusqu'à Roëderer, qui admet (§ 419) que, lorsqu'il y a défaut de proportion entre le bassin et la tête du fœtus, celle-ci s'arrête, se fixe très-fermement dans la cavité du bassin, forme une véritable *paragomphose*, touche de toutes parts le bord du bassin, et semble ne faire qu'un corps avec lui. Plus loin (§ 431), il ajoute que l'orifice de l'utérus ou le vagin embrasse la tête comme un gant fortement serré, et que la tête, semblable à un clou, est tellement fixée dans la cavité du bassin, qu'on ne peut passer un stylet fin entre elle et les parties génitales, dans quelque endroit qu'on tente de le faire. Aussi dit-il que, dans ce cas, l'usage du forceps n'étant pas moins dangereux pour l'enfant que pour la mère, il faut avoir recours à la perforation du crâne et au crochet si l'enfant est mort, et, s'il est encore vivant, à l'opération césarienne, ou même à l'emploi du crochet, si la femme n'est pas en état de supporter l'opération césarienne.

On a rejeté avec raison l'existence de la paragomphose. La seule considération de la forme de la tête et de celle de la cavité du bassin, quelque vice de conformation que l'on suppose, en démontre l'impossibilité. Quelques personnes ont même été plus loin; elles ont nié la possibilité de l'enclavement, se fondant sur ce que la tête, étant de forme arrondie, ne peut toucher le bassin que par deux points opposés; sur ce que l'angle sacro-vertébral, un des endroits où se passe le contact, étant lui-même arrondi, ne peut aussi toucher la tête que par un point, et que par conséquent le moindre effort suffira pour faire cesser un contact qui a lieu entre des surfaces si peu étendues. Ces personnes prouvent par cette objection qu'elles n'ont pas une idée nette de ce que l'on entend par enclavement. La suite de cet article sera une réfutation suffisante de leur doctrine. Mais, disent d'autres personnes, et madame Lachapelle (*Pratique des Accouchemens*, page 120.) est de ce nombre, on ne voit jamais l'enclavement, à moins que le bassin ne soit très-étroit ou la tête hydrocéphale. Je ne sache pas qu'aucun auteur recommandable ait avancé que l'enclavement puisse avoir lieu quand le bassin est bien conformé, et que la tête n'est pas d'un volume trop considérable, ou est bien placée au détroit supérieur; et je crois, avec Baudelocque, que l'on ne doit pas rejeter cette dernière cause d'enclavement. Au surplus, en examinant les objections que l'on a faites à la doctrine de l'enclavement, il est facile de voir qu'on élève plutôt une dispute de mots qu'une véritable discussion sur le fond des choses; et signaler les erreurs, les méprises de quelques artistes, ce n'est pas démontrer le vice de la doctrine. Souvent, il est vrai, on a cru reconnaître l'enclavement lorsqu'il n'existait pas et que l'accouchement était empêché par toute autre cause; mais il est arrivé aussi très-souvent qu'on ne l'a pas reconnu lorsqu'il existait réellement. J'en pourrais rapporter plusieurs exemples convaincans, si la nature de cet ouvrage admettait le récit d'observations détaillées. Mais j'espère que ce qui me reste à dire ne laissera aucun doute aux praticiens qui auront l'occasion de faire des observations sur ce point.

On dit que la tête du fœtus est enclavée, lorsqu'elle est retenue dans le cercle du bassin par deux points diamétralement opposés de sa circonférence, de sorte que les efforts expulsifs ne peuvent la faire avancer, et que l'accoucheur ne peut la repousser au-dessus du détroit supérieur sans employer une force considérable. Sans cette restriction, la définition de l'enclavement serait trop absolue, et ce serait avec raison qu'on aurait nié la possibilité de cet état de la tête, car on peut toujours vaincre la résistance qu'oppose le frottement de la tête contre les parois du bassin, d'autant plus facilement qu'en la refoulant vers le grand bassin, on la fait passer d'un lieu plus étroit dans un plus large. La plus grande résistance que l'on ait à surmonter est celle qui résulte de la contraction de l'utérus. Nous verrons aussi tout à l'heure qu'il n'y a pas le plus souvent impossibilité absolue à ce que la tête puisse descendre dans l'excavation. Il ne faut pas exiger d'une définition en médecine une précision mathématique. Les points de la tête, par lesquels se fait le contact, sont la protubérance occipitale d'une part, et un point du sinciput ou du front d'autre part, ou les deux bosses pariétales. Les points du bassin sont la surface postérieure des os pubis et la partie antérieure du sacrum. On voit, d'après cela, que la tête peut être enclavée selon sa longueur ou selon son épaisseur. Dans le premier cas, l'occiput s'appuie contre la partie postérieure des os pubis, tandis que le sinciput porte contre l'angle sacro-vertébral. La tête présente alors la forme d'un coin, dont le sommet, formé par la portion la plus saillante du sinciput, s'enfonce dans le vide de l'excavation, et dont la base, mesurée par le diamètre occipito-frontal, est au-dessus des deux points de contact. Plus les contractions utérines poussent avec force la tête dans cette sorte de filière, plus elle s'y fixe avec fermeté, et elle y restera invariablement fixée, à moins que, s'écrasant, pour ainsi dire, sous l'effort qui la presse, elle ne finisse par franchir le cercle où elle était retenue. C'est ce qui arrive rarement dans cette sorte d'enclavement, mais ce qu'on voit plus souvent quand la tête est placée transversalement. Alors le pariétal, qui répondait à l'angle sacro-vertébral, offre une dépression très-remarquable, et souvent une fracture étendue. Cette dernière espèce d'enclavement a lieu dans un bassin bien conformé d'ailleurs, mais dont le détroit supérieur est trop rétréci par rapport au volume de la tête. Ainsi, comme le remarque Baudelocque, l'enclavement de la tête, selon son épaisseur, ne peut avoir lieu que dans un bassin rétréci au point de n'avoir que trois pouces et quelques lignes de petit diamètre, à moins que la tête ne soit elle-même excessivement grosse. L'autre espèce peut arriver dans un bassin de trois pouces et demi, et même plus. Plus souvent cette espèce d'enclavement est déterminée par l'étroitesse de l'excavation d'avant en arrière, lorsque la face antérieure du sacrum est plane ou même convexe, au lieu d'être concave. L'effet de ce vice de conformation est encore plus sensible, quand en même temps la face interne des os pubis se rapproche de l'axe de l'excavation par sa partie inférieure. La tête, en descendant dans l'excavation, se trouve alors serrée de plus en plus entre deux plans inclinés, absolument comme la clef d'une voûte entre les voussoirs.

Il résulte de ces notions, 1° que, pour que l'enclavement ait lieu, il faut un défaut de proportion entre le détroit supérieur et la tête de l'enfant, tel que celle-ci puisse commencer à s'engager dans ce détroit, mais ne puisse le franchir, ou bien un vice de conformation particulier du bassin; 2° que, suivant l'une ou l'autre de ces conditions, l'enclavement a lieu plus ou moins haut dans le bassin. Ces conditions ne sont pas les seules nécessaires; il faut encore que les efforts qui tendent à expulser le fœtus aient un grand degré d'énergie pour pousser ainsi la tête entre les os du bassin, mais qu'ils ne soient pas portés à un degré extrême, car alors la tête s'écraserait, ou les symphyses du bassin se disjoindraient, deux événemens fâcheux que l'on a vu arriver, et l'obstacle qui retenait la tête serait surmonté. Il faut aussi que la tête offre un certain degré de solidité. Il semble, au premier coup d'œil, que ces conditions doivent se trouver rarement réunies; cependant les observations que j'ai eu occasion de faire m'ont démontré que l'enclavement véritable, tel que je viens de le décrire, n'est pas à beaucoup près aussi rare qu'on l'a dit.

Dans les cas d'enclavement, les phénomènes du premier temps du travail de l'enfantement suivent leur marche ordinaire, jusqu'à l'époque de la rupture des membranes ; la tête s'avance à travers l'orifice de l'utérus, s'engage au détroit supérieur; mais bientôt elle s'arrête, et, malgré la violence des efforts expulsifs, elle reste fixe au point où elle se trouve arrêtée. Cependant quelquefois cette fixité n'est qu'apparente, la tête continue d'avancer, quoique avec une extrême lenteur; et, lorsqu'une fois sa partie la plus large a péniblement traversé le cercle rétréci du détroit supérieur, le reste de l'accouchement marche avec rapidité. Il est absolument impossible de distinguer, de prime abord, ces deux cas; le temps seul peut en établir la différence. L'enclavement véritable lui-même peut céder à l'effort des contractions utérines, quand le défaut de rapport entre la grandeur du bassin et la tête de l'enfant n'est pas très-grand. Nouvelle source d'incertitude, quand il s'agit d'établir le diagnostic. La fixité, l'immobilité de la tête est donc le caractère et le principal signe de l'enclavement; et l'on s'assure qu'elle existe réellement par l'inutilité des contractions utérines et des efforts auxquels la femme se livre, par l'impossibilité de refouler la tête avec la main, ou au moins la grande difficulté que l'on éprouve à le faire, et par l'impossibilité de mouvoir la tête latéralement, ou de la faire tourner sur son axe vertical. Chacune de ces circonstances mérite d'être examinée séparément.

la première chose à faire est de constater le lieu du bassin où la tête se trouve arrêtée, et cela n'est pas aussi facile qu'il le semble au premier coup d'œil. J'ai vu des praticiens fort exercés s'y tromper, et prononcer que la tête était descendue dans l'excavation, tandis qu'elle était encore retenue au cercle du détroit supérieur. C'est même cette erreur qui fait regarder à beaucoup d'accoucheurs l'existence de l'enclavement comme douteuse, ou au moins comme fort rare. J'espère que l'on sera convaincu de la vérité de ce que j'avance, si l'on fait attention aux remarques suivantes : la distance du détroit supérieur du bassin au détroit inférieur n'est, en avant, que de dix-huit à vingt lignes, et c'est immédiatement sous la symphyse du pubis que l'on porte le doigt pour l'introduire dans le vagin, quand on touche la femme; d'un autre côté, la tête se trouve prise par les deux extrémités de sa grande circonférence, et la portion du crâne qui est au-dessus de cette circonférence, et qui plonge dans l'excavation du bassin, offre bien une hauteur de dix-huit lignes, surtout quand la tête est allongée par suite de la compression qu'elle éprouve. On voit que la partie la plus saillante du sinciput doit se trouver bien près du détroit inférieur, quand la protubérance occipitale et le front, ou les deux bosses pariétales, sont encore au niveau du détroit supérieur, et qu'en introduisant le doigt dans le vagin, on doit rencontrer immédiatement la surface de la tête. Si même il s'est déjà développé une tumeur dans le tissu sous-cutané, le sommet de cette tumeur pourra faire saillie entre les grandes lèvres. Mais, si on porte le doigt plus avant dans le vagin, en suivant la convexité de la tête, on reconnaîtra que toute la concavité du sacrum est libre, que la tête semble fuir en remontant vers l'angle sacro-vertébral, et que par conséquent cette partie n'est pas encore descendue dans l'excavation. En poursuivant son examen avec cette attention scrupuleuse, on parviendra à déterminer avec précision le lieu où existent les points de contact. Il reste ensuite à décider si la tête avance, quoique lentement, ou si elle est invariablement arrêtée. Quand on touche la surface du crâne pendant une contraction utérine, on remarque que les os chevauchent l'un sur l'autre, et que la tête s'allonge. Son sommet descend alors d'une manière notable, et la tête paraît avancer. Mais, dès que la contraction a cessé, la tête reprend sa forme naturelle, et ces apparences de progression disparaissent. On sera d'ailleurs convaincu qu'elles sont purement illusoires, si on ne borne pas son examen à ce point, si on remarque ce qui se passe aux points par lesquels la tête est fixée, et si on fait attention qu'après un certain nombre de contractions plus ou moins énergiques, pendant lesquelles la tête aura semblé se rapprocher de l'orifice du vagin, cette partie se trouve cependant à la même hauteur. J'ai déjà dit que quelquefois une progression extrêmement lente de la tête pouvait en imposer pour une fixité absolue, et qu'un enclavement léger pouvait être surmonté par des efforts expulsifs énergiques; que, dans ces cas, on voyait se terminer naturellement et à l'avantage de la mère et de l'enfant un accouchement que l'on aurait pu juger impossible sans le secours de l'art, et que le temps seul pouvait lever les doutes à cet égard. Mais jusques à quand faudra-t-il attendre pour prononcer sur l'insuffisance de la nature et la nécessité de venir à son aide? car l'expectation trop prolongée peut devenir funeste à la mère et à l'enfant. Il est difficile de poser des règles invariables à cet égard. Cependant je pense que, lorsqu'une certaine quantité de contractions utérines énergiques se seront succédées sans produire aucun effet sur la tête, pendant une ou deux heures, par exemple, il faudra terminer l'accouchement. S'il se manifestait quelque accident, ou quelque symptôme qui fît craindre pour le salut de la mère ou de l'enfant, on devrait agir sans délai. L'augmentation de la tuméfaction du cuir chevelu peut faire illusion, et donner lieu de croire que la tête avance. On évitera facilement de tomber dans l'erreur à cet égard, en faisant attention à la situation, non de la surface du cuir chevelu, mais bien du casque osseux lui-même. Je ne reviendrai pas sur ce que j'ai dit plus bas de la difficulté que l'on trouve à repousser avec la main la tête au-dessus du détroit supérieur; je passe à l'examen de la troisième des circonstances qui caractérisent l'immobilité de la tête dans l'enclavement. Dans un bassin dont l'excavation est suffisamment vaste et dont les détroits supérieur et inférieur sont rétrécis à un certain degré, il peut arriver que la tête, après avoir traversé avec difficulté le détroit supérieur, se trouve retenue, *arrêtée* dans l'excavation ou *au passage*, suivant l'expression de Peu et de quelques auteurs après lui. Elle ne peut continuer d'avancer, car le rétrécissement du détroit inférieur s'y oppose; on ne peut la repousser à cause de l'étroitesse du détroit supérieur et de la direction désavantageuse suivant laquelle on la présenterait à ce détroit. On pourrait la regarder comme enclavée. Mais, ainsi que Peu le remarque, elle a la liberté de s'avancer vers le passage étroit et de s'en retirer, bien qu'elle n'ait pas celle d'en sortir. A quoi il faut ajouter qu'elle remplit toute l'excavation, et qu'on peut lui imprimer quelque mouvement de droite à gauche, ou lui faire exécuter une certaine rotation. Ce dernier caractère établit clairement la différence entre la tête *arrêtée au passage* et l'enclavement. Cet état se distingue des cas où l'accouchement est retardé par l'inertie de l'utérus, en ce que dans ceux-ci la tête n'a cessé d'avancer que lorsque les contractions utérines ont perdu de leur énergie ou ont cessé, et en ce qu'elle conserve sa mobilité. Cette mobilité, jointe aux autres signes exposés à l'article DYSTOCIE, empêche aussi de confondre l'enclavement avec le cas où la tête reste dans l'excavation, parce que les épaules sont retenues au détroit supérieur.

Outre les signes que je viens de donner comme propres à caractériser l'enclavement, on a encore indiqué la tumeur qui se forme sur le crâne du fœtus, et la tuméfaction des lèvres du col de l'utérus, des parois du vagin et des parties externes de la génération. Mais ces accidens, suites trop ordinaires de l'enclavement, peuvent se développer sans qu'il existe, et ne pas avoir lieu quoiqu'il y ait réellement enclavement. On ne peut donc les regarder que comme des signes accessoires.

Le pronostic de l'enclavement est relatif à la gravité de la disproportion qui existe entre le volume de la tête du fœtus et la cavité pelvienne, à la forme particulière de cette cavité qui fait que les points de contact seront plus ou moins multipliés, à la disposition particulière où se trouve la femme, enfin à la durée plus ou moins longue du travail. En effet, d'une part, les contractions réitérées de la matrice finissent par irriter cet organe, et en déterminer l'inflammation, ou si dans un point la résistance du tissu se trouve affaiblie par une cause quelconque, elles produisent la déchirure de ses parois. Outre cela, les parois du col de l'utérus et du vagin, celles du rectum, de la vessie et du méat urinaire, le tissu cellulaire environnant, comprimés entre la tête du fœtus et les os du bassin, s'enflamment, se gonflent, et il peut s'ensuivre des abcès plus ou moins étendus, mais toujours graves. La compression elle-même ou l'inflammation peuvent avoir été portées au point de désorganiser les parties, et les escharres gangréneuses, en se détachant, laisseront de larges ulcérations qui, dans beaucoup de cas, s'étendent jusqu'à l'intérieur de la vessie ou du rectum, d'où résultent des fistules presque incurables. Du côté du fœtus les suites de l'enclavement ne sont pas moins redoutables. La pression que la tête éprouve produit immédiatement la compression du cerveau; elle peut aller jusqu'à déterminer la fracture des os du crâne, le décollement du péricrâne et de la dure-mère, et des épanchemens de sang à l'intérieur du crâne. Ces deux causes produisent souvent la mort, même pendant le travail de l'accouchement. Le trouble que la durée trop prolongée et la violence des contractions utérines, la compression du placenta et celle du corps du fœtus, apportent dans la circulation, déterminent une congestion sanguine dans les vaisseaux encéphaliques, qui est suivie le plus souvent d'un état apoplectique susceptible de se dissiper après la naissance, mais qui, quelquefois aussi, donne naissance à un épanchement de sang dans la substance du cerveau, et cause inévitablement la mort.

Pour soustraire la mère et l'enfant aux dangers qui viennent d'être signalés, il faut terminer promptement l'accouchement. Il est facile de saisir cette indication; mais il ne l'est pas autant de se fixer sur le choix des moyens à mettre en usage pour la remplir. Tous ceux que l'art des accouchemens possède ont été proposés; je vais les passer en revue, pour établir leur valeur dans ce cas particulier; je renverrai, pour les détails de leur emploi, aux articles spéciaux qui en traiteront. L'accouchement par les pieds, la version du fœtus, seul moyen que Mauriceau, Delamotte et les accoucheurs de leur époque connaissaient pour extraire l'enfant vivant, a eu des succès entre leurs mains; mais ils en avaient aussi reconnu les difficultés et les dangers, et ils souhaitaient que l'on pût découvrir quelque secours plus efficace. Les bandelettes de Mauriceau, de Vandersteryre et d'autres, avaient bientôt été jugées inapplicables et insuffisantes. Aussi la plupart des accoucheurs n'hésitaient pas à percer le crâne et à évacuer le cerveau, pour faire cesser les points de contact et faciliter l'action du crochet, craignant d'autant moins de sacrifier l'enfant au salut de la mère, qu'ils ne voyaient aucun moyen de le sauver. L'invention du forceps et celle du levier ont fourni à l'art des accouchemens des armes d'un emploi plus sûr, plus facile, et moins cruel. Cependant on a avancé que le forceps, saisissant la tête par des points qui croisent ceux par lesquels le contact a lieu, et l'aplatissant dans ce sens, devait produire son allongement dans l'autre sens, et par cela même augmenter le frottement qu'elle éprouve, tandis que, au contraire, il faudrait le diminuer. En examinant la manière d'agir du forceps, nous verrons quelle est la valeur de cette objection, et j'espère qu'il restera démontré par la théorie, comme il l'est par la pratique, que l'emploi de cet instrument est le moyen le plus avantageux pour terminer l'accouchement. On a aussi rejeté l'usage du levier, à cause de l'impossibilité de l'appliquer sur le point convenable, puisque ce point est tellement pressé contre les os pubis, qu'on ne peut y faire passer d'instrument, et aussi parce qu'on a mal apprécié sa manière d'agir. Cependant il est des cas d'enclavement où cet instrument peut rendre de grands services. La section de la symphyse des pubis a été proposée dans tous les cas, comme propre à faire cesser la compression de la tête en aggrandissant le cercle où cette partie se trouve arrêtée. Il est bien vrai qu'elle présente cet avantage; mais dans la plupart des cas, elle est superflue, et on est assez généralement d'accord qu'il faut la réserver pour les cas d'enclavement de la tête, selon son épaisseur, dans lesquels le rétrécissement de l'excavation, dépendant du défaut de courbure du sacrum, est porté à un degré considérable. Encore devrait-on lui préférer la perforation du crâne et l'usage du crochet, si l'enfant était mort. On a, dans quelques cas, mis en usage l'opération césarienne, et quelques médecins l'ont recommandée. Il est facile de voir que cette grave opération ne convient pas dans des cas où il est presque aussi difficile de dégager la tête par la partie supérieure du bassin que par sa partie inférieure. Aussi, dans un cas, après avoir pratiqué la section césarienne, fut-on obligé de séparer la symphyse des pubis pour pouvoir retirer l'enfant par la plaie de l'abdomen. Peut-on songer sans frémir à une telle suite d'opérations et à leur résultat! *Voyez* FORCEPS, LEVIER, CROCHET, SYMPHYSÉOTOMIE. (DESORMEAUX.)

ENCLUME, s. f., *incus*. On a donné ce nom à l'un des osselets de la cavité du tympan, parce que le *marteau* repose sur lui. *Voyez* OREILLE. (A. B.)

ENDÉMIQUE, adj., *endemius*, du grec ἐν, dans, et δῆμος, peuple, d'où ἐνδήμος, mot composé dont on rend la valeur dans notre langue par ceux de *propre* ou *particulier au peuple*. Ainsi on appelle, en pathologie, maladies endémiques celles qui sont particulières à certains climats ou à certaines contrées, et qui y règnent constamment ou bien à des époques fixes. Souvent ces maladies sont bornées à une seule ville, quelquefois même au plus petit hameau.

Le caractère endémique change fort peu l'aspect que présentent les maladies dans leur état sporadique, c'est-à-dire quand elles sont répandues *çà* et *là*. Chacun des symptômes ou leur ensemble n'offrent rien de très-différent dans les deux circonstances. Les causes sont aussi les mêmes, et, pour être plus générales dans l'endémie, leur nature et leur action intime ne sont point changées. Seulement, dans ce dernier cas, elles agissent sur des corps progressivement habitués, et souvent même habitués dès long-temps à leur influence : or, sachant d'une part combien l'habitude peut émousser les effets de la cause la plus malfaisante, et sachant d'autre part que les effets ne peuvent cesser entièrement que par l'annihilation de leur cause, on ne sera pas surpris que les maladies endémiques prennent, pour l'ordinaire, dès leur début, un caractère de chronicité, et l'on expliquera facilement pourquoi, tout en étant peu meurtrières, elles sont néanmoins si difficiles à guérir.

En général les maladies endémiques sont permanentes, c'est-à-dire qu'elles règnent dans tous les temps de l'année. La fixité de leurs causes explique ce phénomène. Celles-ci, en effet, ont presque toujours leurs sources dans des conditions, pour ainsi dire, immuables, telles que la nature du climat, du sol et des eaux. Aussi une maladie endémique peut, suivant quelques circonstances, le renouvellement des saisons, par exemple, être plus ou moins répandue; mais il est rare qu'elle disparaisse totalement, même d'une manière momentanée. Cette propriété en entraîne une autre, c'est la circonscription des endémies. Les agens qui les produisent semblent n'agir que dans une sphère d'action irrévocablement limitée. Le crétinisme, si commun dans le Valais, ne s'observe jamais dans les Hautes-Alpes; et, ce qui doit paraître plus extraordinaire, la seule distance du sommet à la vallée des mêmes montagnes peut établir cette différence. *Voyez* CRÉTINISME.

Quelque généralement fondées que soient les propositions que nous venons d'établir, il est cependant un fait, en apparence, contradictoire, que nous avons été à même de vérifier. C'est que la disposition à une maladie endémique peut être acquise dans le pays où elle règne, et pourtant la maladie ne se développer que long-temps après et dans un climat tout différent. L'individu soumis à l'influence des localités emporte, pour ainsi dire, avec lui le germe de la maladie, ou du moins son organisme a été tellement modifié, que la maladie qui se déclare ensuite en reçoit un caractère particulier. Il peut même arriver qu'en se développant au loin elle soit en même temps plus intense, mais alors elle ne devient jamais ni générale ni contagieuse dans le pays où elle se développe, et c'est ce qui la distingue éminemment des épidémies. Un exemple rendra ceci plus frappant : Sur les bords de l'Escaut, près de son embouchure, les fièvres intermittentes tierces règnent constamment. Sur la rive droite, dans l'île de Valcheren surtout, elles ont des caractères pernicieux et sont fort meurtrières ; sur la rive gauche, une population languissante vaque à ses occupations dans l'intervalle des accès ; souvent toute une famille est en même temps atteinte, et, si leurs accès tombent aux mêmes heures, les individus qui la composent ne peuvent se prêter aucun secours. Les troupes qui séjournent en ces lieux éprouvent les mêmes maladies ; l'on ne peut exiger des soldats qu'un service alternatif ; cependant la mortalité est rare sur cette rive. En 1811, ayant passé douze jours avec un détachement de trois cents chasseurs de la vieille garde à Breskens (rive gauche), et me félicitant de n'avoir eu pendant ce temps qu'un seul malade, je fus péniblement surpris lorsque dès la première journée de marche dix chasseurs éprouvèrent une fièvre violente. Le lendemain il y eut plus de vingt malades avant d'arriver à Anvers ; et pendant les deux jours que nous passâmes dans cette ville, leur nombre s'éleva à près de quatre-vingt. Officiers et soldats, tous étaient pris de fièvres intermittentes fort intenses et rebelles au quinquina. Quelques-unes prenant le caractère pernicieux des fièvres de Flessingue furent promptement mortelles. La majeure partie resta, pour ainsi dire, stationnaire, et même, après notre retour en France, ne disparut que lentement. Ce ne fut que pour quelques mois encore : tous ceux d'entre nous qui purent reprendre leur service entreprirent la campagne de Russie, et eurent dans le Nord des rechutes auxquelles, en général, ils ont succombé. L'un de nous ne fut pour la première fois atteint de la fièvre que sur les bords du Niémen, dans un pays fort sain, et six mois après avoir quitté la Hollande. Sa maladie présenta néanmoins, dans le début, quelques-uns des symptômes pernicieux des fièvres de Flessingue; ils furent de courte durée. Mais pendant quatre mois rien ne put suspendre les accès; quand ils disparurent le malade resta, comme presque tous ceux des bords de l'Escaut, comme tous ses compagnons d'infortunes, avec une phlegmasie chronique d'un des organes contenus dans l'abdomen, et avec un épanchement séreux dans cette cavité.

Nous ne pouvons non plus passer sous silence l'opinion de certains auteurs; ils prétendent que quelques endémies ont été importées. La plique, à ce qu'ils disent, est de ce nombre; mais on ne connaît en Pologne, et nous n'avons trouvé nulle part, des traditions certaines à cet égard. La syphilis, avant de pénétrer en Europe, était, à ce qu'on assure, endémique dans quelques contrées du Nouveau-Monde; mais ce fait porte sur une maladie contagieuse, et devient moins une exception qu'un point de contact avec les épidémies, objet important sur lequel nous aurons l'occasion de revenir.

Causes. L'influence des causes que nous avons indiquées est certainement incontestable dans la production des endémies, et c'est un des travaux immortels d'Hippocrate que le Traité de l'*air*, des *eaux* et du *sol*, dans lequel il les a signalées. Mais ce qui a prouvé le plus évidemment l'influence de ces causes, c'est qu'il est arrivé que l'aplanissement d'un pays inégal, le desséchement d'un terrain marécageux, ont fait disparaître pour toujours des maladies endémiques. Avant qu'une administration éclairée eût débarrassé les bords de la Seine et quelques-uns de ses ponts des édifices vieux et mal construits qui les couvraient, on pouvait avancer que le scorbut était endémique à Paris; il est certain, au moins, qu'il y régnait avec ce caractère, dans les quartiers que nous venons de citer, pendant les automnes et les hivers pluvieux, et pendant la crue des eaux; tandis que cette affection est devenue fort rare dans cette ville depuis les changemens qu'elle a subis. Les causes inhérentes aux localités, pour être de la dernière évidence, ne sont pas les seules auxquelles on puisse raisonnablement attribuer l'origine des maladies endémiques. L'usage nouveau de quelques alimens ne peut-il pas changer aussi l'endémie d'une contrée. Supposez, par exemple, qu'une tribu de mahométans, jusqu'alors observateurs rigoureux du Coran, se laisse séduire par les charmes du vin : n'est-il pas évident que le seul emploi de cette boisson pourra faire naître dans cette peuplade de nouvelles maladies, en même temps que peut-être il en détruira quelques autres.

Les révolutions dans les institutions sociales, les changemens dans les habitudes morales des peuples, n'ont certainement pas une influence moins marquée sur l'organisme humain que les changemens matériels qui viennent d'être indiqués. Le genre de vie du peuple romain d'aujourd'hui doit, à n'en point douter, développer et entretenir des maladies inconnues à l'ancienne Rome. Dans un livre écrit depuis une vingtaine d'années, on rapporte, d'après *Bourgoin*, que la mélancolie et l'hypocondrie sont comme endémiques dans quelques parties de l'Espagne. Nous le croyons ; mais, si l'empire de lois sages pouvait, sans de grands bouleversemens, remplacer des institutions qui étendaient leurs chaînes jusque sur la pensée, bientôt probablement la fréquence des altérations intellectuelles diminuerait. La plique est devenue beaucoup plus rare en Pologne depuis une trentaine d'années, pendant lesquelles les serfs polonais ont perdu, par leurs rapports avec d'autres nations, quelques habitudes dégoûtantes, et les préjugés ridicules qui leur faisaient respecter cette maladie. Les Crétins, que nous citions tout à l'heure, ont presque disparu dans le Valais, depuis que l'ignorance et la superstition ont diminué dans ce pays ; depuis qu'on n'y regarde plus comme un gage de prospérité d'avoir un crétin assis à son foyer; depuis surtout que la raison y a détruit le plus absurde, le plus fatal des préjugés, celui de céder aux désirs brutaux de ces êtres dégradés, et de laisser se perpétuer ainsi leur hideuse et misérable espèce.

Voyons maintenant si l'influence de chacune de ces causes peut, dans tous les cas où elle agit, être appréciée à sa juste valeur. Est-il toujours possible de reconnaître dans les maladies une cause unique, ou du moins évidemment première ? La médecine n'est point arrivée à cet heureux résultat; trop souvent, au contraire, on ne peut citer qu'une foule de conditions vagues et qu'on trouve reproduites dans l'étiologie de cent affections les plus différentes entre elles. Nous pouvons faire sentir, relativement aux endémies, combien il est peu philosophique de vouloir rapporter toujours le développement des maladies à des influences spéciales d'un caractère distinct. Ce travail, d'ailleurs, donnera en même temps un aperçu général des endémies le plus fréquemment citées dans les auteurs.

Relativement aux qualités nocives de l'air, on a dit que les habitans des contrées élevées, des pays montueux, étaient plus exposés, à cause de l'impétuosité des vents, à toutes les maladies inflammatoires aiguës; et les premiers exemples que l'on donne de cette assertion sont pris parmi les vigoureux montagnards des Alpes, de la Haute-Auvergne, des Cévennes, etc. (Hautesierk, *Recueil de Mémoires sur les hôpitaux militaires.*) Comment d'abord pourrait-on supposer des affections autres que celles dites *sthéniques* chez les hommes qui doivent la constitution la plus énergique à la sécheresse du sol qu'ils habitent, autant qu'à leurs pénibles travaux? De plus, ils sont forcés de gravir sans cesse les plus hautes montagnes, de couvrir le bruit des torrens par les efforts de la voix; ils respirent un air trop raréfié : n'est-il pas évident que les affections de poitrine, qui leur sont surtout particulières, tiennent plus encore à l'excitation et à la fatigue qu'éprouvent, par ces diverses causes, les organes de la respiration, qu'à l'intensité des vents? Ceux qui cultivent les gorges des montagnes, où l'air est à peine agité, et par cela mal renouvelé, sont plus particulièrement atteints de maladies qui présentent, même dès leur début, une sorte de chronicité; telles sont les scrofules, les hydropisies. C'est le caractère des endémies régnantes dans le Bas-Piémont, dans le pays de Vaud, dans le Valais, etc. Mais ici encore il est facile de reconnaître, pour ces sortes d'affections, le concours d'autres causes que celles attribuées aux qualités de l'air. Les habitans des pays que nous venons de citer font, en général, usage d'une nourriture végétale mal préparée, de légumes étiolés, ou d'un laitage totalement dépouillé de sa partie butireuse, et presque toujours passé à la fermentation acide.

Les affections nerveuses sont, dit-on, propres aux contrées méridionales : les convulsions, l'épilepsie, sont communes dans l'Étrurie; le tarentulisme, la danse de saint Guy, dans la Calabre et l'Apennin; la manie hypocondriaque, en Sicile, en Morée, etc. (Pallas.) Mais n'est-il pas encore permis de présumer que les endémies, généralement attribuées à l'influence d'un ciel brûlant, sont favorisées dans leurs développemens par quelques causes plus directes. Les organes reçoivent des altérations de leurs excitans respectifs, les principes les moins incertains de leurs propres altérations. Aussi l'on peut assurer que les causes les plus efficaces de ces maladies du système nerveux agissent directement sur l'intelligence et le cerveau. Une ignorante superstition, le plus abject asservissement sont, en effet, les caractères moraux de la plupart des peuples habitant les contrées que nous venons de citer, et, suivant la remarque des observateurs de tous les temps, « plusieurs maladies d'atonie et d'affaissement moral semblent être particulièrement endémiques sous les empires despotiques. » (Virey.) Les religions, dans lesquelles une croyance aveugle bannit le raisonnement, doivent faire naître chez ceux qui les professent les mêmes résultats : de même aussi l'absence totale de sentimens religieux, l'excitation morale que causent les révolutions sanglantes, les ambitions trompées, augmentent le nombre des manies aiguës et des autres affections cérébrales.

L'humidité en excès dans l'atmosphère a été signalée, depuis les temps les plus reculés, comme une cause active de nos maladies; et, toutes les fois qu'on a rencontré ce vice dans l'air d'un pays, on lui a exclusivement attribué toutes les affections qui frappent habituellement ses habitans. Dans cette manière de voir, les partisans du *laxum* et du *strictum* ont trouvé de nombreux soutiens. Le relâchement de la fibre, résultat immédiat de cette humidité, a produit, selon eux, le scorbut, les scrofules, les hydropisies, les engorgemens de toute espèce, la goutte, toutes les affections catarrhales, le croup, les aphthes, les flux de ventre, le diabète, les calculs des reins et de la vessie, la phthisie pulmonaire, le spleen, etc., etc. La Hollande et l'Angleterre sont toujours les exemples que l'on présente à l'appui de tout ce que l'on a écrit sur les funestes effets de l'air humide. Mais c'est une chose remarquable que dans l'histoire de l'endémie de ces deux contrées, on ait presque toujours négligé de signaler des causes dont l'évidence doit frapper d'abord, dont l'action est aussi indubitable que celle de l'humidité atmosphérique, et qui même, dans la production de quelques-unes des affections que nous avons indiquées, peuvent être les plus actives. Ces causes se trouvent dans le genre de vie et les habitudes politiques de ces nations. Ainsi, l'usage d'une alimentation presque exclusivement animale, l'abus des liqueurs spiritueuses, les inquiétudes d'un commerce étendu, et d'autres fois une méditation prolongée, sont des conditions à ne point négliger dans l'étiologie des maladies les plus communes chez le peuple anglais. La vie des Hollandais se passe dans des conditions à peu près semblables; mais elle est encore plus sédentaire. Une partie de leur temps est employée à des travaux dans leurs ports ou sur leurs canaux; l'autre, à fumer du tabac dans l'indolence la plus absolue; et si leurs habitations, presque toutes construites au-dessous du niveau de la mer, sont fort humides, il faut avouer aussi que leur inactivité intérieure doit aggraver les conséquences de ce vice des localités.

Les diverses substances alimentaires employées dans tel ou tel pays ont dû et pouvaient effectivement être considérées comme causes des maladies endémiques. Mais c'est peut-être le point sur lequel s'est accumulé le plus grand nombre d'erreurs. Les vices de l'alimentation sont certainement, de toutes les causes morbifiques, celles dont l'habitude peut le plus atténuer les effets; il serait bien moins facile de vivre dans un air vicié, même avec de bons alimens, que dans une atmosphère pure avec les plus grossiers légumes. Le sarrazin, espèce de blé presque noir, dont la pâte fermente à peine, nourrit en Franche-Comté et dans la Basse-Normandie, les hommes les plus sains. Quelques auteurs cependant attribuent à son usage les affections psoriques ou dartreuses qui désolent une partie de la population dans la Sologne et la Basse-Bretagne; mais il faudrait ajouter que les habitans de ces dernières provinces sont généralement plongés dans la plus grande malpropreté; dès lors, la part de chacune de ces causes présumées serait facile à faire.

Les habitans des ports de mer, quelques peuplades qui ne vivent que de la pêche, sont souvent aussi atteints de dartres et d'autres affections analogues, telles que l'ichthyose, la lèpre, d'où l'on a conclu que la chair des poissons, comme aliment, donnait au sang une *âcreté morbide*. Nous ferons observer, d'abord, que les maladies de la peau dont il vient d'être question ne se développent que rarement chez des individus qui font de même un usage presque exclusif de poisson, mais qui mènent une vie plus régulière et négligent un peu moins les soins de la propreté : quelques ordres religieux, par exemple. Nous remarquerons, en second lieu, que ces maladies sont plus communes chez les peuples ichthyophages qui ont le singulier goût d'attendre, pour se nourrir de leur pêche, qu'elle ait acquis un certain degré de putréfaction. On sait que ce goût est celui des Lapons, des Samoïèdes, etc. (Lapeyrouse.) Enfin, l'aliment qu'on peut croire le plus approprié aux animaux, à l'homme, quelque région qu'il habite, le lait, détermine, au dire de différens auteurs, plusieurs maladies endémiques. Mais dans ce sujet, comme dans beaucoup d'autres, il est clair qu'on s'est égaré en voulant trouver constamment une cause unique, une cause évidente à chacune de nos affections.

Les symptômes d'une maladie endémique présentent chez tous les individus un air de famille fort remarquable, et quoique cette maladie soit, en général, comme nous l'avons dit, la même que dans l'état sporadique, cependant elle reçoit bien moins cette foule de variétés individuelles dues aux âges, aux tempéramens, etc., etc. Ainsi, tel ou tel des phénomènes morbides est toujours plus intense, ou toujours moins développé. La syphilis qui, suivant l'opinion la plus répandue, est endémique dans la partie méridionale de l'Amérique, peut être donnée pour exemple de ce que nous venons d'avancer; ce n'est pas du tout la même maladie que dans les climats tempérés ou froids. (Dutertre, *Hist. des Antilles.*) Les habitans du Pérou et les Espagnols américains n'emploient, tant elle est peu grave dans ces contrées, presque aucun moyen pour la combattre. C'est pour tous les individus et dans tous les temps, une simple irritation de la membrane muqueuse génito-urinaire, ou quelques affections dermoïdes fort peu prononcées. Cette homogénéité dans toutes les maladies qui constituent une endémie ne peut-elle pas, ainsi que nous l'avons fait remarquer plus haut, se concevoir par l'identité et la persévérance de la cause qui les produit?

La thérapeutique des endémies est pour chaque individu la même que celle prescrite dans les lieux où la maladie n'est que sporadique. Mais ici encore, l'influence des localités établit des rapports généraux entre tous les individus affectés. C'est sans doute le cas en médecine où l'on trouve le plus d'indications communes, et où le traitement empirique est le moins à rejeter. Une longue suite d'observations commande la pratique du médecin, et ce n'est que fort rarement qu'il s'écarte de la méthode curative généralement adoptée. Dans les contrées méridionales du nouveau monde, où nous avons vu la maladie vénérienne endémique, on ne fait usage que des seules plantes sudorifiques fournies par le sol. Il nous serait facile de présenter les médications suivies, pour ainsi dire automatiquement, dans toutes les endémies connues. Il faut convenir, cependant, que le traitement des maladies endémiques est en général sans succès. La lenteur et l'uniformité de leur marche, l'absence de tous mouvemens critiques, les rend, comme nous l'avons dit, moins meurtrières, mais aussi très-difficiles à guérir. Ce n'est, la plupart du temps, que les changemens de lieux qui les font cesser, et encore les individus qui en ont été atteints sont-ils fort sujets à éprouver des rechutes. Dans ce cas, d'ailleurs, les cures individuelles ne doivent pas occuper exclusivement le médecin. Ce qui lui importe davantage, ce serait de combattre la cause qui rend les maladies endémiques, et les moyens en sont rarement à sa disposition. L'assainissement d'un pays est du ressort de l'autorité; un marais desséché, un chemin rendu plus spacieux, des bois abattus, peuvent délivrer un faubourg, même une ville, d'une endémie jusqu'alors au-dessus des ressources de l'art. Le devoir et les fonctions du médecin se bornent ici à indiquer le changement utile, à donner les instructions relatives aux substances qui servent à l'alimentation et aux autres besoins de la vie, à relever quelque vice dans les mœurs ou dans l'éducation des habitans : mais ce dernier point touche déjà les préjugés et les vieilles habitudes, sources de maladies que la main du temps peut seule détourner. (G. FERRUS.)

ENDURCISSEMENT, s. m., *induratio*. Les tissus organiques sont susceptibles de prendre, sous l'influence de diverses causes morbifiques, une consistance, une densité qu'ils n'ont point dans l'état physiologique. On a particulièrement désigné dans ces derniers temps, sous le nom d'*endurcissement du tissu cellulaire*, une maladie, ou plutôt un symptôme morbide, propre aux nouveau-nés. Il en sera parlé en traitant de l'induration des autres tissus et organes. *Voyez* INDURATION.

ÉNÉORÊME, s. m., *enæorema*, *sublimamentum*, *nubes*, *nubecula*, *ἐναιώρημα*. On désigne ainsi la matière suspendue dans la moitié inférieure de l'urine qu'on a laissé refroidir et reposer pendant un certain temps. Il diffère du nuage en ce que celui-ci s'élève jusqu'à la surface du liquide. *Voyez* URINE (séméiotique.)

ÉNERVATION, s. f., *enervatio*; expression vulgaire qu'on emploie quelquefois pour désigner la débilité, la faiblesse. *Voyez* ces mots.

ENFANCE, s. f., *infantia*. C'est le premier âge de la vie, celui qui, commençant à la naissance, s'étend jusqu'à l'adolescence. On voit par-là que le mot enfance, dérivé de *in* pris pour *non* et de *fari*, *parler*, et qui signifie, dès lors, qui ne parle pas, a été détourné de son sens étymologique. Les enfans, qui commencent à parler plus ou moins vite, parlent long-temps, en effet, avant d'avoir atteint l'époque de la jeunesse ou de l'adolescence.

L'enfance, que quelques-uns, et notamment le savant Hallé, avaient cru devoir diviser en deux époques distinctes, sous les dénominations d'*infantia* ou de première enfance, et de *pueritia* ou seconde enfance, ne forme, toutefois, qu'un seul et même âge de la vie. Nous en avons traité à l'article de ce dictionnaire consacré au mot *âge*, et les développemens que nous lui avons donnés nous dispensent d'y revenir ici. *Voyez* ÂGE. (RULLIER.)

ENFANT (hygiène). Les soins que l'on donne à l'enfance décident de l'homme à venir. Il est rigoureux de dire que plus flexible que la jeune plante, l'enfant peut recevoir toutes les directions. S'il est d'ailleurs convenablement organisé, ces premiers soins diversement dirigés peuvent faire du même individu un héros ou un lâche thersite; un prototype de force ou un exemple déplorable de débilité; un être d'une intelligence supérieure, ou une espèce d'idiot, voisin, sinon au-dessous de la brute.

Si les préceptes de l'hygiène sont différens suivant les constitutions, ils doivent bien plus varier encore relativement aux âges. La nourriture d'un enfant ne doit pas être celle de l'adulte, et la nourriture de celui-ci ne doit pas être la même que celle du vieillard. Les précautions qu'exige la faiblesse de l'enfant naissant, par rapport aux variations de l'air, deviennent inutiles lorsque le corps a conquis toute sa vigueur, tout son développement. Ces vérités sont si généralement établies, qu'elles sont pour ainsi dire triviales. Néanmoins leur application n'est pas tellement simple qu'il soit inutile de les exposer.

Il est impossible, dans un article général et sommaire de la nature de celui-ci, de donner les conseils relatifs à toutes les constitutions des enfans, à toutes les circonstances dans lesquelles ils peuvent se trouver placés; il suffit que ceux que nous allons tracer conviennent au plus grand nombre; la sagacité du médecin suppléera aux détails que nous sommes forcés de passer sous silence.

Les deux époques extrêmes de la vie nous touchent par leur faiblesse; nous portons à l'une l'intérêt qu'inspire l'espérance; la reconnaissance nous unit à l'autre. L'enfant entre dans la carrière qu'il promet d'embellir de ses vertus et de ses talens, le vieillard va bientôt en sortir après avoir payé son tribut d'utilité par ses talens et ses vertus. La vie à peine ébauchée dans la première enfance réclame les soins les plus assidus. Cette importante vérité n'est pas assez connue des parens, qui voient avec une indifférence coupable leurs enfans contracter une multitude d'habitudes vicieuses, morales et physiques, dont par la suite ils ne pourront plus les corriger. Ils abandonnent leurs enfans à une nourrice mercenaire, qui, ne portant à son élève qu'un intérêt sordide, l'expose sans cesse à l'action de causes qui doivent empoisonner son existence, soit qu'elle détériore sa santé en le torturant dans un maillot, soit en le nourrissant d'une manière *économique*, soit en développant dans son cœur si facile à impressionner, des passions funestes qui l'exposeront par la suite à des dangers sans nombre.

§. I. *Bromatologie.* — La nourriture que la nature destine à l'enfant qui vient de naître est sans contredit le lait de sa mère. Il n'y a que dans l'espèce humaine que les mères cherchent à s'affranchir de ce devoir sacré. Les espèces les plus féroces nourrissent elles-mêmes les êtres auxquels elles ont donné le jour. L'état de société enfante cependant un si grand nombre de maux, inconnus des animaux sauvages, qu'il devient souvent impossible à une mère d'allaiter elle-même son enfant. Si elle est affectée de quelques maladies chroniques susceptibles de se transmettre par l'hérédité, telles que la phthisie pulmonaire; le scorbut, les dartres, le cancer, les scrofules, le rachitisme, etc.; si elle est d'une santé faible et languissante, si la sécrétion du lait n'a pas lieu, si elle est soumise à une mauvaise alimentation, si elle exerce quelque profession insalubre, si elle respire habituellement un air mal sain, etc., il est évident qu'il faudra qu'elle s'en dispense. Mais ces circonstances ne sont que des exceptions, et dans tous les cas la nature lui impose la rigoureuse obligation de nourrir son enfant. Il n'est pas d'ailleurs sans danger pour elle de se soustraire à cette loi, et l'on sait que sa santé en est souvent profondément altérée. On a fréquemment observé que l'aliénation mentale, la cécité, la surdité, des apoplexies, des inflammations de tous les viscères, leur désorganisation lente et chronique, des cancers, des tubercules, des écoulemens intarissables, etc., vengeaient la nature outragée. Mais ce n'est pas seulement à ces maux physiques que s'expose la mère qui repousse son enfant de son sein. Les peines du cœur, plus cuisantes, ne tarderont pas à l'assaillir; elle sera continuellement tourmentée par des remords trop tardifs; et, plus tard, elle ne recevra de la part de son fils que des témoignages d'une froide et déchirante indifférence.

Le lait de la mère est tellement la nourriture par exellence qu'on puisse offrir au nouveau-né, qu'on a vu fréquemment des femmes dont le lait était d'une qualité médiocre, avoir cependant des nourrissons d'une santé florissante; si on leur confiait des enfans étrangers, ils ne tardaient pas à dépérir dans leurs mains.

Le nouveau-né doit être présenté au sein maternel peu d'heures après sa naissance. C'est une erreur populaire, qui n'est pas sans danger, de croire qu'il soit nécessaire que la fièvre de lait se déclare. Il est difficile d'assigner au juste le moment où la mère doit donner à téter; mais les cris, les vagissemens de l'enfant, les mouvemens de succion qu'il exécute avec force, feront assez connaître le besoin qu'il éprouve. Le premier lait que l'enfant tire de la mamelle est séreux et ténu. Il remplit parfaitement plusieurs indications. D'abord il ne présente à l'enfant, dont les organes gastriques sont si faibles, qu'un aliment d'une digestion facile et dont les qualités nutritives sont proportionnées aux besoins qu'il éprouve. En second lieu, il lubrifie le canal alimentaire, dissout les matières qu'il contient et favorise l'expulsion du *meconium*. C'est en grande partie parce qu'il prive de ces avantages que l'allaitement mercenaire est souvent funeste.

Dans les premières semaines qui suivent la naissance, l'enfant tète peu et souvent. A mesure qu'il se fortifie et que le lait devient plus riche en matériaux alibiles, l'enfant demande plus rarement le mamelon. Est-il prudent de régler les heures auxquelles on doit donner à téter? Les constitutions des enfans sont trop variables, celles des mères elles-mêmes trop diverses pour qu'il soit possible de répondre par l'affirmative. Si cela est praticable pour quelques-uns, c'est principalement lorsqu'ils ont acquis un certain développement, et que les mères sont fortes et robustes.

Est-il nécessaire d'ajouter de bonne heure au lait de la mère quelques substances nutritives? Est-il bien naturel de leur donner des substances féculentes mêlées avec du lait, pour leur fournir ainsi une alimentation plus abondante? Je me déclarerais volontiers pour la négative, si toutes les nourrices étaient d'une forte constitution, si leur lait était assez abondant, assez nutritif; c'est dire assez qu'on ne doit se permettre de nourriture supplémentaire que lorsque la faiblesse de la mère, ou quelque influence débilitante l'exige. Tant que l'enfant augmentera de vigueur et d'embonpoint, on devra se garder d'augmenter la nourriture. Ce n'est tout au plus que lorsqu'on approchera du sevrage qu'on pourra accoutumer l'enfant à une nourriture nouvelle.

A quelle époque faudra-t-il cesser l'allaitement? Cette question, ainsi que la plupart de celles que nous avons posées, ne peut se résoudre d'une manière absolue. Il n'existe pas d'âge fixe pour sevrer les enfans. Le développement du nourrisson, la rareté, le peu d'abondance du lait de la mère, devront fournir des données importantes pour cette détermination. Les anciens pensaient avec raison que cette époque était venue lorsque l'enfant avait ses vingt dents; mais chez quelques sujets les dernières se font long-temps attendre, et il ne serait pas convenable de retarder le sevrage jusqu'à ce moment.

Les premiers alimens qu'on devra leur donner seront quelques fécules mêlées avec du lait, ou du bouillon gras.

Lorsque la mère ne pourra remplir le devoir qui lui est imposé par son titre de mère, et qu'elle sera réduite à la triste nécessité de confier à des mains étrangères le fruit de ses entrailles, il faudra s'efforcer d'obtenir un lait qui, par ses qualités, se rapproche le plus possible de celui qu'elle aurait dû lui donner. Il faudra donc que le lait de la nourrice soit le moins ancien possible; car, s'il est déjà vieux, il a acquis une consistance disproportionnée à la faiblesse de ses viscères : il agit en produisant de continuelles indigestions; et au lieu de croître et de profiter, l'enfant languit, dépérit et meurt. Il se développe fréquemment des inflammations intestinales qui le conduisent au tombeau. Pour le soustraire à ces graves dangers, on a imaginé de mettre la nourrice à la diète, de lui donner des boissons délayantes; mais peu veulent se soumettre à ce régime sévère; on a aussi imaginé, pour suppléer au *colostrum*, de faire prendre à l'enfant de l'eau miellée, du petit-lait, ou quelques sirops laxatifs.

Enfin, il est des circonstances où l'on est forcé d'avoir recours à un allaitement artificiel, au moyen d'un animal. Pour l'emploi d'un pareil moyen, il est des précautions à prendre. C'est ordinairement une chèvre que l'on choisit pour cet usage. Et plusieurs raisons semblent justifier ce choix. La grosseur et la forme des trayons que la bouche de l'enfant peut facilement saisir, l'abondance et les qualités du lait, la facilité avec laquelle on peut présenter la mamelle à l'enfant, l'attachement que cet animal est susceptible de concevoir pour lui, etc., sont de justes motifs de préférence. A la vérité la nature du lait d'ânesse se rapprochant d'avantage de celui de la femme l'a fait préconiser par quelques auteurs, mais cet animal est loin de présenter les avantages que nous venons d'attribuer au premier.

L'allaitement dont nous parlons exige que l'on prenne garde à de nombreux accidens qui pourraient en résulter, avant que l'animal soit parfaitement dressé à ce manége; sa pétulance, son impatience, exposent, en effet, l'enfant à quelques dangers, qu'on évitera avec un peu de soin. La chèvre ne sera ni trop jeune, ni trop âgée, son lait ne doit pas être trop odorant. On affirme que les chèvres sans cornes, et surtout celles dont le poil est blanc, produisent un lait parfaitement inodore et très-convenable.

On a dit que les enfans se ressentaient du caractère de leur nourrice; qu'ils étaient vifs, colères, pétulans, etc. Des observations attentives ont prouvé à M. le professeur Désormeaux que cette opinion n'était qu'un préjugé, ou du moins que cette influence, s'il en existe, était bien moins considérable qu'on ne le suppose.

Lorsque l'enfant est parvenu au moment du sevrage, s'il est sain et bien développé, il s'accoutume facilement à des alimens nouveaux. La nature des substances alimentaires sera à peu près indifférente; cependant elles devront être à demi liquides dans le principe, et données en petite quantité à chaque repas. Plus tard, des plantes oléracées, des fruits bien mûrs, de la chair bouillie et rôtie, mais peu abondante, devront composer son régime alimentaire. L'eau pure ou teinte d'un peu de vin sera sa boisson habituelle. Il pourra cependant se présenter certaines circonstances où le vin pur serait indiqué. Les enfans des cités populeuses, élevés dans des quartiers bas et humides, et qui sont menacés de scrofules ou de rachitis, seront dans ce cas.

Les alimens doivent en général être donnés en petite quantité, mais fréquemment dans la journée. S'il faut éviter de faire trop attendre l'enfant, il faut éviter avec encore plus de soin de lui fournir une nourriture trop copieuse. J'ai vu des enfans auxquels, par un zèle mal entendu, on fournissait des alimens trop riches et trop abondans, succomber à cet excès d'alimentation qui avait occasioné des entérites violentes. Quant à l'heure des repas, nous partageons l'avis de M. Ratier, qui conseille d'attendre que l'appétit se manifeste. Pour plus de détails, *voyez* ALLAITEMENT et LACTATION.

§ II. *Climatologie.* — Quelque légères qu'elles soient en apparence, les influences des agens hygiéniques sont d'une puissance incalculable dans un âge aussi tendre. L'air, nouveau fluide dans lequel l'enfant devra vivre désormais, ne paraît pas produire des résultats bien appréciables aux yeux des personnes superficielles. Nous avons cependant vu à l'article *climatologie* quelles modifications ses diverses qualités peuvent produire dans l'économie animale. Mais nous ne parlions alors que des adultes chez lesquels les forces étaient entièrement développées; que sera-ce sur des êtres si faibles, si délicats? Un enfant qui vient de naître est recouvert d'un épiderme tellement ténu, que l'impression nouvelle qu'il reçoit de l'air qui l'entoure doit être extrêmement sensible. Pour le soustraire à toute influence fâcheuse, nous avons vu que la nature l'avait revêtu d'un enduit onctueux et gras. Nous devons alors seconder ses vues en tenant le nouveau-né dans une douce température, le plus possible analogue à celle qu'il vient de quitter. Peu à peu on abaissera cette température, et l'on accoutumera l'enfant (en prenant toutefois les précautions les plus minutieuses d'abord) à passer d'une température à l'autre, du chaud au froid, du sec à l'humide. On l'habituera ainsi à ne rien redouter de ces variations atmosphériques auxquelles il doit être exposé pendant le reste de ses jours.

Mais nous savons que ce n'est pas seulement par son action extérieure que l'air imprime des mutations dans l'organisme; son influence est bien autrement grande comme corps respirable: c'est là que, mêlé immédiatement, pour ainsi dire, à notre propre substance, il introduit avec lui la santé ou la maladie, la vie ou la mort, selon qu'il est pur ou délétère. On ne saurait mettre une importance trop grande dans le choix de celui qu'on destine à l'enfant. Le plus dangereux est, sans contredit, celui des villes, des rues basses et étroites; celui des bords des mares, des étangs, des eaux croupissantes, des vallées profondes. Le plus salutaire sera celui des campagnes, et surtout celui des coteaux exposés au sud ou à l'est.

L'air des champs est tellement avantageux, que les parens doivent faire tous les sacrifices imaginables pour procurer ce bienfait à leurs enfans. J'en ai vu de si faibles et si débiles, qu'ils paraissaient dévoués à une mort certaine, retrouver dans la campagne la santé la plus florissante.

Pendant l'hiver, l'appartement dans lequel on les tiendra devra être chauffé au moyen d'une cheminée, et non avec un poêle; on leur défendra de s'approcher du feu, pourvu toutefois qu'on leur permette de s'exercer beaucoup.

§ III. *Des moyens de l'hygiène dont l'influence s'exerce sur les exhalations, les sécrétions et les excrétions.*—Les ordures dont les enfans sont presque constamment entourés, la délicatesse de leur peau, leur vive irritabilité, rendent indispensables les soins de propreté. Les bains tiennent le premier rang parmi les moyens qu'on peut mettre en usage pour l'entretenir. *Voyez* à l'article BAIN, le paragraphe qui concerne les âges.

Si quelques circonstances s'opposent à ce qu'on puisse donner souvent des bains, il faut au moins y suppléer par des lotions fréquentes, dont on proportionnera la température aux forces de l'enfant et à la saison régnante.

Les frictions, les onctions, le massage, pourront être avantageux au premier âge. Les premières seront sèches ou humides; elles se feront au moyen d'une brosse, d'une flanelle, ou simplement avec la paume de la main; elles pourront être rendues humides et aromatiques de diverses manières. Nous ne reviendrons pas sur ce que nous avons dit touchant le mode d'action de ces divers agens.

La manière dont on habille aujourd'hui les enfans est enfin, grâces à l'ascendant de l'éloquence de Rousseau, bien moins absurde qu'elle n'était jadis.

Un des inconvéniens les plus funestes de l'allaitement mercenaire, c'est que les nourrices continuent à garotter leurs nourrissons dans un maillot, afin de se livrer avec plus de sécurité à leurs affaires domestiques: comme s'il pouvait y avoir des affaires plus importantes que celles d'élever un homme! Aujourd'hui les mères couvrent leurs enfans avec des vêtemens doux et amples, assez chauds pour les préserver de l'intempérie de l'air, assez vastes pour n'exercer aucune compression, et même pour permettre les mouvemens qu'ils veulent exécuter.

M. Ratier fait judicieusement observer que la tête ne doit être couverte qu'autant qu'elle est dépourvue de cheveux, et que les vêtemens dont on l'entoure ne doivent pas être trop chauds; car ils favorisent les congestions vers l'encéphale, et les éruptions qui se manifestent sur le cuir chevelu. Il blâme aussi l'usage des bourrelets destinés à amortir les ébranlemens que produisent les chutes fréquentes dans un âge ou les membres abdominaux ne peuvent pas encore soutenir le corps. Mais des personnes très-sages pensent que leurs dangers sont moins grands que ceux auxquels on expose les enfans qu'on prive de cette coiffure. Dans tous les cas, on ne doit pas tarder à laisser la tête des enfans libre de toute enveloppe. On la couvrira seulement d'un chapeau de paille blanche, à larges bords, pour la soustraire à l'action d'une chaleur solaire trop intense.

L'usage de fixer les vêtemens avec des épingles peut avoir des résultats fâcheux. On a vu des enfans avoir des convulsions parce qu'une épingle pénétrait de plusieurs lignes dans leur corps. Plus on les serrait étroitement pour les faire taire, et plus les accidens redoublaient.

Nous n'entrerons pas dans de plus longs détails sur les vêtemens de l'enfant, les conseils que nous aurions à donner étant les mêmes que ceux tracés aux articles *habillement*, *vêtement*, etc.

S'il est une époque de la vie où il soit nécessaire de favoriser les excrétions, c'est sans contredit à cet âge où l'activité des fonctions est si grande, et où leur moindre interruption peut être si fatale. La rétention trop prolongée du *méconium* a été justement regardée comme une cause puissante de maladies, et même comme une cause de mort. On doit donc en favoriser l'expulsion avec le plus grand soin. On ne doit pas moins apporter d'attention dans la sécrétion et l'excrétion de l'urine.

§ IV. *Des moyens qui agissent sur l'encéphale, ses dépendances et ses fonctions.* — L'avantage que les parens trouvent à avoir de petits prodiges ne saurait compenser les inconvéniens sans nombre attachés au développement trop précoce des facultés mentales. Ce n'est jamais qu'au détriment des autres viscères que le cerveau se développe, et il est rare que les enfans qui offrent une prédominance considérable et prématurée de cet organe, deviennent des hommes remarquables ou doués d'une bonne santé, et parcourent une longue carrière, c'est dire assez qu'on doit consacrer les premières années de la vie au développement des forces organiques.

Jetons un coup d'œil rapide sur cet important objet. Il est aujourdhui bien démontré, ce nous semble, que les *facultés intellectuelles* sont un effet, et non une cause. Si la sensibilité est inhérente à l'organisation, comme nous croyons l'avoir établi dans un autre ouvrage, si elle ne peut exister sans les organes qui en sont le siége, il s'ensuivra que l'intelligence, qui n'est qu'une portion de cette sensibilité, est aussi un résultat de l'organisation. Or, comme tout organe est susceptible de développement par le moyen d'un exercice convenable, la portion du cerveau, à laquelle est confié le dépôt précieux de l'intelligence, est susceptible, ainsi que toute autre, d'accroissement et de perfection; et, comme tout organe jouit d'une influence plus ou moins grande sur l'économie entière, par son action ou par son repos, il s'ensuit encore que l'action de cette même portion du cerveau, c'est-à-dire les travaux intellectuels, exerce sur l'organisme une puissante influence.

Exercer l'intelligence d'une manière tellement convenable qu'elle puisse atteindre son dernier degré de développement, tel est le problème de toute éducation; c'est, sans contredit, le plus difficile à résoudre qui se soit jamais présenté à l'esprit humain. Il faut bien que cela soit ainsi, puisque depuis qu'on s'occupe d'élever des hommes, on n'a pu découvrir encore que des méthodes plus ou moins absurdes, plus ou moins barbares pour atteindre ce but désirable. A voir la manière dont on s'y est pris de tout temps, et dont on s'efforce encore de s'y prendre pour instruire la jeunesse, ne dirait-on pas que l'on désire la retenir dans une ignorance éternelle? Dès que quelques philantropes éclairés proposent quelques améliorations aux systèmes adoptés, ne voit-on pas s'élever contre eux des barrières insurmontables? Quel est donc l'intérêt absurde qui pousse ceux qui se disent destinés à diriger les autres à rejeter avec obstination tout ce qui peut répandre les lumières, ces bienfaitrices de l'humanité ?

C'est peut-être parce que les hommes qui se chargent de l'éducation de l'enfance ignorent totalement les lois de l'organisation, que les méthodes d'enseignement ont toujours été si vicieuses. Certes, s'il convient à quelqu'un de tracer les règles fondamentales de l'éducation, c'est, sans contredit, au médecin philosophe. Il ne nous appartient pas, et il n'est pas de la nature de cet ouvrage, d'entrer dans aucun détail sur ce sujet intéressant; mais qu'il nous soit permis de dire en peu de mots quelles sont les principales conditions que, d'après nous, on doit chercher à remplir.

La nature semble nous tracer elle-même la marche que nous avons à suivre. Les seuls instrumens qu'elle nous ait donnés pour acquérir des connaissances, ce sont nos sens; la première loi de l'éducation, c'est donc d'exerçer les sens. Le désir d'apprendre, la curiosité si naturelle, je dirai même si nécessaire à l'enfance, fait qu'elle se prête avec avidité à ce genre d'instruction. L'enfant est porté par son organisation à appliquer ses sens; il regarde, il écoute, il palpe, il flaire, il touche tous les objets qui sont à sa portée; il est essentiellement observateur. Le premier point est donc de lui fournir des occasions nombreuses d'exercer son penchant à l'observation. Dans presque toutes les méthodes d'enseignement, on cherche à faire raisonner les enfans, quelle absurdité! raisonner, eh! sur quoi ? sur des notions qu'ils n'ont pas encore? N'est-il pas évident qu'avant de raisonner, il faut posséder les matériaux du raisonnement, c'est-à-dire des matières de comparaison, des faits, en un mot. Le cerveau, encore peu développé dans le premier âge, l'est cependant assez pour être frappé des divers phénomènes de la nature, qui entrent par la voie des sens. Exercer les sens, fournir à l'enfant de nombreuses occasions d'observer, voilà donc la première loi de l'éducation; elle est, comme on voit, déduite de l'organisation.

Comme tout doit tendre, en dernière analyse, à produire le raisonnement, et comme la nature a besoin d'accumuler les faits pour arriver à ce but, elle a singulièrement développé la mémoire des enfans. Cette observation n'est échappée à personne; mais voyez quelle merveilleuse conséquence on en a tirée! N'a-t-on pas prétendu qu'il fallait farcir la tête de ces pauvres malheureux de grec, de latin, de mots barbares, de mathématiques, et de cent autres choses inintelligibles pour eux? N'était-il pas plus simple de ne leur faire retenir que des faits, et des faits avérés, positifs, seule base d'une instruction solide, seule cause de la différence qui existe entre l'homme supérieur et l'homme médiocre. Mais, dit-on, les langues sont bonnes à apprendre. Et qui dit le contraire? Mais, pour les langues vivantes, enseignez-les par l'usage; elles seront plus vite et mieux apprises. Pour les langues mortes, attendez que l'enfant ait plus de jugement, que surtout il sente la nécessité de les connaître; faites en sorte qu'*il le désire;* j'ai presque, dans ce seul mot, mis à découvert tout le système d'une bonne éducation.

A mesure que le cerveau se fortifie, le jugement se développe; l'enfant a accumulé des faits; il les compare, il rapproche, trouve des rapports, des différences; il les juge. Il est temps alors d'exercer le cerveau dans cette direction. C'est à l'instituteur qu'il appartient de déterminer les objets de comparaison; mais nous devons le prévenir que c'est d'abord sur des *faits* que le jugement doit s'exercer; ce n'est que plus tard que vous pourrez le diriger sur des abstractions, sur les mathématiques, sur des spéculations, etc.

La brillante imagination s'éveille avec la puberté; elle promet à l'homme bien des jouissances, elle le séduit et l'entraîne dans un sentier semé de fleurs; mais ces fleurs couvrent des précipices, et cette enchanteresse ne traîne que trop souvent à sa suite des soucis cuisans, des peines amères.

Comme l'homme doit surtout être utile à ses concitoyens; comme il est beaucoup moins important qu'il leur soit agréable, l'instituteur ne doit pas balancer à réprimer l'élan de l'imagination naissante. Ah! qu'il en coûte souvent de renoncer au charme des vers, aux attraits de la peinture! Qu'il est digne d'éloges, le jeune homme qui abandonne volontairement l'espoir d'une brillante renommée, le plaisir enivrant de produire, pour s'adonner à une profession utile! Cependant si des dispositions extraordinaires distinguaient un sujet, gardez-vous d'étouffer le génie qui peut-être un jour doit faire la gloire de sa patrie.

Le point le plus important dans l'art d'élever les enfans est, sans contredit, celui de leur faire naître le désir d'apprendre, de savoir; de leur en faire sentir l'utilité. Il faut que l'instruction se communique par le plaisir, et non par les férules et les pensums. Voilà quel doit être le but constant des efforts d'un maître habile; mais que ce but est difficile à atteindre ! Qu'il faut être ingénieux pour trouver incessamment de nouveaux moyens de piquer la curiosité, d'entretenir ce vif désir d'apprendre ! Mais aussi combien l'instituteur est-il agréablement récompensé par les progrès rapides de ses élèves!

Mais il est encore une question importante que nous ne pouvons passer sous silence : L'éducation doit-elle être la même pour tous les individus? N'existe t-il pas des dispositions, des aptitudes particulières à tel ou tel genre d'instruction et de talent? Dans cette discussion, on a été trop loin de part et d'autre : les uns ont trop accordé à la puissance de l'éducation; les autres, trop peu. Nul doute que le cerveau ne soit, comme tous les autres organes, différemment constitué chez les divers individus : certes, son volume et son organisation intime doivent varier, comme le volume et l'organisation intime du poumon, du cœur, du foie, du rein, des testicules, etc. Par conséquent on pourrait dire qu'il n'y a pas deux individus parfaitement semblables sous ce rapport. Mais qu'on veuille bien remarquer qu'une organisation parfaite étant le but de la nature, cette organisation doit être aussi la plus commune; dès lors on conviendra que la différence qui sépare la plupart des esprits, tient surtout au mode d'éducation qui les aura modifiés. Enfin l'influence de l'éducation est telle, qu'avec une organisation égale, l'un deviendra un Aristote, un Platon, un Diderot, un Voltaire, et l'autre restera un laboureur intelligent. Lorsqu'on a dit que l'homme pouvait ce qu'il voulait, bien entendu qu'on n'a pas prétendu parler des idiots, ni de ceux qui s'en rapprochent par leur organisation encéphalique, mais de ceux que la nature avait doués d'une bonne constitution. Je crois qu'on peut même ajouter qu'un organe faible est susceptible de se développer autant que tout autre, s'il est exercé avec les ménagemens convenables. Mais que d'art, que de précautions, que de patience ne faut-il pas pour obtenir alors les mêmes résultats !

Lorsqu'un enfant montre quelque disposition bien prononcée, faut-il cultiver cette disposition à l'exclusion des autres? Un homme peut-il devenir supérieur dans tous les genres? Le secret de devenir supérieur dans une chose est-il, comme l'a dit

Bichat, de rester inférieur dans les autres? Telles sont les questions d'un intérêt majeur qui se présentent en foule, questions qui sont solubles par les connaissances que nous donne l'observation de l'organisme, mais sur lesquelles il ne nous est pas permis de nous étendre.

Pendant combien de temps un enfant doit-il dormir? Dans les premiers jours de son existence sa vie n'est qu'un long sommeil interrompu seulement par le besoin de manger. On devra le laisser dormir autant qu'il le désirera; plus tard, neuf ou dix heures de sommeil lui seront nécessaires. On ne devra jamais s'efforcer de le provoquer en berçant ou secouant le nouveau-né. Cette coutume est vicieuse sous plus d'un rapport; elle peut occasioner des congestions vers la tête, elle assujettit à une pratique incommode, sans laquelle le nourrisson ne peut plus désormais s'endormir. On évitera aussi de troubler ou d'interrompre son repos sous quelque prétexte que ce soit.

Le lit mérite aussi de fixer notre attention. Comme celui des adultes, il ne doit être ni trop chaud, ni trop mou. La laine, le crin, la balle d'avoine, devront le composer. On aura soin que le berceau ne reçoive la lumière, ni par la tête, ni par les côtés; pour cela on dérobera la fenêtre ou tout autre foyer de lumière aux regards de l'enfant, au moyen des rideaux du berceau. Sans cette précaution, ses yeux recherchant continuellement la lumière, pourraient prendre quelque direction vicieuse.

A peine l'homme est-il entré dans la carrière, qu'il est déjà susceptible d'éprouver des passions. La colère, la jalousie, la crainte, l'agitent avant qu'il puisse les exprimer par la parole. Trop de dangers les accompagnent pour ne pas chercher à en arrêter les progrès. Il est plus important que l'on ne pense de ne pas gâter les enfans, de ne pas leur laisser prendre un empire trop puissant. On en voit les fâcheux résultats lorsqu'ils tombent malades; habitués à suivre leurs caprices, ils refusent le médicament salutaire qui eût pu leur rendre la vie, et les mères payent alors trop cher leurs faibles complaisances.

On évitera qu'ils ne deviennent jaloux, en distribuant avec équité les éloges et les reproches, les peines et les récompenses. Un sentiment de justice exquis anime le jeune âge; l'injustice les irrite au dernier point; j'ai vu de jeunes cœurs ulcérés par une préférence inique, en conserver pendant toute leur vie une impression douloureuse contre les auteurs de leurs jours, impression que les forces de la raison n'avaient jamais pu détruire. Beaucoup d'enfans dépérissent et succombent par l'effet de cette passion.

Il est plus facile encore de soustraire les enfans à la crainte et aux maux sans nombre qu'elle traîne à sa suite : il s'agit alors de ne jamais les effrayer volontairement, de les aguerrir avec prudence contre les objets de leur effroi, et de défendre sévèrement toute espèce de contes ou de chansons qui, par les images terribles de voleurs ou de revenans, sont propres à porter la frayeur dans leur âme.

Exercer les organes de la locomotion devient bientôt un besoin impérieux. Les premiers jours, à la vérité, l'enfant ne peut que se tenir sur le dos, mais bientôt, il agite ses petits membres lorsqu'on a la sagesse de ne pas les tenir esclaves dans des langes. Cet exercice fortifie ses organes et les développe. Peu de temps après, l'enfant rampe pour ainsi dire sur le tapis où on le laisse en liberté. Ensuite il marche *à quatre pates*, enfin il se redresse, il marche. Il faut prendre garde de chercher à devancer l'époque que la nature a fixée pour que l'enfant marche seul ; les moyens mécaniques dont on fait usage pour atteindre ce but sont tous plus ou moins dangereux.

Dès le moment où l'enfant pourra faire usage de ses membres, on devra lui apprendre quelque exercice, quelque jeu propre à hâter le développement des forces musculaires et consécutivement les viscères de la vie individuelle.

Les parens doivent exercer une surveillance bien attentive sur les personnes à qui ils confient leurs enfans. On n'a vu que trop souvent ces jeunes êtres devenir les victimes d'habitudes pernicieuses que des serviteurs corrompus leur communiquaient avec une criminelle complaisance.

Mais les soins que l'on donne à l'enfant mériteront une attention plus grande encore, s'ils apportent en naissant le germe de quelque maladie funeste.

On a révoqué en doute la transmission des maladies par l'hérédité, mais il suffit de consulter l'expérience, qui se rit de nos vains systèmes, pour voir que de générations en générations certaines maladies se perpétuent et moissonnent au même âge les individus d'une même famille. La ressemblance des parens se transmet aux enfans, et c'est bien vainement qu'on voudrait en trouver la raison suffisante dans l'imitation naturelle au jeune âge, dans les influences du même régime. Je ne veux pas nier que ces causes puissantes ne contribuent à augmenter encore la ressemblance; mais il me semble hors de doute que la disposition primitive des organes en est la principale cause: est-ce par l'imitation ou par le régime, que tous les individus d'une famille d'une illustre et antique origine étaient louches depuis les premiers temps de la chrétienté? L'hérédité des maladies est malheureusement un fait incontestable; mais ce qui l'est beaucoup moins, c'est la nature des maladies susceptibles de se transmettre par cette voie. Pour procéder du certain à l'incertain, je crois que personne ne révoquera en doute que les affections qui attaquent profondément la texture des organes ne puissent se perpétuer par génération. Les scrofules, le rachitisme, la phthisie pulmonaire, ne jouissent-ils pas de cette déplorable faculté? Ne voit-on pas tous les jours des enfans nés de parens rachitiques, scrofuleux, phthisiques, présenter les signes indubitables de ces funestes maladies? La même certitude n'existe pas pour le cancer; mais ce malheur n'est-il pas à redouter pour les enfans nés de parens qui en ont été infectés?

Il est non moins incontestable que des affections nerveuses se propagent par la même voie. J'ai vu des épileptiques nés de parens épileptiques; des aliénés, des hystériques, des hypocondriaques, des mélancoliques, issus d'aliénés, d'hystériques, d'hypochondriaques, de mélancoliques.

On reçoit de ses pères une disposition à la pléthore, aux phlegmasies de tous les viscères, aux hémorrhagies de toute espèce. Ne voit-on pas souvent des apoplectiques dont les parens ont succombé à la même affection? Les maladies du cœur, la goutte, la gravelle, ne sont-elles pas héréditaires? On prétend que la goutte saute une génération; et Montaigne, dont le père avait été affecté de la gravelle à l'âge de cinquante ans, en fut attaqué lorsqu'il eut atteint le même âge. Il demande à ce sujet où a été la gravelle pendant cinquante ans? et comment il s'est fait qu'on puisse communiquer une maladie qu'on n'a pas encore, etc. Il fait mille autres questions philosophiques que nous serions fort embarrassés de résoudre.

Ce sera donc une connaissance importante pour un individu, que celle des maladies auxquelles les parens auront succombé, ou seulement celle des maladies auxquelles ils auront été sujets.

C'est pour cela que les ouvertures de corps peuvent être de la plus grande utilité. En portant la certitude dans le diagnostic, elles indiqueront les précautions que les enfans auront à prendre pour se soustraire aux maux qui les attendent.

Lorsque les parens auront été affectés de maladies facilement transmissibles ou seulement réputées telles (car un excès de précaution ne peut pas nuire), il faudra soumettre l'enfant à un genre de vie convenable. Il est évident que ce genre de vie devra varier selon l'espèce de mal qu'on devra redouter. Celui qui naîtra avec des dispositions à la phthisie pulmonaire ne devra pas être soumis aveuglément au régime de celui qui sera né avec des dispositions à l'apoplexie ou à l'aliénation mentale. Mais nous ne saurions entrer dans les détails nécessaires à chaque maladie, et la thérapeutique a soin d'indiquer le traitement prophylactique qui convient à chacune d'elles. Nous devons nous borner à dire ici, d'une manière générale, que tout individu qui naît avec les dispositions dont nous avons parlé, doit être soustrait dès sa naissance aux influences auxquelles les auteurs de ses jours étaient soumis.

Ce conseil est de la plus haute importance. C'est dans l'âge tendre que les impressions des modificateurs de l'économie animale sont plus profondes et plus durables. Alors rien n'est indifférent. Le moindre retard peut produire les résultats les plus funestes. C'est dans ces circonstances impérieuses que l'allaitement étranger est surtout ordonné; plus tard, le régime alimentaire devra complétement différer de celui dont usaient les parens. Il faut dépayser l'enfant; si l'on habitait un climat froid et humide, l'envoyer dans un climat sec et chaud, et *vice versâ*. Ces moyens employés de bonne heure sont assez puissans pour changer totalement la constitution. Il n'est pas jusqu'à la manière de se vêtir qui ne doive différer. Si ce sont les travaux intellectuels qui ont altéré la santé des parens, leur fils devra être négociant, simple artisan, cultivateur, militaire; en un mot, embrasser la profession qui exercera le moins le cerveau, et le plus les organes locomoteurs. Le changement de profession est indispensable, il est même nécessaire que la profession soit entièrement opposée. Si les parens ont mené une vie sédentaire, une vie active sera nécessaire à leurs descendans. C'est par de telles précautions, prises de bonne heure, et qui devront varier selon la nature de la maladie dont l'héritier sera menacé, qu'on pourra espérer de le soustraire à la mort qui emporta ses ayeux, ou aux infirmités qui empoisonnèrent leurs jours. (ROSTAN.)

ENFANT (path.). Toutes les considérations pathologiques relatives aux vices de conformation ou aux soins à donner aux nouveau-nés, et aux maladies héréditaires, doivent être traités ailleurs; nous ne nous occuperons, dans cet article, que des maladies auxquelles l'enfant est en général exposé après sa naissance, et des moyens thérapeutiques qui leur conviennent.

Considérations générales sur les maladies de l'enfance. — L'espace de la vie connu sous le nom d'enfance, et qui s'étend depuis la naissance jusqu'à l'âge de quatorze à quinze ans, est celui de tous les âges dans lesquels l'organisation présente le plus de changemens et de développemens rapides. L'enfant qui vient de naître est si différent de celui qui approche de la puberté, que ces deux extrêmes des premiers temps de la vie n'offrent presque aucun rapport. Les maladies prennent, suivant ces différentes époques, un aspect particulier. Le très-jeune enfant, jusqu'après la première dentition, se rapproche plus, par les caractères de ses maladies, du vieillard que de tout autre âge. Celles de l'enfant de douze à quatorze ans ont, au contraire, plus de rapport avec celles de l'adulte; et, l'enfant d'un âge moyen tient, en quelque sorte, le milieu entre ces deux extrêmes. On peut donc dire que l'histoire pathologique de l'enfance présente presque toutes les phases de la vie.

Pendant long-temps on n'a pas observé les maladies du premier âge, et, au lieu de chercher à vaincre la difficulté de les reconnaître, on a commencé par supposer des causes auxquelles on prétendait devoir toutes les rapporter. La dentition, l'accroissement, les vers intestinaux, ont été long-temps regardés comme les seules causes de la plupart des maladies des enfans. Cependant, ils sont, dès leurs premières années, exposés à presque toutes les maladies communes à tous les âges, et, de plus, à beaucoup d'autres qui leur sont particulières. Le jeune enfant semble d'abord très-différent du vieillard, sous le rapport physiologique; dans l'un, tous les organes sont plus ou moins flexibles, mobiles, et tendent au développement; dans l'autre, il y a plus ou moins de sécheresse, de rigidité, et de difficulté à se mouvoir; tous les organes tendent à se replier sur eux-mêmes et à se rétracter. Chez l'enfant, il y a un afflux abondant d'excitations et de mouvemens de relation; chez le vieillard, au contraire, toutes les relations s'affaiblissent, et les rapports de relation diminuent. L'un commence et s'essaie à vivre; l'autre meurt par parties et s'éteint par degré. Néanmoins, malgré ces grandes différences apparentes, les maladies du premier temps de l'enfance et de la vieillesse présentent beaucoup de traits de ressemblance; et cet axiome vulgaire, que les extrêmes de la vie se touchent, semble être confirmé par beaucoup d'observations pathologiques. En effet, la faiblesse, quoique dépendante de causes différentes, est le caractère distinctif de l'enfant et du vieillard, et imprime à beaucoup de leurs maladies des formes communes. Chez l'un, à la vérité, la faiblesse dépend de la délicatesse des organes et de la succession non interrompue des excitations et des mouvemens qui amènent nécessairement des déperditions rapides, mais momentanées; chez l'autre, au contraire, elle est le produit du peu d'activité des excitations et de la rigidité des mouvemens, qui augmentent encore davantage pendant l'état de maladie. Mais néanmoins la prostration est un des phénomènes communs aux maladies des deux extrêmes de la vie. La seule différence, c'est que les forces se relèvent beaucoup plus promptement chez l'enfant, parce qu'elles ne sont que momentanément épuisées, au lieu qu'elles se raniment beaucoup plus difficilement chez le vieillard, chez lequel elles sont promptement taries.

Quoique les causes et les résultats de la faiblesse ne soient donc pas les mêmes dans l'enfance et la vieillesse, l'impression qu'elle produit imprime un caractère uniforme aux maladies des deux extrêmes de la vie. Elles sont, dans le premier âge et vers son déclin, beaucoup moins tranchées et moins franches dans leur marche. Chez l'enfant qui vient de naître, on les voit, pour ainsi dire, en miniature, et les inflammations paraissent d'abord très-légères; chez le vieillard, elles sont peut-être plus profondes, mais sourdes, cachées, insidieuses. Dans ces deux âges de la vie, la terminaison des maladies se fait souvent attendre; les maladies aiguës prennent, dans beaucoup de cas, une marche chronique; ou si, dans certaines circonstances, elles se terminent brusquement, c'est ordinairement par des symptômes cérébraux, quoique le cerveau n'ait pas paru primitivement affecté. Les maladies chroniques, et surtout celles des organes de la respiration et de la digestion, ont chez l'enfant et le vieillard une marche plus lente encore que dans l'âge adulte. Dans l'un et l'autre, l'amaigrissement est souvent porté au dernier degré, et les traits profondément altérés de la face présentent la même physionomie; les enfans ressemblent alors à de petits vieillards.

Les maladies locales avec ou sans lésions organiques appréciables, quels que soient d'ailleurs leurs symptômes généraux, sont, chez les enfans comme dans les autres âges, beaucoup plus communes que les maladies générales. En commençant par les appareils buccal et pharyngien, qui appartiennent à la fois aux organes de la digestion et de la respiration, on voit qu'ils sont souvent le siége de beaucoup de maladies particulières aux enfans, ou au moins beaucoup plus fréquentes chez eux qu'à tout autre âge. Les différentes espèces de stomatites et d'angines aphtheuses, pultacées, crêmeuses, couenneuses avec ou sans croup, les angines gangréneuses mêmes, quoique plus rares, et la gangrène des gencives et des parois des joues, connue vulgairement sous le nom de *charbon*, sont presque toutes des maladies propres à l'enfance. Les entérites, avec ou sans ramollissement de la membrane muqueuse, les mésentérites, et surtout les colites aiguës et plus fréquemment chroniques, se rencontrent particulièrement à cet âge. Les inflammations chroniques du gros intestin sont cependant aussi le partage de la vieillesse. Les péritonites aiguës sont assez rares chez les enfans, mais ils sont exposés aux péritonites chroniques tuberculeuses, surtout après la première dentition.

Chez le jeune enfant et chez le vieillard, les phlegmasies intestinales se compliquent assez souvent d'affections cérébrales, sympathiques ou essentielles, qui en imposent également à l'observateur, et ajoutent à l'obscurité du diagnostic; mais, chez les uns et les autres, l'inflammation avec éruption furonculaire, désignée par M. Petit sous le nom d'*entéro-mésentérite*, ne se rencontre point; ce n'est que chez les enfans qui se rapprochent de la puberté, et chez les adultes, qu'on observe cette maladie particulière. Il en est de même de cette forme d'affection gastro-intestinale, connue sous le nom de *fièvre bilieuse*, si bien décrite par Stoll, et aussi rare au moins à Paris qu'elle est commune dans les campagnes. Je ne l'ai jamais observée sur les jeunes enfans, ainsi que les simples embarras bilieux; mais ces maladies ne sont pas très-rares chez les enfans qui se rapprochent de l'âge de la puberté.

Les vers intestinaux, qu'on ne retrouve pas encore chez l'enfant quelque temps après sa naissance, se développent quelquefois dès l'âge d'un an, et se multiplient souvent d'une manière extraordinaire, mais produisent rarement des accidens graves, quoi qu'on en ait dit. Les plus communs sont les ascarides lombricoïde et vermiculaire, et le tricocéphale dispar.

Les organes de la circulation et de la respiration présentent chez les enfans des caractères particuliers. La fréquence du pouls et de la respiration est liée à une disposition organique qui ne paraît pas avoir fixé, jusqu'à ce jour, l'attention des physiologistes, mais qui n'en est pas moins très-importante. Plus l'enfant est voisin de l'époque de la naissance, plus l'épaississement du ventricule aortique est considérable par rapport à celui du ventricule veineux, et plus celui-ci, par conséquent, offre d'étendue relativement à l'autre; de sorte qu'à l'époque de la naissance, le ventricule aortique, dont la cavité est alors très-petite, paraît presque simplement accolé au ventricule veineux, qui est beaucoup plus étendu. D'après la comparaison que j'ai faite de l'épaisseur de ces deux cavités du cœur chez les jeunes enfans, j'ai remarqué qu'à quelques variations près que l'on observe à cet âge, comme à tous les autres, la proportion la plus constante de l'épaisseur du ventricule gauche au droit est ordinairement : : 3 : 1, et quelquefois même : : 4 : 1; tandis que, chez les adultes qui n'ont pas le cœur malade, la proportion la plus ordinaire est : : 2 : 1. Les oreillettes ne présentent pas les mêmes disproportions. Il en résulte que, chez les enfans très-jeunes, le ventricule veineux est proportionnellement beaucoup plus grand et plus faible que chez les adultes; ce qui s'accorde d'ailleurs avec l'étendue relative de leur système veineux. Cette disproportion entre les systèmes artériel et veineux est précisément aussi ce que l'on remarque dans les vieillards, qui offrent presque constamment une sorte d'hypersarcose du ventricule gauche et une dilatation du ventricule droit. Le pouls est, à la vérité, aussi lent à cet âge qu'il est fréquent dans l'enfance; mais, malgré cette différence dans le mode d'excitation, la disposition organique étant la même dans les deux extrêmes de la vie, influe également sur les phénomènes physiologiques dans l'état de santé et de maladie. En effet, les très-jeunes enfans et les vieillards développent proportionnellement moins de chaleur que les adultes. Les affections catarrhales pulmonaires sont plus communes à ces deux époques de la vie qu'à aucune autre; c'est aussi à ces deux âges que les pneumonies latentes se rencontrent plus fréquemment; elles commencent presque toujours par de simples bronchites qui paraissent d'abord très-légères; peu à peu ensuite cette affection inflammatoire se communique au tissu vésiculaire du poumon, sans se manifester par aucune espèce de douleur, ni même souvent par une gêne très-remarquable dans la respiration. Cette maladie est d'autant plus insidieuse chez les jeunes enfans, qu'ils ne crachent pas, tandis que les crachats, quelquefois sanguinolens, peuvent au moins attirer l'attention sur les vieillards. C'est à cette maladie que succombent souvent la plupart des jeunes enfans et des individus avancés en âge. Plus les enfans sont exposés à des causes débilitantes, plus cette maladie se manifeste d'une manière obscure, et plus elle est funeste. Les trois cinquièmes au moins de ceux qui meurent dans les hôpitaux, depuis la naissance jusqu'à la fin de la première dentition, sont victimes de pneumonie latente, qui quelquefois devient chronique. A l'Hôpital des enfans, où cette maladie est endémique, on serait porté à croire qu'elle est peut-être, dans quelques circonstances, contagieuse. J'ai vu plusieurs fois des enfans, sains d'ailleurs, n'offrir que les caractères d'une très-légère bronchite, rester très-peu de jours dans les salles, sortir en apparence guéris, et revenir peu de jours après avec tous les caractères de la maladie au dernier degré. Il est d'ailleurs facile, dans la plupart des cas, de reconnaître cette maladie au troisième degré par la simple percussion, quand elle n'occupe qu'un des poumons; mais si, comme il arrive assez souvent, les deux lobes postérieurs et inférieurs sont à peu près également hépatisés, il est nécessaire de faire une grande attention aux caractères que fournissent la percussion et le stéthoscope, parce que la poitrine des enfans étant en général très-sonore, les deux côtés le paraîtront également dans ce cas d'hépatisation double, et la respiration se fera entendre avec un sifflement non crépitant, l'air pénétrant toujours facilement dans les bronches principales. Pour échapper à l'erreur, on fera attention que ce sifflement brusque et prompt n'est point suivi du murmure prolongé que détermine l'introduction de l'air dans les vésicules pulmonaires; on pourra s'en convaincre, en comparant, avec le stéthoscope, l'état de la respiration sur le même individu, dans les portions du poumon qui sont saines.

Les différentes dyspnées qui dépendent de la lésion des organes de la circulation et de ceux de la respiration sont plus rares chez les enfans qu'à tous les autres âges, et surtout que chez les vieillards, excepté cependant chez les enfans rachitiques dont les côtés du thorax sont déprimés ou rentrent en dedans, et offrent la forme d'une espèce de carène, comme chez les oiseaux.

L'espèce d'asthme la plus commune chez les vieillards ne se rencontre pas chez les très-jeunes enfans, quoique la plupart présentent une sorte d'hypersarcose du ventricule gauche, par rapport au ventricule droit; ce qui ne semble pas confirmer l'opinion de ceux qui regardent cette hypersarcose comme la cause de l'asthme dans la vieillesse. Cette disposition diminue, à la vérité, à mesure que l'enfant avance en âge, et que le développement du système artériel contre-balançant celui du système veineux, les deux ventricules reviennent peu à peu à des dimensions plus rapprochées. Ce n'est que dans un âge plus avancé, lorsque le système veineux l'emporte sur le système artériel, et que les rapports des deux circulations s'éloignent de nouveau, qu'alors l'hypertrophie du ventricule gauche rapproche le vieillard de l'enfant. Si parfois la nature s'écarte beaucoup de cette règle générale, et que la grande disproportion entre l'épaisseur des ventricules, que nous avons remarquée dans l'enfance, se perpétue dans l'âge adulte, alors il en résulte un véritable état morbide; mais, dans beaucoup de cas, cette hypersarcose du ventricule gauche s'observe chez les adultes qui n'ont pas d'accès d'asthme; et, d'une autre part, l'angine de poitrine, qui se manifeste souvent avec des accès de dyspnée considérable, se rencontre souvent sans lésion organique et sans hypersarcose du cœur. Il n'est donc pas démontré que l'hypertrophie du ventricule gauche soit la véritable cause de l'asthme; et peut-être prenons-nous souvent pour une cause de maladie ce qui n'est qu'une suite nécessaire de la réaction des deux systèmes circulatoires l'un sur l'autre, et de la marche naturelle de l'accroissement et du décroissement de nos organes.

La dilatation anévrysmale des cavités du cœur s'observe quelquefois chez les enfans très-jeunes, et plus souvent chez ceux qui approchent de l'âge de puberté; mais elle dépend ordinairement de la gêne que certaines pneumonies latentes, tuberculeuses ou non tuberculeuses, ou même quelques gros tubercules bronchiques, apportent dans la circulation et dans la respiration; et cette dilatation anévrysmale apparente disparaît peu à peu, à mesure que l'obstacle se dissipe.

La prépondérance du système veineux sur le système artériel entraîne chez les enfans et chez les vieillards une disproportion très-remarquable entre l'exhalation intérieure et extérieure; chez les uns et les autres, la transpiration cutanée est très-peu active et peu abondante; ce qui détermine nécessairement le refoulement des liquides à l'intérieur, et augmente la proportion relative de l'exhalation des cavités. Il résulte de cette disposition, et sans doute aussi de l'état de faiblesse commun aux deux âges, que les œdèmes et les hydropisies essentiels ou symptomatiques sont beaucoup plus fréquens chez les enfans et les vieillards que dans les âges intermédiaires.

L'appareil ganglionaire et lymphatique est le siége d'altérations fréquentes dans l'enfance et la vieillesse; mais, dans le premier âge, les inflammations des ganglions dégénèrent facilement en tubercules ou en un tissu grisâtre un peu lardacé et assez voisin du squirrhe. Dans la vieillesse, les maladies des ganglions se terminent plutôt par de véritables altérations squirrheuses ou cancéreuses. Le squirrhe et la matière cérébriforme remplacent, en effet, chez le vieillard, la dégénérescence tuberculeuse, qui est si commune chez les enfans, et qui se rencontre plus rarement dans la vieillesse. Aussi la phthisie pulmonaire chez les enfans est toujours tuberculeuse.

Les organes des sécrétions et des excrétions, excepté la peau, sont rarement affectés chez les enfans, tandis qu'ils le sont bien plus souvent dans la vieillesse. Cependant les incontinences et les calculs vésicaux se rencontrent plus fréquemment aux deux extrémités de la vie que dans l'âge adulte. La peau, qui est en même temps un organe important d'absorption, de sécrétion et de relation très-étendue, est fréquemment affectée de maladies dans l'enfance; elle est ordinairement, à cet âge, le siége de plusieurs maladies aiguës, telles que la variole, la varicelle, le pimphigus, la rougeole, la scarlatine, l'érysipèle, l'urticaire, etc. On y retrouve aussi une foule d'affections chroniques extrêmement variées, et désignées sous les noms généraux de teigne, de gourme, de dartres, de prurigo, de gale. Plusieurs de ces maladies aiguës ou chroniques sont contagieuses, et se communiquent avec d'autant plus de facilité dans l'enfance, que chez eux la peau absorbe beaucoup plus facilement qu'à aucun autre âge de la vie.

De tous les organes de relation, ceux qui sont le plus ordinairement atteints de maladies dans l'enfance, sont les organes de la vue. La conjonctive présente, surtout à cette époque, plusieurs sortes d'inflammations différentes, désignées indistinctement sous le nom d'*ophthalmie*, mais qui varient quant à leurs caractères et quant aux moyens curatifs qui leur conviennent.

L'organe central de relation, le cerveau, qui est chez les enfans le foyer d'un grand nombre d'excitations et d'irradiations nerveusses, est très-souvent localement ou sympathiquement affecté chez eux; on y retrouve de simples congestions sanguines, des irritations aiguës ou chroniques qui quelquefois se manifestent par des convulsions continues, intermittentes, périodiques, aiguës ou chroniques. Les phlegmasies de l'arachnoïde sont assez rares dans l'enfance; mais aussi celles du tissu sous-arachnoïdien de la base du cerveau y sont assez communes. On rencontre fréquemment, dans le cerveau des enfans, des épanchemens ou des infiltrations séreuses ou sanguinolentes, mais jamais ou presque jamais de véritables hémorrhagies cérébrales; et c'est une chose digne de remarque, que, malgré la mollesse de la substance cérébrale chez les enfans, surtout dans le premier âge, et malgré les congestions sanguines fréquentes qui ont lieu vers cet organe, on n'y observe presque jamais de véritables hémorrhagies, tandis qu'elles sont si communes dans la vieillesse. Ce fait seul, si nous n'en avions pas d'autres d'ailleurs, suffirait pour prouver que l'afflux du sang vers le cerveau n'est pas la seule cause de l'apoplexie sanguine, et qu'il faut en outre nécessairement admettre une cause locale, inhérente à la pulpe cérébrale elle-même. On trouve très-rarement dans l'enfance le ramollissement inflammatoire de la substance corticale et médullaire du cerveau, avec injection vasculaire et coloration en jaune de la substance blanche, absolument semblable au ramollissement décrit par MM. Rostan et Lallemand, à moins que ce ne soit dans le cas où des tubercules déterminent une véritable encéphalite. Excepté dans cette circonstance, l'inflammation de la pulpe cérébrale est rare chez les enfans; mais on observe beaucoup plus fréquemment à cet âge un ramollissement particulier, dans lequel la substance blanche devient diffluente, et acquiert absolument la consistance et la couleur de la crême, dans une étendue plus ou moins considérable sans que cette altération profonde soit environnée d'aucune espèce d'injection vasculaire ou de changement de couleur. Cette altération remarquable, qui est certainement un effet pathologique, et n'est point le résultat d'un commencement de décomposition cadavérique, me paraît propre aux enfans. On la rencontre assez souvent dans l'hydrocéphale aigu, mal à propos considéré par les uns comme une phlegmasie, et par les autres comme une hydropisie de l'arachnoïde des ventricules latéraux. On remarque aussi le même ramollissement à la suite de quelques affections soporeuses avec ou sans convulsions. Il paraît, en général, souvent coïncider avec les convulsions; mais il ne s'accompagne pas de paralysie, comme dans l'encéphalite chronique des vieillards.

Les maladies du système locomoteur sont assez nombreuses et variées chez les enfans; leurs os sont souvent le siége d'altérations profondes. On y remarque d'abord le ramollissement et le boursoufflement de l'os, connus sous le nom de *rachitis;* l'inflammation du périoste, du canal médullaire, du tissu de l'os; le développement des tubercules dans ce tissu; ce qui donne lieu ensuite à différentes sortes de caries, dont les unes commencent par le centre de l'os, et d'autres par sa surface; enfin les inflammations chroniques des membranes synoviales des capsules et des ligamens articulaires, qui déterminent les gonflemens des articulations, connus sous les noms de *tumeurs blanches*, de *luxations spontanées*, etc., dans lesquels la suppuration amène peu à peu une sorte d'usure et de résorption des cartilages, une dénudation des os avec déplacement, et des ulcérations fistuleuses qui communiquent du dedans de l'articulation au dehors.

Les muscles sont moins souvent malades chez les enfans que le système osseux et articulaire; cependant ils sont quelquefois affectés de spasmes cloniques et de rétractions qui déterminent des raccourcissemens des membres, et qui en ont souvent imposé à des hommes instruits d'ailleurs, pour des inflammations articulaires avec déplacement des os. Cette maladie se rencontre beaucoup plus rarement au delà de l'enfance.

Les maladies que j'appelle *générales*, parce qu'elles semblent atteindre à la fois tous les systèmes d'organes, sans qu'aucun soit plus spécialement affecté qu'un autre, et qu'on puisse retrouver après la mort aucune trace d'altérations locales, sont extrêmement rares chez les enfans comme dans les autres âges; cependant on observe chez eux des étisies, des adynamies et des cachexies sans aucune lésion organique; et c'est encore un nouveau point de contact entre la pathologie des vieillards et celle des enfans. Toutes les fonctions s'affaiblissent quelquefois graduellement chez eux, et ils finissent par s'éteindre comme dans un état de décrépitude, quoique l'examen le plus attentif de leurs organes ne présente aucune altération quelconque, et qu'on ne puisse expliquer les causes de ce dépérissement, qui ne peut être ordinairement suspendu par aucun moyen.

Considérations générales sur les moyens thérapeutiques que réclament les maladies des enfans.— Ces moyens sont les mêmes que ceux qui conviennent dans les maladies des autres âges, mais cependant avec des modifications qu'exigent la faiblesse et l'irritabilité de leur constitution. Tous les moyens physiques connus d'obtenir des émissions sanguines peuvent être employés chez les enfans, excepté la saignée par la lancette, qui ne peut être mise en pratique lorsqu'ils sont très-jeunes : on ne peut, chez ceux-ci, avoir recours qu'aux sangsues et aux ventouses. Les saignées sont un moyen aussi précieux dans la médecine des enfans que dans celle des autres âges. Leurs maladies inflammatoires frappent souvent avec la rapidité de la foudre, et, dans l'hydrencéphale, le croup, certains catarrhes et pneumonies, la méningite et quelques inflammations abdominales, il faut souvent avoir très-promptement recours aux saignées locales ou générales; mais il ne faut jamais perdre de vue que les très-jeunes enfans, quoique plus excitables que les vieillards, tombent promptement, comme eux, dans la faiblesse, et que les saignées trop abondantes les jettent quelquefois dans un état de prostration dont il est ensuite difficile de les tirer. J'ai vu succomber deux enfans très-jeunes à un état de syncope déterminé par une application de quelques sangsues seulement; et j'en ai vu beaucoup d'autres ne se relever que très-difficilement, à l'aide même des excitans cutanés les plus énergiques. Lorsque les saignées trop abondantes chez les enfans n'ont pas de suites aussi fâcheuses, elles offrent néanmoins l'inconvénient de donner lieu à des œdèmes et à des hydropisies; ou de prolonger beaucoup la convalescence. L'emploi convenable et bien raisonné des émissions sanguines chez les très-jeunes enfans est donc un des points les plus importans et les plus délicats de la thérapeutique. A mesure que l'enfant se rapproche de l'âge de la puberté, sa constitution est aussi plus voisine de celle de l'adulte, et alors les saignées peuvent être mises en usage avec plus d'assurance.

Les émolliens fournissent à la médecine des enfans les premiers secours, et même les plus utiles dans la plupart de leurs maladies inflammatoires. Les bains simples ou médicamenteux sont surtout recommandables chez eux, à cause de la fréquence des maladies de la peau, dans lesquelles ces moyens thérapeutiques ne peuvent être remplacés par aucun autre.

Les moyens toniques et excitans ne sont pas à négliger dans les maladies adynamiques des enfans; mais on en a beaucoup abusé, surtout dans les maladies scrofuleuses. Quoique les toniques et les excitans conviennent ordinairement dans ces maladies, il faut observer qu'elles s'accompagnent toujours de phlegmasies plus ou moins étendues, et qu'en prodiguant dans ce cas les excitans, on accroît souvent ces inflammations et on s'oppose à leur résolution. Beaucoup de scrofuleux affectés d'ophthalmies perdent la vue par suite d'un traitement excitant, et beaucoup d'autres succombent à des entérites et surtout des colites chroniques, exaspérées par des médications trop stimulantes.

Les irritans cutanés, tels que les épispastiques, sont très-souvent utiles chez les enfans : l'action des caustiques et du feu n'est même pas à repousser de leur thérapeutique; et le fer incandescent, dans quelques cas, comme dans la gangrène des parois de la bouche, est le meilleur moyen à opposer à certaines de leurs maladies; mais il faut cependant éviter de multiplier sans nécessité les irritans cutanés, même les plus simples, surtout ceux qui dénudent une grande surface du derme, comme les vésicatoires, parce que la peau se gangrène facilement chez les jeunes enfans.

Tous les irritans dirigés sur la membrane muqueuse des organes gastro-intestinaux ne doivent être mis en usage qu'avec précaution. Les enfans, à la vérité, vomissent très-facilement, et d'autant plus facilement qu'ils sont plus jeunes, mais cependant on abuse souvent chez eux des vomitifs et surtout des purgatifs: Il ne faut pas perdre de vue que la plupart de leurs maladies sont dues à des phlegmasies particulières de l'intestin grêle ou du gros intestin, qu'on agrave le plus souvent par les purgatifs : ils ont d'ailleurs très-fréquemment des éruptions cutanées qu'il faut craindre de répercuter par ce moyen. J'ai vu souvent des colites chroniques très-graves, et même mortelles, par suite de l'emploi inconsidéré des purgatifs, dans les maladies de la peau.

Les irritans, plus énergiques encore que les purgatifs, comme les sels mercuriels ou arsénicaux, la noix vomique, etc., doivent toujours être proscrits chez les très-jeunes enfans, à cause de la susceptibilité extrême du canal intestinal, dont la membrane muqueuse s'enflamme très-aisément.

Les narcotiques, et surtout les plus énergiques, ne doivent être mis en usage qu'avec une extrême réserve chez les plus petits enfans : plusieurs de ces médicamens peuvent produire des accidens, même à petites doses ; car le système nerveux à cet âge est plus impressionnable encore qu'à tout autre.

Parmi les moyens hygiéniques qui sont de la plus grande importance pour la thérapeutique des enfans, on doit surtout placer au premier rang l'influence de l'air et des alimens. Il n'est pas d'âge où l'air pur soit plus nécessaire que chez le jeune enfant : les excrétions assez abondantes et fétides au milieu desquelles il est souvent plongé, altèrent nécessairement l'atmosphère qui l'entoure, et cette influence des émanations stercorales et urinaires est encore plus nuisible dans l'état de maladie, où elles deviennent ordinairement plus odorantes. Les enfans, en effet, absorbent avec une grande facilité, et peut-être plus encore par les surfaces cutanées et pulmonaires que par celle du canal intestinal. Si l'atmosphère dans laquelle ils sont plongés n'est pas très-pure, et surtout si elle est chargée des miasmes qui s'échappent continuellement des corps vivans malades, bientôt leur constitution s'altère; ils dépérissent, et contractent alors très-facilement toutes les maladies contagieuses auxquelles ils sont fréquemment exposés. Aussi est-il permis de croire que les hôpitaux et hospices d'orphelins et d'enfans malades, si utiles d'ailleurs sous beaucoup de rapports, ne sont peut-être pas, en dernier résultat, très-avantageux à la population, parce que le rapprochement des très-jeunes enfans est ce qu'il y a de plus nuisible pour chacun d'eux. En effet, malgré toutes les précautions possibles nécessaires pour entretenir la salubrité dans ces grandes réunions d'enfans, il y règne presque constamment, et d'une manière endémique et épidémique, des affections catharrales plus ou moins graves, des ophthalmies, des blérophthalmies, des angines couenneuses, des pneumonies, le muguet; et si la rougeole, la scarlatine, la variole, se manifestent sur des individus déjà atteints de ces affections catharrales endémiques dont nous venons de parler, on observe qu'elles sont alors très-graves et le plus souvent mortelles : c'est aussi sous l'influence de ces causes morbifiques et débilitantes, et au milieu d'une atmosphère impure, que les affections tuberculeuses se manifestent le plus ordinairement, et font de plus rapides progrès. La première condition réellement essentielle pour le traitement des maladies des enfans est donc l'isolement au milieu d'une atmosphère bien pure.

Le régime alimentaire est plus nécessaire encore dans les maladies des enfans qu'à tout autre âge, parce que la plupart de leurs maladies ont leur point de départ dans le canal intestinal, ou au moins se compliquent d'altérations plus ou moins profondes de quelques organes digestifs. On a vraiment compromis l'autorité du grand oracle de Cos en prétendant, d'après lui, qu'il fallait toujours donner quelques alimens aux enfans dans toutes leurs maladies. Cette règle générale ne peut être applicable à tous les cas, et doit être souvent modifiée suivant les circonstances. Il serait dangereux sans doute de soumettre à une diète absolue et rigoureuse les enfans à la mamelle, qui, dans les premiers temps, tètent souvent de deux heures en deux heures. Dans la plupart des cas il suffit, en effet, de diminuer la quantité du lait et de le remplacer par des boissons légères et moins nourrissantes; mais quand les organes de la respiration ou de la digestion sont compromis par des inflammations graves, comme dans la pneumonie, les catarrhes pulmonaires, le croup, ou dans la gastro-entérite, le choléra-morbus, la péritonite aiguë, la diète absolue est aussi indispensable chez les jeunes enfans que chez les adultes. Dans les maladies qui ont une marche plus lente, mais qui intéressent spécialement le poumon, l'estomac ou le canal intestinal, il est aussi quelquefois nécessaire de prolonger la diète absolue, sans laquelle il est presque impossible d'obtenir jamais une guérison complète. On voit des enfans affectés depuis long-temps d'entérite ou de colite, qui dépérissent rapidement pendant tout le temps qu'on les nourrit, et qui guérissent ensuite par l'effet de la diète seulement. La plus légère boisson gommée ou sucrée, une très-petite quantité d'hydrogale suffisent souvent pour entretenir la vie chez les enfans. Ils soutiennent même en général la diète beaucoup mieux et beaucoup plus long-temps qu'on ne pourrait le croire, et peut-être même comparativement tout aussi bien que les adultes. Le jeune enfant, en effet, n'est presque exposé à aucune déperdition par la peau, et celle qui a lieu par les poumons est très-peu abondante. Son accroissement, dans les premiers temps de la vie, est peu considérable. L'enfant est presque toujours immobile ou endormi dans son berceau ou sur les bras de sa nourrice. Son état se rapproche de celui des animaux dormeurs pendant l'hibernage : il faut donc se défendre de l'idée populaire, que les jeunes enfans doivent toujours prendre des alimens dans toutes les maladies. Ce préjugé a certainement été la cause de la mort de beaucoup de ces petits malades.

A mesure que l'enfant avance en âge et qu'il se rapproche de celui de la puberté, il se trouve, par sa constitution, dans des conditions très-voisines de celles de l'adulte ; il doit être soumis, par conséquent, dans les maladies aiguës ou chroniques, à peu près au même régime alimentaire que lui, en observant cependant que ce régime ne peut pas être aussi sévère, parce que l'enfant, à l'approche de la puberté, éprouve des déperditions très-considérables par suite de l'accroissement, plus rapide à cet âge qu'à aucun autre. (GUERSENT.)

ENFANTEMENT, s. m.; l'action de mettre l'enfant au jour. Ce mot, fort usité dans l'ancien langage français, est synonyme d'accouchement. Quelques personnes veulent que l'on appelle *enfantement* l'expulsion naturelle du fœtus, et que l'on réserve le nom d'accouchement à l'extraction du fœtus faite par l'art. Cette distinction subtile ne peut être adoptée, si on s'accorde à regarder l'*accouchement* ou l'*enfantement* comme une fonction naturelle, comme il me semble qu'il est impossible de ne pas le faire. *Voyez* ACCOUCHEMENT. (DESORMEAUX.)

ENFLURE, s. f., *inflatio*, *tumor;* augmentation de volume d'une partie quelconque du corps, déterminée soit par l'épanchement ou l'infiltration d'un liquide, soit par l'accroissement d'un organe dans ses dimensions. *Voyez* TUMEUR, TUMÉFACTION.

ENGASTRIMYSME, s. m., mot formé d'ἐν, dans, γαστὴρ,

ventre, et μῦθος, parole, qui signifierait ainsi *parole du ventre*, et par lequel on désigne, malgré son impropriété, l'espèce de voix sourde, profonde, comme lointaine, et fort différente de celle qui leur est naturelle, que font entendre les *engastrimysthes* ou *ventriloques*.

L'engastrimysme, long-temps inexplicable, parut d'abord un prodige, et quelques gens ignorans et superstitieux le regardèrent comme l'œuvre du démon; d'autres recoururent, pour l'expliquer, à l'existence d'un organe vocal particulier, capable d'articuler les sons, et situé dans le ventre ou dans telle autre partie du corps. Mais jamais l'anatomie n'a rien montré de semblable : aussi demeure-t-il avéré de nos jours que l'engastrimysme n'est qu'une simple modification du langage ordinaire, une sorte d'art accessible à tous, et qui est particulièrement fondé sur la faculté d'imiter les différens sons, laquelle forme, comme on sait, le caractère spécial de la voix humaine. C'est, en effet, ainsi, que les plus habiles ventriloques se trouvent parmi ceux qui, pourvus de poumons très-amples, parfaitement libres et perméables; doués d'organes vocaux très-mobiles et éminemment bien conformés, se sont, d'ailleurs, livrés depuis long-temps à l'exercice plus ou moins fatigant que nécessite la production de cette sorte de voix. Pour produire l'illusion de l'engastrimysme, les ventriloques qui parlent en notre présence nous cachent avec soin tous les mouvemens apparens qui accompagnent le langage ordinaire, d'où nous commençons à juger que la voix, qui nous frappe et qui est très-différente de celle que nous leur connaissons, et avec laquelle ils nous entretiennent dans le moment même, émane de quelque autre personne. L'engastrimysthe d'ailleurs donne tour à tour à sa voix les caractères les plus variables; elle passe subitement d'un ton donné aux tons les plus opposés; tantôt forte et tantôt faible, elle paraît encore s'éloigner ou se rapprocher alternativement de nous. Il semble en outre qu'indépendamment des distances auxquelles nous la rapportons, elle nous arrive tantôt d'un côté, tantôt d'un autre. Ceux qui ont assisté aux exercices engastrimyques du malheureux Fitz-James, ou qui ont entendu M. Comte et quelques autres des meilleurs ventriloques de la capitale, ont pu se convaincre qu'ils étaient le plus facilement entraînés dans de faux jugemens sous les différens points de vue que nous venons d'indiquer.

Mais si, guidés par les lois du son, la théorie de l'acoustique, et les phénomènes connus de l'audition; on descend dans le mécanisme de l'engastrimysme, on ne tarde pas à se rendre raison des prestiges et des secrets de cet art.

1° De la faculté d'imiter les différens sons, très-prédominante chez le ventriloque, on conçoit comment celui-ci venant de nous parler avec sa voix ordinaire nous doit surprendre, et *dépayser* en quelque sorte, en revêtant au même instant une voix du caractère ou du timbre le plus différent. Qui ne sait, à cet égard, que pareillement une foule de mimes prennent tour à tour le langage et le son de voix de tous ceux qu'ils connaissent et qu'ils veulent imiter. L'engastrimysthe, en variant les tons de sa voix factice et passant avec plus ou moins de rapidité des plus graves aux plus aigus, n'use encore en cela que des moyens ordinaires que l'homme reçoit d'une voix étendue, flexible et très-exercée.

2° Mais la voix du ventriloque est sourde, elle paraît comme lointaine, et semble d'ailleurs s'éloigner ou se rapprocher de nous à la volonté de ce dernier. Remarquons, à ce sujet, que c'est le plus souvent par la seule différence d'intensité, de force ou d'éclat des sons qui nous arrivent, que nous jugeons de la distance où se trouve le corps sonore, et qu'il suffirait dès lors que le ventriloque pût augmenter ou diminuer l'éclat et la résonnance de sa voix, pour que celle-ci nous dût paraître plus près ou plus loin de nous. Or, M. Lespagnol a démontré, dans une dissertation soutenue en 1811 à la Faculté de Médecine de Paris, et il a constaté par sa propre expérience, que c'est principalement à l'aide des mouvemens faciles et étendus qu'acquiert le voile du palais chez l'engastrimysthe, que ce dernier peut augmenter ou diminuer, graduer en quelque sorte avec la plus grande facilité, l'intensité de sa voix. Il lui suffit d'élever ou d'abaisser ce voile mobile, et de fermer ou d'ouvrir ainsi, dans une étendue correspondante, l'ouverture postérieure des narines pour produire ces différens résultats. Par ce procédé, en effet, les narines sont-elles fermées, le son vocal transmis à l'air et qui arrive directement à l'oreille est plus ou moins faible, sourd, et semble venir de loin. Ces cavités anfractueuses et élastiques sont-elles au contraire largement ouvertes, la partie des rayons sonores qui les traversent et qui s'y fortifient par diverses réflexions, s'ajoute alors aux sons directs, et l'impression que l'oreille reçoit de ces deux ordres de sons réunis, devenant plus forte, plus claire et par suite plus distincte, nous fait juger par comparaison que la personne qui nous parle s'est plus ou moins rapprochée de nous.

3° Mais, indépendamment de ces prestiges de l'engastrimysme, on observe encore que la voix qui nous frappe, changeant subitement de direction, paraît venir d'un côté ou d'un autre, comme de la cave ou du grenier, d'une pièce voisine ou de la rue. Or, il suffit de remarquer à ce sujet qu'une pure adresse du ventriloque nous fait tomber dans cette erreur. On le voit, en effet, porter tour à tour notre attention, et diriger à la fois notre oreille et notre vue dans le sens d'où peut provenir la voix; et lui-même, tourné vers ce lieu, en prenant sa voix factice, nous fait effectivement rapporter celle-ci, là même où notre oreille prévenue la recherche et l'attend par avance.

4° On remarque encore qu'en produisant sa voix artificielle, l'engastrimysthe semble observer le silence; mais on se rend raison du repos apparent de ses organes vocaux, si l'on découvre que le ventriloque, avant de parler, fait, à l'aide d'une grande inspiration, une provision considérable d'air qu'il conserve assez long-temps dans sa poitrine, et qu'il use avec beaucoup d'art et comme la laissant filer, en quelque sorte, dans l'expiration lente et prolongée durant laquelle il parle. Lorsqu'elle est consommée, il la renouvelle en inspirant de nouveau avec assez d'habileté et de promptitude pour nous dérober ce mouvement. L'engastrimysthe s'applique d'ailleurs à articuler de manière à donner aux mouvemens de ses mâchoires, de sa bouche et de ses lèvres, le moins d'étendue possible; et l'habitude qu'il contracte à ce sujet, unie au soin ordinaire qu'il met à cacher les mouvemens obligés de ces parties, avaient fait adopter l'erreur qu'il pouvait parler sans ouvrir la bouche et sans remuer les lèvres: ce qui est contraire à la vérité. Il entre d'ailleurs dans le but du ventriloque que sa figure impassible et tout aussi dépourvue de physionomie que celle d'un aveugle, ne concoure en rien à l'expression orale qui lui doit paraître étrangère: l'habitude lui donne facilement le caractère mimique du silence.

Tels sont les principaux moyens mis en usage avec plus ou moins d'art par l'engastrimysthe dans la formation de l'espèce de voix qu'il est capable de produire. Nous croyons inutile d'ajouter que c'est par erreur que, rapprochant l'engastrimysme de l'espèce de voix convulsive, monotone et douloureuse qu'émettent certaines personnes pendant l'inspiration, quelques auteurs, et le célèbre Haller lui-même, avaient avancé que les ventriloques parlaient en inspirant.

L'engastrimysme connu dès la plus haute antiquité, et dont parle le père de la médecine, paraît avoir servi, chez les anciens, à motiver la confiance des païens pour les oracles des faux dieux. Une foule d'histoires que nous croyons inutile de rapporter, et que l'on pourra consulter avec intérêt dans l'ouvrage curieux de l'abbé de la Chappelle, intitulé *le Ventriloque* ou *l'Engastrimysthe*, prouvent d'ailleurs que l'engastrimysme est souvent devenu chez les modernes un de ces mille moyens par lesquels la malice ou la fourberie des uns triomphe ou se joue de l'ignorance et de la crédulité des autres. De nos jours, la connaissance plus répandue de l'engastrimysme n'en fait plus dans les villes qu'un objet de spectacle et d'amusement. (RULLIER.)

ENGELURE, s. f., *pernio*, est un engorgement chronique de la peau et du tissu cellulaire sous-cutané, d'un rouge violet, ordinairement indolent, quelquefois douloureux, sujet à s'ulcérer, produit par le froid prolongé; plus fréquent chez les enfans que chez les adultes et chez les vieillards, et qui affecte les parties du corps éloignées du centre de la circulation, telles que les mains, les pieds, les oreilles, le bout du nez. Les enfans faibles, lymphatiques, scrofuleux; ceux qu'on élève avec mollesse, qui suent facilement, et ceux aussi qui manquent habituellement des choses les plus nécessaires à la vie, telles qu'une bonne nourriture, des vêtemens chauds et propres, sont particulièrement exposés à cette maladie. Beaucoup d'observations prouvent qu'elle peut reconnaître pour cause une disposition organique héréditaire. Les engelures commencent à se former vers la fin de l'automne, s'accroissent pendant l'hiver, diminuent ou guérissent pendant le printemps, pour reparaître de nouveau au retour du froid. Abandonnées à elles-mêmes, il arrive souvent qu'elles guérissent spontanément vers l'âge de la puberté.

Les engelures peuvent exister à plusieurs degrés : tantôt elles consistent dans un simple engorgement très-superficiel et peu rénitent, avec légère rougeur et prurit incommode, surtout lorsque les parties malades sont exposées à l'action de la chaleur. Plus intenses, les engelures occasionent un engorgement profond, de la gêne dans les mouvemens, de l'engourdissement, des douleurs cuisantes, des phlyctènes remplies d'une sérosité roussâtre ou sanguinolente; la peau prend une teinte de lie de vin, ou devient d'un rouge bleuâtre. Enfin, les engelures peuvent s'ulcérer, devenir phagédéniques, gangréneuses, et mettre à découvert les tendons, les articulations, les os.

L'attention la plus simple suffit pour faire distinguer les engelures de l'érysipèle et des engorgemens symptomatiques occasionés par les maladies des os ou des tissus qui environnent les articulations. Quant à leur pronostic, on conçoit facilement qu'il doit être subordonné à l'ancienneté de la maladie, à son étendue, à son intensité; à la constitution du sujet qui en est affecté; à la possibilité ou à l'impossibilité de lui faire suivre un traitement régulier.

On prévient les engelures en fortifiant les parties qui y sont sujettes par des frictions sèches, aromatiques; par des lotions faites avec de l'eau froide pure, de la neige, du vin, de l'eau-de-vie, de l'eau-de-vie camphrée, ou avec de l'eau à laquelle on ajoute, soit des eaux distillées spiritueuses, soit du vinaigre, ou bien du sel commun, du savon, du sel ammoniac, etc. On doit éviter surtout de laver ces parties avec de l'eau tiède, de faire sur elles des applications émollientes, relâchantes, de les laisser habituellement couvertes de vêtemens humides.

On traite par les mêmes moyens les engelures non ulcérées, et nous indiquerons en outre comme topiques très-utiles contre cette affection le baume de Fioraventi, les teintures, de benjoin, de gaïac, le baume du Pérou, l'eau de Cologne, l'acide muriatique étendu d'eau ou associé aux teintures résineuses; une pommade préparée avec le blanc de baleine, l'huile, la cire, le baume du Pérou et l'acide muriatique. On a plusieurs fois obtenu promptement la résolution d'engelures anciennes et considérables, au moyen de l'électricité administrée par étincelles. Lorsque les engelures sont très-gonflées et très-douloureuses, on y applique utilement des cataplasmes préparés avec la fleur de sureau, la camomille, le mélilot pulvérisé, ou avec d'autres poudres résolutives humectées avec l'eau végéto-minérale, et même, dans ce cas, il devient quelquefois utile de dégorger la partie malade par une application de sangsues.

Les ulcères occasionés par les engelures s'agrandissent, prennent une teinte livide, et se couvrent de végétations fongueuses sous l'influence des topiques mucilagineux, relâchans. Il convient de les laver avec des liqueurs stimulantes, de les panser avec l'onguent styrax, avec un digestif animé, avec la pommade indiquée précédemment; de toucher leurs chairs fongueuses avec la pierre infernale, et de seconder l'action de ces moyens par un bandage compressif. Lorsque ces moyens sont insuffisans pour les guérir, on peut recourir utilement à l'électricité, ou à la cautérisation objective, exécutée en approchant de leur surface, à chaque pansement, des charbons embrasés ou un fer incandescent. Il est presque inutile de faire remarquer que, pour obtenir la guérison des engelures constitutionnelles, il faut faire concourir, autant que possible, avec les topiques convenables un régime fortifiant, l'influence d'une habitation salubre, de vêtemens chauds et secs, de l'exercice en plein air, et enfin les médicamens amers, ferrugineux. (MARJOLIN.)

ENGHIEN (les bains), à quatre lieues de Paris et à un quart de lieue de Montmorency, est dans un site charmant, au bord du lac de Saint-Gratien, qui a plus de trois cents arpens d'étendue. Des deux sources qu'on y trouve, la plus ancienne, et la seule dont les propriétés soient bien connues, est celle qui alimente l'établissement des bains, qui est en pleine activité depuis près de deux ans. Fourcroy, qui le premier avait donné une bonne analyse de ces eaux minérales, et avait bien apprécié l'utilité dont elles pouvaient être pour la thérapeutique, avait témoigné le désir de voir construire près de la source un édifice où l'on pût administrer ces eaux en bains, en vapeurs, etc. Tous ses souhaits ont été remplis. On est parvenu à chauffer l'eau d'Enghien à 50° et 60° centigrades dans des vaisseaux exactement fermés, de sorte que non-seulement le calorique n'en altère pas les propriétés, mais qu'il favorise au contraire le dégagement de l'acide hydrosulfurique, en facilitant la décomposition des hydrosulfates. Ces eaux sont ensuite distribuées, soit en bains, soit en vapeurs, soit en douches, au moyen d'un réservoir qui est placé à plus de soixante pieds de hauteur. On a réuni dans cet établissement les appareils ingénieux de M. Darcet pour l'administration des bains de vapeurs médicamenteux, et tous les autres perfectionnemens que l'art a introduits jusqu'à ce jour dans l'application des eaux minérales naturelles et factices au traitement des maladies.

L'eau minérale d'Enghien est maintenant l'objet des travaux de plusieurs chimistes distingués, qui profitent des nouveaux moyens d'analyse pour perfectionner l'ancien travail de Fourcroy. Leurs résultats ne sont pas encore connus ; mais il paraît qu'indépendamment des différens sels qui avaient été découverts dans la première analyse, et qu'on y a retrouvés, ces eaux, comme celles de Barrège, ne contiennent point d'acide hydrosulfurique libre ; mais qu'il s'en dégage à mesure que les hydrosulfates sont en partie décomposés par l'action de la chaleur et de l'acide carbonique, et peut-être aussi à cause d'une très-petite proportion de soude caustique, dont on pourrait soupçonner la présence dans les eaux d'Enghien comme dans celles de Barrège, à cause de la propriété qu'elles ont les unes et les autres de verdir le sirop de violette.

Quoi qu'il en soit des résultats de ces analyses, qui seront sans doute bientôt publiés, les propriétés médicales des eaux d'Enghien sont maintenant bien constatées par une foule d'observations qui remontent presque jusqu'en 1771, où M. Leveillard les fit d'abord connaître. En effet, depuis long-temps déjà les Janroy, Vicq-d'Azyr, Laporte et Depuiseux, les Portal, Andry, Montaigu, Asselin, et plusieurs autres anciens praticiens de la capitale, les avaient employées en boisson avec un grand succès dans les catarrhes pulmonaires chroniques, et dans plusieurs maladies cutanées. MM. Alibert, Biett, et plusieurs d'entre nous, ont eu de nombreuses occasions de vérifier les excellentes observations de ces praticiens distingués, et d'y ajouter un grand nombre de faits nouveaux, depuis qu'on a pu surtout les employer en bain, en douche et en vapeur. Les eaux minérales d'Enghien ont paru constamment utiles dans tous les cas où il est nécessaire d'exciter ou de relever les forces, mais surtout dans toutes les maladies de la peau. Beaucoup de dartres squammeuses et pustuleuses ont été guéries par les eaux d'Enghien ; des leucorrhées rebelles ont cédé à leur usage ; elles ont produit de bons effets dans les douleurs et les rétractions musculaires, suite de plaies d'armes à feu, dans quelques paralysies, et particulièrement dans des paraplégies ; je les ai administrées, soit en boisson, soit en bains, avec beaucoup d'avantages, chez les scrofuleux. J'ai été témoin de leur succès dans plusieurs catarrhes chroniques, et je ne doute point que ces eaux sulfureuses ne puissent être aussi utiles dans la phthisie tuberculeuse commençante que les eaux de Cauterets et de Bonnes ; elles m'ont paru même comparativement plus actives, de sorte qu'elles doivent être, dans ce cas, mitigées avec les mucilagineux et le lait. (GUERSENT.)

ENGORGEMENT, s. m.; expression qu'on emploie comme synonyme de *tumeur*, de *tuméfaction*, et qui vient de l'idée qu'on se formait de la cause de la tuméfaction. On pensait, en effet, que la circulation des humeurs devenant impossible ou difficile dans un tissu par l'embarras des vaisseaux, ces humeurs s'y accumulaient et augmentaient le volume de la partie. *Voyez* TUMEUR, TUMÉFACTION. (R. D.)

ENGOUEMENT, s. m., *obstructio*. On désigne ainsi l'état d'un organe creux, dans lequel séjournent ou s'accumulent des matières qui l'obstruent, et dont il ne peut se débarrasser par une cause quelconque. C'est ainsi qu'on parle de l'engouement du conduit lacrymal, des bronches, etc. (*Voyez* TUMEUR.) L'on a particulièrement appliqué l'expression d'engouement à l'un des plus graves accidens des hernies intestinales, à cet état dans lequel les matières fécales ou des corps étrangers s'arrêtent dans la portion d'intestin déplacée, et interceptent le cours des matières excrémentitielles. *Voyez* HERNIE. (R. D.)

ENGOURDISSEMENT, s. m., *torpor*. On nomme ainsi l'état d'une partie du corps dans laquelle on éprouve une sensation obscure de pesanteur, un fourmillement plus ou moins vif et douloureux, avec diminution ou même abolition momentanée de la faculté de sentir et de mouvoir. L'engourdissement peut être causé par la contusion directe d'un gros tronc nerveux; par une commotion intense, comme dans les plaies d'armes à feu et dans l'action de l'électricité; par une pression long-temps continuée de la partie qui est le siége de l'engourdissement, ou par celle du tronc nerveux ou vasculaire principal qui s'y ramifie; par la ligature d'une artère; par l'action du froid; enfin, par une lésion du centre nerveux, comme on l'observe dans l'imminence de l'apoplexie sanguine, dans le narcotisme et d'autres affections du cerveau. On voit que l'engourdissement dépend d'une diminution ou d'une privation de l'influence nerveuse, et qu'il n'est qu'une légère nuance de la paralysie, dont il est d'ailleurs quelquefois le premier degré. Il est donc, comme la paralysie, ou symptomatique d'une lésion du cerveau ou des parties nerveuses situées au-dessus de la région affectée, ou local et tenant à la lésion même des fibrilles nerveuses destinées à recevoir la première impression, comme cela a lieu dans la pression et par l'action du froid. L'engourdissement est le plus souvent à peine une incommodité qui disparaît quelques momens après que la cause a cessé. Dans les autres cas, il réclame le même traitement que la paralysie, dont il peut n'être que le précurseur. *Voyez* PARALYSIE. (R. D.)

ENGRENURE, s. f.; se dit, en anatomie, d'un mode d'union ayant lieu par des inégalités ou des dentelures qui se reçoivent réciproquement, comme on le voit dans les sutures des os de la tête. (A. B.)

ENKYSTÉ, adj., *cystide obductus;* qui est contenu dans un *kyste. Voyez* ce mot.

ENROUEMENT, s. m., *raucitas.* On désigne ainsi l'altération de la voix dont le timbre perd sa netteté. *Voyez* VOIX (séméiotique).

ENSIFORME, adj., *ensiformis*, qui a la forme d'une épée; synonyme de XIPHOÏDE. (A. B.)

ENTAILLE, s. f., *excisio, eccope, ectome;* division profonde faite à quelque partie du corps par un instrument tranchant.

ENTÉRITE, *enteritis*, de ἔντερον, intestin; inflammation des intestins. L'entérite se présente sous des formes variées qui dépendent principalement sans doute de l'étendue de l'inflammation, en surface et en profondeur. Les plus importantes sont la diarrhée, la dyssenterie et l'entérite phlegmoneuse. La première est généralement considérée comme bornée à la membrane muqueuse. (*Voyez* DIARRHÉE.) La seconde est regardée par quelques-uns comme s'étendant aux fibres musculeuses de l'intestin. (*Voyez* DYSSENTERIE.) La troisième affecte toutes les tuniques, la péritonéale elle-même. Il est encore un grand nombre d'autres espèces d'entérites sur lesquelles les médecins ne sont pas d'accord : les fièvres continues ont été, dans ces derniers temps, rapportées toutes par quelques-uns aux phlegmasies intestinales ou gastriques. L'ulcération aiguë ou chronique des intestins, leur dégénérescence cancéreuse ou tuberculeuse, la colique métallique elle-même ont été considérées par quelques auteurs comme des phlegmasies aiguës ou chroniques de ces organes. Nous renvoyons aux mots *fièvre, gastro-entérite, inflammation, phlegmasie, ulcère, tubercule, cancer, colique métallique*, et nous nous bornons à exposer ici l'histoire de l'entérite profonde ou phlegmoneuse, qui n'a pas, comme la diarrhée ou la dyssenterie, reçu de dénomination particulière.

L'entérite profonde ou phlegmoneuse n'est pas une affection commune. Elle n'occupe presque jamais une portion considérable du conduit intestinal; elle est en général bornée à une étendue comprise entre quelques pouces et un pied; elle peut affecter les gros intestins comme les intestins grêles; souvent elle occupe la fin de ceux-ci et le commencement de ceux-là. Presque toujours elle reconnaît des causes manifestes, telles que une contusion ou une pression violente sur l'abdomen, l'introduction de substances vénéneuses dans le canal digestif, l'étranglement d'une anse intestinale dans un sac herniaire, une intussusception, l'occlusion du conduit digestif par un corps étranger, par une tumeur qui le comprime à l'extérieur ou qui le remplit à l'intérieur.

L'invasion de cette affection est quelquefois subite et marquée par un frisson et par une douleur fixe dans un point du ventre; mais le plus souvent elle est lente et précédée des signes qui annoncent la rétention des matières fécales dans les intestins, tels que la constipation, l'augmentation progressive du ventre, la diminution de l'appétit, l'amertume de la bouche.

Une douleur fixe et constante dans un point du ventre, et particulièrement dans les régions iliaque droite ou ombilicale, est ordinairement le premier symptôme dont se plaint le malade. Cette douleur, qui augmente par la pression, par les efforts de vomissement auxquels le malade s'abandonne, est quelquefois accompagnée d'une chaleur brûlante. La région douloureuse, explorée avec attention, présente sous les doigts du médecin, soit une rénitence obscure, soit une tumeur distincte, arrondie ou ovalaire, dans les environs ou dans l'intérieur de laquelle se font sentir et entendre de fréquens borborygmes. De ce point, primitivement douloureux, partent des douleurs qui se répandent dans tout le reste du ventre, dont le volume augmente par degrés : cette intumescence secondaire du ventre finit quelquefois par rendre la tumeur primitive inappréciable au toucher. Dans les progrès de la maladie, la douleur abdominale est souvent portée au point d'arracher des gémissemens et même des cris. Il survient des éructations, des vents, des vomituritions et des vomissemens de matières d'abord alimentaires, puis bilieuses, muqueuses, chymeuses, et enfin stercorales. Quelques sujets éprouvent une constipation opiniâtre que les clystères et les potions purgatives ne dissipent pas; d'autres rendent par l'anus des matières muqueuses et sanguinolentes semblables à celles des dyssentériques, excrétées le plus souvent sans douleur, quelquefois cependant avec des épreintes qui peuvent se propager jusqu'à la vessie. Au milieu de ces phénomènes, la face porte l'impression de la douleur et de l'effroi; le malade est couché sur le dos, le thorax ordinairement élevé pour vomir plus facilement; tantôt il se tient dans une immobilité complète, qui n'est interrompue que par les secousses du vomissement, tantôt il se jette fréquemment de côté et d'autre pour chercher dans une nouvelle position quelque allégement à l'anxiété qu'il éprouve. La respiration est gênée par la douleur qui accompagne l'abaissement du diaphragme; le pouls est fréquent, serré, la chaleur peu élevée ou même diminuée, la prostration des forces considérable, les facultés intellectuelles, conservées dans la plus grande partie du cours de cette affection, sont troublées quelquefois dans les dernières heures ou même dans les derniers jours de l'existence.

Les symptômes de l'entérite profonde présentent, comme on le voit, une assez grande analogie avec ceux d'une hernie étranglée, qui est elle-même une des formes de cette inflammation. Sa marche est généralement rapide, et bien qu'elle offre dans son cours des alternatives d'exacerbation et de rémission, cependant d'un jour à l'autre l'accroissement des symptômes est manifeste, et la tendance vers une terminaison funeste moins équivoque. Ce n'est pas toutefois que la mort soit la conséquence nécessaire de toute entérite phlegmoneuse; celle en particulier qui résulte d'une contusion sur le ventre n'est pas toujours mortelle, le danger étant alors proportionné à la force avec laquelle le corps contondant a agi, et à l'étendue sur laquelle il a porté : la diminution progressive des accidens fait souvent connaître que la résolution a lieu dans les parties phlogosées. Lorsque l'inflammation est due à un étranglement intérieur, la guérison est fort rare, mais elle n'est pas entièrement au-dessus des efforts conservateurs de la nature. On a vu plus d'une fois la disparition soudaine des accidens les plus formidables, la cessation des vomissemens, le rétablissement du cours des matières fécales, annoncer d'une manière certaine que l'étranglement intérieur n'existait plus; les autres symptômes de l'inflammation ont eux-mêmes alors disparu rapidement par l'éloignement de la cause qui l'avait produite. Enfin, plusieurs faits portent à reconnaître que dans quelques cas d'invagination, la gangrène de la portion d'intestin invaginée ne détermine pas la mort;

que cette anse d'intestin peut se séparer et être excrétée par l'anus sans qu'il survienne ni un épanchement de matières dans le péritoine, ni aucun autre accident grave. On pense qu'alors les deux portions, devenues contiguës par le fait de l'intussusception, ont contracté entre elles des adhérences, et que la continuité du canal n'a pas été interrompue.

Mais ces cas d'une heureuse terminaison sont fort rares comparativement à ceux qui ont une issue funeste. Celle-ci est annoncée par la cessation de la douleur abdominale et des vomissemens, par la décomposition des traits, la pâleur cadavérique de la face, le refroidissement du corps, la petitesse et l'insensibilité du pouls.

Cette inflammation peut-elle passer à l'état chronique, comme l'ont avancé quelques auteurs, ou a-t-elle constamment une marche aiguë? Il faut nécessairement, pour répondre à cette question, établir une distinction relative aux causes qui produisent l'inflammation. Lorsqu'elle est due, par exemple, à une simple contusion, elle peut facilement passer à l'état chronique; mais lorsque la cause qui la produit donne lieu en même temps à l'interception complète du cours des matières, elle a nécessairement une marche très-aiguë; elle doit en peu de jours, en quelques semaines au plus, emporter le malade ou céder elle-même, soit aux remèdes qu'on lui oppose, soit aux ressources de la nature.

Les principales variétés de l'entérite sont établies par les causes qui la produisent. Celle qui est due à l'action d'un corps contondant n'est ordinairement accompagnée ni de vomissemens violens, ni d'une constipation opiniâtre, ni de l'intumescence de tout le ventre; celle qui est due à l'occlusion ou à l'étranglement d'une anse intestinale, présente toujours ces symptômes : cette dernière variété est presque constamment mortelle; l'autre offre beaucoup moins de danger.

Le diagnostic de l'entérite est généralement facile, surtout lorsque des causes extérieures ou l'étranglement manifeste d'une anse intestinale y ont donné lieu. Il en est autrement lorsque la maladie survient sans cause apparente. Cependant le développement rapide dans une région du ventre occupée par les intestins, d'une tumeur ovoïde ou arrondie, et très-douloureuse au toucher, l'intumescence secondaire de tout le ventre, les vomiturition, puis les vomissemens de matières successivement plus altérées, l'excrétion par l'anus d'un peu de mucus sanguinolent, ou la suppression complète des selles, une altération profonde de la physionomie, et un mouvement fébrile plus ou moins intense, ne laissent guère de doutes sur l'existence d'une entérite. La péritonite partielle produit quelquefois des symptômes à peu près semblables; mais jamais on n'observe alors ni l'intumescence consécutive de tout le ventre, ni l'excrétion de mucus sanguinolent, ni les signes d'occlusion des intestins. Ce que nous avons dit fait connaître suffisamment combien le pronostic est grave, dans quels cas il l'est davantage, et quelles peuvent être cependant les ressources de la nature, dans les cas en apparence les plus fâcheux.

A l'ouverture des cadavres, on trouve dans l'abdomen un espace plus ou moins étendu, dans lequel les intestins agglomérés forment une masse distincte du reste, par sa couleur et sa consistance : des fausses membranes blanchâtres les recouvrent incomplétement, et laissent voir dans leurs intervalles la couleur rouge ou violacée des tuniques intestinales, devenues beaucoup plus épaisses dans ce point qu'elles ne le sont dans les autres. Un examen attentif de cette masse fait souvent reconnaître un étranglement produit par un anneau, par une bride, par une tumeur, quelquefois par une position vicieuse des intestins grêles, qui sont contournés plusieurs fois sur eux-mêmes; ailleurs, l'inflammation occupe une portion d'intestin invaginée dans une autre, et, bien que l'invagination ne produise pas nécessairement une phlegmasie, il est vraisemblable cependant que, dans ces cas, si elle ne la détermine pas, elle concourt du moins à la rendre plus grave. C'est surtout à la réunion de l'intestin grêle avec le gros intestin, qu'on rencontre cette disposition : ici la constriction exercée par la valvule iléo-cœcale sur l'iléon invaginé peut expliquer cette inflammation, de même que l'immobilité et la largeur du cœcum, la mobilité et l'étroitesse de l'iléon peuvent expliquer la fréquence de l'invagination dans ce point.

La dissection de la tumeur montre que toutes les tuniques participent à l'inflammation. Le péritoine est recouvert de fausses membranes d'une épaisseur et d'une consistance variables; il a contracté avec les parties contiguës des adhérences plus ou moins intimes, qui, dans le cas d'entérite avec invagination, peuvent rendre fort difficile le *dédoublement* de l'intestin enflammé. Les tuniques muqueuse et celluleuse présentent un épaississement remarquable et une rougeur inaccoutumée. On trouve souvent dans la cavité de l'intestin un mucus sanguinolent semblable à celui qui a été excrété pendant la vie. Dans quelques cas, enfin, des taches grisâtres existent çà et là sur l'intestin phlogosé, qui offre dans le reste de toute son étendue la couleur noire et le défaut de cohésion qui indiquent la gangrène. Je n'ai jamais, dans cette affection, trouvé de pus entre les tuniques, ni d'ulcères aux membranes muqueuse et péritonéale. Quelquefois la perforation gangréneuse de l'intestin a donné lieu à un épanchement de matières dans le ventre et à une péritonite générale. Dans le cas d'occlusion, la portion d'intestin comprise entre l'estomac et la tumeur est considérablement dilatée; celle qui est comprise entre la tumeur et l'anus est, au contraire, resserrée sur elle-même.

Le traitement de l'entérite est établi sur les mêmes bases que celui des autres phlegmasies, et offre les mêmes indications. Le repos absolu du corps et de l'esprit, l'abstinence complète d'alimens solides, l'éloignement de toute pression sur les parties affectées, l'emploi des évacuations sanguines et des boissons adoucissantes, sont les principaux moyens qu'on oppose à l'entérite comme aux autres inflammations. On y joint l'usage des fomentations émollientes, des lavemens mucilagineux, le décubitus sur le dos, et quelques autres moyens subordonnés aux causes spéciales de la maladie.

Les saignées doivent être employées avec plus d'énergie dans cette inflammation que dans la diarrhée et la dyssenterie, qui sont aussi des entérites. On doit les faire aussi abondantes et les répéter autant de fois que l'indique l'intensité de l'inflammation, et que le permettent les forces du sujet. En conséquence, on applique à l'anus et sur l'endroit le plus douloureux du ventre un certain nombre de sangsues; on ouvre largement l'une des veines du bras, de manière à tirer de douze à vingt onces de sang: on revient une ou plusieurs fois à cette évacuation, lorsque la persistance, et à plus forte raison l'accroissement des symptômes l'exigent.

En même temps, on recommande au malade de se tenir constamment couché sur le dos: on fait couvrir le ventre d'herbes émollientes ou de cataplasmes de farine de graine de lin, lorsque leur poids n'exaspère pas la douleur; on fait aussi prendre chaque jour plusieurs bains entiers ou bains de siége aux malades qui ne sont pas incommodés de l'attitude que les bains exigent. On prescrit chaque jour un certain nombre de lavemens mucilagineux. Ces derniers ont, dans tous les cas, l'avantage d'agir comme fomentation intérieure sur les parties phlogosées; dans ceux où l'entérite est due à l'invagination de la fin de l'iléon dans le cœcum, ou du colon dans le rectum, les lavemens ont encore un autre genre d'utilité : ils tendent à repousser, par la pression qu'ils exercent sur elle, la portion invaginée hors de celle qui la contient, et, par conséquent, à agir directement contre la cause même de la maladie. Aussi, dans les cas où l'on soupçonne à l'entérite une cause de ce genre, convient-il non-seulement d'insister davantage sur les lavemens, mais encore d'en faire prendre plusieurs consécutivement, de manière à distendre par le liquide injecté la portion des gros intestin comprise entre l'anus et l'invagination. *Voyez* INVAGINATION.

Dans les cas où l'entérite serait due à l'étranglement d'une anse intestinale dans une hernie, il faudrait recourir aux moyens chirurgicaux usités dans ces affections. *Voyez* HERNIE.

Les préparations opiacées et les remèdes purgatifs ont quelquefois été employés dans l'entérite. Les premiers ne conviennent que dans les cas où l'intensité extrême des douleurs réclame impérieusement leur usage. Les seconds sont applicables à un plus grand nombre de cas : ils sont indiqués toutes les fois qu'il y a de la constipation, et que cette constipation n'est pas le résultat d'un obstacle insurmontable au cours des matières; dans les cas, par exemple, où il existe une sorte d'engouement de quelque portion des intestins; un purgatif est alors suivi d'un amendement très-notable.

Les bons effets obtenus, dans plusieurs cas d'occlusion des intestins, de la glace appliquée sur le ventre, et des lavemens d'eau à la glace, portent à croire qu'ils pourraient être employés avec avantage lorsque l'entérite est le résultat d'un étranglement intérieur.

Dans les cas où la maladie se termine heureusement, on doit insister avec prudence sur la diète et sur le repos absolus auxquels on a soumis les malades pendant le cours de l'entérite. Ces soins seraient plus indispensables encore dans les cas fort rares où la gangrène aurait séparé du conduit intestinal une portion invaginée. On devrait recommander à ceux qui auraient eu le rare bonheur de guérir, d'éviter scrupuleusement, pendant tout le cours de leur vie, les écarts de régime et la constipation prolongée. (CHOMEL.)

ENTÉROCÈLE, s. f., *enterocele ;* de ἔντερον, intestin, et de κήλη, tumeur. On a donné ce nom aux hernies abdominales qui sont formées seulement par les intestins. *Voy.* HERNIE.

ENTÉRO-CYSTOCÈLE, s. f., *entero-cystocele.* On a donné ce nom aux hernies qui sont formées par le déplacement de l'intestin et de la vessie. *Voyez* HERNIE.

ENTÉRO-ÉPIPLOCÈLE, s. f., *entero-epiplocele.* On a donné ce nom aux hernies abdominales qui renferment à la fois l'intestin et l'épiploon. *Voyez* HERNIE.

ENTÉRO-ÉPIPLOMPHALE, s. f., *entero-epiplomphalus ;* hernie ombilicale formée par le déplacement de l'intestin et de l'épiploon.

ENTÉRO-HYDROCÈLE, s. f., *entero-hydrocele ;* tumeur formée par la complication d'une hernie intestinale et de l'hydrocèle. *Voyez* HERNIE et HYDROCÈLE.

ENTÉRO-HYDROMPHALE, s. f., *entero-hydromphalus ;* hernie ombilicale dont le sac renferme, outre l'intestin, une plus ou moins grande quantité de sérosité. *Voyez* HERNIE.

ENTÉRO-ISCHIOCÈLE, s. f., *entero-ischiocele ;* hernie formée par la sortie de l'intestin à travers l'échancrure ischiatique. *Voyez* HERNIE.

ENTÉRO-MÉROCÈLE, s. f., *entero-merocele ;* hernie formée par la sortie de l'intestin à travers l'anneau crural. *Voyez* HERNIE.

ENTÉRO-MÉSENTÉRIQUE, adj., *entero-mesentericus*, dérivé du grec ἔντερον, intestin et de μεσεντέριον, mésentère; qui a rapport aux intestins et au mésentère. M. Petit a décrit sous le nom de fièvre entéro-mésentérique une véritable gastro-entérite qu'il a considérée comme une espèce particulière, *peut-être même nouvelle*, de fièvre aiguë. Les circonstances qui ont amené cette méprise sont assez remarquables pour qu'il ne soit pas inutile de s'y arrêter un instant: ce point de l'histoire de la médecine nous offrira le prélude d'une révolution complète dans les idées de la plupart des médecins, sur la nature d'une classe nombreuse de maladies.

En l'année 1811, le conseil-général de l'administration des hospices de Paris manifesta le désir d'établir dans l'Hôtel-Dieu un enseignement, ou même plusieurs enseignemens de médecine clinique. M. Petit, désigné comme l'un des médecins auxquels cette honorable mission devait être confiée, s'empressa, pour la remplir dignement, de se faire un plan de travail dans lequel les autopsies cadavériques occupaient une grande place et devaient être faites par M. Serres, qui s'acquitta de cet important travail avec tout le soin et le savoir dont il a donné depuis d'autres preuves. Tous les cadavres étaient donc ouverts, quelle que fût la maladie à laquelle les individus avaient succombé, et tous les viscères étaient examinés dans le plus grand détail. On conçoit dès lors ce qui a dû nécessairement arriver; c'est que, chez les morts à la suite des fièvres qu'on appelait *essentielles*, M. Serres a rencontré le genre de lésions qui appartiennent à cette classe de maladies. Ce fait important résulte clairement des observations, des raisonnemens et même des erreurs de M. Petit. En effet, la fièvre entéro-mésentérique est, suivant cet auteur, une maladie qui attaque d'abord les intestins et les glandes du mésentère, et donne ensuite naissance à une fièvre aiguë, qui, par ses caractères, sa gravité, sa funeste terminaison, si on n'arrête promptement ses progrès, mérite d'être distinguée de toutes les espèces déjà connues, et réclame une attention toute particulière de la part des médecins. Cette maladie s'est offerte à M. Petit, « sous deux états bien distincts, qui cependant ne sont que la même affection, mais à des degrés différens. Dans l'un les glandes du mésentère sont très-volumineuses, rougeâtres et molles; l'iléon, et principalement sa partie inférieure, présente, sur la membrane muqueuse, des plaques elliptiques plus ou moins grandes, sans nulle trace d'ulcération : dans l'autre, les glandes, beaucoup moins volumineuses et plus dures, sont noirâtres à l'extérieur, et renferment à l'intérieur une matière blanchâtre, ressemblant à celle du méliceris, quelquefois même liquide et se rapprochant du pus mal élaboré. A cet état des glandes du mésentère correspond toujours un état d'ulcération plus ou moins avancé de quelques-unes des plaques membraneuses, avec un degré d'injection de la membrane muqueuse proportionné à celui des ulcérations. » Entre ces deux extrêmes de l'altération organique se trouvent des nuances plus faciles à saisir dans les histoires particulières de la maladie que dans sa description générale, nécessairement incomplète.

M. Petit avoue que de l'inspection cadavérique seule pouvait jaillir le premier trait de lumière qui frappa ses regards et éveilla son attention; car, dit il, les symptômes qui, dans le cours de la fièvre entéro-mésentérique, doivent naturellement exciter la sollicitude du médecin, ne sont pas ceux qui émanent des organes abdominaux. Ces derniers sont le plus ordinairement obscurs et hors de toute proportion apparente avec ceux que présentent la plupart des phlegmasies abdominales. D'un autre côté, les accidens généraux sont graves, et s'il en est de particuliers qui semblent devoir influer plus directement sur l'issue fatale de la maladie, ce sont ceux que présente le cerveau. M. Petit déclare qu'il possède dix observations recueillies en avril, mai et juin de l'année 1811, époque à laquelle il confondait encore la maladie en question avec les fièvres ataxo-adynamiques essentielles, mais qu'un examen postérieur de l'histoire de ces maladies, et *surtout l'ouverture des cadavres*, lui a démontré être de véritables fièvres entéro-mésentériques. Mais, jusqu'alors incertain sur la véritable nature des fièvres qu'il observait, M. Petit ne peut plus hésiter quand l'examen attentif des viscères abdominaux lui eut fait reconnaître des altérations du conduit intestinal toujours semblables à elles-mêmes, *occupant toujours le même lieu dans l'étendue de ce viscère, et toujours simultanément les glandes du mésentère correspondantes à la portion lésée de l'intestin* dans un état plus ou moins avancé de *désorganisation. La constante ressemblance* dans le siége et la nature de ces désordres ne lui permet plus alors de les rapporter à ces anomalies variées et fortuites que présentent fréquemment les fièvres adynamiques et ataxiques, mais elle leur imprime un caractère *spécial* qui ne peut plus être méconnu. Toutefois M. Petit ne saurait dissimuler l'embarras qu'il éprouve lorsqu'il est question de déterminer en quoi consiste ce caractère spécial. Il prétend qu'il existe des signes auxquels on peut le reconnaître; mais il ne précise point ces signes, et dans les histoires de guérison de quelques-unes de ces fièvres, qu'il appelle *simples*, il est facile de reconnaître l'adynamique de M. Pinel. Aussi voit-on les élèves de l'Hôtel-Dieu, familiers avec la méthode du célèbre nosographe, décrire sous ce nom d'adynamique, l'entéro-mésentérique de M. Petit. C'est en vain que ce médecin s'efforce de lui trouver une place entre la véritable adynamique, l'ataxique et la muqueuse; ne pouvant parvenir à la distinguer par ses symptômes, il est contraint d'en revenir à la lésion intestinale qui en est le seul et invariable caractère. Au surplus il reconnaît que c'est cette même espèce de lésion qui a été décrite par M. Prost dans les autopsies faites à la suite des fièvres adynamiques et ataxiques, avec lesquelles il reproche sévèrement à cet auteur d'avoir confondu l'entéro-mésentérique. Enfin, pour que rien ne manque à la ressemblance de cette fièvre avec la gastro-entérite, M. Petit fait remarquer que, si pendant la durée plus ou moins longue des prodrômes, il arrivait qu'on eût administré *quelque médicament actif, soit émétique, soit purgatif, ou que le malade se fût livré à quelques excès de nourriture ou de boisson, la marche de la maladie s'en trouvait notablement aggravée et accélérée.*

On ne saurait observer la même concordance entre le traitement mis en usage par M. Petit dans la fièvre entéro-mésentérique et celui qui est la conséquence naturelle des idées généralement admises sur la nature de la gastro-entérite. Après quelques essais infructueux de la méthode antiphlogistique et de la méthode évacuante, les toniques et les excitans furent regardés par lui comme les seuls médicamens qui aient pu être employés avec succès dans la première de ces maladies : mais on voit qu'il n'agit d'abord de cette manière qu'avec réserve et une sorte de scrupule, qu'il est dominé à son insu par les préjugés de l'époque où il écrivait; et que sentant lui-même son inconséquence, il cherche à la justifier. Ainsi la lésion des glandes mésentériques et des intestins, quoique présentant toutes les apparences d'une inflammation, ne serait pas de nature véritablement inflammatoire, et, au pis aller, si ce traitement n'était pas approprié à *la lésion de la membrane intestinale,* qui, quelle qu'en puisse être la cause, est toujours la *maladie primitive*, il est au moins parfaitement indiqué par la nature des phénomènes généraux; enfin c'est celui qui a généralement réussi quand l'indication fournie par les symptômes adynamiques a été suivie sans hésitation et avec persévérance....... Tant il est vrai que dans les maladies aiguës il n'est aucun système de traitement qui ne compte des succès et des revers! mais pour balancer avec précision les uns et les autres, il faudrait ne point se borner à des énonciations générales, toujours vagues de leur nature; et employer, pour recueillir les faits particuliers qu'on veut faire servir de base à la règle pratique, une méthode plus exacte que celle qui a été suivie jusqu'à ce jour.

Il est digne de remarque que dans la description anatomique de la fièvre entéro-mésentérique, M. Petit ne fait point mention de la lésion de l'estomac. Suivant lui, le siége de l'inflammation était exclusivement et invariablement à l'intestin grêle, dans le voisinage de la valvule iléo-cœcale. A-t-il observé avec assez de soin le ventricule? Il serait permis d'en douter. Cependant M. Petit s'occupe assez souvent de l'état de ce viscère, et particulièrement de la couleur de sa membrane muqueuse; quelquefois il n'y reconnaît aucune altération, d'autres fois il la trouve rouge, phlogosée; mais en général il ne prononce le nom de gastrite que lorsque cette maladie a été accompagnée pendant la vie de vomissemens et de douleurs vives à l'épigastre : alors il en fait une des complications de la fièvre entéro-mésentérique.

On peut juger maintenant ce qu'il faut penser de cette maladie, et apprécier à leur juste valeur les travaux de M. Petit. Ce médecin, zélé pour les progrès de la science, mais dominé par des idées préconçues sur l'essentialité des fièvres, s'est donné une peine inutile pour distinguer des ataxo-adynamiques la fièvre entéro-mésentérique, et pour lui trouver un caractère spécial et univoque dans la lésion intestinale. Il ne s'est pas aperçu que cette même lésion s'observe à un degré plus ou moins prononcé dans presque toutes les fièvres qu'on a appelées essentielles; et faute d'avoir su assez généraliser ses idées, il a touché à la découverte de M. Broussais sans avoir l'habileté de s'en saisir : s'il eût fait un pas de plus, il aurait enlevé à ce médecin justement célèbre l'un de ses plus beaux titres de gloire, et ses droits les moins contestés à l'estime de la postérité. *Voyez* les mots FIÈVRE et GASTRO-ENTÉRITE. (COUTANCEAU.)

ENTÉRO-MÉSENTÉRITE, s. f. Quelques auteurs ont donné ce nom au *carreau*, qu'ils ont considéré comme une phlegmasie des intestins et des ganglions mésentériques. *Voyez* CARREAU.

ENTÉROMPHALE, s. f., *enteromphalus;* hernie formée par la sortie de l'intestin à travers l'anneau ombilical, ou près de cet anneau. *Voyez* HERNIE.

ENTÉRORAPHIE, s. f., *enteroraphe;* de ἔντερον, intestin, et de ῥαφή, couture. On nomme ainsi la suture que l'on pratique sur les parois de l'intestin dans le cas de plaie de cet organe. *Voyez* PLAIE *de l'intestin.*

ENTÉRO-SARCOCÈLE, s. f., *entero-sarcocele;* tumeur

formée par la complication d'une *hernie* intestinale et d'un *sarcocèle*. *Voyez* ces deux mots.

ENTÉROSCHÉOCÈLE, s. f., *enteroscheocele;* variété de la hernie inguinale, lorsque la tumeur est descendue dans le scrotum; synonyme d'*oschéocèle*.

ENTÉROTOME, s. m., *enterotomus;* de ἔντερον, intestin, et τέμνω, je coupe. Intrument destiné à fendre le canal intestinal dans toute sa longueur. Le scalpel, le bistouri et les ciseaux ont été employés jusqu'ici pour ouvrir les intestins. Toutes les personnes qui se livrent à des recherches d'anatomie pathologiques savent que les deux premiers instrumens ne sont pas commodes pour ce genre d'opération; que la section des parties se fait avec peu de précision et de netteté; les ciseaux, quoique moins défectueux, méritent aussi quelques reproches; enfin, on est généralement d'accord qu'il faut beaucoup de temps pour fendre cette longue portion du tube digestif. M. Jules Cloquet, désirant abréger et faciliter cette opération, a fait faire un *entérotome* très-commode, dont il se sert avec avantage depuis deux ans à l'hôpital Saint-Louis. Déjà plusieurs médecins en ont adopté l'usage. Cet instrument a la forme d'une paire de ciseaux; il a huit pouces de longueur; les branches et les anneaux sont comme dans les ciseaux de M. le professeur Percy. Des deux lames, l'une est supérieure; elle a trois pouces quatre lignes de longueur, et cinq lignes de largeur dans toute son étendue; elle se termine par une extrémité coupée obliquement en bas et en arrière; la lame inférieure, de même largeur que la précédente, est plus longue qu'elle de quinze lignes; elle se termine par un gros bouton olivaire, aplati, qui sert de conducteur, et porte sur son bord supérieur, six lignes au devant de l'extrémité de la branche supérieure, un crochet très-acéré, long de trois lignes, dirigé en arrière.

Voici la manière d'agir de l'entérotome : la branche inférieure est introduite dans une ouverture faite au canal intestinal; au moyen du bouton qui la termine, elle chemine très-aisément dans le conduit : une fois que l'intestin est engagé sur cette branche, il s'arrête au crochet qu'elle présente, s'y trouve fixé, et ne peut ressortir ni éviter l'action de l'autre branche, qui vient le diviser. La branche inférieure ne saurait cheminer que dans un sens, c'est-à-dire lorsqu'on la pousse en avant. Dès qu'on veut la retirer, son crochet s'enfonce dans l'intestin, et le retient. L'espace qui reste entre le crochet et la branche supérieure fait qu'une petite portion d'intestin accrochée s'y trouve logée, n'est point coupée, et sert à empêcher la branche inférieure de sortir de sa cavité. La coupe oblique de l'extrémité libre de la branche supérieure l'empêche de pénétrer dans l'intestin, et fait qu'elle est toujours au dehors, tandis que la branche inférieure reste toujours en dedans.

La manière de se servir de l'entérotome est facile. Lorsqu'on veut ouvrir le canal intestinal dans toute son étendue, il faut se placer à la gauche du cadavre : on coupe d'abord avec un bistouri le mésocolon transverse, afin de découvrir la partie inférieure du duodénum ; on fait ensuite une ouverture à la partie antérieure de l'extrémité cardiaque de l'estomac, et on introduit dans ce viscère la branche conductrice de l'instrument. En deux coups, l'estomac est ouvert dans toute sa longueur ; on pousse le bouton à travers le pylore, et, en suivant avec la main droite, qui tient l'entérotome, les trois courbures du duodénum, on fend cet intestin dans toute sa face antérieure sans le déplacer. L'instrument est dirigé dans l'intestin grêle, qu'on doit ouvrir sur son bord convexe ; pour cela, on élève à la fois la main et l'instrument, afin de soulever l'intestin et de tendre le mésentère. Les trois premiers doigts de la main gauche, placés sous la branche inférieure de l'entérotome, poussent l'intestin en arrière sur cette branche ; lorsqu'il s'y trouve ramassé, froncé et retenu par le crochet, on fait agir la branche supérieure, qui, d'un seul coup, peut fendre de dix-huit à vingt pouces d'intestin ; on continue de pousser l'instrument jusque dans le cœcum ; on change alors sa direction ; on le conduit en suivant exactement les courbures des diverses portions du colon ; on arrive enfin jusqu'à l'extrémité inférieure du rectum, où finit la section.

M. Cloquet assure qu'en se servant de l'entérotome on ouvre le canal intestinal en une minute ; cette section se fait sans déranger les intestins ; ce qui est essentiel pour apprécier avec exactitude la place qu'occupent les maladies dont ils peuvent être le siége. Je pense que cet habile chirurgien a parfaitement rempli le but qu'il se proposait ; car on trouve dans ce nouvel instrument économie de temps, facilité dans le manuel de l'opération, netteté et précision dans la section des parties.

(MURAT.)

....

ENTÉROTOMIE, s. f., *enterotomia*, de ἔντερον, intestin, et et de τέμνειν, couper. Quelques anatomistes se sont servi de ce mot pour désigner la dissection des intestins. En chirurgie, il indique une opération par laquelle on divise les intestins dans diverses circonstances. Ainsi, on pratique l'entérotomie, quand on ouvre le canal intestinal frappé de gangrène dans les hernies étranglées, ou quand il est attaqué de rétrécissemens qui mettent un obstacle insurmontable au passage des matières stercorales. On pratique encore cette opération lorsqu'on fend les extrémités correspondantes de l'intestin, dans les anus accidentels, afin de pouvoir fermer la plaie extérieure, et de rétablir le cours des matières, ou lorsqu'on ouvre une portion de l'intestin, pour établir un anus artificiel, chez les enfans nouveau-nés, chez lesquels le rectum était imperforé ou n'existait pas. *Voyez* HERNIE, IMPERFORATION. (J. CLOQUET.)

ENTONNOIR, s. m., *infundibulum*; cette expression, et surtout la latine qui lui correspond, servent à désigner, en raison de leur forme, une partie du ventricule moyen du cerveau, une des cellules de l'ethmoïde, et une portion du bassinet du rein. *Voyez* ENCÉPHALE, ETHMOÏDE, REIN. (A. B.)

ENTORSE, s. f., *distorsio*, διάστρημμα ou διαστροφή, du verbe *intorquere*, tordre, tourner de travers. On donne ce nom aux lésions que les mouvemens faux ou forcés occasionent dans les ligamens et les autres parties molles qui entourent les articulations.

Les ligamens sont doués d'une extrême souplesse et d'une grande force de résistance aux efforts qui tendent à les allonger; ils sont à la fois très-flexibles et fort peu extensibles. C'est à la première de ces deux propriétés de tissu qu'est due la mobilité, et à la seconde la solidité des articulations diarthrodiales. Ils sont aussi disposés autour de ces articulations, de manière à leur permettre des mouvemens plus ou moins étendus et faciles, mais qui ont toujours des limites naturelles. Les mouvemens sont-ils forcés et portés au delà de ces limites, ou bien ont-ils lieu dans une fausse direction, dans un sens où naturellement l'articulation ne doit pas se mouvoir: les ligamens résistent, et si l'effort qu'ils éprouvent est violent, ils s'allongent ou même se rompent en tout ou en partie, et l'entorse est produite. Si l'effort est encore plus considérable, les surfaces articulaires abandonnent leurs rapports, et la maladie prend le nom de luxation. (*Voyez* ce mot.)

Quand les violences extérieures s'exercent sur des articulations peu mobiles, et tendent à écarter les surfaces osseuses, les ligamens qui unissent celles-ci s'allongent et se déchirent, les os s'écartent, et l'articulation devient accidentellement plus mobile que dans l'état ordinaire. Cette variété de la maladie a été distinguée, par quelques auteurs, de l'entorse proprement dite, sous le nom de *diastasis;* elle s'observe à l'articulation de l'extrémité inférieure du péroné avec la partie correspondante du tibia, aux symphyses du bassin, aux articulations du corps des vertèbres. Dans les plaies de tête, la disjonction des sutures des os du crâne ou de la face, qu'il n'est pas rare d'observer, est aussi une variété du diastasis.

Toutes les articulations ne sont point également exposées aux entorses. Celles qui jouissent d'une grande mobilité, à raison de la laxité de leurs liens fibreux, en sont plus rarement affectées que celles dont les ligamens sont serrés, les mouvemens bornés à deux sens seulement, et qui ont de grands efforts à supporter. Aussi les articulations ginglymoïdales sont-elles plus souvent le siége d'entorses que celles qu'on nomme orbiculaires ou vagues. C'est à l'articulation du pied ou tibio-tarsienne, et aux articulations tarsiennes, puis à celles du poignet, du genou, du coude et des doigts, qu'on observe le plus fréquemment les entorses. La colonne vertébrale en est assez souvent atteinte, ainsi que l'articulation coxo-fémorale; l'articulation de l'épaule est presque étrangère à ce genre de maladie, tandis que les luxations y sont très-communes. Les entorses peuvent être produites par les contractions violentes des muscles, comme on le voit quelquefois après des efforts, pour le poignet, le genou, la colonne vertébrale. Le plus ordinairement elles reconnaissent pour cause une violence extérieure, qui a forcé les mouvemens de l'articulation ou leur a donné une fausse direction. On voit souvent les entorses arriver au poignet après une chute sur les mains, lorsque l'articulation radio-carpienne a été portée dans une extension ou une flexion forcée, et que ses ligamens antérieurs ou postérieurs ont été allongés ou rompus par l'écartement que les extrémités articulaires des os éprouvent dans ces cas. L'entorse de la colonne vertébrale est le plus ordinairement la suite d'un mouvement violent de torsion de cette partie, ou bien d'un effort considérable fait pour soulever un fardeau pesant. L'entorse de l'articulation coxo-fémorale s'observe après des chutes dans lesquelles les cuisses ont été fortement écartées l'une de l'autre; celle du genou, très-ordinairement quand une violence a été portée contre la partie externe de l'articulation, ou lorsque, dans une chute, la jambe a été portée en dedans, de manière à augmenter l'angle saillant que forment en dedans le fémur et le tibia à leur rencontre. Aussi, c'est presque toujours sur la partie interne de l'articulation que porte le désordre, bien que la force extérieure ait agi sur la partie externe.

L'articulation du pied est plus que toute autre sujette aux entorses; c'est ce qu'il est facile d'expliquer par les efforts considérables qu'elle est continuellement obligée de supporter dans la marche et la station; par la disposition du pied, dont le bord interne se trouve relevé et distant du sol, de sorte qu'il ne peut être abaissé sans que l'articulation tibio-tarsienne, ou les articulations tarsiennes elles-mêmes ne se tordent en dedans. On voit les entorses arriver, dans les chutes sur les pieds, lorsque l'un de ces deux organes, étant dans l'abduction ou l'adduction, vient à supporter seul le poids du corps, ou bien après un faux pas, quand, dans une marche précipitée sur un sol inégal, le pied vient à tourner, soit en dedans, soit en dehors; alors en effet les ligamens de la partie interne ou ceux de la partie externe de l'articulation supportent tout l'effort. L'entorse du pied peut aussi arriver, dans des mouvemens forcés d'extension ou de flexion de l'articulation tibio-tarsienne, lorsque, par exemple, on fait une chute en arrière et que la pointe du pied se trouve retenue, ou quand on appuie la partie antérieure du pied, tandis que le talon n'est pas soutenu et s'abaisse fortement par la flexion forcée de l'articulation; dans le premier cas les tiraillemens portent spécialement sur les ligamens antérieurs, et dans le second, sur les ligamens postérieurs de l'articulation. Dans ces diverses entorses, la maladie peut avoir son siége à l'articulation du pied et à celles du tarse, en même temps.

L'affection scrofuleuse est une cause prédisposante à l'entorse du pied, lorsquelle a produit dans l'enfance un gonflement de l'extrémité inférieure des os de la jambe, et un relâchement plus ou moins considérable dans les ligamens correspondans. Il résulte de cette altération que le pied s'aplatit et s'écrase, que tout son bord externe vient appuyer sur le sol, que l'articulation reste beaucoup plus mobile, plus faible que dans l'état ordinaire, et moins capable de résister aux violences qu'elle peut éprouver. Il est d'observation que les individus qui ont les pieds plats, sont très-sujets aux entorses, et que souvent chez eux cet accident se manifeste plusieurs fois de suite à la même articulation. Dans les entorses légères les ligamens ont seulement souffert un allongement douloureux ; dans celles qui sont violentes, ces organes sont déchirés en tout ou en partie, les capsules synoviales sont quelquefois ouvertes, les cartilages articulaires contus, les parties molles qui entourent l'articulation, comme les tendons, les nerfs, les muscles, sont aussi plus ou moins tiraillées; les vaisseaux voisins sont parfois rompus, et laissent échapper le sang de leurs cavités.

Les entorses présentent des symptômes dépendans des lésions plus ou moins graves qu'ont éprouvées les parties molles qui entourent l'articulation. Au moment de l'accident, le malade ressent une douleur extrêmement vive, qui est quelquefois assez forte pour produire une prostration subite dans les forces, ou même la syncope. L'irritation qui résulte des tiraillemens et de la rupture des ligamens, détermine un afflux de liquides dans la partie affectée; celle-ci se gonfle peu à peu. L'engorgement est d'abord à peine marqué, mais après vingt-quatre heures il est ordinairement très-considérable et présente des caractères inflammatoires; l'articulation est énormément tuméfiée, tendue, chaude et douloureuse; la peau est légèrement rouge, ou colorée en bleu par des ecchymoses plus ou moins larges, dépendant de la rupture des vaisseaux voisins de l'articulation. Après l'accident, l'articulation peut exécuter tous les mouvemens qui lui sont ordinaires ; quelquefois même ces mouvemeus sont plus faciles que dans l'état naturel, à cause de la rupture de plusieurs ligamens. Dès que le gonflement est survenu, les mouvemens deviennent très-difficiles, extrêmement douloureux, et tendent à augmenter l'intensité des accidens inflammatoires. Aussi, dans ce cas, doit-on se garder d'en imprimer à l'articulation dans le but de constater la nature de la maladie; ces manœuvres dangereuses ne seraient que d'une faible utilité au chirurgien, pour établir son diagnostic, et pourraient avoir les plus fâcheux résultats pour le malade.

L'entorse légère est peu dangereuse; après un certain temps la douleur diminue insensiblement, le gonflement se dissipe, l'ecchymose se résout, les mouvemens se rétablissent peu à peu, et bientôt l'articulation revient à son état naturel. Quand la maladie est plus intense, qu'elle dépend d'un effort violent, et qu'elle a lieu dans une articulation serrée et entourée de forts ligamens, les accidens sont bien plus graves, et plus lents à se dissiper; quelquefois l'articulation reste plus faible, ce qui la dispose à éprouver de nouveau le même accident, ou bien elle contracte une roideur qui rend les mouvemens difficiles et gêne les fonctions du membre. Cette roideur ne se dissipe ordinairement qu'après un temps fort long; elle peut même durer toute la vie.

Les entorses peuvent avoir les conséquences les plus fâcheuses dans les cas où le traitement a été mal dirigé, ou lorsque les malades, peu dociles aux conseils de leurs chirurgiens, ont voulu se servir de l'articulation avant la cessation des accidens inflammatoires; dans ces cas, les symptômes locaux, après avoir diminué, restent stationnaires ou même prennent un nouvel accroissement, de manière que la maladie, au lieu de guérir en un mois, six semaines, peut se prolonger pendant plusieurs mois et même des années entières. Il n'est pas rare de voir la douleur et l'engorgement augmenter graduellement, la suppuration s'emparer de l'intérieur de l'articulation, déterminer le ramollissement des cartilages, la carie des os, etc.

Les accidens graves qui suivent les entorses peuvent bien se manifester chez les individus les mieux constitués, mais ils sont surtout à craindre chez les malades scrofuleux, scorbutiques, ou affectés de dépravation générale des solides et des humeurs. Très-souvent, chez eux, une entorse, même légère, en fixant un point d'irritation sur une articulation, devient la cause efficiente d'une tumeur blanche, qui peut déterminer la carie et nécessiter l'amputation.

Il est en général facile de reconnaître l'entorse à la nature et à la direction de la violence qu'a soufferte l'articulation, à la position dans laquelle le membre se trouvait au moment de l'accident, aux douleurs vives que le malade éprouve et qui augmentent pendant les mouvemens, à la facilité de ceux-ci, immédiatement après l'accident, ainsi qu'à la forme de l'articulation, qui est peu changée, parce que les surfaces articulaires n'ont pas cessé de se correspondre. Plus tard, l'engorgement inflammatoire qui survient dans les parties malades rend le diagnostic plus difficile, et exige beaucoup plus d'attention et de prudence de la part du chirurgien. L'entorse des articulations profondément situées, celles de la colonne vertébrale ou de l'articulation coxo-fémorale, par exemple, se manifestent, après l'accident qui les a causées, par des douleurs vives, permanentes, qui augmentent pendant les mouvemens, par divers autres symptômes généraux qui peuvent survenir, etc.

Le pronostic de l'entorse varie suivant le degré de l'affection, la nature de l'articulation et la disposition particulière des malades. Quand l'entorse est légère et a lieu chez un individu bien portant d'ailleurs, elle est peu grave, sa guérison s'obtient en quelques semaines, après un traitement méthodique. Quand l'entorse est violente et a lieu à une articulation très-serrée et entourée de forts ligamens, comme à celle du pied, elle est beaucoup plus dangereuse, exige plusieurs mois de traitement, et peut être suivie des accidens les plus fâcheux, surtout si le malade se sert du membre affecté avant que la douleur et l'engorgement soient complétement dissipés.

Le traitement de l'entorse a pour but de combattre l'inflammation, suite inévitable de l'allongement et de la rupture des ligamens, de favoriser la réunion des parties qui ont été déchirées, et de rendre à l'articulation sa force et l'entière liberté de ses mouvemens.

Quand l'entorse vient d'arriver, on peut avec beaucoup d'avantage faire plonger l'articulation malade dans de l'eau très-froide, qui agit comme repercussif, calme la douleur et l'irritation, et s'oppose au développement de l'engorgement inflammatoire. On augmente encore l'effet sédatif et résolutif de l'eau froide, en y ajoutant deux gros d'acétate de plomb par pinte; il faut avoir soin de prolonger cette immersion de la partie malade pendant plusieurs heures de suite, et de renouveller l'eau à mesure qu'elle s'échauffe. Quand le membre est retiré de l'eau, on l'enveloppe avec des compresses épaisses, trempées dans le même liquide, et que l'on imbibe souvent. L'entorse est-elle légère, l'emploi de ces moyens répercussifs suffit le plus ordinairement pour prévenir l'irritation et le développement du gonflement inflammatoire; il faut en continuer l'usage jusqu'à parfaite guérison. Cependant, on ne pourrait, sans imprudence, les employer chez les femmes qui sont à l'époque de leur règles à l'instant de l'accident, ou chez les personnes qui ont la poitrine délicate, qui sont phthisiques, ou qui sont échauffées par un exercice violent, et dont le corps est baigné de sueur. Les répercussifs seraient aussi de bien peu d'utilité dans les entorses profondes, lorsqu'une grande épaisseur de parties molles sépare les articulations malades des tégumens. Quand l'entorse est très-violente, ou que déjà un gonflement inflammatoire considérable est survenu, les répercussifs seraient plus nuisibles qu'utiles. Incapables de faire avorter l'inflammation, et de calmer la douleur, ils ne feraient qu'augmenter l'intensité des accidens. Il faut, dans ces cas graves, employer le traitement antiphlogistique général et local; pratiquer au malade des saignées plus ou moins copieuses, suivant son âge, sa force, l'intensité des symptômes inflammatoires; couvrir de sangsues l'articulation tuméfiée, et permettre au sang de s'écouler plusieurs heures. Nous obtenons, à l'hôpital Saint-Louis, les plus grands avantages de l'emploi des sangsues, dans les entorses des articulations des membres, et des ventouses scarifiées dans celles de la colonne vertébrale. On laisse la partie malade dans le repos le plus absolu; on lui donne une position élevée, afin d'empêcher la stase des liquides : on l'entoure de cataplasmes émolliens et narcotiques, que l'on a soin de renouveler deux fois par jour. Le malade doit être mis à une diète sévère, et boire en abondance des tisanes délayantes et laxatives, comme de l'eau de veau, de poulet, de gomme. Quand, par l'application prolongée des topiques émolliens, on a calmé l'irritation et diminué les douleurs et l'engorgement, on doit leur substituer les résolutifs; on entoure l'articulation avec des compresses trempées dans une dissolution d'acétate de plomb, de muriate d'ammoniaque, ou de muriate de soude : on peut animer ces dissolutions en y ajoutant sept à huit onces d'alcohol camphré par pinte. On peut également mettre en usage les cataplasmes faits avec les farines résolutives, les décoctions aromatiques, les douches d'eau alcaline ou sulfureuse, les bains de Barrège, de Bourbonne, les boues de Saint-Amand.

Pendant tout le traitement, on devra s'abstenir d'imprimer aucun mouvement à l'articulation malade. Les mouvemens, en effet, auraient ici l'inconvénient de prolonger l'irritation, d'en augmenter même l'intensité, et de s'opposer à la cicatrisation des ligamens et des autres parties molles déchirées aux environs de l'articulation.

Quand l'entorse a lieu à l'articulation du pied, le malade ne doit essayer à marcher que lorsque la douleur et l'engorgement sont entièrement dissipés. Il est très-utile aussi, dans ce cas, de remédier à la faiblesse des ligamens qui suit l'accident, de prévenir une rechute, et de diminuer l'engorgement œdémateux du membre, en entourant l'articulation avec un bandage compressif méthodiquement appliqué, ou bien en faisant porter au malade un brodequin de toile ou de peau de chien, serré et lacé sur le côté.

Quelquefois, après les entorses, les ligamens restent dans un état de roideur et de tension qui rend très-difficiles et très-incomplets les mouvemens du membre affecté. On peut, dans ces cas, employer les fomentations et les douches émollientes; les bains de vapeur simples ou aromatiques; les frictions faites sur les parties malades avec une flanelle enduite d'huile camphrée ou d'un liniment volatil; on a aussi conseillé de faire plonger le membre dans la gorge ou le ventre d'un bœuf nouvellement tué. Il faut imprimer avec précaution des mouvemens variés à l'articulation, et prescrire au malade l'usage des eaux thermales sulfureuses. Enfin, quand l'entorse a déterminé la formation d'une tumeur blanche et la carie des surfaces articulaires, on doit se conduire comme dans le traitement de ces diverses maladies. *Voyez* TUMEUR BLANCHE, CARIE. (J. CLOQUET.)

ENTOZOAIRES, s. m. pl., *entozoa*, de ἐντὸς, intérieur, et de ζῶον, animal. Ce mot a été imaginé par M. Rudolphi, pour désigner la famille des êtres animés qui vivent dans l'intérieur du corps des autres animaux, et qu'on distingue généralement sous le nom de *vers intestinaux*. L'expression créée par M. Rudolphi est bien préférable, à cause de sa grande justesse, et en cela qu'elle s'applique à tout être animé quelconque qui se trouve dans quelque partie que ce soit d'un corps animal. Cependant, comme elle n'est pas encore universellement adoptée, ce sera à l'article VERS que nous présenterons à nos lecteurs l'histoire des entozoaires. (HIP. CL.)

ENTRAILLES, s. f. pl., *viscera;* ce mot est employé dans le langage vulgaire pour désigner les viscères renfermés dans les cavités splanchniques, et spécialement ceux que contient l'abdomen.

ENTROPION, s. m., *entropium*, de ἐν, en dedans, et de τρέπω, tourner. On a donné ce nom à une maladie dans laquelle les paupières se renversent en dedans, vers le globe de l'œil. *Voyez* TRICHIASIS. (J. CL.)

ÉNURÉSIE, s. f. *enuresis;* écoulement involontaire d'urine: inusité. *Voyez* INCONTINENCE D'URINE.

ENVIE, s. f.; nom vulgaire par lequel on désigne les altérations congéniales observées dans la structure et la couleur de la peau. Plenck en fait mention sous le nom de *maculæ maternæ.* Sauvages, Lorry et quelques autres pathologistes appellent indistinctement *nævus*, *nævus maternus*, *nævus ab imaginatione maternâ pendens*, ces mêmes maladies des tégumens. En adoptant le mot *nævus* comme terme générique, Bateman l'a débarrassé, avec raison, de ses adjectifs. Seul il indique un des caractères extérieurs de ces altérations de la peau du fœtus, puisqu'il signifie littéralement une *tache* congéniale, un changement de couleur à la peau : accolé au mot *maternus*, il n'exprimerait plus qu'une hypothèse; rien ne prouve en effet qu'elles soient produites par l'imagination de la mère, ou par des *envies* qu'elle aurait éprouvées pendant sa grossesse. Ces considérations ont fixé notre choix sur la dénomination employée par Bateman. *Voyez* NÆVUS. (P. RAYER.)

ÉPANCHEMENT, s. m., *effusio.* Ce mot est employé à peu près dans le même sens que les mots effusion, extravasation; c'est le déplacement d'un liquide quelconque, qui sort d'un lieu que la nature lui avait destiné, pour en occuper un autre qui ne doit pas le contenir. Cette définition, qui peut s'appliquer à presque tous les épanchemens, convient spécialement aux hémorrhagies cérébrales, aux collections sanguines et séreuses qui peuvent se former dans la poitrine, dans le ventre, etc., aux épanchemens de substances alimentaires, de bile, d'urine, de matières stercorales, que l'on a quelquefois occasion d'observer dans cette dernière cavité. Ces déplacemens de liquides, toujours contraires à l'ordre établi par la nature, doivent être étudiés isolément dans les différentes cavités qui leur servent de foyers. Nous nous bornerons à examiner ici les épanchemens qui peuvent se faire dans la tête, dans la poitrine, dans le ventre et dans le tissu cellulaire extérieur.

Épanchemens dans la tête.—Toutes les régions de l'intérieur du crâne et les divers points de l'organe que contient cette cavité peuvent devenir le siége d'un épanchement. En effet, ces effusions se manifestent tantôt entre les os du crâne et la dure-mère, tantôt entre cette membrane et le cerveau, souvent dans la duplicature de l'arachnoïde, parfois dans l'intérieur des ventricules; quelquefois enfin dans la substance même de l'encéphale. Dans quelques cas, ces épanchemens se font dans plusieurs endroits à la fois; d'autres fois ils sont isolés. La matière qui les forme peut être du sang, de la lymphe, du pus; la couleur du liquide épanché n'est pas toujours la même; elle est tantôt rouge, rougeâtre, jaune, verdâtre, noirâtre; tantôt trouble-blanchâtre; quelquefois, au contraire, diaphane et limpide; sa quantité varie beaucoup : on en a rencontré depuis quelques gouttes jusqu'à une ou plusieurs pintes.

Les épanchemens qui se font dans la cavité crânienne constituent quelquefois eux-mêmes la maladie; d'autres fois on doit les considérer comme la suite, comme l'effet d'une autre affection, de là la distinction des épanchemens en idiopathiques et en symptomatiques. Ils sont, en général, provoqués par une cause externe, ou par un désordre de l'encéphale dû à une cause interne. Les épanchemens provoqués par cette dernière cause ne sont malheureusement pas rares, et font succomber la plupart des individus qui en sont affectés. Les ouvertures des cadavres ont fait rencontrer, chez un grand nombre de sujets, des effusions sanguines plus ou moins considérables. (*Voyez* APOPLEXIE.) On peut en dire autant des épanchemens séreux qu'on a également trouvés sur tous les points de l'étendue du crâne. Les collections lymphatiques se développent chez quelques individus frappés d'apoplexie, ou constituent la plus redoutable de toutes les hydropisies. (*Voyez* HYDROCÉPHALE.) Les recherches cadavériques ont également fait découvrir des congestions purulentes dans l'intérieur du crâne, qui reconnaissent pour cause une inflammation intérieure (*voyez* ENCÉPHALITE, MÉNINGITE), ou la carie de la portion mastoïdienne de l'os temporal. *Voyez* CARIE.

Les épanchemens produits par une cause externe ne sont ni moins graves, ni moins dangereux. Les fractures des os du crâne sont nécessairement suivies de la lésion des vaisseaux du diploé, et de ceux qui vont de la dure-mère au crâne. Ces vaisseaux laissent suinter une plus ou moins grande quantité de sang; ce liquide coule sur la dure-mère détachée dans l'endroit qui correspond à la fracture. Des instrumens piquans ou tranchans peuvent blesser des vaisseaux plus ou moins profonds. L'épanchement reconnaît souvent pour cause une chute, un coup reçu sur la tête. Ainsi l'ébranlement que le cerveau éprouve dans une forte percussion de la tête détermine la rupture d'un plus ou moins grand nombre de ses vaisseaux, et une effusion sanguine qui peut être par conséquent plus ou moins considérable. Une contusion de la substance cérébrale en déchire le tissu, et donne également lieu à un épanchement sanguin, qui se trouve confondu avec les débris de l'organe déchiré.

Dans les lésions de la tête par cause externe et sans solution de continuité aux tégumens, il est difficile de reconnaître le lieu où se trouve l'épanchement. On sait que celui qui est le résultat d'une fracture se fait ordinairement entre le crâne et la dure-mère, dans l'endroit même où l'os a été brisé, tandis que celui qui survient à la suite d'une commotion est situé dans l'endroit diamétralement opposé au lieu sur lequel l'agent vulnérant a exercé son action. Dans ce dernier cas, l'épanchement peut se faire à la surface du cerveau, dans les ventricules, dans l'intérieur de la substance cérébrale : s'il y a tout à la fois fracture et commotion, on rencontre alors deux épanchemens bien distincts; l'un est situé sous la région fracturée, et l'autre occupe le lieu opposé.

Les épanchemens provoqués par des lésions extérieures varient sous le rapport de la quantité de sang qui les constitue. Cette quantité est relative au nombre et aux dimensions des vaisseaux lésés et à la résistance plus ou moins grande opposée par la partie sur laquelle le liquide se répand. Les épanchemens qui se font sur la dure-mère occupent une certaine étendue, tandis que ceux qui se forment sur le cerveau sont plus circonscrits, plus ramassés, mais bien plus profonds. En général, ces collections sanguines sont plus considérables, lorsqu'elles se manifestent dans les ventricules, que quand elles ont lieu dans la substance même du cerveau.

Le sang épanché sur ou dans le cerveau exerce une action purement mécanique. Le liquide comprime les parties sur lesquelles il repose, et en gêne les fonctions. La compression et la gêne qu'il occasione sont en raison directe de sa quantité. En effet, si l'épanchement se fait d'une manière lente, les accidens qui dépendent de la compression se manifestent successivement et avec une gradation bien marquée dans leur intensité. Les signes d'un épanchement dans le crâne, observés par les auteurs, sont : la pesanteur de la tête, la difficulté des mouvemens, une paresse insurmontable, l'assoupissement comateux, le réveil difficile et qui se fait toujours en sursaut, souvent la paralysie de tout un côté du corps, et quelquefois un état convulsif des muscles du côté opposé (Abernethi); la fièvre se déclare ordinairement; et si l'affusion sanguine s'est faite lentement, l'inflammation peut s'emparer des parties qui avoisinent l'endroit où elle s'est opérée. Quand le sang s'épanche très-promptement, et en quantité suffisante pour exercer une forte compression sur le cerveau, le malade perd connaissance à l'instant même, tombe dans un assoupissement profond, et ne donne de signes de vie que la continuation de la circulation et de la respiration; cette dernière est presque toujours stertoreuse; enfin, si l'épanchement est très-considérable, il peut faire cesser à l'instant l'influence de l'organe cérébral, c'est-à-dire faire périr subitement l'homme le plus fort et le plus vigoureux. Il existe une grande analogie entre les symptômes de l'épanchement et ceux de la commotion; et il est quelquefois assez difficile de les distinguer. On sait que les accidens dépendant de la commotion surviennent au moment même de la chute ou du coup reçu sur la tête, tandis que ceux de l'épanchement ne se déclarent qu'après un temps plus ou moins long.

Il est sans doute bien important de savoir qu'il y a du sang épanché dans le crâne; mais cela ne suffit pas : car on ne pourrait pas mettre en usage les moyens propres à y remédier, si l'on ignorait le lieu que cette collection occupe. Les signes qui peuvent conduire à la connaissance du siége de l'épanchement sont : la paralysie de tout un côté du corps, et les indices fournis par les affections locales, comme plaies, contusions, empâtement, etc. La paralysie indique le côté de la tête où s'est fait l'épanchement. Des observations nombreuses faites sur l'homme, et des expériences tentées sur les animaux démontrent que l'épanchement siége toujours du côté du crâne opposé à celui du corps où la paralysie se manifeste. On a attribué ce phénomène à l'entrecroisement des nerfs. Il est utile de faire remarquer ici qu'il n'y a pas paralysie toutes les fois qu'il s'est opéré un épanchement, et que, lorsqu'elle existe, elle n'indique que le côté de la tête où la collection s'est faite, mais n'en précise pas l'endroit, qui peut être à l'extérieur ou à l'intérieur, en haut, en bas, en avant, en arrière ou sur le côté de l'hémisphère. Toutefois nous devons dire que quelques circonstances peuvent servir ici à éclairer le chirurgien. Lorsque le crâne, par exemple, a été mis à nu ou a été fracturé, on peut être presque certain que l'épanchement existe sous la dure-mère ou entre le crâne et cette membrane. Quoique la plaie ne pénètre pas jusqu'à l'os, on doit l'agrandir pour examiner la surface crânienne. On doit tenir la même conduite, quoiqu'il n'y ait au dehors qu'une simple contusion. La tendance habituelle du malade à se coucher sur un côté de la tête, dans l'espérance de se soulager, l'affectation de porter une main vers un endroit quelconque du crâne, la présence d'un empâtement douloureux, etc., autorisent le chirurgien à dénuder les os pour s'assurer s'il existe réellement une fracture.

Le pronostic des épanchemens est, en général, très-fâcheux; cependant le danger est relatif à la cause qui le détermine. Ainsi on peut concevoir quelques espérances, lorsque l'épanchement dépend d'une fracture : en effet, il a presque toujours lieu, dans ce cas, sur la dure-mère, à l'endroit même de la lésion osseuse, et l'application d'une ou plusieurs couronnes de trépan peut lui donner issue. Le danger est bien plus grand dans les simples fêlures, parce qu'on peut penser que le mouvement imprimé au crâne ne s'est pas épuisé en fendant l'os, et que l'excédant de ce mouvement transmis au cerveau a occasioné une commotion et un second épanchement. L'effusion sanguine qui se manifeste à la suite d'un ébranlement du cerveau, est excessivement grave, parce qu'elle est placée dans l'endroit opposé à celui qui a été frappé, et qu'elle peut se trouver sous la dure-mère, dans les ventricules, dans la substance du cerveau, etc.

Peut-on espérer que le sang épanché dans le crâne sera résorbé par les vaisseaux lymphatiques? Les fonctions de l'encéphale sont très-essentielles pour l'entretien et la conservation de la vie, et on doit craindre que leur gêne prolongée ou leur interruption ne fasse périr le malade avant que les vaisseaux absorbans aient eu le temps de pomper le sang dont la présence provoque ces dérangemens. L'opération du trépan est le seul remède efficace; mais on ne doit avoir recours à cette opération que lorsque des signes certains, ou au moins de fortes présomptions autorisent à penser que l'épanchement est situé entre le crâne et la dure-mère, ou entre le cerveau et cette membrane. On ne trépanera donc que lorsqu'on aura remarqué une fracture; encore faut-il faire attention que, quand la fracture est avec esquilles, le sang peut s'écouler de lui-même à travers l'intervalle des pièces osseuses. Si, après avoir ouvert le crâne, on ne trouve pas de sang épanché sur la dure-mère, mais si cette membrane est douloureuse et noirâtre, si elle fait hernie dans l'ouverture pratiquée à l'os, et paraît molle et fluctuante, il faut la fendre au moyen d'une incision cruciale, afin de faciliter une issue au sang qui s'est épanché au-dessous d'elle. Lorsque l'épanchement est le résultat de la commotion, et qu'on est par conséquent incertain sur le lieu qu'il occupe, on doit se borner à mettre en usage les moyens généraux, tels que les saignées, spécialement celle du pied; les boissons émétisées, les lavemens purgatifs, l'application d'un large vésicatoire sur la tête, qu'on a eu la précaution de faire raser avant. *Voyez* COMMOTION, PLAIE.

Épanchemens dans la poitrine.—On rencontre très-fréquemment des épanchemens dans la poitrine; ces collections présentent des variétés, tant sous le rapport de leur siége que sous celui de la matière qui les constitue; elles peuvent se former dans le péricarde (*voyez* HYDROPÉRICARDE, PÉRICARDITE, PLAIE), dans les sacs formés par les plèvres ou dans l'écartement de ces deux membranes, connu sous le nom de *médiastin*. On en rencontre aussi dans le tissu propre du poumon ou sur un point quelconque des voies aériennes. De l'air, de l'eau, de la lymphe, du chyle, du sang, du pus, des substances alimentaires, peuvent s'épancher dans la poitrine, et déterminer des accidens plus ou moins redoutables. Nous ne nous occuperons ici que des six dernières substances, parce qu'il a déjà été question de l'épanchement de l'air dans la poitrine, au mot *Emphysème*, et qu'on y reviendra au mot *Pneumothorax*.

Épanchemens dans les sacs des plèvres. — Ces épanchemens, connus généralement sous le nom d'*empyème* (*voy.* ce mot), ne constituent pas une maladie essentielle; ce sont plutôt le symptôme, le résultat, la terminaison de plusieurs maladies; mais ce symptôme est d'une si grande importance, qu'il mérite toute l'attention du médecin. L'empyème peut être déterminé par la lésion d'une des artères intercostales ou la division des troncs vasculaires du poumon; par la blessure du cœur et des gros vaisseaux qui se trouvent à la base de cet organe; par des péripneumonies chroniques terminées par suppuration, le pus se faisant jour dans la cavité des plèvres. L'empyème peut se manifester à la suite des pleurésies aiguës ou latentes, qui ont provoqué la sécrétion d'une plus ou moins grande quantité de pus ou de sérosité. L'accumulation de ce dernier liquide dans la poitrine peut tenir aussi à d'autres causes. (*Voyez* HYDROTHORAX.) Enfin, on a vu quelquefois l'empyème dépendre d'abcès du foie, qui avaient pénétré dans la cavité droite de la poitrine. Au reste, et nous pouvons le dire ici par anticipation, quelle que soit la nature ou la source du liquide épanché, l'empyème présente toujours les mêmes signes, et réclame à peu près les mêmes indications curatives.

La pleurésie, et spécialement la pleurésie chronique, avons-nous déjà dit, est la cause la plus ordinaire de l'empyème. Si la résolution n'a pas lieu dans cette phlegmasie, il suinte de la surface de la plèvre un liquide de qualité variable. A l'ouverture du corps, il s'écoule de la poitrine une plus ou moins grande quantité de ce liquide. Après sa sortie, on remarque un vide qui pourrait faire penser que le poumon a été détruit par la suppuration. Il existe cependant tout entier; mais il est comprimé, refoulé contre le médiastin, et réduit à un très-petit volume.

L'épanchement occupe rarement les deux cavités de la poitrine. Tantôt il se forme avec rapidité, et devient très-considérable dans un court espace de temps; tantôt, au contraire, ses progrès sont très-lents. Cet accident étant presque toujours la suite d'une plaie pénétrante de la poitrine ou d'une phlegmasie des organes thoraciques, les symptômes qui le caractérisent sont toujours précédés par la maladie qui le détermine. Ainsi, on ne doit jamais négliger la connaissance des affections qui se sont manifestées antérieurement. Les signes commémoratifs sont, par exemple, d'une grande valeur dans les plaies de la poitrine. Souvent on peut reconnaître alors non-seulement l'existence de l'épanchement sanguin, mais apprécier même la naissance, les progrès et la cessation de cette espèce d'épanchement. Ces signes ne méritent pas moins de confiance dans les autres maladies qui peuvent donner lieu à l'empyème: ainsi, si un individu a éprouvé une pleurésie ou une péripneumonie; si ces phlegmasies ne se sont pas terminées franchement, ou si, après un amendement de courte durée, le malade a éprouvé des frissons irréguliers, une fièvre lente avec des redoublemens nocturnes, on peut croire que la maladie inflammatoire s'est terminée par suppuration, et que les symptômes que le malade éprouve actuellement dépendent de l'épanchement du pus dans la poitrine.

L'existence d'un liquide quelconque épanché dans la cavité des plèvres se manifeste par des phénomènes généraux et par des phénomènes locaux. On range parmi les premiers l'oppression, l'étouffement, un sentiment de plénitude et de pesanteur sur le diaphragme; la respiration est difficile, courte, fréquente et en quelque sorte convulsive; on remarque que l'inspiration est plus pénible que l'expiration; une toux, le plus souvent sèche, quelquefois humide, tourmente les individus affectés d'empyeme. Le pouls est petit, fréquent. Lorsque l'épanchement occupe seulement une des cavités de la poitrine, le malade ne peut, en général, se coucher que sur le côté affecté; s'il a lieu dans les deux plèvres, éprouvant alors une gêne égale à se coucher sur l'un comme sur l'autre côté, il se met sur le dos, la tête très-élevée et inclinée sur la poitrine. Lorsque l'épanchement n'est pas considérable, le malade peut se lever et faire quelque exercice : il n'en est pas de même dans le cas contraire. En effet, il ne peut se mouvoir pendant quelques instans sans perdre haleine. S'il se couche horizontalement, il éprouve bientôt un état d'anxiété qui le force à changer de position, et à se placer de manière que la tête et les épaules soient très-élevées; quelquefois même il est obligé de se tenir assis, la tête fléchie sur la poitrine, et le corps légèrement porté en avant, ainsi que les bras Dans ce dernier état, qui doit faire supposer que l'épanchement est porté à un très-haut degré, la respiration s'exécute avec la plus grande difficulté; le visage est gonflé, livide, bleuâtre, la suffocation imminente, la parole lente, entrecoupée, quelquefois impossible; le sommeil est fréquemment interrompu par des rêves pénibles, ou par des menaces de suffocation. Cependant les facultés intellectuelles conservent leur intégrité.

Examinons maintenant les phénomènes locaux. Le cœur, pressé par le liquide, se déplace plus ou moins. Dans un cas d'épanchement considérable au côté gauche de la poitrine, le déplacement était tel, dit M. Boyer, que les pulsations de cet organe se faisaient sentir au côté droit, près de l'aisselle. On prétend que, lorsque les malades se meuvent dans leur lit, ou lorsqu'ils marchent, ils entendent la fluctuation du liquide, et les oreilles des personnes qui les entourent sont frappées par une sorte de bruit, une espèce de gargouillement. Ambroise Paré, Fanton, Mauchart, Wolff, Willis, Morgagni, etc., rapportent des cas dans lesquels les mouvemens spontanés du tronc faisaient entendre au malade, et quelquefois aux assistans, le bruit de la fluctuation d'un liquide. M. Boyer a vu, en consultation avec MM. Hallé et Janroy, un jeune homme qui, lorsqu'il descendait un escalier, entendait d'une manière très-disctincte, dans sa poitrine, le bruit de la fluctuation d'un liquide. La cavité de la poitrine où s'est fait l'épanchement est plus ample et plus élevée que l'autre : cette différence est très-remarquable lorsque l'on examine la partie postérieure du thorax ; les côtes s'élèvent, les espaces qui les séparent s'élargissent, débordent les os chez les sujets maigres, et permettent d'apprécier la fluctuation. La dilatation de la poitrine, dans les cas d'épanchemens, a été observée par Hippocrate et par tous les auteurs qui ont traité de l'empyème jusqu'à nos jours ; elle est plus marquée chez les sujets maigres que chez ceux qui ont beaucoup d'embonpoint. Elle l'est fort peu chez les femmes dont les mamelles sont volumineuses. On constate la dilatation du côté de la poitrine affecté, en mesurant chaque côté du thorax avec un ruban de fil, que l'on conduit horizontalement du milieu du sternum vers le sommet d'une des apophyses épineuses des vertèbres dorsales. La différence que l'on trouve entre les deux longueurs représente avec exactitude le degré d'ampliation de la cavité qui renferme l'empyème.

Le diaphragme, pressé par le liquide, s'abaisse, et refoule vers l'abdomen les organes digestifs. Ce changement de rapport doit rendre le ventre plus saillant, spécialement l'hypocondre qui répond au côté malade. Si on examine avec attention un individu affecté d'empyème, lorsqu'il repose sur le dos, on remarque que les côtes qui recouvrent le côté sain sont à peu près les seules qui se meuvent, tandis que les autres sont immobiles.

Dans l'empyème de pus, accident qui succède ordinairement, avons-nous déjà dit, à une phlegmasie de poitrine, la fièvre diminue lorsque le pus est formé, mais ne cesse pas entièrement ; les pommettes du malade se colorent ; il se manifeste de la chaleur à la paume des mains, qui augmente le soir et après les repas. Bientôt les parties supérieures du corps se couvrent de sueur pendant la nuit. Le malade éprouve une soif dévorante ; l'appétit se perd, la faiblesse augmente ; le dévoiement survient ; les ongles se recourbent, deviennent luisans, et prennent une teinte jaune : cette couleur s'observe déjà sur toute l'habitude du corps. Il survient des lipothymies; la figure s'altère, la vue s'affaiblit, les pupilles se dilatent, etc., etc.

Le diagnostic de l'empyème de sang est quelquefois très-difficile; toutefois on l'établit avec plus ou moins de certitude, lorsqu'à la suite d'une blessure profonde de la poitrine, des signes d'épanchement se manifestent; ces signes acquièrent une plus grande valeur, si le malade a éprouvé primitivement les accidens des hémorrhagies, c'est-à-dire le froid et la pâleur de la face et des membres, le claquement des dents, la faiblesse et la concentration du pouls, des syncopes, etc.

Les praticiens prétendent que lorsque l'empyème est ancien, il se forme souvent sous la peau une ecchymose plus ou moins large, qui s'étend, dans le cas où la plèvre contient du sang épanché, jusqu'à la région lombaire correspondante au côté affecté. On observe, dit-on, un empâtement œdémateux, qui est bientôt suivi d'un abcès dans l'empyème de pus; enfin il se manifeste un œdème simple lorsque l'épanchement est séreux. Il ne faut pas donner une trop grande importance à ces signes : en effet, on sait aujourd'hui que le premier est loin de mériter l'importance que lui avait accordée Valentin. On peut en dire autant des autres; l'expérience a démontré depuis long-temps que leur existence n'est pas constante.

Le diagnostic de l'empyème ne présenterait pas de difficulté, si tous les symptômes, ou du moins ceux que je viens de décrire, existaient constamment; mais l'observation nous apprend qu'un plus ou moins grand nombre de ces symptômes manque souvent, et que lorsqu'ils se manifestent, ils sont quelquefois peu prononcés ou ont de l'analogie avec les signes de certaines affections du cœur ou du poumon : aussi a-t-on beaucoup d'exemples d'empyèmes qui n'ont été reconnus qu'après la mort. Nous savons enfin qu'il y a des maladies dont les symptômes ressemblent tellement à ceux de l'empyème, qu'on peut croire qu'un épanchement quelconque existe réellement, alors même que les cavités de la plèvre ne contiennent pas une seule goutte de liquide. Les chirurgiens n'ignorent pas qu'on a ouvert quelquefois la poitrine sans y trouver les épanchemens que des phénomènes assez nombreux semblaient annoncer. Cependant, comme il n'est permis d'entreprendre l'opération de l'empyème que dans le cas où il n'y a aucun doute sur l'existence de cet accident, on sent qu'on ne doit rien négliger pour assurer le diagnostic. Pour atteindre ce but, on a proposé divers moyens d'exploration que nous allons examiner rapidement.

Nous avons déjà dit que le liquide épanché dans la poitrine faisait éprouver quelquefois, lorsque le malade exécutait quelques mouvemens, une espèce d'ondulation plus ou moins manifeste. On a imaginé, pour pouvoir entendre ce bruit, de saisir les épaules par derrière, de leur imprimer quelques secousses, et d'écouter la fluctuation du liquide contenu dans la poitrine. Cette méthode d'exploration, connue sous le nom de succussion, trop oubliée par les modernes, est décrite de la manière suivante, dans le *Traité des Maladies*, attribué à Hippocrate : « Après avoir posé le malade sur un siége solide et qui ne puisse vaciller, faites tenir ses mains étendues par un aide; secouez-le ensuite par l'épaule, afin d'entendre de quel côté la maladie produira du bruit. » Le bruit de la fluctuation, dit M. Laennec, ne peut jamais être entendu dans l'empyème simple ; la commotion la plus forte, imprimée alors à la poitrine, ne donne aucun résultat satisfaisant ; mais lorsque le pneumothorax est joint à cette affection, on entend distinctement la fluctuation du liquide, en secouant le malade, ainsi que l'a dit Hippocrate. En employant le procédé indiqué par le père de la médecine, la commotion ne fatigue pas plus le malade que la percussion de la poitrine ou l'action de palper l'abdomen. Il n'est point nécessaire, pour entendre la fluctuation, d'imprimer au tronc une très-forte secousse ; il suffit de secouer un peu rapidement l'épaule du malade, en ayant soin de borner le mouvement et de l'arrêter tout à coup. Cette méthode est sûre, dit M. Laennec, dans les cas où il existe tout à la fois un épanchement liquide et un épanchement aériforme dans les cavités de la poitrine.

La percussion des parois thorachiques fournit un son mat, lorsqu'il existe un épanchement dans les plèvres (*Voyez* PERCUSSION) ; mais ce signe étant commun aux épanchemens formés dans la poitrine, aux hépatisations chroniques, aux indurations blanches, aux abcès du poumon, etc., ne peut servir à caractériser l'empyème qu'autant qu'il se trouve réuni à la plupart des autres symptômes qui appartiennent à cette affection. Pour tirer quelque parti de ce mode d'exploration, il faut l'employer à plusieurs reprises, le malade étant dans diverses situations. Je vais chercher à rendre ce précepte sensible par quelques exemples : lorsque l'épanchement n'est pas complet, le sommet de la poitrine rend encore un son clair, si le malade est assis, tandis que la base est insonore; lorsque le sujet se couche sur le dos, les parties postérieure et latérales du thorax rendent un son mat, tandis que celles qui avoisinent le sternum résonnent parfaitement. Le contraire a lieu lorsque le malade se couche sur le ventre. On sent que ces phénomènes dépendent de la présence d'un corps mobile dans la poitrine, qui obéit aux lois de la pesanteur, et que ce corps ne peut être autre chose qu'un liquide.

Dois-je parler ici de la pression abdominale proposée par Bichat? On sait que ce grand physiologiste a imaginé, comme un moyen propre à constater l'existence des épanchemens thorachiques, de refouler fortement, de bas en haut, l'hypocondre qui répond au côté affecté; il pensait qu'on devait augmenter par-là la gêne et l'embarras de la respiration, ainsi que le sentiment d'étouffement : ces inductions n'ont pas été confirmées par l'observation; on a même obtenu un résultat tout-à-fait contraire: en effet, la pression abdominale, exercée du côté sain, détermine plus d'accidens que celle du côté malade : on doit à M. Rullier l'explication de ce phénomène. Le poumon qui est affaissé et refoulé par l'empyème étant nul, le poumon du côté sain doit jouir nécessairement d'un surcroît d'activité, et ne saurait supporter, dit M. Rullier, aucune entrave à ses mouvemens, sans que la respiration devienne aussitôt plus laborieuse et plus pénible.

L'osculation médiate dònne les moyens de reconnaître avec certitude l'existence des divers épanchemens qui peuvent se former dans la cavité des plèvres, et indique même leur abondance plus ou moins grande. M. Laennec s'est assuré que lorsqu'il existe une très-grande quantité de liquide interposé entre le poumon et la paroi thorachique correspondante, on ne peut pas entendre, à l'aide du stéthoscope, l'espèce de bruit ou plutôt le murmure très-distinct, quoique léger, que l'entrée et la sortie de l'air déterminent durant les mouvemens respiratoires. Toutefois il faut excepter le voisinage de la colonne vertébrale, le long de laquelle la respiration s'entend encore dans une largeur d'environ trois doigts, mais avec moins de force que du côté opposé: si l'on fait parler le malade, le liquide épanché ne laisse parvenir à travers le cylindre aucune partie de la voix; la respiration devient ordinairement alors sonore, bruyante, *puérile* dans le côté sain. Lorsque l'épanchement est moins considérable, la respiration s'entend encore, mais bien moins que du côté opposé à l'épanchement : le frémissement qui l'accompagne cesse d'avoir lieu. Si l'on applique le stéthoscope au niveau du liquide épanché, la voix du malade commence à parvenir à l'oreille ; mais elle est altérée, peu distincte, et comme chevrotante; enfin, dans les points où le thorax est libre, la voix et la respiration se font entendre, au moyen du cylindre, comme dans l'état naturel. Si l'empyème se complique de l'ulcération du poumon, et qu'une division des bronches communique avec cette surface ulcérée, on entend, à l'aide du stéthoscope, pendant que le malade tousse ou respire, un bruit analogue à celui qui résulterait de la chute d'une épingle ou d'un grain de sable dans une coupe de métal. Ce bruit assez remarquable, que M. Laennec appelle *tintement métallique*, dépend sans doute du choc de l'air contre la surface du liquide épanché. Lorsque l'épanchement commence à diminuer par l'effet de l'absorption, on s'en aperçoit d'abord à l'intensité plus grande du bruit de la respiration dans la partie du dos où il n'avait jamais cessé de se faire entendre entièrement ; bientôt on commence à l'entendre également à la partie supérieure de la poitrine et sur le sommet de l'épaule ; quelques jours après on l'entend sous l'omoplate, et plus tard sur les autres parties du thorax.

Terminaisons et pronostic de l'empyème. — Abandonné à lui-même, c'est-à-dire aux forces de la nature, l'empyème se termine heureusement dans quelques cas ; mais le plus souvent il cause la mort. On cite beaucoup d'exemples de guérison : tous les faits connus ou publiés ne méritent pas la même confiance. Parmi les terminaisons heureuses, la plus ordinaire, ou plutôt la moins rare, est celle où la matière de l'empyème se fraye une route au travers de la plèvre, des muscles intercostaux, et forme sous la peau une tumeur fluctuante, dont l'ouverture est suivie de l'évacuation et de la détersion du foyer. Quelquefois l'ulcération de la plèvre et du tissu pulmonaire fait parvenir cette même matière jusque dans l'une des divisions bronchiques, et l'évacuation s'en fait par les crachats. L'absorption, sollicitée et rendue plus active par des médicamens appropriés, a dissipé parfois des épanchemens considérables de sang, de pus ou de sérosité; enfin quelques malades que l'on croyait attaqués d'empyème ayant recouvré la santé en même temps qu'ils ont rendu avec l'urine ou par les selles une matière purulente ou puriforme, on a prétendu que la nature s'était servie de ces voies insolites pour porter au dehors les différens liquides épanchés dans la poitrine. Il est probable, dit M. Boyer, qu'on se sera trompé sur la nature de la maladie et sur celle du liquide rendu avec les urines ou avec les selles.

Nous avons dit plus haut que l'empyème se termine souvent par la mort. L'époque de cette fin funeste est très-variable. Lorsque l'inflammation qui a précédé l'empyème a été vive et rapide dans sa marche, que la quantité de pus est considérable, le malade succombe ordinairement très-vite; il n'en est pas de même lorsque la phlegmasie a eu peu d'intensité et une marche lente; les malades, dans ce dernier cas, ne meurent qu'après avoir passé par tous les degrés de la consomption et du marasme. Le pronostic de l'empyème, tout fâcheux qu'il est, ne présente cependant pas toujours le même degré de gravité. L'épanchement sanguin, par exemple, lorsqu'il est récent, peut ne pas avoir de résultats funestes; mais le danger augmente à mesure que le liquide séjourne dans la cavité des plèvres. L'empyème formé par de la sérosité qui s'est accumulée lentement, peut permettre au malade de vivre long-temps, surtout s'il est encore jeune, si ses forces sont en bon état, si l'épanchement n'est compliqué d'aucune affection organique. Nous devons dire enfin que quand l'empyème est double, il est constamment plus dangereux que lorsqu'il occupe seulement une des deux cavités thorachiques.

Traitement de l'empyème. — Lorsqu'un épanchement quelconque s'est formé dans la poitrine, on doit chercher d'abord à en favoriser la résorption. Lorsque la résorption est impossible, et qu'il ne reste pas d'espoir fondé de voir le liquide épanché se dissiper par les crachats ou par un abcès extérieur, il faut avoir recours à la paracenthèse du thorax : on ne doit s'éloigner de ce précepte que dans les cas où la colliquation, le marasme, la chute des forces et la faiblesse extrême du malade, indiquent l'inutilité des secours de la médecine. Au reste, et il n'est pas inutile de le faire observer, on a vu des individus dont l'état semblait désespéré, guérir par l'opération.

Les circonstances dans lesquelles l'évacuation des matières qui constituent l'empyème réussit le mieux sont celles où le liquide épanché s'est porté vers les tégumens : en effet, l'ouverture du foyer est alors facile, simple, peu douloureuse, et les suites ordinairement moins fâcheuses; car le danger de l'opération de l'empyème ne dépend pas seulement de la gravité des désordres intérieurs, mais aussi de la pénétration de l'air dans l'intérieur de la plèvre. On peut concevoir des espérances lorsque le sujet est encore jeune, vigoureux, qu'il conserve ses forces et une certaine énergie morale, que la fièvre est modérée, que l'appétit se soutient, que la nutrition s'exerce convenablement, que le liquide qui forme l'empyème a séjourné moins long-temps : du sang épanché depuis peu de temps, par exemple, qui n'a éprouvé encore aucun mode d'altération, peut être extrait de la poitrine avec une grande probabilité de succès. Les chances en faveur du malade sont, au contraire, moins nombreuses dans les épanchemens qui se manifestent à la suite des pleurésies aiguës, spécialement dans les pleurésies chroniques; on peut craindre, dans ce dernier cas, que le poumon qui se trouve comprimé depuis long-temps, ne soit plus susceptible de se dilater. Les espérances de succès, fondées sur l'opération, sont bien faibles, lorsque l'empyème se complique de péripneumonie latente, d'ulcérations pulmonaires, etc.

Quelle que soit la nature du liquide épanché, c'est-à-dire, que ce liquide soit du pus, du sang ou de la sérosité, on recommande de lui donner issue de la même manière. Le procédé qu'il faut mettre en usage sera décrit plus bas. Il est convenable de faire remarquer que l'entrée de l'air dans la poitrine étant toujours nuisible, spécialement quand il y a du pus épanché dans cette cavité, on doit prendre les plus grandes précautions pour prévenir l'introduction de cette substance gazeuse. C'est pour parvenir à ce résultat, qu'on recommande de donner très-peu d'étendue à l'incision des muscles intercostaux et de la plèvre, et de remplir exactement la plaie avec une tente mollette, aussitôt qu'on aura extrait une certaine quantité de pus. Cette précaution suffit lorsque l'épanchement est récent et peu considérable; il n'en est pas de même lorsqu'il est ancien et très-abondant; le pus s'écoule malgré la tente; l'air pénètre dans la poitrine, et ne tarde pas à augmenter l'inflammation des plèvres : le pus devient fétide, âcre, irritant; sa résorption fait naître ou augmenter la fièvre lente. Pour empêcher l'accès de l'air dans la poitrine, on a proposé de ne vider cette cavité que peu à peu, afin de donner au poumon le temps de se développer et de remplir la place qui était occupée par le pus. Pour atteindre ce but, il faut pratiquer successivement plusieurs ponctions avant d'en venir à une incision assez grande pour vider complétement la poitrine, donner peu d'étendue à l'incision des muscles intercostaux, boucher la plaie avec une tente, et ne renouveler les pansemens que le plus rarement possible.

Dans l'empyème de sang, il faut s'assurer, avant d'entreprendre l'opération, que le liquide a cessé de couler, et que les vaisseaux lésés ont été bouchés par un caillot salutaire, qui est lui-même soutenu par le sang épanché. Si on ouvrait une issue à l'empyème avant cette époque, le caillot qui suspend l'hémorrhagie, pourrait se déplacer et donner lieu à un nouvel épanchement. Le retour de la chaleur aux extrémités, la force et la régularité du pouls, la cessation du spasme et le temps qui s'est écoulé depuis la blessure du malade, sont autant de signes qui font connaître que les vaisseaux ouverts ne donnent plus de sang, et que l'on peut évacuer sans inconvénient celui qui est épanché dans la poitrine. Néanmoins, si le thorax était rempli au point de faire craindre la suffocation, on pourrait pratiquer l'opération avant la manifestation de ces signes; mais on ne devrait laisser écouler que la quantité de sang nécessaire pour remédier à la suffocation.

Dans l'empyème formé par la sérosité, on doit, après avoir reconnu l'insuffisance des moyens propres à favoriser la résorption, donner issue à ce liquide en pratiquant une ouverture aux parois de la poitrine. On peut espérer de guérir le malade si l'hydrothorax est essentiel ou primitif; s'il dépend d'une cause externe; s'il est la suite d'une maladie aiguë; s'il succède à une affection exanthématique qui a disparu rapidement; enfin, si le malade, encore jeune, a conservé ses forces, etc. Cet heureux concours de circonstances est très-rare. L'accumulation de la sérosité dans le thorax est presque toujours la suite d'une affection organique des viscères de la poitrine ou du ventre. Cette maladie se manifeste le plus souvent chez les sujets déjà âgés, faibles, épuisés par des maladies antérieures, etc. Dans tous ces cas, la sortie du liquide épanché ne peut procurer qu'un soulagement momentané; quelquefois même il peut hâter la mort. Aussi on pratique très-rarement la paracenthèse du thorax dans les hydropisies symptomatiques. Lorsque cette hydropisie est accompagnée de circonstances favorables au succès de l'opération, on doit la pratiquer le plutôt possible. Un trop long retard ne pourrait que diminuer les chances de succès; si l'hydrothorax est peu considérable et s'est formé promptement, on peut évacuer le liquide complétement; dans le cas contraire on doit faire une ou deux ponctions successives avant d'en venir à une ouverture suffisante pour vider tout-à-fait la poitrine. Après l'opération, on prescrit un régime et des médicamens propres à en assurer le succès et à prévenir la récidive de la maladie. *Voyez* HYDROTHORAX.

Le succès de l'opération de l'empyème est en général fort incertain; cependant il y a des probabilités que le malade se rétablira si l'affection est récente et peu considérable; si le pus contenu dans la poitrine au moment de l'opération et celui qui sort à chaque pansement est blanc, sans odeur et peu abondant; si le malade est peu ou point altéré; si les digestions se font bien; enfin, si les forces se soutiennent. Sa perte est presque certaine, au contraire, lorsque la maladie est ancienne et considérable; que le pus est ténu, ichoreux, sanguinolent, fétide; qu'il y a de la fièvre, du dévoiement, etc. Il faut, pour que la guérison s'effectue, que le poumon affaissé par le liquide épanché se développe graduellement; que les parois de la poitrine, écartées par l'empyème, se rapprochent de l'axe de cette cavité; qu'il s'établisse enfin des adhérences solides entre les plèvres costale et pulmonaire. Le poumon comprimé par la matière de l'empyème perd beaucoup de son volume; mais il récupère une partie ou la totalité de ses dimensions dès que cette cause cesse. Le développement de cet organe est prompt lorsque l'épanchement est récent et peu considérable; il est lent et successif, au contraire, lorsque l'empyème est ancien et abondant. Les parois de la poitrine, qui ont été éloignées de leur axe par la matière de l'empyème, s'en rapprochent aussitôt que ce liquide est sorti. Le diaphragme remonte vers la poitrine, et reprend sa forme voûtée; les côtes s'abaissent, se rapprochent les unes des autres, deviennent de plus en plus obliques sur la colonne vertébrale; le sternum, entraîné par elles, est porté en bas et en arrière; l'épaule et la mamelle correspondans, descendent aussi au-dessous du niveau de l'épaule et de la mamelle opposée; enfin, le côté malade du thorax s'aplatit et se rétrécit sensiblement. Morgagni, à la sagacité duquel ces changemens de forme et de rapport n'avaient pas échappé, fait observer très-judicieusement que le côté opposé à la maladie se développe alors d'une manière très-sensible, que le poumon libre et sain acquiert un volume beaucoup plus considérable ; que d'une part il abaisse le diaphragme, et que de l'autre il repousse insensiblement le médiastin vers la cavité de la poitrine devenue inutile. Il faut, pour que la guérison soit solide et durable, que l'adhérence qui s'établit entre la surface du poumon et les parois du thorax effacent entièrement la cavité de la plèvre. Il est bon de faire observer cependant, que certains malades se trouvent hors de danger et en quelque sorte guéris quoique la cavité de la plèvre ne se ferme pas entièrement : la plaie reste fistuleuse pendant des années entières, et il existe alors entre le poumon et les parois de la poitrine un vide plus ou moins grand dans lequel l'air pénètre sans aucun inconvénient remarquable.

Opération de l'empyème. — Cette opération consiste à faire une ouverture aux parois de la poitrine pour donner issue à un liquide épanché dans cette cavité; elle est simple et facile. Lorsqu'on veut la pratiquer, il faut se procurer un bistouri droit ordinaire, un bistouri boutonné, une bandelette de linge effilée, longue de cinq à six pouces, une compresse fénêtrée, d'autres compresses, de la charpie et un bandage de corps ; on a quelquefois besoin d'emplâtres agglutinatifs pour réunir la plaie.

Lorsqu'il n'existe à l'extrémité de la poitrine aucune tumeur formée par la matière de l'épanchement, ou aucune ouverture qu'il soit convenable de dilater, on peut faire choix du lieu où l'on doit pratiquer l'opération de l'empyème. Ce lieu d'élection a été diversement déterminé : en effet, il n'est aucun espace intercostal depuis le cinquième jusqu'au onzième, en comptant de haut en bas, qui n'ait été proposé par quelques écrivains. Les opinions ont été divisées aussi relativement au point de la longueur des côtes sur lequel il convient de diriger l'instrument. Les anciens opéraient à quelques travers de doigt de la colonne vertébrale ; quelques modernes ont, au contraire, donné la préférence à la partie antérieure du thorax. On est aujourd'hui assez généralement d'accord d'ouvrir la poitrine au milieu de l'espace qui est entre l'épine et le sternum, dans l'intervalle de la quatrième et cinquième fausses côtes du côté droit, et entre la troisième et quatrième du côté gauche, en comptant de bas en haut. Chez les sujets maigres on peut facilement distinguer les côtes, les compter, et déterminer par conséquent avec précision le lieu où il est convenable de pratiquer l'opération ; il n'en est pas de même lorsque l'embonpoint, l'œdématie ou l'emphysème est considérable. Dans les cas où on ne peut pas distinguer les côtes, on recommande de pratiquer l'opération à quatre travers de doigt au-dessus du rebord cartilagineux qui termine inférieurement la poitrine pour le côté gauche, et à cinq travers de doigt pour le côté droit. Nous supposons que le sujet est bien conformé, et qu'il n'existe pas de maladie au bas-ventre. Lorsqu'on ne peut pas distinguer le bord inférieur de la poitrine, on conseille de rapprocher le bras des côtes, et de faire fléchir l'avant-bras, de manière que la main vienne se placer sur le creux de l'estomac. On cherche ensuite l'angle inférieur de l'omoplate. La position de cet angle connue, on doit faire l'opération quatre travers de doigt au-dessous en se rapprochant du milieu de l'espace compris entre le sternum et la colonne vertébrale. Cette dernière manière de déterminer le lieu où l'on doit opérer offre moins d'exactitude et de précision que les précédentes. En effet, l'omoplate est quelquefois plus ou moins longue, et l'épaule plus ou moins élevée, de telle sorte que la première de ces parties peut correspondre à des points différens de la hauteur du thorax.

Lorsqu'on veut pratiquer l'opération de l'empyème, et qu'on a déterminé le point où l'on doit ouvrir la poitrine, il faut garnir le malade d'alèses, le faire asseoir sur le bord de son lit, les jambes en dehors et appuyées sur un tabouret. Le tronc est incliné vers le côté sain, afin de rendre le côté malade plus saillant, et augmenter l'espace intercostal dans lequel l'instrument doit pénétrer. Les doigts de la main gauche tendent la peau sans la tirer dans aucun sens ; le bistouri tenu avec la main opposée divise la peau, le tissu cellulaire, les muscles grand dorsal et l'oblique externe de l'abdomen. Dans cette première incision, qui se fait suivant la longueur des côtes, et qui doit avoir deux ou trois pouces d'étendue, l'instrument est dirigé obliquement de haut en bas, et de derrière en devant, si l'on opère sur le côté droit ; de bas en haut et de devant en arrière, si l'opération a été faite sur le côté gauche. On porte ensuite le doigt indicateur de la main gauche dans la plaie ; on le place de manière que l'ongle corresponde au bord inférieur de la côte supérieure, et que le bord radial soit tourné en devant, si l'on opère sur le côté droit, et en arrière, si c'est sur le côté gauche. Les muscles intercostaux sont incisés sur le doigt. On apporte d'autant plus de précaution dans cette incision, que l'on s'approche davantage de la plèvre. Lorsqu'on est arrivé sur cette membrane, ce qu'on reconnaît par le flot du liquide qui se fait sentir, on enfonce perpendiculairement la pointe du bistouri jusque dans la poitrine; on agrandit l'ouverture en pressant contre le dos de cet instrument avec le doigt indicateur, qu'on introduit en même temps pour en recouvrir la pointe, et préserver le poumon de toute blessure. L'incision des muscles intercostaux et de la plèvre doit être beaucoup moins grande que l'incision extérieure : sa direction sera parallèle à celle des côtes; on doit la faire plus près du bord supérieur de la côte inférieure que du bord inférieur de la côte supérieure, afin de s'éloigner de l'artère intercostale qui glisse le long du bord inférieur de cette dernière.

Aussitôt que la poitrine est ouverte, le liquide épanché s'échappe avec plus ou moins de force. S'il ne sort aucune matière, on peut penser que l'épanchement n'existe pas, ou que les deux plèvres adhèrent ensemble dans l'endroit où l'on a pratiqué l'opération. Dans le premier cas, qu'on reconnaît à la facilité avec laquelle le doigt porté dans la poitrine parcourt la surface libre et lisse de la plèvre, il faut s'empresser de réunir la plaie faite aux parois du thorax, afin de prévenir l'entrée de l'air dans cette cavité. Dans le second cas, le bistouri pénètre à une certaine profondeur sans rencontrer de cavité, le poumon oppose un obstacle à l'introduction du doigt dans la poitrine. Si les symptômes de l'épanchement sont positifs et pressans, on conseille de réunir la plaie, et de pratiquer une seconde ouverture sur un autre point du thorax.

Lorsque l'instrument a pénétré dans la poitrine, que cette cavité est ouverte, la conduite qu'on doit tenir varie selon la nature du liquide épanché. Si c'est du sang, et que le danger de la suffocation ait déterminé à pratiquer l'opération de l'empyème avant la cessation de l'hémorrhagie, on ne doit laisser écouler que la quantité de sang suffisante pour remédier à la suffocation. Dès qu'on a obtenu ce résultat, on s'empresse de porter dans le fond de la plaie un bourdonnet ferme et lié, ou mieux une pelotte de charpie qui s'oppose à l'écoulement de ce liquide. Dans le cas contraire, c'est-à-dire si l'hémorrhagie est arrêtée, on laissera sortir le sang librement, et on favorisera même sa sortie en donnant au malade une situation convenable. On recommande, lorsque la quantité de ce liquide diminue, d'introduire dans la poitrine l'extrémité d'une bandelette effilée; on couvre ensuite la plaie avec un linge fenêtré, par dessus lequel on met de la charpie et des compresses : cet appareil est maintenu au moyen d'un bandage de corps. Immédiatement après ce premier pansement, on replace le malade, et on lui recommande de rester couché sur le côté opéré, afin de favoriser l'écoulement du sang. On prescrit des boissons adoucissantes, la diète, le repos et un silence absolu. On doit pratiquer une ou plusieurs saignées, si, le malade conservant des forces, le pouls s'élève et acquiert une force inaccoutumée. Pendant toute la durée du traitement, on doit éviter avec le plus grand soin tout ce qui peut accélérer la circulation et renouveler l'hémorrhagie: On a vu cet accident se manifester quinze jours, un mois et même deux mois après la cicatrisation de la plaie. On renouvellera les pansemens suivant l'abondance de l'écoulement; toutefois ils seront plutôt rares que nombreux. Lorsque le sang conserve sa fluidité, il s'écoule facilement au dehors : il n'en est pas de même lorsqu'il est grumelé; on facilite alors sa sortie en faisant des injections d'eau tiède dans la poitrine. Les injections sont utiles aussi lorsque le sang, qui est encore contenu dans le thorax, commence à s'altérer. Dès que la matière qui sort de la poitrine cessera d'être sanguinolente, et qu'il ne s'écoulera que du pus, on renoncera à l'usage de la bandelette effilée; on couvrira la plaie avec un linge fin, sur lequel on appliquera de la charpie et des compresses.

Dans le cas d'empyème de pus ou de sérosité, nous avons déjà dit qu'il fallait faire l'ouverture des parois thoracliques très-petite; on a soin de la fermer au moyen d'une tente un peu solide, aussitôt qu'il est sorti une certaine quantité de liquide, et de ne provoquer une nouvelle évacuation que le second ou le troisième jour; on l'arrête de la même manière que la première; on continue ainsi jusqu'à la sortie complète de l'empyème. La plaie est ensuite pansée simplement, et l'on attend de la nature et du temps la détersion du foyer, le rapprochement de ses parois, et la cicatrisation de la plaie extérieure. Pour prévenir l'entrée de l'air dans la poitrine, il ne faut panser la plaie que le moins souvent possible, et ne la laisser jamais à découvert. Si, après l'opération, le pus reste blanc, inodore, bien lié; si le sujet conserve ses forces, de l'appétit; s'il n'y a ni soif, ni fièvre, ni dévoiement; si les accidens dépendans de la gêne de la respiration et de la circulation se dissipent, il est probable que le malade guérira. Dans le cas contraire, on doit craindre une issue funeste.

On a préconisé l'usage des canules et des injections dans le traitement qui suit l'opération de l'empyème. Le premier de ces moyens convient seulement dans le cas où le foyer de l'empyème est situé de manière qu'il ne saurait se vider complétement. Le second peut être employé avec avantage, lorsque le liquide qui constitue l'empyème a beaucoup de consistance et adhère aux parois du foyer qui le renferme; il convient aussi, lorsque le contact de l'air irrite la plèvre déjà malade, et détermine la sécrétion d'un liquide noirâtre et fétide. Les injections, qui seront toujours douces, émollientes, ne doivent être portées dans la poitrine qu'avec ménagement. On usera surtout de circonspection, si les bronches communiquent avec la cavité des plèvres.

Lorsque l'empyème est double, il faut, autant que possible, mettre un intervalle de plusieurs semaines entre les deux opérations.

On n'a pas toujours le choix du lieu sur lequel on pratique l'opération de l'empyème. Lorsque le liquide se fait jour à l'extérieur et forme un abcès sur un point de la circonférence de la poitrine, il faut l'ouvrir le plus souvent avec un bistouri; quelquefois avec un morceau de potasse caustique. Dans les cas d'épanchemens circonscrits ou enkystés dans la plèvre, que l'on reconnaît à une fluctuation manifeste sentie à travers l'un des espaces intercostaux, on est obligé d'ouvrir la poitrine dans les endroits qui correspondent à ces collections; elles sont tantôt séreuses, tantôt purulentes. Les auteurs donnent à ces opérations locales le nom d'*empyème de nécessité*.

Épanchemens dans les cavités du médiastin. — On a trouvé quelquefois du sang épanché entre les lames du médiastin : ce liquide peut provenir de la rupture d'un anévrysme ou d'une tumeur variqueuse, d'une plaie faite à l'aorte, aux veines-caves ou à d'autres vaisseaux. On a rencontré des épanchemens aqueux dans l'écartement des lames de cette cloison. Le médiastin antérieur contient, dans quelques cas, une plus ou moins grande quantité de pus. Le plus souvent on ne découvre ces sortes d'épanchemens qu'à l'ouverture du cadavre. La trépanation du sternum offre quelques ressources lorsqu'on est parvenu à les reconnaître pendant la vie du sujet. Les lésions du canal thoracique doivent être suivies de l'épanchement du chyle dans le médiastin postérieur. Lorsque l'œsophage se rompt, se déchire, les alimens et les boissons, au lieu de parvenir à l'estomac, s'épanchent dans l'écartement des lames du médiastin postérieur. Cette espèce d'épanchement entraîne inévitablement la mort.

Épanchemens dans les poumons et dans les voies aériennes.— Le poumon devient le siége d'un épanchement sanguin plus ou moins considérable dans la maladie connue sous le nom d'*apoplexie pulmonaire*; il se fait alors une exhalation sanguine dans le parenchyme de ce viscère; quelquefois le centre des indurations partielles que le poumon présente dans ce cas, est ramolli et rempli par un caillot de sang. On connaît quelques exemples de morts subites causées par des exhalations sanguines qui deviennent parfois très-abondantes. On a trouvé, à l'ouverture des cadavres, des caillots plus ou moins considérables au milieu du poumon dilacéré, à peu près comme l'est le tissu cérébral dans une violente apoplexie. (M. Laennec.) Corvisart rapporte un cas très-remarquable de cette espèce d'exhalation. L'épanchement avait été tellement abondant, qu'il avait déchiré le poumon et rempli la cavité de la plèvre. (*Nouvelle méthode pour reconnaître les Maladies internes de la Poitrine par la percussion.*)

On a trouvé les bronches plus ou moins remplies de sang chez des personnes frappées d'apoplexie, mortes d'asphyxie ou empoisonnées par des substances narcotiques. On a vu la rupture des anévrysmes de l'aorte donner lieu à un épanchement de sang dans les voies aériennes. L'épanchement de ce liquide peut être le résultat d'une plaie du larynx, de la trachée-artère ou des bronches, d'un coup violent porté sur la poitrine, qui a donné lieu à la commotion et à la contusion du poumon. Nous devons dire enfin que l'épanchement de sang dans les voies aériennes accompagne toujours les plaies qui pénètrent dans le tissu de l'organe pulmonaire.

Il se forme assez fréquemment des collections purulentes dans ce tissu. Toute la substance de ce viscère en est quelquefois imbibée; d'autres fois la matière est rassemblée en plusieurs foyers : dans quelques cas, elle ne forme qu'une poche. (*Voyez* VOMIQUE.) On trouve assez souvent, dans la phthisie pulmonaire, des excavations tuberculeuses, contenant une plus ou moins grande quantité de matière qui est tantôt simplement ramollie, d'autres fois liquide. (*Voyez* PHTHISIE PULMONAIRE.) Une collection purulente, rassemblée au milieu de la substance du poumon, peut donner lieu à un épanchement de pus dans les voies aériennes, qui est souvent suivi d'une prompte suffocation. Cependant on a vu quelquefois cette rupture devenir salutaire. Une péripneumonie terminée par suppuration est une cause assez ordinaire de ces épanchemens purulens dans les ramifications des bronches.

Épanchemens dans le ventre. — Cette grande cavité peut devenir le siége de divers épanchemens qui se font le plus souvent dans le péritoine, quelquefois dans l'estomac, les intestins, les reins, la vessie, parfois dans l'utérus, etc., etc. L'air, le sang, la sérosité, le pus, la bile, l'urine, les matières alimentaires, stercorales, etc., forment ordinairement la matière de ces épanchemens.

L'épanchement de sang est le plus fréquent de tous ceux qui se forment dans le ventre à la suite d'une plaie. Les gros troncs artériels et veineux que renferme cette cavité, et la texture presque entièrement vasculaire de quelques-uns de ses organes, rendent cette espèce d'épanchement facile à concevoir. Un instrument piquant ou tranchant, une arme à feu, etc., peuvent donner lieu à une plaie pénétrante du ventre, avec lésion d'une artère ou d'une veine, d'un ou plusieurs organes parenchymateux, tels que la rate. Les épanchemens sanguins sont quelquefois déterminés aussi par une chute sur le siége ou sur les talons, par un coup reçu sur la région abdominale, par une forte pression exercée sur cette même région; enfin, dans quelques cas, il reconnaît pour cause la rupture d'une tumeur anévrysmale ou variqueuse située dans le bas-ventre, l'érosion de l'estomac ou des intestins par une substance corrosive, la rupture de la rate, etc. L'épanchement de sang s'opère avec plus ou moins de rapidité selon que l'ouverture est plus ou moins grande, et que le sang est poussé avec plus ou moins de force. Si l'hémorrhagie est considérable et rapide, le malade pâlit, éprouve une sorte d'anéantissement, des éblouissemens, des défaillances, des sueurs froides; le pouls est petit, lent; le ventre se gonfle quelquefois, et on sent à sa partie inférieure une tumeur molle et fluctuante. Cette tumeur, qui occupe tantôt un côté du ventre, tantôt les deux, n'est pas toujours bien apparente. Lorsque le sang, au contraire, s'épanche avec lenteur, il ne se manifeste d'abord aucun accident particulier : aussi ce n'est qu'au bout d'un certain nombre de jours qu'on peut connaître son existence.

La quantité de sang épanché dans le ventre varie beaucoup : on en a trouvé jusqu'à quatorze livres ; il s'accumule ordinairement auprès du vaisseau qui le fournit; il ne se répand pas ordinairement entre les circonvolutions intestinales, et ne forme qu'un seul foyer. Cependant il s'établit des épanchemens partiels, lorsque plusieurs vaisseaux sont ouverts, et que ces vaisseaux sont éloignés les uns des autres. Réuni en un ou en plusieurs foyers, le sang épanché dans le ventre conserve sa fluidité ou se coagule avec lenteur : une couenne qui se forme à sa surface en borne le foyer. Une légère phlogose unit l'enveloppe du caillot avec les parties qui l'avoisinent. Cette espèce d'aglutination qui lie en quelque sorte les viscères abdominaux avec le coagulum du sang doit nécessairement être suivie d'un trouble plus ou moins marqué dans leurs fonctions. Le lieu qu'occupe le foyer de l'épanchement varie : le plus souvent c'est à l'hypogastre, quelquefois dans le côté vers lequel le malade s'incline; d'autres fois entre le foie et le colon, ou entre ce dernier intestin et l'estomac.

C'est ordinairement au bout de six ou de huit jours que les signes de l'épanchement se manifestent. Ces signes varient selon l'endroit où se trouve le foyer. Une tumeur plus ou moins volumineuse, accompagnée de tension dans le reste du ventre, se fait remarquer d'abord. Le malade éprouve de la douleur. Cette douleur commence dans l'endroit où s'est montrée la tumeur, et s'étend bientôt à tout l'abdomen. La constipation succède souvent au dévoiement. Lorsque le sang presse l'estomac, il survient des vomissemens. L'irritation de la vessie et le besoin fréquent d'uriner, indiquent que l'épanchement comprime la vessie. Le sang, qui n'avait d'abord agi que par sa pesanteur, ne tarde pas à s'altérer, irrite le péritoine et l'enflamme; la fièvre s'allume, des frissons irréguliers se manifestent : la tension et la douleur du ventre augmentent : le malade éprouve une anxiété inexprimable, et meurt souvent en assez peu de temps. Cette terminaison funeste est annoncée par des vomissemens, des hoquets, des sueurs froides, la décomposition des traits, etc. On ne peut la prévenir que par la gastrotomie; mais il faut donner issue au liquide épanché avant que l'inflammation s'empare du péritoine. On pratique une incision sur le point le plus saillant de la tumeur. Il ne faut pas négliger d'introduire dans la plaie une bandelette de linge effilée, pour faciliter l'écoulement du sang. Quoiqu'on soit assez généralement d'accord sur les inconvéniens attachés à la chirurgie expectante, dans les épanchemens du bas-ventre, nous devons dire, toutefois, qu'on a vu quelques malades rendre par l'anus beaucoup de sang, et les symptômes de l'épanchement disparaître; mais ces cas sont fort rares. Les chirurgiens pensent que, pour peu que l'épanchement soit considérable, il n'est guère permis d'espérer que la résorption puisse avoir lieu. Cependant, du sang épanché dans le péritoine se dissipe quelquefois par la résolution. La portion séreuse est absorbée, tandis que la portion solide, le *coagulum*, se dessèche successivement et complétement. Cette dernière partie se présente, dans les recherches cadavériques, sous la forme de taches noirâtres, plus ou moins larges, qui sont répandues sur le péritoine et sur les intestins, et y adhèrent quelquefois d'une manière très-intime : on a trouvé ces restes d'épanchemens, tantôt quelques mois après l'accident, tantôt au bout de plusieurs années, de vingt ans, par exemple. (Pelletan, *Clinique chirurgicale*, tom. II.)

Des matières purulentes s'épanchent fréquemment dans la cavité du péritoine; elles sont ordinairement le résultat de l'inflammation des viscères du ventre et de leur terminaison par suppuration. La phlegmasie lente du péritoine est souvent la source de ces sortes d'épanchemens; ils s'accompagnent souvent de désorganisations extrêmes, et sont presque toujours funestes. Personne n'ignore qu'il se forme très-souvent, dans cette membrane séreuse, des collections aqueuses plus ou moins considérables. (*Voyez* ASCITE, HYDROPISIE.) On a pensé que dans certains cas le chyle pouvait sortir de ses vaisseaux et s'épancher dans le sac du péritoine. L'érosion des parois de l'estomac par un ulcère, la rupture de ce viscère, occasionée par des vomissemens violens, par une chute sur le ventre, ou sa division par un instrument vulnérant, peuvent donner lieu à l'épanchement des matières alimentaires dans le ventre. Il survient de pareils épanchemens, ou des épanchemens de matières stercorales quand une cause quelconque a ouvert un point de l'étendue du canal intestinal. Nous avons eu occasion d'observer un assez grand nombre de fois des perforations des intestins et des épanchemens de matières stercorales dans le ventre. Au moment où nous rédigeons cet article, le fils du célèbre physiologiste Legallois, jeune élève plein de zèle, et qui promet de marcher sur les traces de son père, vient de nous communiquer une observation très-curieuse sur ce mode de lésion des intestins, qui est toujours mortelle.

L'épanchement de bile dans le ventre est un accident assez rare ; il n'a lieu que lorsque la vésicule du fiel ou les conduits biliaires se sont rompus ou ont été divisés par un instrument qui a pénétré profondément dans la cavité abdominale. Le contact de ce liquide irrite les viscères et excite une péritonite des plus aiguës. Le malade éprouve des douleurs vives, une fièvre ardente avec sécheresse des lèvres, de la langue et du gosier, soif extrême, hoquets, vomissemens, chaleur brûlante, ballonnement subit et permanent de l'abdomen, avec distension considérable des intestins, constipation opiniâtre. Souvent la présence de la bile dans le péritoine détermine une augmentation considérable dans l'exhalation séreuse de cette membrane. Cet épanchement est presque toujours mortel. A l'ouverture du cadavre on trouve un liquide jaune ou verdâtre, mêlé à des flocons albumineux qui recouvrent le péritoine enflammé.

L'épanchement d'urine produit des accidens moins graves, surtout lorsque le liquide est répandu dans le ventre en petite quantité : il est ordinairement déterminé par la rupture de la partie postérieure de la vessie. Aux signes qui indiquent l'épanchement d'un liquide très-irritant et à l'inflammation du péritoine viennent se joindre ceux qui sont propres à la lésion de la vessie. On sent, dans quelques cas, une fluctuation très-manifeste à l'hypogastre. Cet épanchement se termine presque toujours par la gangrène des parties enflammées.

L'épanchement d'air dans le ventre a lieu assez rarement ; il se manifeste lorsqu'un intestin, ou l'estomac, mais plus particulièrement lorsque le colon ou le rectum ont été divisés, que la plaie des tégumens est étroite, oblique, et s'oppose à la sortie des gaz, qui restent dans la cavité abdominale et la distendent. Le ventre acquiert quelquefois alors un volume énorme. Il n'est pas absolument nécessaire que les intestins soient percés pour que l'air s'épanche dans l'abdomen : on a vu survenir des tympanites dans les plaies du diaphragme avec lésion du poumon. L'air qui s'échappe de ce viscère s'épanche dans la poitrine, et passe dans la cavité de l'abdomen au moyen de l'ouverture faite au diaphragme.

Chez quelques sujets affectés d'hypocondrie et d'hystérie, on a trouvé la cavité du grand épiploon distendue par de l'air. Morgagni a rassemblé quelques exemples d'hydropisie d'épiploon; M. Portal a eu occasion d'observer, entre les feuillets de cette expansion membraneuse, des matières purulentes qui étaient fournies par un ulcère situé à la courbure de l'estomac.

On trouve assez souvent du sang épanché dans l'estomac. Ce liquide y séjourne quelquefois plus ou moins long-temps; le plus souvent il est expulsé sur-le-champ, soit par le vomissement, soit par les selles. (*Voyez* HÉMATHÉMÈSE, *Melænâ.*) Les recherches cadavériques ont fait découvrir dans ce viscère des épanchemens de matières purulentes; les ulcérations, suite de l'inflammation de cet organe, en sont les causes les plus ordinaires. Lieutaud rapporte un cas assez remarquable d'épanchement purulent dans l'estomac. Le pus était fourni par le foie; il s'était établi un trou de communication entre les deux viscères. Il n'est pas rare de rencontrer une plus ou moins grande quantité de bile dans l'estomac. Cet épanchement, qui est en général contraire aux intentions de la nature, détermine des accidens variés. *Voyez* CHOLÉRA MORBUS, EMBARRAS GASTRIQUE, GASTRITE, etc.

On a occasion de remarquer assez souvent des épanchemens de sang dans les intestins. Ce liquide provient de l'estomac ou d'une affection propre du canal intestinal. (*Voyez* DYSSENTERIE, ENTÉRITE, HÉMORRHAGIE, HÉMORRHOÏDES.) Cette longue portion du tube digestif peut devenir aussi le siége d'épanchemens de matières muqueuses (*voyez* DIARRHÉE), purulentes (*voyez* ENTÉRITE); enfin la bile y est quelquefois versée en plus grande abondance qu'à l'ordinaire et peut donner lieu, à la diarrhée, à la dyssenterie, au choléra morbus, etc.

Dans les blessures des reins, il se fait ordinairement un épanchement de sang dans le bassin, et ce liquide passe bientôt dans la vessie. Dans l'inflammation de cet organe, les malades rendent aussi une plus ou moins grande quantité de sang par les voies urinaires. (*Voyez* PLAIE, NÉPHRITE.) Le tissu cellulaire qui entoure les reins, la poche membraneuse qui les renferme, et même la propre substance de cet organe, peuvent devenir le siége d'un épanchement séreux. (*Voyez* HYDROPISIE, REIN.) Les épanchemens de sang dans la vessie ne sont pas très-rares. Les causes assez nombreuses qui peuvent les provoquer seront exposées ailleurs. (*Voyez* HÉMATURIE.) On a fréquemment occasion de voir les urines chargées de pus ou de matières muqueuses. *Voyez* CATARRHE VÉSICAL, CANCER, CYSTITE.

Une plus ou moins grande quantité de sang peut s'épancher et s'accumuler dans la matrice, avant et durant la menstruation, pendant la durée de la grossesse, après l'accouchement, à la suite d'une plaie qui intéresse les parois de ce viscère. (*Voyez* MENSTRUATION, GROSSESSE, HÉMORRHAGIE UTÉRINE, PLAIE.) Les auteurs citent des exemples de collections d'air dans l'utérus (*Voyez* TYMPANITE UTÉRINE.) L'épanchement d'une certaine quantité d'eau dans ce viscère et dans les trompes, est une affection assez rare. (*Voyez* HYDROPISIE UTÉRINE.) Il n'en est pas de même des ovaires; enfin, tout le monde sait qu'il peut s'épancher du sang, mais le plus souvent de l'eau, dans la tunique vaginale des testicules. *Voyez* HÉMATOCÈLE, HYDROCÈLE.

Épanchemens dans le tissu cellulaire. — On trouve assez souvent des épanchemens dans le tissu cellulaire; ils sont déterminés par une cause externe, ou trouvent leur source dans une altération organique quelconque: du sang, de la sérosité, du pus, de l'air, forment ordinairement la matière de ces épanchemens. Nous ne nous occuperons ici que de la première de ces substances, parce que les autres ont été déjà ou seront plus tard l'objet d'articles spéciaux; ainsi on s'est occupé de la présence de l'eau, du pus, de l'air, dans le tissu cellulaire, aux mots *anasarque*, *abcès*, *emphysème*, etc. On y reviendra à l'article OEDÈME.

Toutes les congestions sanguines qui se forment dans le tissu cellulaire ne doivent pas porter le nom d'épanchemens. (*Voyez* CONTUSION, ECCHYMOSE, INFILTRATION.) Nous donnerons seulement ici ce nom aux collections qui, se ramassant en foyers, donnent naissance à des tumeurs circonscrites dont le volume est plus ou moins considérable.

Il peut survenir des épanchemens de sang dans presque toutes les parties du corps; mais les congestions les plus fréquentes du tissu cellulaire sont celles qui ont lieu, soit entre les muscles du bas-ventre et le péritoine, soit dans les interstices de ces muscles eux-mêmes, ou entre le diaphragme et le sac péritonéal.

M. Laennec a trouvé du sang épanché entre les tuniques des intestins, entre les fibres musculaires du cœur, sous les enveloppes celluleuses des reins et des poumons. Ce médecin a vu, à l'ouverture du corps d'un homme mort d'apoplexie foudroyante, des épanchemens sanguins abondans, qui existaient dans le tissu cellulaire de tous les membres et du tronc, ainsi que dans celui qui entoure la plupart des organes abdominaux : on a trouvé des espèces de poches sanguines qui contenaient des quantités énormes de liquide. Des chutes ou de fortes contusions déterminent ordinairement la formation des épanchemens de sang; quelquefois un instrument piquant, tranchant ou contondant, divise ou déchire des vaisseaux plus ou moins volumineux : si le sang ne peut pas s'échapper au dehors, soit parce qu'il n'y a pas de lésion extérieure, soit parce qu'il n'existe pas de parallélisme entre la plaie des tégumens et celle des vaisseaux blessés, il se forme un épanchement sanguin.

Les épanchemens qui sont voisins de la surface du corps se reconnaissent aisément; ils forment une tumeur arrondie, circonscrite, rénitente ou fluctuante; mais sans douleur, sans chaleur et sans changement de couleur à la peau; ils se développent quelquefois avec une rapidité extrême.

Il est rare que les tumeurs sanguines parviennent à se dissiper d'elles-mêmes, surtout lorsqu'elles ont acquis une certaine dimension. On doit cependant essayer d'en favoriser l'absorption par l'emploi des résolutifs. Si ces moyens demeurent sans effet, il faut pratiquer une incision au sommet ou à la partie la plus déclive de la tumeur; on la vide de tous les caillots qui la remplissent; on en absterge le fond avec une éponge mouillée; on se conduit ensuite comme dans les plaies qui doivent suppurer. *Voyez* PLAIE. (MURAT.)

ÉPAULE, s. f., *scapula*, ὦμος; partie du membre thoracique qui est annexée au tronc, et qui, par sa réunion avec la partie supérieure du sternum, forme une espèce de ceinture osseuse incomplète et mobile autour du thorax. Chacune des deux épaules forme un conoïde dont la base répond au côté de la poitrine où elle est fixée d'une manière mobile, et dont le sommet forme l'articulation scapulo-humérale. Dans l'homme, elle fait une grande saillie en dehors de la poitrine, par la disposition du membre supérieur, pendant à côté du tronc. Il n'en est pas de même dans les quadrupèdes, dont le membre antérieur a une toute autre direction. Large, aplatie et triangulaire en arrière, dans la partie qui répond à l'omoplate, arrondie en dehors, où elle se confond avec le haut du bras, l'épaule est unie, en avant, au sternum par la clavicule, et séparée de la poitrine, au-dessous de ce dernier os, par une dépression marquée; sa partie supérieure se continue avec le côté du cou, et l'inférieure concourt insensiblement à former le creux de l'aisselle. La région postérieure de l'épaule présente extérieurement la saillie du bord de l'épine de l'omoplate et celle de la face supérieure de l'apophyse acromion, qui la séparent en deux portions inégales, répondant aux fosses sus-et sous-épineuses. L'angle inférieur de l'omoplate soulève aussi plus ou moins, suivant les divers mouvemens et le degré d'embonpoint, les parties molles de cette région. On y peut encore reconnaître, à travers la peau, le bord spinal et le bas du bord axillaire du même os. Le premier borne cette partie de l'épaule en dedans, tandis qu'au delà du second est une grande épaisseur de muscles qui donne à l'épaule plus de largeur que n'en a l'omoplate. La région supérieure de l'épaule, très-étroite, surtout en dehors, offre la saillie du muscle trapèze et une partie de la face supérieure de la clavicule, sous-cutanée en cet endroit. La région externe, ou le *moignon* de l'épaule, formée en haut par le sommet de l'acromion uni à l'extrémité externe de la clavicule, présente, au-dessous de ce point, une convexité très-marquée, due à la présence du deltoïde soulevé par l'extrémité supérieure de l'humérus, que l'on peut même sentir à travers la peau et ce muscle. La peau de la région postérieure ressemble à celle du dos, avec laquelle elle se continue, et a plus d'épaisseur que celle des régions supérieure et externe.

L'épaule est composée d'os, de ligamens, de muscles, de vaisseaux, de nerfs, de tissus cellulaire et adipeux.

Les os propres à l'épaule sont l'omoplate et la clavicule; l'omoplate est le principal, et la clavicule ne lui semble que surajoutée pour un but particulier, celui de maintenir le bras écarté de la poitrine : aussi manque-t-elle dans l'épaule de beaucoup d'animaux. Ces os réunis représentent une sorte de levier angulaire, dont les deux branches embrassent la partie supérieure de la poitrine en avant et en arrière, de manière à ce qu'un intervalle subsiste entre le côté arrondi de cette cavité et le sommet de l'angle qu'elles forment. C'est cet intervalle qui donne naissance au creux et à la région axillaires ; il loge les troncs vasculaires et nerveux destinés au membre supérieur, et se portant, soit de l'intérieur de la poitrine, soit de la partie latérale du cou, au côté interne du bras. (*Voyez* AISSELLE.) Outre ces os, l'épaule contient l'extrémité supérieure de l'os du bras, dont l'articulation avec l'omoplate a reçu, par cette raison, le nom d'*articulation de l'épaule*. (*Voyez* ci-après.) Les tubérosités qu'offre cette extrémité de l'humérus répondent au moignon de l'épaule lorsque le bras est pendant, tandis que la tête est cachée presque entièrement sous les apophyses acromion, coracoïde, et le ligament situé dans leur intervalle.

Les parties musculaires qui entrent dans la composition de l'épaule sont les muscles sus-épineux, sous-épineux, sous-scapulaire, petit rond, grand rond, une partie des trapèzes, grand dorsal, deltoïde, l'extrémité supérieure des deux portions du biceps, du coraco-brachial, et de la longue portion du triceps. (*Voy.* ces muscles.) Des aponévroses d'enveloppe partielle recouvrent le sus-épineux et le sous-épineux.

L'épaule reçoit des portions SOUS-CLAVIÈRE et AXILLAIRE des troncs brachiaux, les vaisseaux scapulaires supérieurs, scapulaires communs, circonflexes antérieurs et postérieurs, une partie des cervicaux transverses et acromiaux. Plusieurs branches considérables de ces vaisseaux sont appliquées immédiatement sur l'omoplate, principalement dans sa face postérieure; d'autres suivent ses bords spinal et axillaire. Les vaisseaux circonflexes et acromiaux appartiennent particulièrement au moignon de l'épaule. Outre les veines jointes aux artères, il en est de sous-cutanés vers le moignon de l'épaule, qui se jettent dans la céphalique. Les vaisseaux lymphatiques de l'épaule, tant superficiels que profonds, aboutissent aux glandes de l'aisselle. Les nerfs sus-scapulaire, sous-scapulaire et axillaire du plexus brachial, d'autres qui se détachent, en bas et en dehors, du plexus cervical, sont ceux qui se distribuent à l'épaule. Les nerfs de la peau viennent spécialement du plexus cervical, surtout au moignon, où quelques filets cutanés sont pourtant aussi fournis par le nerf axillaire. En arrière, quelques filets de nerfs dorsaux se prolongent jusqu'aux tégumens de l'épaule.

Le tissu cellulaire de l'épaule est abondant, lâche, et forme en divers endroits de véritables bourses muqueuses, comme on le voit entre la peau et l'acromion, sous le deltoïde, le coraco-brachial, le sous-scapulaire, etc.; il contient du tissu adipeux en plus ou moins grande quantité entre le trapèze et le sous-épineux, sous la partie externe de celui-ci, du sous-épineux et du sous-scapulaire, ainsi qu'autour des vaisseaux circonflexes et scapulaires communs. Dans l'embonpoint, la graisse s'accumule, en outre, sous les tégumens, particulièrement entre la peau du moignon de l'épaule et le deltoïde, et dans les intervalles des faisceaux de ce dernier.

Chez la femme, l'épaule est moins large en arrière, au niveau de l'omoplate, que chez l'homme, quoique sa partie antérieure paraisse presque aussi étendue, en raison de la moindre courbure de la clavicule, qui rend peu sensible sa différence de longueur : disposition avantageuse, comme le fait remarquer Bichat, en ce qu'elle agrandit la partie antérieure de la poitrine, sur laquelle reposent les mamelles. Le moignon de l'épaule est plus volumineux dans l'homme, et plus arrondi chez la femme. Le volume de l'épaule, la largeur de sa partie postérieure, variables suivant les individus, sont en général proportionnés à l'étendue et à la capacité de la poitrine.

L'épaule sert de soutien aux autres parties du membre supérieur; la grande étendue qu'elle offre pour l'insertion de muscles larges du tronc, la rend très-propre à remplir cet usage.

Les maladies que l'on observe à l'épaule, sont, outre celles qui peuvent survenir dans toutes les parties du corps, des fractures de l'omoplate, de la partie externe de la clavicule, du col de l'humérus; des luxations de l'extrémité scapulaire de la clavicule, de l'extrémité supérieure de l'humérus; la paralysie du muscle deltoïde, etc. On pratique, dans cette partie du corps, l'une des grandes opérations de la chirurgie, l'amputation du bras dans l'article.

ÉPAULE (articulations de l'); elles comprennent celles des deux os de l'épaule entre eux, et celles de l'ensemble qui résulte de leur réunion.

1° *Articulations des os de l'épaule entre eux.* — L'omoplate et la clavicule sont réunis dans un point immédiatement; ils le sont dans un autre, au contraire, d'une manière médiate; de là résultent les articulations acromio-claviculaire et coraco-claviculaire. La première est une véritable arthrodie planiforme, dont les surfaces néanmoins sont plus serrées. Deux lames cartilagineuses minces, déployées sur les surfaces articulaires, une membrâne synoviale peu fournie de synovie, deux ligamens aplatis et très-forts, l'un supérieur, l'autre inférieur, fixés sur les bords des surfaces, quelquefois un ligament inter-articulaire irrégulier, complètent tout l'appareil destiné à la solidité et à la mobilité de cette partie. L'union de la clavicule et de l'apophyse coracoïde mérite à peine le nom d'articulation; il n'y a pas contact de surfaces; plusieurs faisceaux fibreux très-forts, forment ici les moyens de symphyse; on les réunit sous la dénomination collective de *ligament coraco-claviculaire*, qui indique très-bien leurs points d'attache; mais ils sont assez distincts pour être décrits séparément. L'un, *ligament conoïde* des auteurs, placé tout-à-fait en arrière et en dedans, a la forme d'un cône renversé, dont le sommet est fixé à la partie la plus reculée de l'apophyse coracoïde, où quelques-unes de ses fibres se continuent avec le ligament coracoïdien; sa base se fixe en arrière, sur les inégalités que présente la face inférieure de la clavicule. Le second faisceau, *ligament trapézoïde* des auteurs, quadrilatère, plus long que le précédent, est plus rapproché de l'articulation acromio-claviculaire. Il se fixe inférieurement, en arrière de la face supérieure de l'apophyse coracoïde, et supérieurement en dehors des empreintes de la face inférieure de la clavicule. Sa direction est oblique de bas en haut et de dedans en dehors. Ces deux faisceaux sont réunis entre eux par un de leurs bords; ils forment une cavité triangulaire, remplie par du tissu cellulaire et le muscle sous-clavier. On trouve presque toujours un troisième faisceau fibreux coraco-claviculaire, que n'ont point décrit les auteurs. Il est triangulaire, assez long, se fixe au bord antérieur de l'apophyse coracoïde, et au bord antérieur de la clavicule, au milieu de sa courbure externe. Une de ses faces, la supérieure, est recouverte par le deltoïde et le grand pectoral, et correspond de plus à l'intervalle triangulaire qu'ils laissent entre eux près de la clavicule; l'autre, inférieure, est appliquée sur le muscle sous-clavier, l'artère et la veine axillaire.

C'est ici le lieu de décrire deux ligamens qui sont particuliers à l'omoplate. Le premier, *ligament coracoïdien*, est destiné à convertir en trou l'échancrure coracoïdienne. C'est un faisceau aplati d'avant en arrière, fixé aux deux bords de l'échancrure. Sous lui passe le nerf sus-scapulaire, au-dessus au contraire, les vaisseaux du même nom. Plus long chez les enfans que chez les vieillards, il s'ossifie souvent, et disparaît. Le second de ces ligamens est l'*acromio-coracoïdien*, qui est triangulaire, aplati, fixé par sa base tout le long du bord postérieur de l'apophyse coracoïde, au moyen de deux faisceaux distincts par une ligne cellulaire. Le sommet du triangle est fixé sur le bec de l'apophyse acromion. Là, les fibres sont plus serrées. Le bord postérieur est bien terminé et libre, l'antérieur se continue avec une lame fibreuse mince, qui se confond avec la capsule scapulo-humérale. Il complète évidemment la voûte que forment l'acromion et l'apophyse coracoïde au-dessus de la tête de l'humérus.

2° *Articulations de l'épaule considérée en général.* — L'épaule s'articule avec le tronc et avec l'humérus. L'union de l'épaule avec le tronc se fait de deux manières : par le moyen des muscles, sans qu'il y ait contact de surfaces, ou bien au moyen de surfaces contiguës, réunies par des ligamens. Ce dernier mode seul mérite le nom d'*articulation ;* on le remarque dans l'articulation *sterno-claviculaire.* C'est une arthrodie vague, constituée par une surface légèrement convexe, appartenant à la clavicule, et par une cavité superficielle de l'extrémité supérieure du sternum ; l'une et l'autre sont revêtues par une lame cartilagineuse épaisse ; la tête de la clavicule dépasse dans tous les sens la cavité sternale, proportionnellement plus petite. Deux ligamens unis par leurs bords voisins, et formant presque une capsule, sont leurs principaux moyens d'union ; le ligament antérieur se fixe par une extrémité étroite sur la partie antérieure de l'extrémité interne de la clavicule, se dirige en bas et en dedans, et se fixe au-devant de la cavité sternale. Le postérieur est disposé d'une manière analogue derrière l'articulation ; il est moins fort seulement. De plus, l'articulation est fortifiée par le ligament inter-claviculaire, faisceau fibreux transversalement tendu entre les têtes des clavicules, au-dessus de l'extrémité supérieure du sternum ; aplati, simple ou divisé en plusieurs faisceaux par du tissu cellulaire, il est quelquefois tout-à-fait contigu au sternum, d'autres fois il en est séparé par un espace où se trouvent du tissu cellulaire et des vaisseaux. Il avoisine en arrière les muscles sterno-hyoïdiens qui s'y fixent quelquefois. Enfin, dans le voisinage de cette articulation, on trouve le ligament costo-claviculaire qui ne lui appartient pas essentiellement, mais qui pourtant borne, jusqu'à un certain point, ses mouvemens. C'est un faisceau très-fort, court et obliquement dirigé de la partie interne et supérieure du cartilage de la première côte, vers une saillie qu'offre en-dedans la face inférieure de la clavicule. Ses fibres très-serrées et parallèles sont plus longues en dehors qu'en dedans. Chez quelques sujets, la clavicule et le cartilage de la première côte offrent chacun une surface contiguë dans le lieu qu'occupe ordinairement ce ligament, et alors on trouve seulement quelques fibres irrégulières qui le remplacent.

Dans l'articulation, on trouve une lame fibro-cartilagineuse circulaire, exactement moulée sur les surfaces des os, offrant quelquefois un trou dans son centre très-aminci. Elle est très-intimement unie par sa circonférence, qui est épaisse, à toutes les parties fibreuses qui entourent l'articulation; souvent elle tient seulement à la partie supérieure de la surface articulaire de la clavicule, et à la partie inférieure de celle du sternum; ses fibres sont ciculaires et concentriques.

On trouve ici tantôt deux, tantôt une seule membrane synoviale; cette dernière disposition suppose un trou au centre de la lame fibro-cartilagineuse. Du reste, elles ont un trajet très-simple; elles adhèrent intimement aux lames cartilagineuses, et se réfléchissent sur les ligamens pour venir tapisser la face correspondante du fibro-cartilage intérieur. Elles contiennent beaucoup de synovie.

Le moignon de l'épaule, sur le squelette, est formé principalement par l'articulation scapulo-humérale. C'est une énarthrose constituée par la cavité glénoïde du scapulum et la tête de l'humérus, au-dessus de laquelle se trouve une véritable voûte, formée par l'acromion, l'apophyse coracoïde et le ligament acromio-coracoïdien. La cavité du scapulum est revêtue d'une lame de cartilage qui est très-mince au centre, et épaisse près de son bord; ce qui accroît la profondeur de la cavité. Celle de la tête de l'humérus, au contraire, épaisse au centre, diminue progressivement d'épaisseur vers la circonférence. La cavité glénoïde est encore rendue plus profonde par l'apposition sur sa marge, d'un bourrelet appelé *glénoïdien*, qui semble formé surtout par la bifurcation du tendon du biceps, quoiqu'il présente aussi quelques fibres propres. Sa section perpendiculaire présente une figure qui rappelle un prisme triangulaire, dont une des faces appuie sur le rebord glénoïdien, tandis que, parmi les deux autres revêtues par la membrane synoviale, l'une correspond à la tête de l'humérus, l'autre à la capsule fibreuse. Son bord libre est mince, et forme le bord de la cavité. Les rapports articulaires sont ici principalement assurés par une capsule; on trouve une membrane synoviale sur les surfaces contiguës.

La capsule est un sac cylindroïde, fixé supérieurement sur le col de la cavité glénoïde, et embrassant inférieurement le col de l'humérus, sur lequel il se fixe en laissant une ouverture au niveau de la coulisse bicipitale. Sa laxité est telle, qu'il permet un écartement de près d'un pouce entre les surfaces articulaires. Il est un peu renflé au milieu; son épaisseur varie suivant les points; très-mince en bas, il est en-dedans tout-à-fait interrompu par le passage du tendon du muscle sous-scapulaire. En arrière et en haut, les tendons des muscles petit rond, sous-épineux et sus-épineux, augmentent beaucoup son épaisseur et sa force. Supérieurement de plus il est fortifié par un trousseau fibreux qui descend du bord externe de l'apophyse coracoïde, ligament *coraco-huméral*, et qui se fixe inférieurement sur la grosse tubérosité de l'humérus. Sa surface extérieure est séparée du ligament acromio-coracoïdien par une membrane synoviale.

La membrane synoviale offre ici une disposition un peu compliquée, parce que l'articulation se trouve traversée par un tendon qu'elle entoure d'une gaîne, qui l'empêche de baigner dans la synovie. Après s'être déployée sur la face interne de la capsule, elle se réfléchit inférieurement sur la tête de l'humérus, excepté au niveau de la coulisse bicipitale, dans laquelle elle descend; elle semble, de cette manière, sortir de l'articulation, puis, après un pouce de trajet, elle se réfléchit autour du tendon du biceps, forme une sorte de canal qui traverse l'article, et dans lequel il est contenu, puis vient ainsi se déployer sur la cavité glénoïde. A l'endroit où cette membrane se réfléchit pour abandonner la capsule, elle présente des franges, qui ne sont que des replis de la membrane, à la base desquels se rencontrent des pelotons adipeux. Cette membrane sécrète toujours une abondante synovie, qui rend faciles les mouvemens nombreux de cette articulation.

Les articulations de l'épaule sont le siége de divers mouvemens : dans les uns, ce sont les os de l'épaule qui se meuvent l'un sur l'autre ; dans les autres, ce sont l'épaule tout entière ou le bras qui se meuvent.

1° *Mouvemens partiels de l'épaule.* — Jamais les os de l'épaule ne se meuvent l'un sur l'autre isolément; mais, si l'on fait abstraction de tout autre mouvement, on voit que l'omoplate est susceptible d'exécuter sur la clavicule des mouvemens d'élévation, d'abaissement en avant, en arrière, et surtout un mouvement de rotation dont le mécanisme est très-curieux. Dans ce cas, tantôt le moignon de l'épaule est déprimé, tantôt il est élevé, suivant le sens dans lequel s'opère la rotation. Toujours elle a lieu autour d'un axe fictif qui passerait par le centre de fosse sous-scapulaire; il y a bien un autre mouvement de rotation qui a lieu sur la tête de l'humérus; j'en parlerai plus tard. Ce mouvement est borné surtout par les ligamens coraco-claviculaires; le faisceau conoïde borne spécialement le mouvement de rotation dans lequel le moignon de l'épaule s'élève. Le mouvement inverse est borné, au contraire, évidemment par le faisceau antérieur que j'ai décrit. Du reste, dans ces mouvemens, il y a une véritable torsion des ligamens acromio-claviculaires. On conçoit aussi l'avantage du fibro-cartilage inter-articulaire que l'on rencontre souvent.

2° *Mouvemens généraux de l'épaule.* — Ils se passent dans l'articulation de la clavicule avec le tronc, et toujours le membre supérieur suit ces mouvemens. On doit ici considérer l'épaule comme si elle était formée d'un seul os, représentant un levier angulaire. Elle peut être élevée, abaissée, portée en avant, en arrière ; enfin, elle peut exécuter un mouvement de circonduction. Dans l'élévation, le ligament costo-claviculaire est distendu ; il est relâché, au contraire, dans l'abaissement ; mouvement, du reste, très-promptement arrêté par la rencontre de la première côte, surtout lorsque celle-ci est contiguë à la clavicule, comme je l'ai dit. Dans le mouvement en avant, le bord spinal de l'omoplate s'éloigne de la colonne vertébrale ; mais le muscle rhomboïde, qui s'y insère, empêche que cet éloignement ne soit considérable. Dans le mouvement en arrière, l'omoplate se rapproche de l'épine. Dans ce mouvement, il y a distension du ligament antérieur de l'articulation sterno-claviculaire. Enfin, la circonduction résulte de la succession de tous ces mouvemens. Dans ce cas, l'épaule décrit un cône dont le sommet est appuyé sur l'articulation sterno-claviculaire, dont la base est tracée par l'autre extrémité du levier que représente l'épaule.

3° *Mouvemens du bras.* — Dans son articulation scapulo-humérale, le bras exécute aussi des mouvemens très-nombreux et très-variés, en raison de la laxité des liens articulaires. Ces mouvemens sont ceux d'élévation, d'abaissement, d'abduction, d'adduction, ceux en avant, en arrière, et enfin la circonduction et la rotation. Dans l'élévation, la capsule est relâchée supérieurement; elle est plus ou moins tendue en bas, en raison de l'étendue de l'élévation. Le mouvement d'abaissement est inverse; il tend à donner au bras la position qu'il a dans l'état de repos sur les côtés du thorax. Lorsque l'élévation ou l'abaissement ne sont pas portés loin, le bras se trouve, seulement dans un cas, éloigné du tronc; il est rapproché dans l'autre : c'est l'abduction et l'adduction. Les mouvemens en avant et en arrière sont encore fort simples. Toujours ils offrent la distension de la capsule dans un sens opposé à celui vers lequel le mouvement s'opère, il y a en même temps relâchement du même ligament, dans un sens opposé au premier. Si l'on suppose maintenant la succession de tous ces mouvemens, et même de ceux qui sont intermédiaires, on verra que l'humérus décrira un cône dont le sommet se trouvera correspondre à la cavité glénoïde, dont la base sera tracée par l'extrémité inférieure de l'os : c'est la circonduction, dont l'étendue est augmentée par la production simultanée du même mouvement dans l'articulation sterno-claviculaire. L'épaule suit alors tous les mouvemens du bras. Le mouvement de rotation est très-borné, parce que le col de l'humérus est très-court, et que son axe se confond presque avec celui du reste de l'os. Remarquez aussi que les tubérosités sur lesquelles s'insèrent les muscles rotateurs sont très-peu saillantes, ce qui diminue beaucoup leur force effective.

Rarement l'épaule exécute des mouvemens sur la tête de l'humérus; cependant cela peut avoir lieu dans certains cas, lorsqu'on porte un fardeau sur l'épaule, par exemple : dans ce cas, il y a d'abord rapprochement immédiat des surfaces articulaires, puis rotation de l'épaule sur la tête de l'humérus. On conçoit qu'il se passe en même temps un mouvement de circonduction dans l'articulation sterno-claviculaire. Les muscles biceps, deltoïde, sus-épineux, sont surtout disposés de manière à produire ce mouvement, s'ils prennent leur point fixe d'action sur l'humérus. (A. BÉCLARD.)

ÉPERVIER, s. m., *vexillum;* bandage destiné à maintenir un appareil sur le nez. Nous l'avons déjà décrit sous le nom de *drapeau*.

ÉPHÈBE, s. m., *ephebus*, *puber;* dénomination que l'on donne aux personnes de l'un et de l'autre sexe qui entrent dans l'âge de puberté.

ÉPHÉLIDE, s. f., *ephelis,* dérivé de ἐπὶ sur, et de ἥλιος, soleil. Nom par lequel on désigne, assez généralement, des taches ou maculatures de la peau, développées postérieurement à la naissance, sans inflammation antécédente ou concomitante de cette membrane. Les Grecs donnèrent d'abord le nom d'ἐφηλὶς aux taches produites sur les tégumens par les rayons solaires. Hippocrate employe cette expression dans ce sens; mais il l'applique aussi aux maculatures qu'il avait observées à la face, chez les femmes, pendant la grossesse. Cette première extension du mot *éphélide* a été suivie de beaucoup d'autres; et successivement on s'en est servi pour désigner plusieurs altérations de la peau qui n'ont entre elles que des rapports superficiels. Pour ne citer que deux nosologistes célèbres, Sauvages et M. Alibert n'ont-ils pas placé les *taches scorbutiques* parmi les nombreuses variétés dont se compose leur genre éphélides? Et par un abus qu'on ne saurait trop blâmer, Plater n'avait il pas antérieurement donné le nom d'éphélides aux pustules de la gale? Le mot éphélide, en vieillissant, étant donc devenu à peu près synonyme de *tache*, ou de *maculature*, quelques nosologistes ont cherché à différencier entre eux les changemens de couleur à la peau, par un adjectif qui rappelât un de leurs principaux attributs. Or, ces dénominations composées sont elles-mêmes le plus ordinairement vicieuses : l'une, par exemple (*éphélide solaire*), est un pléonasme; l'autre (*éphélide hépatique*), présente une image tout-à-fait fausse. Une nouvelle source de confusion dans le langage des pathologistes est née d'une autre circonstance. Plusieurs mots (*chloasma*, *lenticula*, *lentigo*, *macula*, *vitiligo*), ont été créés ou employés par d'autres nosographes, pour désigner les éphélides en général, ou seulement quelques-unes de leurs variétés. Ces expressions elles-mêmes ont reçu diverses acceptions; de sorte que tel mot est tantôt pris comme substantif pour caractériser un genre, et tantôt comme adjectif pour désigner une variété (*ephelis lentigo*, Sauvages; —*lentigo ephelis*, Jos. Frank).

Il est facile de prévoir que les auteurs qui, à diverses époques, ont donné le nom d'éphélide à un groupe de maladies de la peau presque uniquement fondé sur les changemens qu'elle éprouve dans sa couleur, ont dû être inévitablement conduits à renfermer, dans un même cadre, des altérations qu'il est impossible de considérer comme des nuances ou des variétés d'un même état morbide. Cette vérité ressort à la fois de la divergence des distributions des classificateurs, et de l'étude comparative des états morbides auxquels, par un étrange abus de langage, on a successivement imposé le nom d'éphélides. Ajoutons une dernière remarque, c'est que la qualification d'*espèce* ou de *variété*, appliquée individuellement à chacune de ces maladies par tel ou tel pathologiste, ne prouve pas plus leur degré d'affinité, que le terme générique employé pour les désigner collectivement n'indique leur véritable caractère.

ÉPHÉLIDE HÉPATIQUE, Alibert; *macula hepatica* (Sennert); *vitiligo hepatica* (Sauvages); *chloasma* (Pierre et Joseph Frank); *kelis fulvescens* (Swediaur); vulgairement *taches hépatiques*. Ces diverses dénominations ont été employées pour désigner une altération de la peau, principalement caractérisée par des taches indolentes, d'un jaune pâle ou brun, développées sur la face, le col, la poitrine et l'abdomen. La couleur de ces taches offre des nuances très-variées, et la dénomination de chloasma (mot dérivé de χλοάζω, *vireo, viridus sum*), employée par P. et Jos. Frank, ne peut en donner une idée exacte. Tantôt comparable au jaune pâle des feuilles mortes de certains arbres, elle est quelquefois d'un jaune aussi prononcé que celui de la rhubarbe ou du safran. La forme de ces éphélides et leur dimension sont très-variables. Les unes ont plusieurs pouces de diamètre, les autres à peine quelques lignes. D'abord isolées et assez distinctes, elles s'élargissent ensuite, se multiplient et se réunissent en groupes plus ou moins nombreux. Ces taches ne s'élèvent pas ordinairement au-dessus du niveau des tégumens, surtout lorsqu'elles se développent sur une peau blanche et fine. Quelquefois cependant (*chloasma pseudoporrigo*, Frank) les points maculés sont légèrement proéminens : leur surface est sèche et devient le siége d'une démangeaison qui augmente par la chaleur et l'exercice. Plus tard l'épiderme se fendille et se détache, par le frottement, en petites écailles épidermiques. Les taches du chloasma sont quelquefois passagères. On a vu des femmes n'en être atteintes qu'aux époques menstruelles, et, dans d'autres circonstances, leur apparition coïncider avec celle du flux hémorrhoïdal. Elles naissent et disparaissent alors sans desquamation de l'épiderme, et la matière de la coloration, quelle qu'elle soit, est résorbée. Ces taches se développent si fréquemment chez les femmes pendant la grossesse, que plusieurs pathologistes se sont crus autorisés à les décrire comme une variété distincte (*chloasma gravidarum*, P. Frank). La même considération les a conduits à établir une deuxième variété dont l'apparition coïncide avec la suppression des menstrues, soit que cette dernière provienne d'une lésion primitive ou d'une affection sympathique de l'utérus (*chloasma amenorrhicum*. P. Frank). Ces taches sont aussi souvent produites par des irritations chroniques de l'estomac, de l'intestin et même des poumons. Malgré l'opinion vulgaire, on les remarque plus rarement dans les maladies du foie; de sorte que le pathologiste qui le premier les a désignées sous le nom d'*éphélides hépatiques*, a créé une dénomination que repoussent à la fois la sévérité du langage et l'observation clinique. La partie de la peau qui sécrète l'épiderme est le siége de cette altération, dont le mode de production est à peu près inconnu. Toutefois quelques faits nous portent à croire que primitivement il y a une accumulation morbide de sang dans les points maculés. Ajoutons qu'après avoir soumis des portions de peau atteintes de chloasma à la macération, nous avons pu constater que la surface de l'épiderme qui correspondait au corps réticulaire offrait une teinte jaune, à laquelle ne participait point ce réseau vasculaire. Les taches qui se manifestent chez les femmes, peu de jours après la conception, disparaissent quelquefois, à la fin du premier mois de la grossesse, avec les autres accidens qui l'ont annoncée; mais on les a vues persister pendant toute sa durée et même après l'accouchement. Chez les femmes grosses qui se plaignent de dégoût, de vomissemens, ou qui sont atteintes d'un œdème ou de la chlorose, ces taches sont ordinairement plus larges et plus nombreuses. Dans le plus grand nombre des cas, le chloasma naît sous l'influence d'une autre altération organique, et coexiste avec des maladies chroniques de l'estomac, de l'intestin et de l'utérus, dont il réclame le traitement. En insistant sur la nécessité de combattre ces lésions primitives, nous ne croyons pas qu'il soit nécessaire de rejeter l'emploi de quelques topiques qui peuvent concourir à faire disparaître les taches de la peau. Mais a-t-on constaté par des expériences bien rigoureuses le degré d'utilité des frictions sur les points malades, avec les linimens camphrés, les fruits acidules, et les émulsions? Les circonstances dans lesquelles on doit recourir de préférence aux pommades de baies de laurier mondées de leur écorce, aux onguens mercuriels et à quelques autres topiques irritans, tels que les sinapismes, sont elles mieux déterminées? Et ne doit-on pas avouer, au contraire, qu'on est souvent réduit à un tâtonnement qui, dans ce cas au moins, n'a rien de dangereux?

ÉPHÉLIDE LENTIFORME, *ephelis lentigo*, Sauvages; *Lentigo*, Lorry; *lenticula*, *φακός*; vulgairement *taches de rousseur*. Les taches du lentigo ont une forme circulaire comme celle des lentilles; elles sont éparses ou rassemblées en groupes sur la face, la poitrine et les membres thoraciques. Les points maculés offrent une teinte jaune plus ou moins foncée, et ne s'élèvent point au-dessus du niveau de la peau. Apparues, dès l'enfance, sans causes appréciables, ces taches s'observent ordinairement sur des individus dont les cheveux sont blonds, roux, ou d'un rouge ardent; elles persistent quelquefois jusqu'à un âge avancé, et diminuent souvent à l'époque de la puberté. L'épiderme ne présente point d'aspérités sur les points maculés. Enfin ces taches ne sont pas accompagnées de prurit, ni de démangeaison, et leur développement n'a jamais lieu sous l'influence d'un autre organe souffrant. Il paraît démontré que les conditions qui déterminent la coloration des cheveux ne sont pas étrangères à la production de ces taches; mais on n'a point encore fait de recherches anatomiques propres à constater les modifications que le corps réticulaire et l'épiderme éprouvent dans cette circonstance. Les taches du lentigo ôtent à la peau sa blancheur et son éclat qu'aucune médication topique ou intérieure ne peut lui rendre: elles disparaissent quelquefois à des époques indéterminées, par suite des modifications que l'âge apporte dans la structure de la peau. Le lentigo et les deux états morbides suivans, réunis en un seul groupe par M. Alibert, constituent la première espèce de sa classification, à laquelle il a donné le nom d'*éphélide lentiforme*.

ÉPHÉLIDE LENTIFORME IGNÉALE, Alibert; *ephelis ab igne*, Sauvages; *ephelis spuria*, J. P. Frank; *lentigo ab igne*, Jos. Frank. Ces différens noms ont été appliqués aux taches qui se développent sur la partie interne des jambes et des cuisses des femmes qui ont l'habitude, durant le froid de l'hiver, de placer sous leurs pieds, des vases de terre qui contiennent de la braise ou du charbon ardent. La peau des jambes, chez les hommes qui restent long-temps exposés à la chaleur d'un foyer, présente souvent une semblable altération. Ces taches, qui ne sont pas toujours lentiformes, offrent d'abord une teinte rouge, animée, foncée, ou brune; elles deviennent ensuite d'un jaune pâle, et comme marbrées. Ces diverses teintes sont le résultat, ou de l'accumulation morbide du sang dans les capillaires cutanés, ou de la résorption plus ou moins complète de ce fluide. On peut facilement prévenir cet état morbide, qui est une des formes des brûlures superficielles : dans les cas les plus ordinaires, il n'exige aucune espèce de traitement.

Éphélide lentiforme solaire, Alibert; *ephelis a sole*, Sauvages; *maculæ solares*, Plenck; *nigredo a sole*, Sennert; *lentigo æstiva, sive ephelis*, Joseph Frank; *ephelis vel a sole macula*, J. P. Frank; *ephelis*, Lorry; vulgairement le *hâle*. Lorry, J. P. Frank et Jos. Frank employant, avec raison, le mot éphélide, d'après son acception littérale, bien indiquée par E. Blancaard et Castelli, s'en servent uniquement pour désigner les taches produites sur la peau par l'action des rayons solaires. Tantôt larges, irrégulières et d'un brun foncé, ces taches sont peu nombreuses (*ephelis umbrosa*, J. P. Frank); tantôt, au contraire, petites, circulaires, et très-multipliées, elles sont d'un jaune fauve, se rapprochent du lentigo pour la forme et la couleur (*ephelis lentigo*, J. P. Frank). Elles apparaissent au printemps et pendant les chaleurs de l'été, sur la face, le col, la partie supérieure du thorax et les mains, chez les enfans et chez les individus qui ont la peau fine et blanche. Dans les pays méridionaux, les femmes qui cherchent à prévenir cette légère affection, ont soin de se garantir de l'action des rayons solaires : quelques-unes se lavent les mains et le visage avec des solutions de gomme et d'albumine. Pour rendre à la peau brunie par le hâle sa blancheur et son éclat, on a conseillé de fréquentes lotions avec la crème, le petit-lait, les eaux distillées aromatiques; elles doivent être faites ensuite avec des liqueurs plus actives, telles que l'eau froide chargée d'alun ou d'acétate de plomb, l'eau de sureau acidulée, etc. Mais ces remèdes, et beaucoup d'autres, échouent presque toujours contre les éphélides, qui s'effacent le plus ordinairement aux approches de l'hiver.

ÉPHÉLIDE SCORBUTIQUE, *ephelis scorbutica*, Sauvages, M. Alibert; taches rouges ou brunes, d'une grande étendue, produites par la stase du sang dans la peau, où sa suffusion dans le tissu cellulaire sous-cutané. On les observe le plus communément sur les individus qui languissent dans les prisons ou dans des lieux humides et malsains. C'est sans fondement qu'on les a rapprochées des éphélides; leur description se rattache essentiellement à l'histoire du scorbut et à celle des variétés de pourpre, appelées par Bateman *purpura simplex* et *purpura senilis*. *Voyez* POURPRE, SCORBUT. (P. RAYER.)

ÉPHÉMÈRE, adj., *ephemerus, diarius*. On a donné ce nom particulièrement à une fièvre qui ne dure que vingt-quatre heures, et qui présente, à un léger degré, les symptômes de la fièvre inflammatoire : on a désigné cette même espèce de fièvre par le nom d'*éphémère prolongée*, lorsqu'elle dure quatre ou cinq jours. *Voyez* FIÈVRE INFLAMMATOIRE.

ÉPHIDROSE, ἐφίδρωσις. Dans le recueil connu sous le nom d'*OEuvres d'Hippocrate*, ce mot est employé dans deux acceptions différentes : le plus ordinairement pour désigner une sueur légère et non critique, *sudatiuncula inutilis* et *malæ notæ*; et quelquefois (*Coac. Prorr*), dans un sens opposé, pour indiquer une sueur critique et salutaire. Suivant E. Blançaard, le mot éphidrosis, dérivé de ἐπὶ, sur, et de ἱδρώς, sueur, fut employé par les médecins grecs pour exprimer l'apparition de la sueur, *proventus sudoris*, sur les parties supérieures du corps, ou sur toute sa surface. Th. Willis se sert, à peu près indistinctement, des mots *ephidrosis*, *sudor* et *sudatio*. Dans la nosologie de Sauvages, l'éphidrose (*sudor morbosus*, *sudatio morbosa*) est le vingtième ordre de la neuvième classe, *seri fluxus*. Cet auteur a composé le groupe éphidrose de vingt espèces de sueurs morbides : *éphidrose spontanée*, *éph. scorbutique*, *éph. fébrile*, *éph. diaphorétique*, *éph. hectique*, *éph. des exanthèmes*, *éph. fébrile intermittente*, *éph. d'un des côtés du corps*, *éph. lactée*, *éph. oleagineuse*, *éph. vineuse*, *éph. noire*, *éph. jaune*, *éph. urineuse*, *éph. sanguinolente*, *éph. bleue*, *éph. saburrale*, *éph. acide*, *éph. saline*. M. Lasteyras, dans une dissertation inaugurale, soutenue, en 1813, à l'école de Paris, appelle éphidrose « l'exhalation habituellement versée sur toute la surface du corps, qui a reçu le nom de transpiration ou de sueur, suivant qu'elle se fait, dans certains temps ou dans des proportions plus ou moins grandes. » Enfin, M. Villeneuve pense que le mot éphidrose signifie, dans les anciens auteurs, *sueur abondante*, et qu'il conviendrait de ne s'en servir ultérieurement que pour désigner la sueur qui ne tiendrait à *aucune affection*, et qui serait assez considérable pour constituer un état morbide essentiel. Le mot éphidrose doit être désormais inusité, puisqu'il n'offre point un sens rigoureux et bien déterminé dans les ouvrages des anciens, et que les pathologistes modernes et les lexicographes l'ont diversement interprété. *Voyez* SUEUR et SUEURS MORBIDES.

(P. RAYER.)

ÉPI, s. m., *spica;* sorte de bandage ainsi appelé parce que l'on a cru que ses circonvolutions ou tours de bande avaient une certaine ressemblance avec les rangs d'un épi d'orge. Ce bandage, d'un usage assez fréquent en chirurgie, se distingue en ascendant et en descendant. Dans le *spica* ascendant, les doloires sont dirigés vers la partie supérieure du membre sur lequel on l'applique, et ouverts du côté inférieur. Le *spica* est descendant, au contraire, lorsque les doloires regardent la partie inférieure, et sont ouverts vers la partie supérieure. Le spica présente un assez grand nombre de variétés; on l'emploie le plus ordinairement sur l'aîne, sur l'épaule et sur le pouce.

Spica de l'aîne. — Ce bandage, qui s'applique sur le haut de la cuisse et sur l'aîne correspondante, est tantôt simple et tantôt double. Le spica inguinal simple s'applique sur un côté seulement; il se fait avec une bande de huit aunes de long sur trois travers de doigt de large, et roulé à un seul globe. Le chirurgien, qui doit toujours se placer vers le côté affecté, porte le chef de la bande sur l'épine du dos, et le fixe par deux circulaires autour du bassin. Après avoir fait le second circulaire, il descend obliquement sur la hanche et sur l'aîne du côté malade pour assujettir l'appareil, dirige ensuite la bande vers la partie interne de la cuisse et à sa partie postérieure, remonte d'arrière en avant, croise le premier jet, passe de nouveau sur l'aîne affectée, et porte une seconde fois le globe autour du bassin. Il continue quatre fois de la même manière, en ayant soin que les doloires nouveaux laissent toujours une partie des précédens à découvert : il termine par quelques circulaires autour du bassin.

Le spica double s'applique sur les deux cuisses. On prend, pour faire ce bandage, une bande roulée à un seul globe de quatorze à seize aunes de long; elle doit offrir la même largeur que la précédente. On commence par deux circulaires autour du bassin; on descend ensuite obliquement le long de la hanche, de l'aine et de partie interne de la cuisse; la bande passe derrière cette extrémité sur le côté externe de laquelle on l'a fait remonter pour la diriger en devant où elle croise le premier jet; elle passe ensuite sur le pubis, sur la cuisse opposée et la région lombaire; on revient sur la partie antérieure du bas-ventre pour descendre vers l'aine, le long de la partie latérale externe de la cuisse, de sa partie postérieure, de sa face interne et de sa face antérieure, où on croise les tours de bande. On recommence ensuite sur le premier côté, et on revient plus tard au second : on termine par des circulaires autour du bassin.

Le spica inguinal est destiné à maintenir les différentes pièces d'appareil qui peuvent devenir nécessaires dans les maladies qui ont leur siége à la partie supérieure et interne de la cuisse : il convient surtout après la réduction de la luxation du fémur; il a été conseillé pour assujettir la pelote qu'on emploie, au défaut de bandage élastique, après la réduction de la hernie inguinale.

Spica de l'épaule. — Les chirurgiens emploient tantôt le spica descendant ou renversé, tantôt le spica ascendant. Le premier de ces bandages nécessite une bande roulée en un seul globe de six à sept aunes de long sur trois travers de doigt de large. On porte le chef de cette bande sous l'aisselle opposée à la maladie; on passe ensuite devant la poitrine, en dessus de l'épaule malade, sous l'aisselle correspondante; on remonte sur l'épaule pour descendre derrière le dos, et jusque sous l'aisselle du côté sain, et on fixe le chef de la bande. On recommence ces circonvolutions jusqu'à quatre fois; on a le soin de pratiquer des croisés ouverts du côté du cou, et des doloires en forme de bandouillère sur le dos et sur la poitrine : on achève par des circulaires autour du thorax.

La bande dont on se sert pour le spica ascendant doit être de la même longeur et de la même largeur que la précédente; on l'applique aussi à peu près de la même manière, en observant toutefois que le premier jet soit le plus inférieur, et que les autres s'élèvent un peu plus. Après avoir terminé le dernier, on porte la bande sous l'aisselle du côté malade, et l'on pratique deux circulaires autour du bras; on revient ensuite sous l'aisselle opposée, et on termine par plusieurs circulaires autour du bras et du corps.

Le premier de ces bandages a été conseillé dans les plaies de l'aisselle, du sommet de l'épaule et du deltoïde, dans les fractures de la clavicule, de l'acromion et de l'apophyse caracoïde. Le second a été proposé pour maintenir la tête de l'humérus dans la cavité glénoïde, après la réduction de la luxation de cet os; mais ce bandage, qui ne contient que les pièces d'appareil, ne dispense pas de soutenir le bras avec une écharpe.

Spica du pouce. — Pour faire ce bandage, il faut une bande roulée à un seul globe, qui ait six aunes de longueur, et un pouce de largeur. On assujettit le chef de la bande au poignet, par deux circulaires; on descend jusqu'à la racine du pouce et le long du côté externe de ce doigt; on passe ensuite à son côté interne; on croise le premier jet sur sa base; on pratique un nouveau circulaire autour du poignet, on descend de nouveau sur la racine du pouce, et on continue de la même manière; on termine par des circulaires autour du poignet.

Ce bandage convient dans les cas de luxation ou de fracture du pouce; il peut être employé pour les autres doigts; il exige l'emploi simultané de la palette, et quelquefois celui de deux petites attelles. (MURAT.)

ÉPIAL, adj., *epialus*. On a désigné par cette épithète une fièvre dans laquelle, suivant Galien, les malades ont chaud et frissonnent en même temps. On ne connaît pas bien le cas auquel cette dénomination, aujourd'hui inusitée, a été autrefois appliquée.

ÉPICARPE, s. m., *epicarpium*, de ἐπὶ, sur, et de καρπὸς, poignet. On désignait, par ce nom peu usité maintenant, les médicamens topiques qu'on appliquait sur la partie inférieure et antérieure de l'avant-bras, au niveau à peu près de l'articulation du carpe et du radius. Ces topiques, auxquels on attribuait des propriétés exagérées, étaient en général irritans. C'étaient des emplâtres, des onguens, des cataplasmes composés de substances âcres, comme l'ail, l'ognon, l'ellébore, le camphre, le poivre, l'ammoniaque, etc. On croyait que ces topiques pouvaient être utiles pour combattre les fièvres intermittentes. Si l'on a observé la guérison de quelques-unes de ces affections pendant l'emploi de semblables moyens, il est probable que l'influence de l'imagination a eu la plus grande part dans la cure, comme on l'a remarqué pour des moyens non moins insignifians, préconisés dans le traitement de ces mêmes maladies. Du reste, ces applications sur le poignet peuvent agir quelquefois avec avantage comme dérivatifs, surtout dans les affections des organes de la poitrine, et on emploie aujourd'hui des moyens analogues, comme lorsqu'on applique des sinapismes autour des poignets. *Voy.* DÉRIVATION, CATAPLASME, ÉPITHÈME, SINAPISME. (R. D.)

ÉPICHORION, s. m.; nom donné par M. Chaussier à la plus extérieure des membranes qui enveloppent le fœtus. Son histoire ne peut être séparée de celle des autres organes qui composent l'œuf. *Voyez* OEUF HUMAIN.

ÉPICONDYLE, s. m., *epicondylus*, de ἐπὶ, sur, et κονδύλος, condyle; nom donné par M. Chaussier à la tubérosité externe de l'extrémité inférieure de l'HUMÉRUS, à cause de sa position par rapport à la petite tête ou au condyle de cet os.

ÉPICRANE, s. m., *epicranium*, de ἐπὶ, sur, et κρανίον; cette expression, qui désignait autrefois le muscle occipito-frontal, est maintenant inusitée. *Voy.* OCCIPITO-FRONTAL. (A. B.)

ÉPICRANIEN, ENNE, adj., de ἐπὶ, sur, et de κρανίον, crâne. On donne cette épithète à diverses parties qui sont situées au-dessus du crâne.

1° APONÉVROSE ÉPICRANIENNE. On nomme ainsi une large coiffe fibreuse, très-adhérente aux tégumens, lâchement unie au péricrâne par un tissu cellulaire non graisseux. Elle recouvre toute la partie supérieure de la tête : les faisceaux charnus des muscles frontaux, occipitaux et auriculaires viennent s'y terminer; ses fibres très-apparentes, blanches et parallèles postérieurement, sont, dans le reste de son étendue, grisâtres, entrelacées et peu manifestes, en sorte que souvent elle paraît dégénérer en tissu cellulaire. Souvent aussi elles sont fasciculées, et laissent entre elles des intervalles plus ou moins grands.

2° MUSCLE ÉPICRANIEN. On a quelquefois ainsi appelé les muscles frontal et occipital réunis. *Voyez* FRONTAL, OCCIPITAL et OCCIPITO-FRONTAL.

3° RÉGION ÉPICRANIENNE. On donne ce nom à la région de la tête qu'occupe l'aponévrose épicrânienne, et qui règne au-dessus du crâne. (HIPP. CLOQUET.)

ÉPIDÉMIE, s. f., *epidemia;* mot traduit du grec ἐπιδήμιος, de δῆμος, peuple, et ἐπὶ, sur ou dessus. C'est le nom collectif par lequel on désigne l'existence simultanée d'une même maladie sur un grand nombre d'hommes. L'étymologie n'indique rien de plus que cette courte définition, mais l'usage attache encore au mot épidémie d'autres idées. Ainsi, cette dénomination, en général, fait entendre, 1° que tous les *individus morbides*, dont l'ensemble constitue l'épidémie, se sont développés dans un espace de temps peu étendu, quoique inégalement limité; 2° que leur excessive multiplicité est due, ou à l'action générale de causes accidentellement produites, ou à la transmission du mal, dont un seul homme est atteint, à tous ceux qui se trouvent dans les conditions favorables à le recevoir.

La plupart des vocabulaires définissent l'épidémie, *une maladie* qui attaque en même temps un grand nombre d'individus, etc. De cette manière ils établissent, comme synonymes, les expressions *épidémie* et *affection épidémique*, et aussi donnent-ils, à peu près, la même définition pour l'un et l'autre mot. Une épidémie n'est point une maladie, mais bien une forme particulière que celle-ci est susceptible de revêtir. Cette acception vicieuse est due, sans doute, à l'usage assez répandu de cette locution abréviative : *épidémie catarrhale, inflammatoire*, etc., pour dire, épidémie d'affections catarrhales ou inflammatoires.

Les maladies populaires, qui sont l'objet de cet article, peuvent devoir, comme nous venons de le dire, leur multiplicité à l'action générale de leurs causes; ce sont les maladies épidémiques proprement dites; mais d'autres fois elles se propagent par la transmission d'un germe morbifique d'un individu à un autre, ou autrement par contagion; c'est ce qui constitue les épidémies contagieuses. Voilà donc deux classes distinctes. Qu'on ne croie pas cependant cette division toujours facile. Dans nombre de cas, au contraire, on ne peut l'établir; c'est alors que quelques auteurs ont rangé dans un troisième ordre, des maladies dites *épidémico-contagieuses*. Ils ont donné ainsi à des propositions incertaines un caractère positif; mais cette manière de faire, loin d'éclairer la question, ne peut que l'embarrasser davantage. La maladie est contagieuse ou ne l'est pas; une classe intermédiaire ne peut exister. Les anciens, et Hippocrate lui-même, ne paraissent pas avoir attaché les propriétés de la contagion aux maladies épidémiques. Le peuple juif, dans sa longue captivité, souffrit de plusieurs pestes, et sans doute eut quelques idées sur la contagion; cependant les écrivains de ces temps reculés ne nous ont laissé aucun document sur le mode de propagation de ces maladies. Cette incertitude passa chez les médecins de Rome. Ce ne fut qu'après le démembrement de l'empire, lors de l'importation de la variole en Europe par les Sarrazins, que les esprits se tournèrent vers ce point; mais bientôt on ne vit plus que des maladies contagieuses, et toutes les propriétés matérielles du virus propre à chacune d'elles furent décrites avec autant de précision qu'on pourrait le faire pour celles d'un solide géométrique. D'autres écoles amenèrent de nouvelles théories. Quelques hommes voulant combattre l'erreur existante, se précipitèrent dans l'excès contraire : il n'y eut plus de contagion pour ceux-ci; la peste même ne devint, pour Mercurialis, qu'une simple épidémie. Dans celle de Marseille, en 1720, on sait quelles funestes dissensions s'élevèrent lorsqu'il fallut décider si elle était contagieuse ou purement épidémique. Il s'en faut de beaucoup que les lumières de notre temps aient dissipé cette incertitude. M. Lassis, docteur en médecine de la Faculté de Paris, s'est appliqué dans ses *Recherches sur les maladies typhoïdes* (1819), à nier leur nature contagieuse, et au moment où nous écrivons, tous les médecins connaissent les expériences courageuses de M. Guyon, faites à la Martinique, lesquelles tendraient à refuser aussi cette propriété à la fièvre jaune qui règne dans ces contrées. On connaît encore la diversité d'opinions qui s'établit entre les médecins et les fonctionnaires du gouvernement, pendant l'épidémie qui ravagea l'Andalousie, en 1819. Enfin, rappellerons-nous la fâcheuse dissidence qui régna parmi les savans les plus recommandables, lors de la dernière maladie épidémique de Barcelone? Qu'on ne pense pas, toutefois, que nous avons cité ces exemples dans l'intention de les blâmer; notre seul but a été de montrer combien est grande la difficulté, puisqu'elle n'a pu être vaincue par les hommes les plus capables de le faire. Placé au milieu d'une épidémie et atteint soi-même, souvent encore on reste irrésolu. Plusieurs causes inhérentes au sujet qui nous occupe se réunissent pour perpétuer l'obscurité dans laquelle il est plongé. D'abord, nous indiquerons la différence remarquable qui existe dans la susceptibilité de chaque individu pour recevoir la contagion. Une famille reste saine au milieu d'une population malade; telle autre, au contraire, est cruellement atteinte; sur quelques sujets, enfin, le mal semble trouver des bornes à sa propagation, il ne donne plus naissance aux germes transmissibles. Un dernier phénomène, source d'incertitude, c'est pour quelques maladies épidémiques la faculté de revêtir ou de perdre le caractère contagieux en changeant de contrée. « Cette maladie (la fièvre jaune), d'abord endémique et spontanée dans les contrées dont elle est originaire, s'élève successivement jusqu'au caractère de l'épidémie, et devient contagieuse en acquérant plus d'intensité. Il en est de même de la peste, du typhus, et de beaucoup d'autres maladies. » (Gasc et Breslau.)

Mais la nature de cet ouvrage ne nous permet pas d'entreprendre la discussion nécessaire pour distinguer les maladies contagieuses, de celles qui ne sont épidémiques que par la généralité de la cause qui les produit. D'ailleurs, les épidémies contagieuses jouissent, par ce seul caractère, de propriétés si détachées, si spéciales, qu'elles seront offertes, avec bien plus d'avantage, dans des articles séparés; la nécessité de mettre à celui-ci des bornes étroites, jointe à cette considération, nous fera renvoyer toutes les généralités qui leur appartiennent à l'histoire des maladies typhoïdes et pestilentielles. (*Voyez* TYPHOÏDE et PESTILENTIEL.) On trouvera aussi au mot CONTAGION, les théories relatives à ces sortes d'épidémies. Ce sera donc aux maladies populaires, qui doivent leur multiplicité à une cause commune, que s'appliqueront plus particulièrement les considérations générales qui vont suivre. Ce sont aussi les propriétés communes au groupe épidémique, que nous devons étudier ici, celles des individus en particulier étant du domaine de la pathologie spéciale.

Mais quoique d'après la définition que nous avons donnée, nous entendions par épidémie, une différence de multiplicité dans telle ou telle maladie, plutôt qu'une maladie nouvelle; quoique dans la plupart des épidémies, chaque individu morbide reste, en général, le même que dans les circonstances où l'affection n'est que clairsémée; toutefois nous ferons remarquer, avant de passer outre, 1° qu'on n'a pas encore fixé la proportion d'individus qui, sur une population donnée, doit être atteinte de la maladie, pour que celle-ci soit considérée comme épidémique; M. Kéraudren (*fièvre jaune*, 1823); 2° que toutes les maladies, connues à l'état sporadique, ne paraissent pas susceptibles de prendre le caractère épidémique; 3° que celles qui peuvent l'acquérir, en reçoivent presque toujours un air de famille, une modification dans l'intensité de tel ou tel symptôme, et quelquefois un surcroît d'activité et de danger; 4° enfin, et cette considération est d'une grande importance, qu'il semble exister des maladies épidémiques dont l'équivalent ne peut être trouvé dans les affections sporadiques. Ces réflexions prouveront encore les incertitudes et les difficultés sans nombre du sujet que nous traitons.

Propriétés générales des maladies épidémiques. — L'on ne connaît pas d'affections chroniques susceptibles de régner épidémiquement. L'état aigu est le caractère le plus constant des maladies épidémiques, et ce caractère explique aisément la rapidité de leur propagation.

Schnurrer donne également pour caractère essentiel de l'épidémie, que les maladies individuelles qui la composent, « représentent dans leur marche générale un tableau commun et analogue à celui qu'offre la même maladie, considérée chez un seul individu, quand elle n'est point mortelle. » C'est-à-dire que l'épidémie a, comme une maladie considérée individuellement, diverses périodes successives, celles du début, de l'accroît, de l'état, du décroissement, et enfin la terminaison. Sydenham a pu faire naître l'idée de généraliser ce caractère, en décrivant ainsi la marche d'une épidémie de dysenterie qui régna à Londres en 1669. « Les symptômes, dit-il, étaient plus violens dans le commencement que dans l'état, et plus encore que dans son déclin. » Les exemples que nous pourrions donner de cette manière d'être des épidémies sont nombreux; parmi vingt autres, raportés par Schnurrer, nous citerons les deux suivans : Dans la peste qui ravagea Marseille, en 1720, on mourait au commencement avec une promptitude extrême, et sans aucun signe qui pût faire reconnaître cette maladie : c'était une affection générale des systèmes nerveux et vasculaire, qui enlevait les individus avant que la maladie parût fixée sur tel ou tel organe, et prît un caractère déterminé. (Mead.) Dans sa description de la peste qui régnait au Caire en 1800, Pugnet assure que vers la fin de l'épidémie, presque tous les malades se rétablissaient, quoique l'on suivît les méthodes les plus opposées de traitement, tandis qu'ils mouraient presque tous au commencement.

Une autre propriété bien remarquable des épidémies, c'est d'attaquer plus particulièrement certains individus, sans qu'aucune condition spéciale semble motiver cette sorte de choix. Degner assure que dans la dysenterie qui régna épidémiquement à Nimègue, les Français et les Juifs qui se trouvaient dans cette ville n'eurent que peu ou point de malades. Dans quelques épidémies, les hommes sont plus fréquemment atteints; dans d'autres, ce sont les femmes. Dans la dernière maladie de Barcelone, celles-ci furent plus généralement affectées, et cependant la mortalité fut plus considérable parmi les hommes. (*Histoire médicale de la maladie de Barcelone.*)

Quelquefois l'épidémie se borne à une ville, à un bourg; d'autres fois, elle se répand sur plusieurs provinces. Dans certains cas, en s'étendant au pays voisin, elle quitte celui qui l'a reçue le premier. C'est ainsi que la maladie catarrhale de 1775, connue sous le nom d'*influenza*, parcourut toute l'Europe; elle frappa la Russie, la Pologne, la Prusse, l'Allemagne, la France, et vint se terminer en Italie, toujours successivement, et ne durant que quelques semaines dans chaque pays. En général, ce transport s'effectue de l'est à l'ouest. Déjà Pline le naturaliste cite ce dernier caractère comme reconnu; mais c'est encore un de ceux dont il serait difficile de donner une raison rigoureuse. *La grippe*, espèce de maladie inflammatoire qui parut en France il y a une vingtaine d'années, se répandit exactement dans cette direction, de provinces en provinces.

Nous venons d'avancer que les épidémies pouvaient émigrer; leur germe, ou plutôt la disposition à leur développement, peut également être transporté, ce qui suppose un temps d'incubation. Un individu quitte la contrée où règne la maladie, et après un temps plus ou moins long de santé parfaite, le travail morbide se développe; il se développe, quoique cet individu habite maintenant un pays où aucune des causes déterminantes du mal n'existe, où même toutes les conditions avantageuses opposées se trouvent réunies; et les symptômes n'en suivent pas moins rigoureusement la marche qu'ils eussent affectée au centre de l'épidémie.

Ce caractère établit un point de contact entre les maladies épidémiques et endémiques, car il appartient aussi à ces dernières (*Voyez* ENDÉMIE); mais une chose bien remarquable, c'est qu'une épidémie après avoir parcouru plusieurs contrées, se fixe quelquefois sur une d'elles, et devient stationnaire, ou plutôt se transforme en affection endémique. A Lyon, par exemple, il semble, dit le docteur Ozanam, que depuis la fameuse épidémie catarrhale de 1801, une constitution de ce genre y domine constamment. Il résulte d'observations faites à ce sujet, que sur dix mille quatre-vingt-six malades, dans un espace de huit années, il y en a eu treize cents attaqués de fièvres catarrhales ou muqueuses. Une autre observation, faite par le médecin que nous venons de citer, c'est que quelques maladies endémiques préservent le pays où elles règnent des épidémies éventuelles. « Les fièvres intermittentes, qui sont endémiques dans les environs de l'étang de Berre, formé par les eaux de la mer, en Provence, semblent préserver ce canton des autres maladies épidémiques. Le docteur Goiraud, qui l'habitait, en a fait l'observation, et il ajoute que ces fièvres ayant été très-rares en 1763 et 1764, il survint une épidémie qui occasiona de grands ravages dans toutes les paroisses de son arrondissement. M. Ozanam rapporte deux ou trois autres faits à l'appui de cette assertion.

La propriété préservatrice de quelques maladies épidémiques est plus avérée. Tout le monde sait que quelques-unes d'entre elles semblent, quand elles ont frappé un individu, le mettre à l'abri d'une nouvelle atteinte; mais nous insisterons peu sur ce point; les observations de ce genre paraissent porter plus spécialement sur des maladies contagieuses, et encore les maladies de cette classe sont-elles loin d'offrir toutes ce dédommagement à leurs ravages.

Les maladies épidémiques non-contagieuses ont communément quelques rapports avec les différentes températures de l'année; les affections inflammatoires, celles surtout des organes de la respiration et de la voix, dominent particulièrement dans les épidémies qui se développent pendant les froids. La dysenterie, le cholera-morbus, et toutes les maladies où l'appareil digestif (les organes de la sécrétion biliaire compris) est atteint, présentent, pour l'ordinaire, leur plus grande intensité en automne ou pendant les étés fort chauds.

Enfin, pour dernière considération générale, nous ferons remarquer que la durée des épidémies étant soumise à une foule de conditions éventuelles, elle ne peut être déterminée à l'avance. Cependant, on peut dire que dans les cas où elles sont fixes, elles ne durent guère plus de deux à trois mois; et que lorsqu'elles sont ambulantes, ou passent d'un pays à un autre, leur station dans chaque contrée excède rarement vingt à trente jours.

Causes des épidémies. — Hippocrate et la plupart des médecins pensaient, dans les siècles qui nous ont précédés, que la cause des maladies épidémiques était constamment renfermée dans l'air atmosphérique, soit qu'elle s'y fût formée par quelque action inconnue des astres, soit que ce fluide lui servît seulement de véhicule, de moyen de transport. L'autorité de Fernel, d'Hoffmann, de Sennert, de Ramazzini, accrédita cette opinion; elle devint générale. Mais, d'une part, les progrès des sciences physiques ont renversé les spéculations élevées sur l'influence des astres; et, d'autre part, les altérations de l'air, bien que causes indubitables, n'ont pas toujours pu expliquer le développement des maladies épidémiques. On sait tout ce qui a été écrit à ce sujet sur la sécheresse, l'humidité de ce fluide, son état électrique; sur les vents qui l'agitent, les émanations putrides ou vénéneuses qui le corrompent; et cependant, après un examen attentif de l'histoire générale des épidémies, il n'est pas une seule de ces causes dont l'action ne puisse, dans quelques circonstances, être révoquée en doute.

Pringle, Hoffmann, et la plupart des modernes, signalent comme une des causes les plus actives des maladies épidémiques, la chaleur excessive de l'atmosphère; et, d'une autre part, Rivière, Diemerbroeck, etc., citent des exemples où ces maladies ont été dues à un froid rigoureux. La canicule ou la fin d'un été fort chaud augmentent ordinairement la fréquence et la gravité de la variole: cependant, on vit, en France, en 1770, une épidémie de cette maladie, qui présenta sa plus grande intensité pendant l'hiver.

Le plus grand nombre des auteurs accuse la sécheresse de l'air, et cependant on trouve des épidémies dont le développement est attribué aux pluies continuelles. Citons, avec le docteur Ozanam, celle de Palerme, en 1557, décrite par Philippe Ingrassias; citons, avec Lépecq de La Cloture, celles de la Basse-Normandie. Toutes les contrées où l'atmosphère est souvent chargée d'eau pourraient fournir des exemples semblables. Les médecins qui, d'après Hippocrate, ont accordé une influence si funeste aux vents de l'ouest et du sud, trouveront dans Romazzini un nouveau soutien (Épid. de Modène, 1692); mais nous pouvons aussi leur opposer des exemples contraires. « La peste, en Égypte, commence à une époque où le chamsin (vent du midi) ne souffle pas encore, et disparaît dans celle où ce vent est le plus fort, c'est-à-dire dans le mois de Juin. » (Schnurrer.)

L'importance, attachée à l'état électrique de l'air, par quelques auteurs modernes, est tout aussi contestable. Les études de Volta, celles de M. de Saussure, sont restées sur ce point sans résultats. Read observa que « dans trois cent-quatre-vingt-dix-sept expériences qu'il avait faites, l'électricité positive de l'air s'était changée en électricité négative environ cent cinquante-six fois, sans qu'il en eût résulté aucun effet particulier (Sch. 91). » On sait d'ailleurs que dans les pays peu élevés au-dessus du niveau de la mer, dont le sol est plat, et où les maladies épidémiques sont les plus communes, la quantité du fluide électrique répandu dans l'atmosphère est à peine appréciable, même avec les instrumens les plus exacts : ajoutons encore que l'air d'un pays affecté d'épidémie, analysé et comparé par Volta, avec celui d'un autre pays évidemment exempt du mal, n'en différait en aucune manière.

Nous n'obtiendrons pas non plus des résultats toujours constans, si nous consultons les observateurs, sous le rapport du danger ou de l'innocuité des exhalations animales ou autres qui se répandent dans l'air. On trouve, dans les grandes villes, des quartiers où certains genres d'industrie utilisent des débris animaux, comme dans le raffinage des sucres, les fabriques d'ammoniaque, d'acide prussique, de cordes en boyaux, etc.; toute l'atmosphère environnante est infectée, jusqu'à des distances plus ou moins grandes, d'odeurs presqu'insupportables, et néanmoins, dans le plus grand nombre des cas, ces quartiers n'offrent pas plus de malades que les quartiers le moins exposés à l'infection. On ne remarque pas même que les ouvriers employés à ces travaux soient plus souvent atteints de maladies sporadiques. Au nord de Paris, et tout proche des barrières, on fait évaporer dans de vastes excavations, les matières stercorales provenant des latrines de toute la ville, la terre est imbibée des parties les plus liquides, et les vents du nord ou de l'est portent sur les faubourgs voisins les émanations les plus infectes, sans que leurs habitans souffrent plus particulièrement d'aucune maladie. Une seule épidémie (celle de Pantin, décrite par M. Caillard) se montra dans ce quartier et devint en peu de temps assez meurtrière. Mais elle était évidemment produite par la filtration des eaux du canal de l'Ourcq, nouvellement construit, et elle disparut dès que le fond de ce canal fut convenablement réparé. La vérité de ces remarques nous a été confirmée par MM. Bourdois, médecin en chef des épidémies, et Marc, membre du conseil de salubrité pour le département de la Seine. Tout près de là encore il y a un grand nombre de boyaudiers qui, malgré ce surcroît à l'insalubrité de leur pénible métier, jouissent d'une santé aussi bonne que celle des cultivateurs qui habitent quelques lieues plus loin. A la vérité, cette source d'émanations putrides est dans la plus belle exposition, sur un sol élevé, et où le souffle des vents doit incessamment diviser et répandre sur une très-grande surface la masse d'air imprégnée des élémens pernicieux. Aussi ces faits ne nous suffiront pas pour repousser l'opinion de tant de médecins éclairés qui ont attribué plusieurs maladies épidémiques à des causes analogues; ils doivent seulement nous rendre circonspects dans l'étiologie de ces maladies. On sait, pour citer un exemple fameux de la divergence d'opinions qui règne encore ici, qu'une partie des médecins français et étrangers, qui virent la dernière maladie épidémique de Barcelonne, affirma qu'elle était due a des émanations élevées d'un port vieux et mal soigné qui borde cette ville à l'est (Charles Maclean, Lassis, Rochoux, F. Piguillem, etc.), en opposition au plus grand nombre, qui considéra ce fléau comme exotique et répandu, dans ce pays, par la contagion (J. F. Bahi, R. Merli, S. Mas, F. Colom, Pariset, Bally, François, etc).

Que conclure des nombreuses opinions contradictoires que nous venons de présenter? qu'on s'est trop hâté d'adopter comme invariables des faits qui ne sont rien moins que tels. Mais ce qui a surtout porté le plus grave préjudice à la science, c'est d'avoir voulu généraliser ces premiers faits encore incertains; d'avoir voulu, parce qu'une maladie épidémique a paru produite dans telle circonstance, par telle ou telle cause, que toute autre maladie de même genre fût toujours due à cette cause. Ce n'est point cette marche que suit la nature dans la production des maladies. Loin de pouvoir toujours adopter une cause unique, on a pour l'ordinaire à noter une foule de circonstances concomitantes, favorables au même but.

N'est-ce point de cette manière mixte ou dérivée de plusieurs agens, que les gaz paludeux produisent leurs funestes effets? Cette cause des maladies épidémiques est certainement la moins contestée, et cependant l'analyse de l'air des marais n'a rien appris sur la nature de ses principes *morbifères*. Les proportions plus grandes de l'azote, du gaz acide carbonique, la présence de l'hydrogène phosphoré, carboné, ammoniacal, etc., dans cet air, ont tour à tour été considérées comme la source du mal. Mais ces opinions, vivement adoptées lors des premiers pas de la chimie pneumatique, sont récusées de nos jours; et les progrès ultérieurs de cette science ont fait succéder aux explications trop hardies le doute philosophique. Aujourd'hui on est revenu à déclarer insaisissable l'agent pernicieux qui se répand dans les émanations paludeuses. M. Julia, qui vient de publier un Mémoire sur ce sujet, ne donne d'autres conclusions aux nombreux travaux analytiques auxquels il s'est livré, que les suivantes: 1° la nature du gaz putride nous est inconnue; 2° l'air des marais offre la même composition chimique que l'air ordinaire; 3° s'il contient un gaz particulier, il doit être en proportion extrêmement petite; 4° les fluides gazeux auxquels on attribuait des propriétés délétères ont été respirés sans résultats fâcheux. Nous ne citerons aucune épidémie produite par les émanations paludeuses, les exemples en sont trop multipliés dans les historiens et les auteurs de médecine; mais nous indiquerons, à ce sujet, un fait remarquable: c'est que le danger attribué aux eaux stagnantes est d'autant plus grand, que leur évaporation laisse à découvert une étendue plus considérable des terres qu'elles recouvraient. La plupart des épidémies dues à la cause qui nous occupe se sont développées dans cette condition, et si leur apparition est plus fréquente pendant l'été, il est permis de l'attribuer autant à la siccité imparfaite des marécages, qu'aux autres effets dangereux des chaleurs excessives.

Nous ne pouvons passer entièrement sous silence, dans cet examen des causes des épidémies, celles que quelques auteurs anciens appellent *cachées*, et qu'ils rapportent, pour la plupart, à quelque chose de divin (*quid divinum*). Il est à présumer qu'ils voulaient rendre, par ces locutions, l'idée commune aussi à quelques modernes, que ces causes dérivent d'une action inconnue des corps planétaires. Des causes moins douteuses se présentant, on a dû les saisir avec une plus grande avidité. Il était plus facile d'attribuer le fléau à un phénomène évident, bien qu'innocent peut-être, qu'à une action des astres entièrement supposée. Aussi, quelques médecins ayant eu occasion de décrire des maladies épidémiques survenues peu après, ou en même temps que quelques phénomènes anomaux, terrestres ou célestes, s'empressèrent-ils de les y rattacher. Bientôt le développement de chacune d'elles fut expliqué par l'apparition de quelque comète, par une éruption volcanique, un tremblement de terre, etc. M. Noah Webster, physicien américain (cité par Ozanam), a recueilli plus de cinquante exemples de cette concomitance d'une épidémie avec quelqu'un de ces grands troubles de la nature. Enfin, dans ces derniers temps, Schnurrer, dont l'ouvrage est d'ailleurs si recommandable, après avoir cité plusieurs auteurs, entre autres, Joubert, Chénot, Jackson, qui ont signalé l'influence de la lune sur diverses maladies pestilentielles, semble porté lui-même à accorder beaucoup trop, sur ce point, aux révolutions de cette planète. Nous croyons que dans l'état actuel de la science, le doute ici est encore un devoir.

Nous ne nous sommes occupés, avec détail, que des causes des épidémies qui proviennent de l'air; nous avons dû les considérer avec d'autant plus de soin, que ce sont, sans contredit, les plus fréquentes et celles qui, par leur manière générale d'agir, méritent le mieux le nom de *Causes épidémiques*. Cependant quelques maladies populaires, peu durables, à la vérité, peuvent trouver leur source dans une altération accidentelle des alimens ou des boissons, d'autres fois dans quelques pratiques vicieuses momentanément introduites dans les habitudes physiques ou morales d'un peuple. Le blé et les autres céréales employées comme alimens peuvent éprouver certaines altérations qu'il est permis de dire morbides, telles que l'ergot, la carie, la nielle ou charbon, qui les rendent d'un emploi dangereux, et qui même, dans quelques cas, sont devenues des causes indubitables de diverses maladies populaires. Nous pouvons en dire autant de l'alimentation fournie par la chair d'animaux malades. Il est peu d'épizooties pendant lesquelles la cupidité n'entraîne, malgré la prévoyance des lois, quelques individus à débiter des viandes altérées par la maladie; d'autres fois, malheureusement, c'est la nécessité qui commande leur usage, comme on a eu trop d'occasions de l'observer dans des guerres désastreuses et pendant quelques blocus prolongés. De mauvaises boissons ou des liqueurs falsifiées par des substances minérales, métalliques ou alcalines, peuvent avoir les mêmes effets. Mais, dans toutes ces circonstances, bien que la maladie soit communément répandue, on trouve un grand nombre d'individus qui en sont exempts; d'ailleurs elle ne s'étend qu'à une masse toujours rapprochée et circonscrite comme sa cause, toujours elle est susceptible d'être bornée dans sa propagation avant de grands progrès; la soustraction ordinairement facile de sa cause fait cesser tout effet.

Quelques maladies du système nerveux ou du centre sensitif peuvent aussi frapper à la fois une réunion d'hommes assez considérable. Ainsi on a vu la *Raphania*, la danse de saint Weith, attaquer une grande partie des habitans de la même ville. On cite comme exemples d'épidémies de ces deux affections, celles qui régnèrent en quelques parties de l'Allemagne en 1374, et en Suède en 1596. Mais on ne dit point que ces maladies n'attaquaient que les familles les plus misérables, celles que le besoin forçait de se nourrir de mauvaises farines. Linné adopta le nom de *Raphania* pour ces sortes de convulsions épidémiques, parce qu'il reconnut qu'elles étaient dues à l'usage de mauvais grains mêlés avec des semences du *Raphanistrum*. Tous ceux qui purent se procurer un aliment plus sain furent épargnés : or peut-on considérer comme épidémique une maladie dont l'atteinte est si partielle, dont la cause est si facile à repousser. Ces phénomènes pourraient plutôt, il nous semble, se rapprocher des empoisonnemens *culinaires*, des accidens produits par l'usage des champignons vénéneux, etc.

On a cité mille fois le passage de Plutarque relatif aux filles de Milet; mais le moyen qu'on opposa à leur monomanie suicide, également connu de tout le monde, permet-il de la considérer comme épidémique ? On trouve dans le livre de M. Ozanam quelques autres faits semblables, puis des épidémies de possédés, celle de Loudun, au dix-septième siècle; celle des convulsionnaires de Saint-Médard : mais qu'est-ce encore qu'une épidémie qui cède aux arrêts d'un tribunal ou à une ordonnance du Roi ?

Nous ne savons, non plus, quelle croyance on peut donner à la propagation épidémique par *imitation*, sorte de contagion admise par quelques auteurs pour les maladies mentales, et plus particulièrement encore pour l'hystérie et l'épilepsie. Pour cette dernière on s'est appuyé de l'autorité de Boerhaave, qui la vit se multiplier ainsi dans l'Hôpital des Enfans de Harlem; mais, dans le cas même où cette espèce de transmission serait mise hors de doute, ce qui nous paraît peu facile, la maladie ne sera jamais assez générale, et présentera trop incomplétement les autres propriétés qui nous sont connues, pour mériter la dénomination d'épidémique.

Avons nous besoin de dire qu'en refusant aux maladies mentales les caractères épidémiques, nous sommes loin de vouloir nier l'influence du moral des hommes dans le développement et la propagation des épidémies. On sait assez, par exemple, combien est grande cette influence dans les maladies épidémiques des armées. Des troupes victorieuses oublient et les fatigues et les privations de tout genre; elles ne sauraient avoir d'autre sentiment que celui de leurs succès, et cette heureuse activité du moral semble repousser toutes les atteintes portées sur l'homme physique. Mettez ici en comparaison l'état déplorable d'une armée vaincue : ordinairement le ravage des maladies lui devient bientôt plus funeste que les armes ennemies.

La thérapeutique des épidémies peut être considérée sous deux rapports, selon qu'elle s'occupe de détruire leurs causes ou de combattre les effets que celles-ci ont produits, c'est-à-dire les maladies individuelles. On a déjà pressenti que ce dernier objet ne devait pas trouver place dans cet article. L'autre point de vue, au contraire, sous lequel doivent être considérées les épidémies, relativement aux secours de l'art qui leur sont applicables, doit être le complément de notre travail. La destruction des causes auxquelles sont dues la grande multiplicité, et les autres caractères épidémiques des maladies, offre le point le plus important de la médecine publique. Ici le vrai médecin doit porter un regard scrutateur sur toute la nature. Non-seulement l'étude des eaux, du sol, de l'air, des alimens, sont de son domaine; mais le salut de la société veut souvent que son examen s'étende encore aux formes administratives du gouvernement, et même à la morale des peuples. Ce sujet présente le plus vaste horizon; et, dans la recherche de causes dont l'influence peut être si funeste, nous ne saurions indiquer d'avance tous les points dignes d'éveiller l'attention : c'est la sagacité à saisir ces causes lorsqu'elles sont obscures, qui constitue le génie médical.

Ici l'ouverture de nouvelles routes, le desséchement d'un marais ou la coupe d'un bois, apportent une maladie épidémique, tandis que les mêmes modifications dans un pays voisin ont obtenu, au contraire, des avantages incontestables pour la santé des habitans. Dans le premier cas, s'il existe dans la même direction un cimetière ou un étang mal entretenu, l'établissement de la route aura facilité l'abord d'un vent chargé d'émanations végétales ou animales. La destruction d'un bois épais, dans une autre circonstance, favorisera de la même manière l'action d'une cause morbifique.

Le médecin appelé à faire connaître les agens auxquels est due une maladie épidémique, ne saurait employer un ordre trop sévère pour découvrir le vrai dans le chaos des causes nombreuses qu'accuse le vulgaire. Chaque quartier de la ville atteinte a son opinion sur l'origine du mal; et, dans chacune de ces opinions, au milieu d'une foule d'erreurs, on peut trouver quelques notions utiles. La méthode suivie dans l'étude de l'hygiène peut servir de guide dans l'examen que l'homme de l'art doit faire de tout ce qui l'environne.

L'air sera soumis aux expériences qui constatent ses propriétés physiques et sa composition intime; et, quoi que nous ayons dit du peu d'intérêt qu'elles offrent dans quelques circonstances, les observations météorologiques devront aussi être recueillies avec soin. L'état du sol présente, pour l'ordinaire, les documens les plus riches. Visitez tous les points de la ville; dans de si graves circonstances, nul expert dans les constructions ne peut remplacer le coup d'œil d'un médecin expérimenté. Une rue étroite, momentanément obstruée à ses extrémités, en permettant la stase de l'air, est, dans quelques cas, la première source du mal; d'autres fois, ce sera un égout encombré, ou seulement une ornière qui laisse infiltrer dans le sol des eaux chargées d'immondices. Le voisinage d'un port, d'une gare, d'un marais, ou d'une terre marécageuse, est toujours soupçonné lors du développement d'une maladie épidémique. Nous n'indiquerons pas les moyens de détruire toutes les causes provenant du sol; le devoir du médecin est de les faire connaître, mais leur destruction appartient à l'administration publique. Une philantropie plus éclairée a fait écarter du centre des grandes villes les terres réservées à la sépulture, et ne permet plus de placer dans nos églises les caveaux tumulaires; mais, dans la plupart des villages encore, le cimetière entoure exactement l'église, et forme ainsi un foyer d'infection. La population entière s'y réunit pour le service divin, et peut avec d'autant plus de facilité y trouver le germe de maladies épidémiques, qu'on ne donne pas toujours à l'excavation qui reçoit les cadavres la profondeur voulue par les lois. C'est un abus à signaler à l'autorité.

En général, on peut dire, relativement à notre sujet, que ce que les hommes gagnent en inventions agréables par les progrès de la civilisation, trop souvent ils le perdent sous le rapport de l'utilité. Il faudrait que l'hygiène fût mise en balance avec les intérêts commerciaux qui font sacrifier jusqu'à la santé. Celle-ci, pour donner un exemple, ne peut que tirer les plus grands avantages de l'habitation dans des appartemens spacieux et élevés. Aujourd'hui les spéculateurs en construction non-seulement envahissent tous les terrains vaquans, mais ils divisent les locaux en pièces de la plus petite dimension, et la facilité de les meubler les a mis à la mode. Le besoin plus général d'afficher l'opulence vient se joindre ainsi à l'accroissement de la population pour diminuer la masse d'air nécessaire à chaque individu. Aussi peut-on dire que, dans les grandes villes, l'air n'est point, par sa quantité, en rapport avec le nombre des habitans. Cette pénurie de l'aliment le plus nécessaire à la vie, bien plus que les émanations étrangères dont l'atmosphère peut se charger, doit modifier l'organisation des hommes, et devenir, à la longue, une cause de maladies générales. Le premier secours que nous indiquerons dans les épidémies sera donc la purification de l'air, ou plutôt son renouvellement. Il faut que toutes les fenêtres soient ouvertes dans la chambre des malades, que l'on favorise encore le mouvement de l'atmosphère en établissant des courans et en l'agitant par quelques moyens particuliers. Il faut proscrire les lits renfermés, cachés dans des armoires. Les longs rideaux d'étoffes épaisses, dans lesquels certaines personnes ont l'habitude de se calfeutrer pendant la nuit, ne nous semblent guère préférables. On sait trop combien les miasmes putrides s'attachent opiniâtrément, s'il est permis de le dire, aux tissus employés à nos ameublemens. Dans des circonstances plus graves, il ne suffira pas d'isoler le lit du malade au milieu de l'appartement; nous insisterons pour qu'il soit même placé à l'air libre, *sub dio*. Par circonstances plus graves, nous n'entendons pas parler de celles où l'on a à craindre la propagation de miasmes contagieux, car alors nous étendrions les mêmes prescriptions aux individus qui sont encore exempts de la maladie. A ce sujet, quoique nous ne voulions pas nous occuper des épidémies avec contagion, nous pensons qu'on ne saurait trop, dans tous les cas, agir comme si elle était imminente. L'isolement dont on devrait rendre l'usage plus commun pour diminuer la terreur qu'il inspire; l'isolement, n'étant plus le signal d'un grand danger, pourrait, dans les maladies épidémiques simples, présenter des avantages réels, et c'est le seul moyen efficace, le moyen vraiment indispensable, quand ces maladies sont compliquées du caractère contagieux. Apprécions l'importance de ce secours. Si le mal est apporté par quelques individus, qui ne voit que de sages mesures, la quarantaine pour ceux-ci, le transport dans des lazarets pour les personnes avec lesquelles ils ont communiqué, peuvent préserver tout un peuple du plus terrible fléau? Dans une autre supposition, la maladie qui s'est développée chez quelques hommes n'est pas contagieuse; mais bientôt, se multipliant par l'influence générale de ses causes, les maisons particulières comptent plusieurs malades, et les hôpitaux sont encombrés; on respire partout un air chargé d'émanations putrides. Or, qui ne doit craindre que, dans des circonstances si désavantageuses, le caractère contagieux ne se développe? et le foyer d'infection dans lequel on vit alors, n'est-il pas lui-même aussi terrible que la contagion? L'isolement précoce eût, sans présenter le moindre inconvénient, mis obstacle à ces funestes progrès, si, comme nous l'avons déjà dit, on habituait le peuple à cette sage mesure.

Dans les premiers jours de l'apparition d'une maladie épidémique, il est impossible de prévoir quel individu elle doit préférablement attaquer. Mais dans un temps plus avancé, l'observation ayant fourni des données à cet égard, il faut s'appliquer à prémunir ceux qu'on sait les plus susceptibles d'être atteints. Dans le début, en général, l'épidémie s'étend à toutes les constitutions indifféremment, quelquefois même elle semble choisir les plus vigoureuses; mais pour l'ordinaire, dans les périodes suivantes, elle est surtout funeste aux sujets faibles, débilités par l'indigence, par des maladies antérieures ou par des écarts de régime multipliés. C'est donc le plus souvent une méthode prophylactique fortifiante qu'il faut mettre en usage. Les soins de la propreté sont ici d'une urgence sur laquelle nous devons insister. Il faut changer chaque jour les vêtemens, ou du moins les exposer à l'air libre, et surtout ceux qui sont en contact avec la peau. Les bains plutôt froids que chauds, et les ablutions en plein air, avec l'eau simple, ou rendue plus excitante par l'addition de quelques liquides alcooliques, sont encore au premier rang. Ces soins, l'usage d'une nourriture saine et substantielle, l'activité du corps, sont des secours dont les citoyens éclairés, et qui vivent dans l'aisance, ont contracté l'habitude et sentent tout l'avantage; mais il est bien difficile d'en faire jouir les classes inférieures du peuple : c'est encore un point où le gouvernement doit venir à l'aide des hommes de l'art. Des secours particuliers dépend la santé générale de la population; être victorieux du mal sur un seul individu, c'est quelquefois en préserver un grand nombre.

L'état moral du peuple dans une épidémie est un sujet de la plus haute importance. La médecine enorgueillie peut montrer ici jusqu'où s'étend son empire : il faut que ses ministres, au milieu de la douleur et de l'accablement général, sachent se montrer dignes de l'estime que leur ont déjà conquise leurs honorables fonctions. Leur courage et leurs succès relèvent l'espérance du peuple, qui, dans ces tristes jours, tend les mains vers eux seuls. Le digne chef de la médecine militaire française, le professeur Desgenettes a montré près des Pyramides l'exemple à suivre; et récemment les médecins français viennent encore de faire admirer leur dévouement et leur courage chez les malheureux Espagnols. Mais trop souvent, il faut le dire, les médecins rencontrent, dans ces graves circonstances, des difficultés presque insurmontables. Dans les épidémies contagieuses, par exemple, ils doivent signaler le danger, et constamment la terreur l'augmente. Ils doivent braver à chaque instant la mort, et pourtant leur perte aggrave la calamité générale. Trop souvent encore on est sourd à leur voix; le danger est méconnu; les moyens qu'ils proposent sont repoussés ou manquent leur but par la lenteur qu'on apporte à les mettre en usage. En général, dans ces cas, l'autorité manque de lumières et les médecins d'autorité. Pour que ceux-ci rendissent dans une épidémie les services qu'on attend de leur art, il faudrait qu'ils fussent investis autant de la force du gouvernement que de la confiance des citoyens; qu'ils pussent agir sur tout le peuple comme ils feraient dans une seule famille. A quoi servira le secours des médicamens les plus précieux? A quoi serviront même les cures individuelles, s'il ne nous est pas permis de diriger nos efforts contre la cause générale du mal, ou d'appliquer une barrière conservatrice entre les hommes encore sains et ceux qui vont succomber? L'isolement des premiers malades, quelques chers qu'ils puissent être; l'abandon d'une ville, sa destruction même, sont pour une grande population ce que l'amputation d'un membre gangrené est pour l'individu. Il faut, dans une calamité publique, que la philantropie, embrassant une vaste étendue, sache immoler toutes les considérations, toutes les douleurs particulières à l'intérêt général. (C. FERRUS.)

ÉPIDÉMIQUE, adj., qui tient de l'épidémie.

Constitution épidémique. — On désigne par ces mots la coexistence, sur une étendue de pays plus ou moins considérable, de maladies analogues ou soupçonnées analogues *dans leur nature*, quoique souvent fort différentes par leurs sièges, et conséquemment par leurs symptômes. Ainsi la constitution porte quelquefois le caractère inflammatoire, et l'inflammation, par exemple, soit qu'elle attaque les poumons ou les viscères de l'abdomen, en devenant commune à un grand nombre d'hommes, établit une constitution, un assemblage de maladies identiques dans leur nature, sans cependant qu'elles le soient dans leurs symptômes, puisqu'elles frappent des points différens de l'organisme. Dès lors il est facile de saisir la différence qui existe entre *épidémie* et *constitution épidémique*, puisque les maladies, dans l'épidémie, ont à la fois la même nature, les mêmes formes et le même siège.

Hippocrate comprenait dans une seule classe les maladies populaires ou épidémiques. Celles qu'il décrit sous le nom de pestilentielles semblent cependant se rapporter plus particulièrement à ce que nous entendons par épidémie; mais les unes et les autres sont également attribuées aux perturbations atmosphériques ou météorologiques. Quoi qu'il en soit, c'est peut-être dans cette partie de ses écrits, que le grand observateur a montré le plus de force et le plus d'exactitude; et encore ici, il a le premier frayé le chemin. Vingt siècles après, Sydenham, en marchant sur ses traces, nous a laissé aussi des modèles parfaits d'observation et de vérité dans l'histoire des constitutions épidémiques de la Grande-Bretagne, depuis 1661 jusqu'à 1676. Vers la fin du 18e siècle, en France, Lépecq de la Clôture s'acquit une juste gloire par un travail du même genre et dans le même esprit. Enfin, plusieurs médecins, parmi lesquels on doit citer le professeur Pinel, guidés par ces premiers travaux, ont donné, à diverses époques, le tableau détaché de différentes constitutions épidémiques annuelles, remarquables par quelques phénomènes plus intenses, ou par la multiplicité même de leurs ravages. C'est aussi dans les sources que nous venons de citer, que nous puiserons les caractères suivans sur les constitutions épidémiques.

Par rapport à leur durée, on a distingué deux sortes de constitutions épidémiques, une dite *saisonnière*, ou qui accompagne les saisons, et l'autre *stationnaire* ou persistante. Cette dernière a été seule admise par quelques médecins, et à la vérité elle modifie profondément, pour peu qu'elle soit tranchée, les maladies particulières aux saisons; mais dans d'autres cas aussi elle en reçoit l'influence. La constitution épidémique saisonnière est toujours bien mieux caractérisée aux équinoxes; c'est en effet au printemps et à l'automne qu'on voit habituellement paraître un plus grand nombre de maladies analogues, ou que celles déjà existantes prennent plus évidemment la physionomie de la constitution régnante. Il est encore positif que les constitutions saisonnières varient d'intensité dans leurs diverses périodes : peu tranchées au début, elles sont à peine reconnues; mais peu à peu elles se caractérisent, et enfin parvenues à leur apogée, si je puis le dire, elles commencent bientôt à décroître, puis disparaissent tout-à-fait avec la mutation atmosphérique annuelle qui leur avait donné naissance. Mais les maladies épidémiques des saisons et les altérations de l'atmosphère auxquelles on les attribue ne sont pas toujours en rapport avec les divisions astronomiques de l'année : elles peuvent ou les précéder ou se prolonger après elles un temps plus ou moins long; aussi, dans le pronostic à porter sur la durée de ces constitutions, il faut bien plutôt avoir égard à l'état météorologique dominant, qu'au retour des saisons fixé par le calcul. Il n'est pas rare, en effet, qu'une épidémie printannière ou automnale s'étende très-loin, et envahisse, en partie ou même totalement, le reste de l'année. Nous devons encore à Hippocrate cette observation importante : « Les maladies actuellement régnantes ne peuvent être bien connues que par l'appréciation de l'état atmosphérique qui les a précédées, et ce n'est aussi que par l'étude de ces maladies présentes qu'on connaîtra celles qui paraîtront plus tard. »

La constitution épidémique qui embrasse une ou plusieurs

années prend le nom de *stationnaire*. Quoique pendant toute sa durée elle conserve le même caractère, cette constitution, pour l'ordinaire, offre cependant, à quelques époques, un surcroît d'énergie qui la rend bien plus évidente. Ainsi, dans la constitution stationnaire inflammatoire, le nombre des malades et l'intensité de la maladie augmentent au retour du printemps, etc. Mais ne dira-t-on point que c'est maintenant une constitution nouvelle qui se développe, la constitution printannière? Malgré l'autorité de Sydenham et de quelques autres, il nous est difficile, nous l'avouons, d'admettre dans le même temps deux états atmosphériques produisant des maladies différentes : ou la constitution stationnaire persiste, ou la constitution saisonnière prend sa place. Cette difficulté pourrait faire repousser ces divisions scolastiques, car, dans la plupart des cas, la constitution ne peut être dite ni saisonnière, ni annuelle, ni stationnaire, puisqu'elle ne se prolonge pas assez pour mériter ce dernier titre, et que, dans les autres circonstances, elle n'offre que fort peu de rapports avec les saisons. On s'est beaucoup trop avancé dans le point de doctrine qui nous occupe; il y avait quelques bornes certaines desquelles on n'eût point dû sortir; ainsi, sous une température différente et des phénomènes météorologiques particuliers, quelques maladies sont devenues plus fréquentes : voilà un fait incontestable. Un autre, c'est que toutes les maladies qui se rencontrent sous ces conditions se rapprochent, par leur nature, de celles qui sont le plus répandues; et qu'elles cèdent fréquemment aux mêmes médications. Enfin, on peut encore avancer que les maladies intercurrentes elles-mêmes reçoivent plus d'intensité ou de fréquence à certaines époques de l'année qu'on ne peut bien préciser, mais qui cependant se rapprochent plus ordinairement du retour des équinoxes. Il n'est pas un médecin qui, ayant suivi une pratique étendue ou les hôpitaux, n'ait fait cette remarque. Dans tel trimestre, par exemple, nous voyons dans l'infirmerie de la Salpêtrière plus de péripneumonies que dans tout le reste de l'année. D'autres fois c'est la dysenterie, les maladies cérébrales, etc., qui deviennent plus communes.

Cette observation, que dans une constitution épidémique fortement prononcée, les maladies intercurrrentes participent de ses caractères ou même de sa nature, est fort ancienne, et on peut en trouver des traces dans Hippocrate lui-même. Stoll l'a signalée de nouveau. Pendant l'épidémie d'affections bilieuses ou gastriques qui parut à Lausanne en 1755, les autres maladies les plus éloignées de cette nature en prirent les principaux traits. Dans une propagation épidémique de rougeole, de variole, il est assez commun de voir aussi régner avec elle quelques autres éruptions dermoïdes. C'est une remarque que Sydenham eut occasion de faire durant la rougeole épidémique de 1670. Mais ici la vérité touche à l'erreur; prenons garde que ces assertions indubitables ne nous induisent à croire trop facilement tout ce que l'on a écrit sous les noms d'épidémies masquées, d'épidémies larvées, latentes, etc. Trop souvent, sous le vague de ces mots, le traitement le moins rationnel a été appliqué aux maladies les plus essentiellement différentes entre elles. Toutes étaient rattachées à la constitution régnante. Stoll purge et fait vomir dans les péripneumonies les plus intenses, les plus inflammatoires. Celui-ci, au contraire, tire du sang chez les malades qu'une prostration adynamique va mettre au tombeau.

Dans la coexistence d'un grand nombre de maladies dues à la même cause, le traitement ne peut encore être fondé que sur les indications individuelles; c'est le premier précepte à suivre dans le début des constitutions épidémiques; plus tard l'expérience apprendra jusqu'à quel point on peut s'en écarter, et si, par une exception inouïe, le médecin doit user ici d'une thérapeutique universelle. (G. FERRUS.)

ÉPIDERME, s. m., *epidermis*, *cuticula*; du grec ἐπιδερμίς; partie la plus superficielle de la PEAU. *Voyez* ce mot.

ÉPIDERMIQUE et ÉPIDERMOÏDE, adj., qui appartient à l'épiderme. La seconde de ces expressions, employée seulement par Bichat, est inexacte dans ce sens, et signifierait plutôt, d'après son étymologie, *qui ressemble à l'épiderme*.

ÉPIDIDYME, s. m., *epididymis*, ἐπιδιδυμίς, de ἐπί, sur, et δίδυμος, testicule; partie du testicule qui surmonte le corps de cet organe, et qui est formée par le commencement de son conduit excréteur, contourné sur lui-même un grand nombre de fois. *Voyez* TESTICULE. (A. B.)

ÉPIGASTRALGIE, s. f., *epigastralgia*; douleur ressentie à la région épigastrique. *Voyez* GASTRALGIE, ESTOMAC.

ÉPIGASTRE, s. m., *epigastrium*, de ἐπί, sur, et γαστήρ, ventre; la partie supérieure et moyenne de l'abdomen a reçu ce nom. *Voyez* ABDOMEN.

ÉPIGASTRIQUE, adj., *epigastricus*, qui appartient à l'épigastre : *région épigastrique*, *centre épigastrique*.

ÉPIGASTRIQUES (vaisseaux); ainsi nommés parce qu'ils se terminent vers l'épigastre, quoiqu'ils soient situés dans l'hypogastre dans la plus grande partie de leur trajet; ils proviennent de l'artère et de la veine iliaques externes. *Voyez* ILIAQUE. (A. B.)

ÉPIGASTROCÈLE, s. f., *epigastrocele*, de ἐπιγάστριον, l'épigastre, et de κήλη, tumeur. On donne ce nom aux hernies qui se forment vers la partie supérieure de la ligne blanche, dans la région épigastrique. Quelques auteurs ont mal à propos appelé de la sorte les hernies formées par le déplacement de l'estomac. *Voyez* GASTROCÈLE et HERNIE. (J. CL.)

ÉPIGINOMÈNE, s. m., *epigennema*, *epigenesis*, de ἐπιγίνομαι, survenir; synonyme de *épiphénomène*. *Voyez* ce mot.

ÉPIGLOTTE, s. f., *epiglottis*, ἐπιγλωττίς, de ἐπί, sur, et γλωττίς, glotte; cartilage du larynx placé au-dessus de la glotte. *Voyez* LARYNX.

ÉPIGLOTTI-ARYTÉNOIDIEN, *epiglotti-arytænoïdeus*; qui appartient à l'épiglotte et au cartilage aryténoïde. On a donné ce nom à un muscle du larynx. *Voyez* LARYNX. (H. CL.)

ÉPIGLOTTIQUE, *epiglotticus*; qui a rapport à l'épiglotte. On a donné le nom de *glande épiglottique* à un amas de petits grains glanduleux plongés dans le tissu cellulaire graisseux, à la partie inférieure de l'épiglotte. *Voyez* LARYNX. (H. CL.)

ÉPILATOIRE, adj.; *voyez* DÉPILATOIRE.

ÉPILEPSIE, *epilepsis*, *epilepsia*, de ἐπιλαμβάνω, saisir; maladie apyrétique, chronique et intermittente du cerveau, principalement caractérisée par des attaques convulsives, en général de courte durée, avec perte subite et complète de connaissance, turgescence rouge ou violacée de la face, distorsion de la bouche et des yeux, immobilité des pupilles, écume à la bouche. L'épilepsie a été connue dès la plus haute antiquité. La plupart des noms qui ont été imposés à cette maladie par le vulgaire et par les médecins, indiquent assez qu'elle a été long-temps considérée comme étant d'une origine surnaturelle, et d'une nature peu commune; tels sont : *maladie divine* ou *sacrée*, *grand* et *haut mal*, *morbus major*, *herculeus*, *dæmoniacus*, *astralis*, *comitialis*, *mal de saint Jean*, etc. Convenons, toutefois, que l'invasion subite des attaques, leur peu de durée, leur cessation presque instantanée, l'aspect hideux et effrayant du malade pendant le paroxysme, le bon état de sa santé entre les attaques; convenons que toutes ces circonstances étaient bien faites pour frapper d'étonnement et de crainte les premiers observateurs.

L'épilepsie survient beaucoup plus fréquemment avant qu'après la puberté; de là, sans doute, le nom qu'elle a reçu de *mal des enfans*. On l'a observée dans les premiers jours et les premiers mois de la naissance. Les vieillards y sont peu sujets. Cette maladie, comme toutes les autres affections dites nerveuses, est plus commune chez les femmes que chez les hommes; en 1820, il existait trois cent vingt-quatre épileptiques à la Salpétrière, où l'on ne reçoit que les femmes, et seulement cent soixante à Bicêtre, où sont admis les hommes (*Résumé des comptes des Hôpitaux de Paris*, 1820). Sur soixante-quinze de ces malades, J. Frank a compté trente-cinq hommes et quarante femmes. Mais il ajoute qu'il croit que l'on trouverait moins de femmes que d'hommes épileptiques, si l'on savait distinguer les femmes qui ne sont affectées que de convulsions hystériques. (*Prax. méd.*). Un relevé publié en 1822, par M. Esquirol, répond à cette objection : sur trois cent quatre-vingt-cinq femmes qui habitent la division des épileptiques, quarante-six seulement sont hystériques, les trois cent trente-neuf autres sont épileptiques. (*Revue méd.*, tom. IX.) L'épilepsie est quelquefois manifestement héréditaire; les enfans d'un père ou d'une mère épileptique ont été de même affectés de cette maladie; un père épileptique a engendré huit enfans tous épileptiques, dont sept sont morts en bas âge, et le huitième à dix-huit ans. J. Frank croit que l'épilepsie est plus fréquente dans les climats froids; il dit avoir observé soixante malades, natifs de la Lithuanie, dans l'espace de seize ans. Sur sept mille cinq cent sept individus appelés au service militaire, pendant quatre des dernières années, dans un département voisin de Paris, vingt-huit ont été réformés pour cause d'épilepsie. (Rayer, *sur la suette miliaire.*) Cette proportion paraît considérable. Plusieurs espèces d'animaux des classes supérieures sont sujettes à l'épilepsie; il n'est pas rare d'en rencontrer des exemples dans le chien, le bœuf, le cheval, le cochon, etc. Parmi les causes excitantes de l'épilepsie, la frayeur tient à-coup sûr le premier rang. Cette cause la produit dans la grande majorité des cas, et je suis persuadé, quoique je n'aie que des données approximatives à cet égard, qu'elle doit être comprise au moins pour les trois quarts dans le tableau des causes de l'épilepsie. Cette opinion se trouve d'ailleurs à peu près d'accord avec l'observation de la plupart des médecins : Tissot dit que la peur est la cause qui produit le plus souvent l'épilepsie, et celle qui la renouvelle le plus ordinairement; M. Esquirol écrit que les violentes commotions morales, les passions fortes, *surtout* la frayeur, sont les causes les plus fréquentes de l'épilepsie; enfin, J. Frank assure que des quatre-vingts épilepsies dont il a pu connaître les causes, soixante avaient été excitées par la terreur. Un autre fait remarquable, et qui confirme la puissante influence de la frayeur, c'est que la plupart des épilepsies de naissance coïncident avec un mouvement de terreur éprouvé par la mère pendant la grossesse; reste à savoir s'il existe entre ces deux phénomènes des rapports de causalité, ce qui nous paraît très-vraisemblable. La colère et un chagrin profond, la masturbation et les excès vénériens paraissent, après la frayeur, tenir le premier rang parmi les causes de l'épilepsie. Les contentions d'esprit trop soutenues, surtout dans un âge tendre, ont, dit-on, déterminé cette maladie; les vices de conformation ou d'organisation, les altérations cérébrales qui produisent l'idiotie, s'accompagnent souvent aussi d'épilepsie. On rencontre en général un épileptique sur huit ou dix idiots. De tous les accidens qui peuvent résulter d'une lésion de la tête par cause externe, l'épilepsie est peut-être celui qui arrive le plus rarement; encore n'est-il pas démontré que lorsque cet accident survient, il ne dépende pas de toute autre cause. (Boyer.) Les auteurs ont parlé avec une sorte de complaisance de quelques autres causes, telles que la dentition, la présence des vers dans le canal intestinal, la suppression d'écoulemens et d'exanthèmes, l'action des poisons, la douleur, la grossesse, l'accouchement, la variole, diverses autres maladies, la présence de tumeurs sur le trajet d'un nerf, les excès de boisson, etc.; nous ne prétendons pas nier l'influence de ces causes, mais nous pensons, et l'on doit penser avec nous d'après ce qui précède, que cette influence est loin d'être aussi commune qu'on le croit communément, et qu'on le répète sans cesse, sur l'observation de quelques cas dont on n'a peut-être pas toujours connu toutes les circonstances. Nous avouerons cependant qu'un certain nombre d'épileptiques nous ont assuré que leur maladie datait de l'éruption de la petite vérole, qui avait eu lieu de six à neuf ans. J'ai remarqué que beaucoup de femmes étaient dans la période menstruelle lorsqu'elles avaient éprouvé la frayeur qui les rendit épileptiques. Peut-être ici faut-il tenir compte de la susceptibilité particulière du cerveau à cette époque, de la suppression menstruelle et de la frayeur; mais ce qu'il y a de certain, c'est que l'écoulement se rétablit très-souvent sans que l'épilepsie cesse de se manifester. Hébréard, médecin de Bicêtre, a cherché à prouver que l'expulsion des vers ne suffit pas pour détruire l'épilepsie; qu'ils ne font que la compliquer, et que les anthelmintiques ont souvent augmenté, rapproché les accès. Nous verrons bientôt, non-seulement que les épileptiques ont généralement les fonctions nutritives en bon état, mais encore que lorsqu'ils sont accidentellement atteints de maladies graves, l'épilepsie est presque toujours suspendue jusqu'au rétablissement de la santé.

L'action des causes est plus ou moins promptement suivie de l'explosion des accidens épileptiques. La frayeur agit avec énergie, et produit quelquefois instantanément la première attaque. Le plus souvent celle-ci est précédée, de plusieurs heures ou plus, de désordres divers, tels que des pertes de connaissance, un état de malaise et d'anxiété, un sommeil agité, etc. L'influence de la masturbation et des excès vénériens s'exerce plus lentement.

L'épilepsie, avons-nous dit, est une affection intermittente; nous devons donc étudier le malade pendant les attaques et dans l'intervalle de celles-ci. Les attaques sont de deux sortes, les unes convulsives, encore appelées *grandes attaques*, et les autres sans convulsions notables; ces dernières constituent le *vertige épileptique*, vulgairement dit *étourdissement*.

Attaques convulsives. — Sur cent malades, on en trouve à peine quatre ou cinq dont les attaques soient précédées et annoncées par des symptômes précurseurs. Chez les quatre-vingt-quinze ou quatre-vingt-seize autres, l'invasion de l'attaque est subite; le malade jette un cri, tombe tout à coup sans connaissance, comme s'il était frappé de la foudre, ou comme un animal qu'on assomme d'un violent coup sur la tête. Les symptômes précurseurs des attaques se réduisent aux suivans : quelques malades offrent, plusieurs heures ou plusieurs jours d'avance, certains changemens dans le caractère, dont ils ne s'aperçoivent point, mais que savent très-bien apprécier les personnes qui les entourent; ils sont tristes, moroses, susceptibles; quelques autres éprouvent du malaise, des crampes, des douleurs ou des engourdissemens dans les membres, des céphalalgies, du dégoût pour les alimens, des envies de vomir, même des vomissemens; une malade ressent plusieurs jours d'avance de vives douleurs dans tout un côté du corps; quelquefois, immédiatement avant l'attaque, des malade ont des hallucinations bizarres, entendent un bruit extraordinaire, voient des objets lumineux, sentent des odeurs fétides, des saveurs particulières, ressentent une secousse, comme un coup dans la tête, dans le cœur, dans l'épigastre. Il en est qui ont le temps d'appeler à leur secours; on en voit tourner sur eux-mêmes, ou courir avant de tomber. Une malade sent son attaque venir, appelle au secours, perd la faculté de parler, sent sa tête et ses membres qui se contournent, puis est privée de connaissance. Voilà ce que nous avons vu; voici ce qu'ajoutent les auteurs: ils parlent d'un *aura epileptica*, qui se manifeste par un sentiment de *froid*, de *fraîcheur*, de *chaleur*, de *frisonnement*, de *chatouillement*, d'*engourdissement*, de *douleur*, etc., dans une partie plus ou moins éloignée du cerveau, au sommet de la tête, à la lèvre, au sein, dans un membre, au pied, à la main, à l'extrémité des doigts, etc. Aussitôt le malade sent une espèce de mouvement ou de vapeur partir de cet endroit, et se diriger vers le cerveau, quelquefois en passant par le cœur ou l'estomac. Arrivé au cerveau, l'*aura* y provoque ordinairement l'attaque. Si l'on arrête l'*aura* sur sa route, au moyen de l'application d'une ligature, si l'on en détruit l'origine par le fer, par le feu ou par un exutoire, on peut prévenir les attaques, on peut même guérir la maladie. Mais, les cas de ce genre doivent être fort rares, car l'épilepsie est une affection fort commune, et sur des réunions nombreuses de malades, on n'en rencontre point qui offrent cet *aura* tel que le signalent les auteurs; on n'en trouve que quelques exemples, presque toujours les mêmes, dans les ouvrages. On ne voit point non plus de ces malades qui arrêtent leurs attaques par la compression d'un membre; on n'entend plus guère dire que des médecins aint guéri des épileptiques par l'amputation du pouce, par l'extirpation d'une tumeur, par la section d'un nerf, par l'extraction d'un corps étranger de l'intérieur de l'oreille, par l'application d'un moxa ou d'un vésicatoire sur le lieu tenu par l'*aura*, etc. Supposé même que plusieurs de ces opérations eussent réellement opéré des guérisons, celles-ci seraient-elles plus étonnantes que celles qu'on dit avoir été la suite de brûlures accidentelles et profondes? Mais n'aurait-on point ajusté à des opinions préconçues les faits où l'on observe certains phénomènes précurseurs? Attendons de nouveaux renseignemens.

Quoi qu'il en soit, qu'il y ait ou non des prodrômes, l'attaque n'en est pas moins subite; le malade jette un cri, tombe à terre, et se présente alors dans l'état suivant : insensibilité complète : le bruit, la lumière, les odeurs, la douleur la plus vive, ne font aucune espèce d'impression; les veines du col se gonflent, la face se tuméfie et devient rouge, violette et même noirâtre; la bouche se garnit d'écume; tout le système musculaire est dans un état de convulsion, de raideur presque tétanique. L'état convulsif est plus marqué d'un côté que de l'autre, d'où la distorsion de la bouche, des yeux, la contorsion de la tête, la rétraction et la raideur plus considérable dans les membres d'un côté. Les mouvemens que fait le malade sont peu étendus, il ne change point de place; ses paupières sont fermées, entr'ouvertes ou considérablement écartées; le globe de l'œil est fixe, ou roulant dans l'orbite; les pupilles sont dilatées, quelquefois contractées, toujours immobiles; les mâchoires sont ordinairement rapprochées, et se meuvent de manière à saisir et déchirer la langue, quelquefois à briser les dents. Le thorax est fixe et presque immobile; les inspirations sont courtes et difficiles; l'air, en traversant le larynx, produit un léger bruit; les membres se contournent parfois d'une manière extraordinaire, les pouces sont fortement fléchis; les battemens du cœur sont forts, accélérés, quelquefois irréguliers. Les malades lâchent souvent sous eux l'urine, les matières fécales, quelquefois, dit-on, le sperme. Cet état dure plus ou moins, depuis moins d'une minute jusqu'à cinq ou six minutes; terme moyen, deux ou trois minutes. Aussitôt que la raideur convulsive cesse, la turgescence violacée de la face est remplacée par la pâleur de la mort; les parties déviées par l'action musculaire reprennent leur direction naturelle. Quelquefois il survient un tremblement général; la peau est baignée d'une sueur abondante; ordinairement la connaissance ne revient pas, le malade est tombé dans une espèce d'assoupissement profond, et fait entendre un ronflement remarquable. Au bout de cinq, dix, quinze ou vingt minutes, plus ou moins, le malade recouvre successivement l'usage de ses sens ; la sensibilité est d'abord obtuse; il regarde sans voir, a l'air hébêté, prononce imparfaitement quelques mots, se plaint vaguement de souffrir dans la tête et dans les membres; enfin, il revient à lui ; il se sent fatigué, brisé; sa tête est pesante et douloureuse. Beaucoup sont pris de nausées et de vomissemens. Il ne reste aucun souvenir de ce qui s'est passé ; le malade n'en est le plus ordinairement averti que par la position où il se trouve, les coups qu'il s'est donnés, les douleurs qu'il souffre, l'urine et les matières fécales qu'il a rendues sous lui. Les malades offrent souvent des infiltrations de sang dans la conjonctive, des ecchymoses à la face, suites de la turgescence qui a précédé; ils se sont fréquemment aussi contus ou déchiré quelque partie. Mais l'attaque ne se termine pas toujours ainsi. Le paroxysme convulsif que nous venons de décrire se renouvelle un certain nombre de fois, à des intervalles de quelques minutes. On compte depuis trois ou quatre de ces paroxysmes jusqu'à plus de soixante; l'attaque dure alors plusieurs heures et même un jour ou deux. Les suites en sont beaucoup plus graves. Elle se termine alors quelquefois par une mort subite; dans tous les autres cas, il se manifeste un état de manie et de stupidité, de fureur aveugle, ou au moins un léger égarement de la raison, qui dure plusieurs heures ou plusieurs jours, une inflammation encéphalique, des attaques de chorée, des paralysies partielles et ordinairement passagères, qui se dissipent souvent à la suite d'une autre attaque. On dit qu'à la suite des attaques, l'urine est claire et limpide.

Vertige épileptique. — Le malade perd subitement connaissance, quelquefois en jetant un léger cri; il peut ne pas changer de position s'il est assis, et tomber à terre s'il est debout, à moins qu'il n'ait le temps de s'appuyer sur quelque chose; les yeux sont fixes, et on pourrait croire que le malade dirige son attention sur un objet ; dans quelques cas, il se manifeste des convulsions légères et partielles dans les muscles des yeux, des lèvres, d'un doigt, d'un membre, d'un côté du col ou de la bouche; cette dernière est garnie, chez plusieurs malades, d'une bave écumeuse. Après quelques secondes, une ou deux minutes au plus, cet état cesse. Tantôt le malade recouvre alors immédiatement le plein exercice de ses facultés cérébrales, et continue, sans s'imaginer l'avoir interrompue, une conversation, une occupation quelconque; tantôt il conserve, pendant quelques minutes, un état d'hébétude, de demi-connaissance, et fait quelques actes déraisonnables; il se plaint ensuite de souffrir de la tête. Souvent le vertige ne consiste qu'en une semi-perte de connaissance.

Intervalle des attaques.—Chez presque tous les épileptiques, on pourrait peut-être dire chez tous, le cerveau présente une altération plus ou moins profonde, ou au moins un état particulier dans l'exercice de ses fonctions. Les malades les plus favorisés ont, en général, un caractère difficile, inégal; ils se plaignent d'avoir la mémoire infidèle, et de ne pouvoir se livrer à aucun travail avec attention, avec opiniâtreté. Quelques-uns sont idiots; presque tous finissent, lorsqu'ils vivent assez long-temps, par tomber dans un état de manie, puis de démence incurable. Sur deux cent quatre-vingt-neuf épileptiques qui se trouvaient à la Salpêtrière en 1813, M. Esquirol a noté quatre-vingts maniaques, et cinquante-six idiotes, imbéciles ou en démence; en tout cent trente-six. Dans un nouveau relevé fait en 1822, par le même auteur, on remarque que, sur trois cent trente-neuf malades, deux sont monomaniaques, soixante-quatre maniaques, dont trente-quatre furieuses, cent quarante-cinq en démence, dont cent vingt-neuf après l'attaque seulement, et les seize autres persistantes, huit idiotes, cinquante habituellement raisonnables, mais avec des absences de mémoire, de l'exaltation dans les idées, quelquefois un délire fugace, une tendance vers la démence; soixante ne présentent aucune aberration de l'intelligence, mais elles sont d'une grande susceptibilité, irascibles, entêtées, difficiles à vivre, capricieuses, bizarres; toutes ont quelque chose de singulier dans le caractère. La mémoire est la faculté qui s'altère le plus promptement. Les mouvemens volontaires finissent aussi par manifester des désordres permanens, ordinairement plus marqués du côté le plus affecté dans les attaques. Ces désordres sont : le strabisme, certains tics convulsifs, la contracture, l'atrophie et la retraction d'un ou de plusieurs membres, la contorsion de la tête, la déformation des traits du visage, etc. L'état des autres organes forme un contraste frappant avec l'état du cerveau. Presque tous les épileptiques boivent, mangent et digèrent fort bien, excepté peu d'instans après leurs attaques, si elles sont fortes; ils ont l'embonpoint et la fraîcheur de la santé; le cœur fait ses fonctions, sauf des palpitations nerveuses qu'il présente chez un assez grand nombre; les femmes épileptiques sont réglées, peuvent être fécondées, et accouchent comme les autres femmes; les sécrétions n'offrent rien de particulier. Ces malades sont probablement plus sujets que les autres individus aux phlegmasies aiguës ou chroniques des organes encéphaliques, thoraciques et abdominaux; mais leur maladie même est une cause souvent puissante de ces affections.

On a généralement divisé l'épilepsie, depuis Hippocrate jusqu'à nos jours, en *idiopathique* et *sympathique*; la première a sa *cause* dans le cerveau lui-même; la seconde, dont le siége réside toujours dans le cerveau, a sa cause dans une autre partie. L'épilepsie sympathique peut être gastrique, hépatique, pulmonaire, cardiaque, utérine et génitale, rachidienne, nerveuse (avoir sa cause dans un nerf); elle peut tirer son origine des doigts, du sein, etc. Charles Lepois (Carolus Piso) a nié l'existence des épilepsies sympathiques. La comparaison que nous avons été à même de faire de l'état du cerveau avec celui des autres organes sur un grand nombre de malades, nous force d'adopter une opinion semblable; nous ne nions pas la possibilité des épilepsies par cause sympathique, nous disons seulement que nous n'en avons pas vu de ce genre, et nous en appelons à de nouvelles observations. Lepois fait judicieusement observer qu'il n'existe aucune altération dans les parties où semble quelquefois commencer l'état convulsif, et pense en conséquence qu'il n'est pas raisonnable de faire dépendre l'affection de la tête de l'influence de parties saines; il va plus loin, il croit que ces parties sont seulement irritées par le cerveau auparavant les autres organes, et que le malade peut encore percevoir cette irritation tant qu'il conserve l'usage de ses sens. En parlant des symptômes de l'*aura*, Sauvages dit « qu'ils ont leur origine dans le cerveau, ou dans le principe des nerfs qui servent à l'usage de cette partie, comme sont les douleurs imaginaires que ressentent au pied ceux qui ont eu la jambe ou la cuisse amputée depuis long-temps. » Tissot, qui est très partisan des épilepsies sympathiques, admet pourtant que l'opinion et l'explication de Lepois sont vraies dans certains cas où les accès commencent dans une partie, non parce qu'elle est le siége de l'irritation, mais parce que les nerfs qui s'y distribuent sont irrités avant les autres. Le commentateur de Cullen, Bosquillon, pense que l'épilepsie sympathique est très-difficile à distinguer de l'idiopathique; *parce que des sensations qui se forment dans le cerveau peuvent se manifester ailleurs que dans ce viscère même, et paraître exister dans des parties éloignées; parce que l'*aura epileptica *peut dépendre d'une affection originelle du cerveau.* Nous avons émis une pareille opinion sur la manifestation des douleurs cérébrales. (Art. DOULEUR.) L'épilepsie ne serait pas la seule affection du cerveau qui commençât à se faire sentir sur un point éloigné de cet organe, aux extrémités du système nerveux, dans les membres, etc. En consultant les cas cités par Tissot comme des exemples d'épilepsie sympathique, on remarque au surplus combien peu cet auteur a fait preuve de discernement et d'une saine critique. On a encore divisé l'épilepsie, d'après sa nature présumée, en *atonique* ou *nerveuse*, *traumatique*, *inflammatoire*, *rhumatismale*, *métastatique*, *arthritique*, *intermittente larvée*, *carcinomateuse*, *scrofuleuse* et *rachitique*, *syphilitique*, *compliquée*. (J. Frank.) Ces divisions peuvent paraître importantes en spéculation; mais, à coup sûr, elles sont loin d'offrir le même intérêt au praticien. Il faut encore en appeler à l'observation sur ce point de l'histoire de l'épilepsie; mais, avec un peu de sagacité, le médecin saurait sans doute apprécier les circonstances diverses qui pourraient précéder, causer, compliquer l'épilepsie, ou simplement exister en même temps que cette maladie.

Les attaques sont plus ou moins violentes, plus ou moins fréquentes, comme nous l'avons vu; leur durée n'est pas moins variable; tantôt il n'existe que des attaques convulsives, tantôt seulement des vertiges, tantôt et plus souvent ces deux espèces d'accidens se montrent à peu près dans le même temps. Quelquefois les phénomènes précurseurs ne sont pas suivis de l'attaque. Des malades n'ont d'attaques que tous les ans, tous les six mois, tous les quinze jours; d'autres en ont une par jour ou par semaine, etc.; quelques-uns n'en ont que la nuit. Tissot prétend avoir guéri un très-grand nombre d'épilepsies; il est au moins vraisemblable qu'il a confondu avec l'épilepsie certaines affections convulsives qui cèdent plus facilement au temps et aux secours de l'art. Les médecins de bonne foi ne cachent pas qu'il est très-difficile de guérir cette maladie. Ce qui en impose quelquefois, ce sont des rémissions de plusieurs mois ou même de quelques années. L'épilepsie est une des plus horribles maladies; elle guérit rarement, et on n'est guère sûr que la guérison soit solide; elle tue quelquefois dans une forte attaque; elle rejette le malade de la société, et lui rend la vie insupportable; elle finit ordinairement par dégrader et anéantir l'intelligence et les mouvemens volontaires; elle abrége la vie. Chez quelques enfans épileptiques, la raison ne se développe point, ils sont idiots; chez d'autres elle se développe, mais ils la perdent de bonne heure. Lorsque l'épilepsie éclate après la puberté, et surtout dans l'âge consistant, la raison se perd plus lentement. Les progrès vers la démence sont en rapport avec le nombre des années depuis l'invasion du premier accès; ils sont bien plus à craindre et plus rapides lorsque les accès se rapprochent. Cette tendance vers la démence est bien plus en rapport avec la fréquence des vertiges épileptiques (Esquirol.). L'abus des liqueurs alcoholiques, les excès vénériens et la masturbation aggravent l'épilepsie, augmentent les attaques, précipitent la perte de la raison. Les grandes chaleurs incommodent beaucoup de malades, leur causent des céphalalgies, des attaques plus fréquentes, etc. L'épilepsie ne s'oppose pas à l'établissement de la menstruation; cette fonction est seulement retardée chez la plupart des malades. L'éruption menstruelle n'apporte le plus souvent aucune amélioration dans la marche de l'épilepsie, ainsi que l'assurent beaucoup d'auteurs; quelquefois même la maladie a paru s'aggraver. Tissot n'a pas vu d'épilepsie se terminer favorablement à l'époque de la puberté; ce qu'il a vu à ce sujet lui fait craindre qu'on n'ait fondé l'opinion contraire sur une théorie générale plutôt que sur des faits. L'épilepsie doit être d'autant plus facile à guérir qu'elle est plus récente, que les attaques sont moins intenses et moins rapprochées, que les fonctions cérébrales sont moins troublées dans l'intervalle des attaques. L'épilepsie héréditaire est très-fâcheuse. Nous avons vu une malade qui a été épileptique pendant douze ans; elle a eu ensuite, dans l'espace de deux autres années, des accès de suffocation effrayans, avec raideur des membres et du tronc, gonflement des vaisseaux de la tête, turgescence violacée de la face; en un mot, avec tous les symptômes épileptiques, sauf la perte de connaissance et de l'usage des sens; cet état durait dix à quinze minutes, cessait et recommençait plusieurs fois de suite. Depuis deux ans elle n'a plus eu de ces suffocations, mais simplement, toutes les deux ou trois semaines, une aphonie avec légère dyspnée et sentiment de gêne dans le thorax : cet état dure quelques jours seulement si l'on saigne la malade.

Un phénomène assez commun, c'est la suspension des attaques pendant tout le cours d'une maladie accidentelle et grave de la tête, de la poitrine, de l'abdomen ou des parties extérieures; quelquefois pourtant l'épilepsie n'est point arrêtée. Les morts subites ne sont pas très-rares pendant les violentes attaques d'épilepsie. Cet accident ne peut guère provenir que de deux causes, savoir: 1° la gêne ou même la suspension trop long-temps prolongée de la respiration, et par suite le défaut d'hématose, le transport d'un sang délétère dans les organes; 2° une surexcitation violente du cerveau, d'où résulte, soit une congestion trop forte, soit une espèce de collapsus irréparable. Si j'admets cette dernière cause, c'est que les malades qui meurent ainsi subitement ne présentent pas toujours les signes de l'asphyxie, ni ceux de la congestion du cerveau. On cite un ou deux exemples de rupture du cœur.

On peut dire que les ouvertures de corps n'ont rien appris de satisfaisant sur la cause prochaine de l'épilepsie. Cette cause consiste bien dans une disposition particulière du cerveau, puisque l'épilepsie est caractérisée par des désordres dans les fonctions de cet organe; mais, jusqu'ici, les recherches d'anatomie pathologique n'ont pu faire découvrir cette disposition de la structure cérébrale. Tantôt on a pris pour l'épilepsie l'encéphalite caractérisée par des attaques épileptiformes, et l'on a rapporté à la première les altérations pathologiques propres à la seconde; ou bien on n'a point distingué ces deux maladies lorsque l'encéphalite est venue terminer d'une manière funeste de violentes attaques d'épilepsie. Telle est la double erreur commise par Morgagni dans sa Lettre sur l'épilepsie. Un premier cas présente une encéphalite aiguë promptement mortelle; un deuxième, une épilepsie accidentellement terminée par une encéphalite produite par une chute sur la tête; un troisième, une encéphalite succédant à de violentes attaques; quatre autres cas ne sont que des encéphalites aiguës; un huitième présente une épilepsie aggravée par une contusion à la tête, et terminée par une inflammation cérébrale. Dans tous ces exemples, on trouve les traces de la phlegmasie aiguë, l'injection sanguine, le ramollissement, la suppuration. Chez quatre épileptiques morts sans les symptômes de l'encéphalite aiguë, Morgagni a trouvé une portion de la substance du cerveau, endurcie, calleuse, squirrheuse, et même sur un sujet comme cartilagineuse en plusieurs points. Les huits cerveaux d'épileptiques qui, au rapport de Greding, présentèrent des ramollissemens, avaient probablement été atteints d'encéphalite peu de temps avant la mort. Les auteurs ont encore signalé une foule d'altérations du cerveau et de ses enveloppes membraneuses et osseuses; tels sont : l'épaississement des os du crâne, des exostoses internes, l'épaississement et l'érosion de la dure-mère, des ossifications dans différens points de la faux, des fongosités de cette membrane, l'épaississement de la pie-mère, des épanchemens séreux, des tubercules et des cancers du cerveau, etc. Ce qu'il y a de certain, c'est que, 1° le plus grand nombre des cerveaux épileptiques, s'ils n'ont point été atteints d'inflammation, ne présentent aucune trace d'altération appréciable aux sens; 2° ces mêmes altérations, indiquées par les auteurs, et qu'on ne rencontre que sur un petit nombre d'épileptiques, s'observent chez des individus qui ne l'ont point été. De ces deux faits on peut raisonnablement conconclure que la cause prochaine de l'épilepsie est encore inconnue. Mais les épileptiques peuvent et doivent même offrir plus fréquemment des lésions dites organiques du cerveau, que les individus exempts d'une pareille maladie; car les attaques d'épilepsie, par la surexcitation momentanée qu'elles déterminent dans cet organe, sont une cause puissante des irritations et des inflammations aiguës ou chroniques. Après la mort survenue pendant une attaque, tantôt on trouve tous les vaisseaux du cerveau et de ses enveloppes gorgés d'un sang noir, la substance blanche couleur lie de vin, la grise rosée, violette ou livide, tant elles sont injectées; tantôt le cerveau ne présente rien de remarquable. M. Esquirol ayant rencontré neuf fois de suite sur des cadavres d'épileptiques une grande quantité de petites plaques lenticulaires, cartilagineuses ou osseuses, adhérentes à l'arachnoïde rachidienne, crut au premier moment que ce genre d'altération pouvait avoir quelque rapport avec la cause de l'épilepsie; mais, d'une part, ces mêmes altérations ne se sont plus présentées chez tous les épileptiques; et de l'autre, on les a observées sur des sujets exempts d'épilepsie.

Quelle est la nature de l'épilepsie? Suivant les uns, l'épilepsie est une maladie nerveuse; ce qui signifie tout simplement que c'est une maladie dont on ne connaît point la nature organique. Suivant M. Broussais, l'épilepsie est une variété de l'irritation cérébrale; il est bien vrai que pendant l'attaque convulsive il existe un état violent d'irritation dans le cerveau, état qui peut persister avec la manie ou la démence passagère qui en est souvent le résultat. Mais n'est-ce point la disposition aux attaques qui constitue le principal de la maladie? et alors peut-on dire que dans l'intervalle des attaques, chez des malades qui ne ressentent ni douleur, ni chaleur dans la tête, qui peuvent vivre épileptiques quelque dixaine d'années, le cerveau est le siége continuel d'une irritation, à moins qu'on ne veuille mettre gratuitement une opinion préconçue à la place des faits? Une remarque importante à faire ici, c'est que, dans l'attaque, la perte de connaissance précède le raptus du sang qui se fait au cerveau; l'une est subite, et on voit la congestion céphalique s'avancer et augmenter progressivement aussitôt que le malade a fait sa chute. Avouons donc que nous ne savons rien de satisfaisant sur la nature de l'épilepsie.

L'épilepsie peut être confondue avec plusieurs autres affections cérébrales dont il est très-important de la distinguer. Elle peut être simulée; comme ce n'est jamais par un motif louable, il faut pouvoir se mettre en garde contre cette supercherie. Les caractères principaux des attaques convulsives de l'épilepsie sont: 1° la perte subite, complète et profonde de connaissance; 2° des convulsions plutôt tétaniques que cloniques; 3° l'intensité plus grande des convulsions d'un côté que de l'autre, d'où la distorsion de la bouche, des yeux, la contorsion de la tête, etc.; 4° la turgescence violacée ou livide de la face, subitement remplacée, vers la fin de l'attaque, par une pâleur extrême et une légère altération des traits; 5° la sortie d'une bave écumeuse par la bouche; 6° un état d'aberration mentale ou au moins d'hébétude après l'attaque. Si de pareilles attaques se renouvellent plusieurs fois, pendant plusieurs semaines ou quelques mois, laissant des intervalles d'une assez bonne santé, il n'est pas douteux que l'individu ne soit épileptique. Les attaques d'*hystérie* ne présentent point ces caractères réunis; il n'est cependant pas toujours facile de distinguer cette maladie de l'épilepsie. (*Voyez* HYSTÉRIE.) Mais les attaques épileptiques ne sont point toujours aussi bien dessinées; chez les enfans surtout, il n'est pas toujours facile d'en faire la distinction d'avec les convulsions si fréquentes dans les premiers mois de la vie, ainsi qu'aux époques de la dentition; ce n'est guère qu'avec le temps que les doutes se dissipent. Les convulsions sont plus continues; elles sont ordinairement accompagnées d'un mouvement fébrile, de dégoût pour les alimens, d'insomnie ou d'assoupissement. Les convulsions épileptiques sont plus rares; les fonctions nutritives ne paraissent point dérangées. On ne pourrait guère confondre l'épilepsie avec l'inflammation du cerveau, avec la fièvre intermittente épileptiforme, que lors de l'invasion de la première ou des premières attaques, et l'erreur ne peut être de longue durée. Dans les cas douteux, il vaut mieux administrer le traitement qui convient à l'affection la plus grave, d'autant qu'il ne peut nuire à l'épilepsie. Une semblable doctrine est applicable aux convulsions aiguës qui peuvent se manifester à la suite d'un empoisonnement, des efforts de l'accouchement, d'une douleur vive, ou d'une affection morale profonde, etc.

Épilepsie simulée.—Des individus, particulièrement des jeunes gens pour se soustraire au service militaire, des mendians pour exciter la commisération publique ou pour être admis dans des hospices, ont feint d'avoir des attaques d'épilepsie. Ils ont excité la turgescence violacée de la face en se serrant le col, ou bien en faisant de violens efforts d'expiration, ils ont produit de l'écume en agitant un petit morceau de savon dans la bouche, enfin ils ont manifesté des convulsions et une insensibilité très-grande par une ferme volonté. Plusieurs exemples rapportés par les auteurs paraissent prouver que des personnes instruites ont été dupées de la sorte; on va même jusqu'à dire qu'à force d'être parfaitement simulée l'épilepsie est quelquefois devenue véritable. Voici les moyens et les difficultés de découvrir la vérité. 1° Le malade qui n'est point averti de l'invasion de l'attaque tombe partout où il se trouve, sans choix du lieu ni des spectateurs; le prétendu épileptique a bien soin de choisir le lieu de la scène de manière à se faire le moins de mal possible et à n'être point soumis à l'examen des gens de l'art. Mais il y a des attaques annoncées par des prodrômes, et il serait facile d'en simuler une de ce genre. 2° La perte de toute sensibilité est complète et profonde; les douleurs vives, les odeurs piquantes, les bruits violens, rien ne peut faire impression sur le malade. On interrogera donc la sensibilité par des sensations fortes et inattendues. On excite ordinairement la douleur en laissant tomber sur la peau de la cire à cacheter enflammée. Quelquefois la menace d'une épreuve douloureuse a suffi seule pour prévenir le retour de prétendues attaques. 3° La pupille est immobile, on l'exposera soudainement à une lumière un peu vive. Cette épreuve est difficile à faire sur un sujet agité par des convulsions, dont les yeux peuvent être roulans dans l'orbite. 4° L'un des meilleurs signes de l'attaque épileptique, est la turgescence violacée ou noirâtre de la face, subitement dissipée et remplacée par la pâleur dès que les convulsions cessent. Il n'est guère possible d'imiter ce double effet, qui est surtout remarquable pour ceux qui ont observé des épileptiques. 5° On ne conçoit guère la possibilité de préparer dans la bouche avec un morceau de savon la grande quantité de salive écumeuse que rendent la plupart des malades. Mais tous les épileptiques n'ont pas de l'écume à la bouche dans leurs attaques. 6° Le ronflement soporeux qui suit ordinairement l'attaque, ainsi que l'altération de l'intelligence, l'air honteux, hébêté, étonné, seront difficiles ou plutôt impossibles à imiter. 7° M. Marc dit que l'on a beaucoup de peine à étendre le poignet et le pouce qui sont fléchis, mais qu'une fois étendus, ils ne se fléchissent plus; et ce médecin fait observer que le faux malade croira bien faire de les fléchir aussitôt qu'il ne sentira plus de résistance. 8° Sauvages reconnut la supercherie d'une petite fille de sept ans qu'il soupçonnait de feindre d'être épileptique, en lui demandant si elle ne sentait pas un vent qui de la main parvenait à l'épaule, et de là au dos et à la cuisse, à quoi la petite répondit affirmativement. 9° La gêne et le mode de la respiration sont très-remarquables; les mouvemens forts et tumultueux du cœur ne sont pas à la disposition de la volonté. Que si malgré tous ces signes le médecin conservait des doutes, il chercherait des règles de conduite dans sa conscience et dans des sentimens d'humanité bien entendus.

Toutes les ressources de la thérapeutique ont tour à tour été vantées pour obtenir la guérison de l'épilepsie; les poisons les plus violens ont été préconisés, les opérations chirurgicales les plus douloureuses ont été recommandées et pratiquées. Chaque auteur a eu son moyen dont il n'a pas manqué de vanter les succès. Tissot donne à la valériane la première place dans le catalogue des anti-épileptiques, et raconte en effet douze ou quinze guérisons opérées par ce médicament, assurant en outre qu'elle a soulagé tous les autres malades qui en ont pris. Vient ensuite l'éloge du camphre, du musc, du quinquina, de la feuille d'oranger, de la saignée; chacun de ces remèdes a également produit des guérisons ou du soulagement. Les exutoires, les moxa, appliqués soit sur la tête, soit sur le siége de l'*aura*, sont notés pour dix ou douze guérisons. Tissot prescrit l'opium; M. Tacheron cite un exemple où ce médicament paraît avoir eu du succès. Administré chez un enfant de onze ans, épileptique seulement depuis quelques mois, on en donna d'abord deux grains; cette dose fut progressivement augmentée chaque jour, au point d'être portée, en moins de deux mois, à cent vingt-quatre grains par jour. On cessa graduellement de l'administrer dans l'espace de dix jours. Le malade en fut à peine incommodé. Les attaques revenaient plusieurs fois chaque semaine, et devinrent même plus fréquentes et plus fortes. Elles cessèrent aussitôt qu'on eut commencé l'usage de l'opium; la santé se rétablit parfaitement. On ne dit pas combien de temps après on s'est assuré de la solidité de la guérison. On a beaucoup vanté les vertus anti-épileptiques de l'huile animale de Dippel, et de l'huile essentielle de térébenthine : cette dernière jouit de beaucoup de crédit en Angleterre. On a également préconisé l'oxyde de zinc, les préparations de cuivre, de mercure, le nitrate d'argent. M. Cullerier a publié deux observations d'épilepsie, suivant lui syphilitique, qui ont été guéries, l'une par les frictions mercurielles, l'autre par le sublimé corrosif. (*Journal général*, t. XIV.) Le nitrate d'argent, d'abord mis en usage par les médecins anglais, a ensuite été employé en France et en Allemagne; on a publié des exemples de guérison à la suite de l'administration de ce remède. D'un autre côté, plusieurs médecins ont fait infructueusement usage du nitrate d'argent. M. Esquirol entre autres a observé qu'il peut produire des accidens graves, causer des gastralgies violentes, des gastrites chroniques, et même la mort. Une femme qui vint mourir à la Salpêtrière, après avoir pris du nitrate d'argent dans un autre hôpital pendant dix-huit mois, présenta lors de l'examen cadavérique, l'estomac dans un état déplorable : la muqueuse avait disparu dans la moitié de son étendue, précisément aux endroits que pouvait toucher le caustique; dans plusieurs points le péritoine restait seul, et dans quatre ou cinq autres il y avait perforation complète. Ce remède détermine encore un singulier changement dans la peau; il la rend d'une couleur sombre, puis noirâtre ou olivâtre. On l'emploie d'abord à la dose de $\frac{1}{8}$ ou $\frac{1}{4}$ de grain, et l'on monte graduellement à des doses énormes; on en a donné jusqu'à quinze ou vingt grains par jour. Tissot cite un exemple de guérison à la suite de l'amputation du gros orteil, d'où partait l'*aura*. Cet auteur parle d'un autre cas de guérison à la suite de l'extraction d'un durillon situé profondement dans le mollet. On trouve dans un Journal, l'observation d'un individu qui fut guéri par la cautérisation du nerf saphène à chaque jambe. (*Joun. génér.* t. XVI.) J. Frank dit avoir guéri une épilepsie terrible qui paraissait tirer son origine des testicules, en faisant pratiquer la castration. Il s'agit d'un jeune homme de vingt-trois ans, qui devint épileptique à la suite d'un coup qu'il avait reçu dans les testicules; il fut soumis pendant trois ans à toute sorte de remèdes, la maladie ne fit qu'empirer. A cette époque, Frank, observant que le scrotum était habituellement lâche, et que les testicules étaient fortement rétractés à la fin de chaque attaque, rapprochant ce fait de la cause du mal, n'hésita pas à proposer la castration. Les testicules scrupuleusement examinés après l'extirpation, parurent sains. Le malade est guéri; en 1820, huit ans après l'opération, la santé était parfaite. Enfin, on a pratiqué l'opération du trépan, sans qu'aucune circonstance particulière en motivât l'application, et uniquement pour procurer de l'espace au cerveau. On cite aussi des exemples de guérison à la suite de vives frayeurs. Il faut bien que la maladie qui nous occupe soit aussi affreuse qu'elle l'est réellement, pour qu'on pardonne en quelque sorte l'emploi de moyens aussi horribles que le sont la castration et l'opération du trépan; lorsque ces opérations ne sont nullement indiquées. Nous ne les conseillerions assurément jamais. Deux faits ont pu en imposer sur beaucoup de cas de guérison. Le premier, c'est qu'on a souvent pris pour des épilepsies des affections convulsives aiguës du cerveau, comme on peut s'en assurer en lisant Tissot; le second, c'est qu'il n'est pas rare de voir des épileptiques qui n'ont point d'attaques pendant plusieurs mois et même plusieurs années, après quoi elles reparaissent souvent avec plus d'intensité. Un autre fait assez digne de remarque, observé par M. Esquirol, c'est que le traitement peut exercer une influence morale sur les malades, assez puissante pour retarder les attaques; la confiance qu'inspire le médecin, les remèdes qu'il emploie, l'espoir de la guérison, ont souvent produit cet effet.

Si les attaques sont annoncées par des symptômes précurseurs, le malade pourra essayer de les prévenir par l'inspiration d'une substance pénétrante, telle que l'ammoniaque liquide, le carbonate d'ammoniaque, etc. Mais rarement ce moyen est efficace. S'il existait dans un point d'un membre un véritable *aura epileptica*, tel que le décrivent les auteurs, il ne faudrait pas hésiter de tenter les moyens indiqués, tels que la compression, la ligature du membre entre le siége de l'*aura* et le cerveau. Dès que l'attaque est déclarée, on devra laisser au malade toute la liberté possible, en ayant soin de le placer de manière à ce qu'il ne puisse se blesser dangereusement; on desserrera les vêtemens qui pourraient gêner le col, le thorax ou les membres. Pour éviter que les épileptiques ne se jettent en bas de leur lit dans leurs attaques, on les fera coucher dans des lits en forme d'auge. M. F. Calmeil a observé plusieurs cas où la saignée pratiquée dans les longues et violentes attaques, produisait souvent des effets très-marqués. Chez un malade, on voyait l'état convulsif et la turgescence violacée de la face diminuer à mesure que le sang coulait; dans quelques autres cas, des attaques qui duraient ordinairement plusieurs heures, étaient réduites à un, deux ou trois paroxysmes, c'est-à-dire à moins d'une demi-heure, si la saignée avait pu être faite dès l'invasion. Mais chez d'autres malades, l'évacuation sanguine n'a point empêché l'attaque de suivre son cours accoutumé. D'ailleurs l'emploi de ce moyen, trop souvent répété, pourrait avoir de graves inconvéniens. Aussitôt l'attaque terminée, si elle a été de courte durée, il n'y a rien à faire, si ce n'est de prescrire le repos tant que les membres seront douloureux, et la diète, s'il existe des accidens gastriques. Mais après une attaque violente et longue, un bain tiède, des pédiluves simples ou sinapisés, des saignées locales, et même une saignée générale, si l'état de congestion et d'irritation l'exige, des applications d'eau à la glace sur la tête, produiront de très-bons effets, et pourront prévenir un état plus grave, une encéphalite ou un accès de manie intense. La fureur des épileptiques est aveugle et dangereuse; aussi ne faut-il pas manquer de les maintenir avec une forte camisole, et de les fixer à un corps solide, ou de les enfermer dans une cellule. Des épileptiques, avons-nous dit, meurent dans une violente attaque. Si l'on était appelé à temps, l'on remédierait d'abord à la congestion qui existe souvent alors dans le cerveau, par une large saignée; on stimulerait ensuite l'action de cet organe, celle du cœur et les mouvemens respiratoires, par tous les moyens connus, tels que l'application d'eau bouillante aux mollets, l'excitation de la muqueuse nasale au moyen d'ammoniaque, l'insufflation d'air dans les poumons. L'épilepsie est une si horrible maladie, qu'il est du devoir du médecin de chercher à la guérir, tant qu'il ne la croit pas tout-à-fait incurable, et de mettre en usage tous les moyens possibles, pourvu que la vie du malade ne soit pas compromise. Ainsi, lorsque l'épilepsie ne dure que depuis quelques mois, ou même depuis peu d'années; lorsque le malade n'est ni en démence complète et depuis long-temps continue, ni atteint de paralysie ou de contractures permanentes, on peut le soumettre à l'influence de quelques remèdes. Comme nous ne connaissons rien de la nature de la maladie, nous ne pouvons établir d'indications précises; c'est l'empirisme seul qui pourra guider le médecin. On aura recours à la méthode antiphlogistique et réfrigérante, aux divers moyens vantés par les auteurs, excepté ceux dont l'action est par trop violente. Il est à peine besoin de recommander de provoquer l'expulsion des vers intestinaux, de rappeler ou de remplacer des écoulemens supprimés, d'extirper des tumeurs qui irriteraient des filets nerveux, dans les cas où de pareils accidens se présenteraient, quand bien même on ne serait pas certain qu'ils fussent la cause de l'épilepsie. Le malade évitera de faire des excès vénériens ou de se livrer à l'onanisme, pratique funeste qui rapproche les attaques, et jette dans la démence; il évitera de prendre avec excès des liqueurs alcoholiques; on lui épargnera la vue d'autres épileptiques, leur triste sort l'affecterait profondément. Enfin, lors même que l'on ne songe plus à guérir l'épilepsie, le malade réclame souvent encore des soins particuliers. La pesanteur de tête, les céphalalgies, la somnolence, les vertiges et les bourdonnemens d'oreille dont il se plaint assez souvent, exigent ordinairement une saignée, quelques bains partiels ou généraux, etc.

(GEORGET.)

ÉPILEPTIQUE, adj. et subs., *epilepticus*; qui est épileptique, individu épileptique; ou qui a rapport à l'épilepsie, phénomène épileptique, fièvre pernicieuse épileptique. (G.)

ÉPINARD, s. m., *spinacia oleracea*, L. Plante annuelle de la famille des Atriplicées et de la diœcie pentandrie, que l'on cultive en abondance dans les jardins, et que l'on distingue à ses feuilles pétiolées, hastées, d'un vert foncé; à sa tige cannelée; à ses fleurs petites et dioïques, dont les mâles ont un calice à cinq divisions et cinq étamines; et les femelles un ovaire surmonté de quatre styles, enveloppé dans un calice à quatre lobes inégaux. Les feuilles de l'épinard ont une saveur fade, mais douce. Quelques auteurs les ont prescrites comme émollientes et un peu laxatives. Mais aujourd'hui c'est presque uniquement comme alimens qu'on en fait usage. Elles sont peu nourrissantes, faciles à digérer, et l'on peut en permettre l'usage aux convalescens. Apprêtées avec de la crème et du sucre, elles forment un aliment très-agréable et très-sain. (A. RICHARD.)

ÉPINE, s. f., *spina*. On donne ce nom, en anatomie, à plusieurs éminences osseuses, à cause de leur forme, bien que, dans quelques-unes, elle ne ressemble nullement à celle d'une épine : *épine supérieure et antérieure*, *supérieure et postérieure*, etc., *de l'os des îles*; *épine du pubis*, *de l'omoplate*, *du sphénoïde*. (*Voyez* ces os.) On appelle encore *épine du dos* la colonne vertébrale, à cause des inégalités que forme la série de ses apophyses épineuses.

ÉPINEUX, *spinosus*; proprement qui a beaucoup d'épines, mais aussi qui ressemble à une épine : *apophyses épineuses des vertèbres*. (A. B.)

ÉPINE-VINETTE, *Voyez* VINETTIER.

ÉPINGLE, s. f., *spina ferrea*, *spinula*, *spicula*, *acus capitata*. Les épingles qu'on emploie en chirurgie pour fixer les bandes et les autres pièces d'appareil ne doivent être ni trop longues ni trop courtes : trop longues, elles s'accommoderaient mal à la forme des parties; trop courtes, elles ne maintiendraient pas toute la largeur des bandes. Si elles étaient trop fines ou trop flexibles, elles ploieraient sous les doigts du chirurgien, et ralentiraient le pansement; trop fortes, elles pourraient contondre la partie au-dessus de laquelle on les appliquerait. Lorsqu'on place des épingles dans l'intention de fixer un appareil sur les extrémités, spécialement sur les inférieures, et que le malade doit garder le lit, il faut avoir soin que la pointe soit perdue dans l'appareil. Si l'on place des épingles près des articulations, il vaut mieux les mettre en travers qu'en long : en effet, dans cette dernière direction, elles pourraient piquer le malade lorsqu'il voudrait exécuter des mouvemens de flexion.

Il arrive quelquefois que les épingles s'oxydent, et adhèrent très-fortement au bandage ; il est préférable alors de couper quelques bouts de bande que de s'efforcer d'arracher l'épingle : ces tentatives pourraient donner lieu à un ébranlement dangereux, dans les cas où le malade éprouve de vives douleurs, ou lorsqu'un membre est fracturé. (MURAT.)

ÉPINIÈRE, adj. employé seulement au féminin, *spinalis* ; qui appartient à l'épine du dos ; ne se dit que de la moelle vertébrale. *Voyez* MOELLE. (A. B.)

ÉPINYCTIDE, s. f., du grec ἐπὶ, dans, et de νὺξ, génitif νυκτος, nuit; en latin *epinyctis*, *pustula serotina*, *pustula nocturna*; nom donné par les médecins grecs et latins à une maladie de la peau, sur l'existence et le caractère de laquelle il reste beaucoup d'incertitudes. Au moins est-il constant que, depuis la renaissance des lettres, on n'a point publié de monographie, ni même d'observations particulières exactes sur l'épinyctide. Tous les auteurs qui en ont parlé dans leurs ouvrages se sont bornés à copier, plus ou moins fidèlement, les descriptions des anciens. D'un autre côté, il est difficile de déterminer si les premiers observateurs, qui n'avaient qu'une connaissance superficielle et tout-à-fait incomplète des maladies de la peau, n'ont point appelé *épinyctis* quelque phlegmasie cutanée, aujourd'hui mieux connue, et qui aurait reçu une nouvelle dénomination; ou bien encore, s'ils n'ont point imposé ce nom à un groupe de phénomènes morbides, formé d'élémens hétérogènes, et considéré comme une maladie distincte. Ajoutons que, par vénération pour les Grecs et les Latins, quelques érudits préfèrent supposer que l'épinyctide est une maladie devenue très-rare, ou qu'on n'observe point dans nos climats.

Tableau de l'épinyctide d'après les auteurs grecs et latins. — L'épinyctide est caractérisée par une ou plusieurs petites pustules qui se développent le plus ordinairement sur les jambes, mais qui peuvent avoir leur siége sur d'autres parties du corps ; ces pustules s'élèvent sur la peau pendant la nuit; elles sont blanches, rougeâtres, livides ou noirâtres, de la grosseur d'un pois ou d'une fève, et entourées d'une auréole enflammée. Les douleurs, à peu près nulles pendant le jour, s'aggravent le soir à tel point, que les malades éprouvent souvent, la nuit, des souffrances intolérables. Elles cessent le matin, et s'exaspèrent de nouveau à la fin de la journée. C'est à cette circonstance qu'est dû le nom d'épinyctide, suivant Ætius, Celse et Paul d'Égine; mais Galien fait dériver cette dénomination de l'époque de l'invasion de la maladie, qui, selon lui, a lieu le soir. Sennert et plusieurs auteurs ont adopté ces deux étymologies. Après un court laps de temps, les pustules se rompent, et laissent à découvert une surface ulcérée, d'où s'écoule une humeur muqueuse et sanguinolente. Dans le traitement de l'épinyctide, qu'il regarde comme *pessima pustula*, Celse recommande aux malades de se livrer à un léger exercice, de manger peu, et de s'abstenir de l'usage des alimens âcres et irritans. Les bains généraux, les onctions oléo-vineuses, les cataplasmes émolliens sur les pustules si elles sont nombreuses, sont également conseillés par cet auteur, qui veut qu'on panse les ulcérations de l'épinyctide avec un épithème composé de litharge, de fenugrec, de feuilles de roses et de suc de chicorée.

Il est évident que cette esquisse nosologique, qui renferme tout ce que les anciens ont publié sur les caractères de l'épinyctide, est vague, incomplète, et laisse à désirer des détails indispensables sur le mode de développement, sur la forme, la marche, la durée des pustules; sur l'état de la peau qui les entoure; sur l'aspect et l'étendue des ulcérations observées dans la dernière période, etc.; et, comme il est démontré pour l'auteur de cet article que les médecins grecs et latins ont donné des descriptions peu fidèles des maladies pustuleuses (*impetigo*, *porrigo*, *ecthyma*, *scabies*), et qu'ils ont parfois employé indistinctement les expressions *pustule*, *exanthème* et *papule*, il croit pouvoir affirmer qu'il est impossible aujourd'hui de rapporter sûrement à aucune maladie connue la description de l'épinyctide, dont l'existence, comme lésion spéciale, peut être contestée.

Opinion de quelques modernes sur l'épinyctide. — Lorry a traité assez longuement de l'épinyctide; mais il avoue qu'il ne l'a jamais observée. Toutefois il pense avoir rencontré dans sa pratique des affections pustuleuses analogues à celle indiquée par Celse. Il ne leur donne point de nom particulier, et il en rapporte l'histoire trop succinctement pour qu'il soit possible de s'en faire une idée exacte. Turner ne paraît pas avoir été plus heureux, et s'est borné à présenter un extrait de la description des anciens. L'épinyctis est la huitième espèce du second ordre (*élevures*) de la première classe (*vices*) de la

Nosologie de Sauvages, qui en admet deux variétés, *epinyctis vulgaris*, et *epinyctis pruriginosa*. Il assigne pour caractères à la première les principaux symptômes indiqués par Celse; et à la seconde la plupart des phénomènes morbides qu'on observe dans l'urticaire. J. Frank, Bateman et M. Alibert n'ont point fait mention de l'épinyctide. Cette expression, dont le sens est à peu près indéterminé, doit être bannie des nosographies, et ne se trouver désormais que dans les lexiques ou dans les ouvrages qui traiteront de l'histoire de l'art. (P. RAYER.)

ÉPIPHÉNOMÈNE, s. m., *epiphenomenon*, de ἐπιφαίνομαι, survenir. On désigne ainsi les phénomènes morbides qui, dépendant ou non d'une maladie principale, mais dans tous les cas ne constituant pas un symptôme essentiel, nécessaire de celle-ci, se manifestent plus ou moins de temps après son invasion.

ÉPIPHORA, s. m., *epiphora*, ἐπιφορὰ, de ἐπιφέρω, apporter avec force. On a employé ce mot comme synonyme de larmoiement, pour désigner l'accumulation des larmes au-devant de l'œil, et leur écoulement involontaire et continuel sur la joue. Dans l'épiphora, la vue est gênée par la réfraction accidentelle qu'éprouve la lumière en traversant les larmes avant de parvenir à la cornée transparente, et les malades sont obligés d'essuyer fréquemment leurs yeux s'ils veulent voir distinctement les objets, ou empêcher les larmes de mouiller leur visage. L'épiphora dépend quelquefois de ce que les larmes sont sécrétées en trop grande quantité pour être absorbées en totalité par les points lacrymaux, comme on le voit dans quelques cas d'ophthalmie. Le plus souvent cette incommodité est un symptôme de quelque maladie des voies lacrymales, et arrive lorsque les larmes ne peuvent traverser librement les canaux destinés à les transmettre dans les fosses nasales. Ainsi on l'observe dans l'ectropion ou le renversement de la paupière inférieure, dans les cas d'atonie, d'ulcération des points et des conduits lacrymaux, dans la tumeur et la fistule lacrymales, dans les cas d'oblitération du canal nasal par une concrétion muqueuse, une exostose, un polype des fosses nasales, etc. Pour guérir l'épiphora, il faut combattre l'affection principale qui l'occasione, et dont il n'est qu'un symptôme. Ainsi, tantôt on devra redresser la paupière renversée, et la rendre à sa direction naturelle; tantôt il faudra désobstruer les points et les conduits lacrymaux, rétablir la cavité du canal nasal, ou bien ouvrir une voie artificielle aux larmes suivant les cas, etc. *Voyez* FISTULE LACRYMALE, ECTROPION, etc. (J. CLOQUET.)

ÉPIPHYSE, s. f., *epiphysis*, ἐπίφυσις, de ἐπιφύω, je nais sur; les points osseux qui se développent indépendamment de la partie principale des os sont ainsi nommés, tant qu'un cartilage les sépare du reste de l'os. Les extrémités des os longs, le bord de quelques os larges, sont primitivement de *épiphyses;* il en est de même de beaucoup d'*apophyses* ou d'éminences des os. *Voyez* OS. (A. B.)

ÉPIPLOCÈLE, s. f., *epiplocele*, de ἐπίπλοον, l'épiploon, et κήλη, tumeur. On appelle de la sorte les hernies qui sont formées par l'épiploon. *Voyez* HERNIE. (J. CL.)

ÉPIPLO-ENTÉROCÈLE, s. f. *Voyez* ENTÉRO-ÉPIPLOCÈLE.

ÉPIPLOIQUE, adj., *epiploïcus;* qui appartient aux épiploons, et particulièrement au grand épiploon, ou qui ressemble à ses replis; qui est de leur nature : *vaisseaux épiploïques, appendices épiloïques de* L'INTESTIN.

ÉPIPLOITE, s. f., *epiploïtis;* inflammation de l'épiploon. L'inflammation n'étant jamais bornée à l'épiploon, et occupant presque toujours en même temps la totalité du péritoine, ou au moins une certaine partie de cette membrane, nous renvoyons au mot *péritonite*. (CHOMEL.)

ÉPIPLO-MÉROCÈLE, s. f., *epiplo-merocele;* hernie crurale qui renferme une portion de l'épiploon. *Voyez* HERNIE.

ÉPIPLOMPHALE, s. f., *epiplomphalus;* hernie ombilicale formée par l'épiploon. *Voyez* HERNIE.

ÉPIPLOON, s. m., *epiploon*, *omentum*, du mot grec ἐπίπλοον, dérivé de ἐπιπλέω, je nage ou je flotte sur; nom que l'on donne à un grand repli du péritoine qui se détache de l'estomac et du colon, et flotte librement au devant de l'intestin grêle; et à des replis moins considérables de cette membrane, qui unissent l'estomac au foie et à la rate. Le premier de ces replis est le *grand épiploon*, ou l'épiploon *gastro-colique;* les autres sont l'épiploon *gastro-hépatique* ou *petit épiploon*, et le *gastro-splénique*. On admet encore un épiploon *colique*, qui n'est qu'un prolongement du grand épiploon; et, d'après la disposition du péritoine, par rapport à la rate, il faudrait aussi distinguer un épiploon *splénique*. *Voyez* PÉRITOINE. (A. B.)

ÉPIPLO-SARCOMPHALE, s. f., *epiplo-sarcomphalus*. On a donné ce nom aux hernies ombilicales dans lesquelles l'épiploon est devenu dur et comme squirrheux : terme inusité. *Voy.* HERNIE. (J. CL.)

ÉPIPLOSCHÉOCÈLE, s. f., *epiploscheocele*. On a donné ce nom aux hernies scrotales qui sont formées par le déplacement de l'épiploon : terme inusité. *Voyez* HERNIE.

ÉPISPADIAS, s. m., *epispadias*, de ἐπὶ, au-dessus, et de σπάω, je tire; par opposition à *hypospadias*. Je me suis servi le premier de ce mot dans le Bulletin de la Société de la Faculté de Médecine et dans le Dictionnaire des Sciences médicales; mais je considère ces deux expressions comme vicieuses, puisqu'elles donnent l'idée d'une traction ou d'un renversement en haut ou en bas du pénis, tandis qu'on veut indiquer le vice de conformation dans lequel l'urètre est ouvert dans sa partie supérieure ou dans sa partie inférieure. Je désigne la première de ces déviations organiques sous le nom d'*épidiastécaulie*. *Voy.* MONSTRUOSITÉ. (J. BRESCHET.)

ÉPISPASTIQUE, adject., *epispasticus*, de ἐπισπάω, tirer, attirer. On désigne ainsi les substances qui, appliquées sur la peau, y déterminent une inflammation avec exhalation de sérosité au-dessous de l'épiderme. *Voy.* VÉSICATOIRE.

ÉPISTASE, s. f., *epistasis*, de ἐπίσταμαι, surnager. Cette dénomination, opposée à celle d'hypostase, et d'ailleurs très-peu usitée aujourd'hui, aussi bien que cette dernière, désigne cette pellicule qui se forme, dans certains cas, à la surface de l'urine. *Voyez* URINE (séméiotique.)

ÉPISTAXIS, s. f., de ἐπὶ et de στάζω, je coule goutte à goutte; nom donné par Vogel et M. Pinel à l'hémorrhagie nasale, que M. Alibert nomme hémorrhinie. Hippocrate lui-même ne l'a pas toujours désignée par le même nom. Ainsi, il appelle simplement αἱμοῤῥαγια l'écoulement abondant de sang par les narines, ῥύσις celui qui se fait avec lenteur, et σταλαγμὸς celui qui s'opère goutte à goutte. On trouve les mêmes idées rendues par les mots latins *hemorrhagia narium*, *epistaxis*, *sanguinis è naribus stillatio*. Sans nous arrêter plus long-temps à toutes les dénominations par lesquelles les auteurs ont jugé convenable de distinguer les diverses modifications du même phénomène, nous conserverons le nom d'épistaxis pour désigner cette hémorrhagie de la pituitaire, qui ordinairement a lieu par une simple exhalation, plus rarement par l'érosion de ses vaisseaux capillaires.

Comme simple écoulement de sang, elle n'offre que des différences de degrés; il n'en est pas de même quand on l'étudie par rapport aux causes qui la produisent. Sous ce point de vue, on peut la rapporter à deux chefs principaux : elle est produite par la pléthore, sans qu'il existe de maladie notable, c'est l'épistaxis active des auteurs; ou bien elle dépend d'une maladie quelconque, c'est l'épistaxis sympathique.

L'épistaxis indépendante de toute maladie caractérisée reconnaît la plupart du temps, pour cause principale, un excès de sang causé lui-même par l'inactivité, une nourriture trop abondante, la suppression d'une hémorrhagie habituelle, etc., excès qu'il semble uniquement destiné à faire disparaître, en évacuant le trop plein. A cette cause générale on doit en ajouter une autre fort influente aussi: je veux parler de la structure délicate de la pituitaire de l'homme; elle fait que seul, ou presque seul parmi les animaux, il est sujet à l'hémorrhagie nasale. Il y a plus, s'il faut en croire les observateurs, il n'est pas rare de trouver un sorte de gonflement de la muqueuse des fosses nasales chez les sujets qui éprouvent de fréquentes épistaxis. De pareilles conditions se rencontrent principalement aux approches de la puberté, ce qui ne les empêche pas plus de se prolonger souvent bien au delà de cette époque, surtout chez les sujets d'un tempérament sanguin, que de paraître dès l'enfance, qui, exempte de presque toutes les hémorrhagies, n'est pas de même à l'abri de l'épistaxis. Lorsqu'elles se trouvent réunies, la plus légère cause, telle qu'un exercice un peu violent, quelques excès de liqueurs spiritueuses, l'insolation, surtout au printemps, un séjour tant soit peu prolongé dans un appartement chaud et renfermé, l'introduction du bout des doigts dans les narines, une vive émotion, suffit pour faire partir le sang avec force et abondance. On peut faire la même remarque sur presque tous les habitans des pays froids transportés dans les pays chauds, durant les deux premières années qu'ils y séjournent, époque après laquelle ils sont acclimatés, et, comme les indigènes de ces régions, se trouvent rarement affectés d'épistaxis.

Les Sthaliens se plaisent à décrire ainsi les symptômes précurseurs de l'hémorrhagie nasale. Suivant eux, elle est annoncée par « le refroidissement des pieds et des mains, un sentiment de tension, de prurit, de chaleur dans les fosses nasales, la céphalalgie, les vertiges et l'éblouissement. Le malade est dans un accablement général; la face se gonfle; les yeux deviennent rouges; les artères temporales et carotides battent avec force; l'urine est pâle; il y a constipation. » Sans doute on a beaucoup exagéré dans ce tableau l'espèce d'effort que fait l'économie entière pour amener une évacuation de sang souvent peu considérable. Cependant Bordeu a été bien plus loin encore dans l'histoire où il rapporte « qu'un jeune homme, sujet à de fréquentes épistaxis, éprouvait, à chacun de leur retour, outre les accidens ordinaires, un engorgement glanduleux plus ou moins considérable, qui paraissait tantôt au cou, d'autres fois aux bras ou sur les jambes, de telle sorte que, d'après le nombre des tumeurs glanduleuses, il était facile de connaître celui des hémorrhagies qui les avaient précédées. (*Analyse du sang.*) » Par le récit de ces faits et de plusieurs autres analogues, il a conduit les médecins à admettre l'existence d'un effort hémorrhagique de la pituitaire, facile à observer, et tellement constant dans son existence, que, s'il vient à être entravé dans sa marche, il produira au moins un écoulement abondant de mucosité. Mais l'homme qui voit les choses sans prévention reconnaîtra aussi aisément, dans l'effort dont parle Bordeu, un simple coryza, qu'il lui sera facile de se convaincre, par l'observation des faits, que, si quelquefois on voit la série complète des symptômes précédemment décrits annoncer l'épistaxis, ils se réduisent bien plus souvent à une pesanteur de tête plus ou moins forte, que dissipe promptement l'écoulement du sang. Quand vraiment on observe des accidens graves et nombreux, c'est surtout dans les affections aiguës, susceptibles de présenter l'épistaxis comme crise ou complication. Alors les symptômes qui l'annoncent, l'espèce d'orage qui le précède et durant lequel il s'effectue, tiennent évidemment beaucoup plus à la maladie principale qu'au prétendu effort hémorrhagique.

En général l'épistaxis active ou pléthorique a pour caractère de se répéter à des époques irrégulières, dont la fréquence paraît subordonnée aux causes que nous lui avons reconnues. Par conséquent il est douteux qu'on l'ait jamais vue être bien régulièrement périodique, et remplacer une hémorrhagie supprimée, les menstrues, par exemple, comme l'assurent divers auteurs. On peut, sans trop hasarder, en dire autant du caractère épidémique qui lui a été attribué d'après un fait incomplétement connu, qui se trouve dans Morgagni. (*Epist. anat.*, XIV, n° 25.) Ses fréquens retours, à l'époque de la puberté, font, dit-on, craindre que, si elle vient à se supprimer, il n'en résulte plus tard des hémoptysies opiniâtres, et par suite une véritable phthisie pulmonaire. En admettant la vérité des faits considérés comme résultat de l'observation, il est possible de croire que l'on a mal expliqué leur influence réciproque. Suivant nous, l'hémorrhagie nasale est bien plus souvent produite par une irritation préexistante des poumons, qu'elle n'est capable, en se supprimant, de causer cet état, dont la prolongation nous semble une des principales causes de la phthisie pulmonaire. Dans tous les cas, il convient de faire attention à sa durée; elle varie depuis quelques minutes jusqu'à douze ou quinze heures, et plus, l'écoulement ayant lieu tantôt d'une manière continue, tantôt à plusieurs reprises, séparées par des intervalles plus ou moins longs. Il faut aussi examiner les qualités du sang qui presque toujours est vermeil, se coagule promptement, et ne laisse échapper que peu de sérum. Enfin, on doit en apprécier la quantité. Quelquefois elle est très-peu considérable, assez ordinairement elle se maintient entre quatre et huit onces, et presque toujours cela est favorable; elle peut néanmoins être portée beaucoup au delà, sans qu'il en résulte rien de bien fâcheux. Mais, quand elle est vraiment excessive, les accidens les plus graves, la mort même peut s'ensuivre. Il faut en être prévenu, et ne pas se laisser inspirer une fausse sécurité par les cas analogues à celui rapporté, dans les Actes de Leipsick, d'une personne qui a perdu impunément soixante-quinze livres de sang en dix jours.

Passons maintenant à l'épistaxis symptomatique. On l'observe dans une foule de cas très-différens, qu'il importe beaucoup de distinguer les uns des autres. Dans les uns, il est l'indice d'un effort salutaire de la nature, et la maladie cède, dès qu'il se manifeste : on dit alors qu'il est critique. Dans beaucoup d'autres cas, au contraire, il n'a aucune influence sur l'affection principale, dont il est un accident insignifiant, quand il ne l'aggrave pas : à ce caractère on reconnaît l'épistaxis acritique.

L'épistaxis critique a lieu dans un grand nombre de maladies aiguës, parmi lesquelles on compte principalement les fièvres inflammatoires, les fièvres ardentes et beaucoup de phlegmasies.

On le juge tel d'après l'époque où il se manifeste, laquelle, bien que susceptible de varier, se trouve en général renfermée entre le quatrième et le quatorzième jour y compris. Mais un indice bien plus certain se tire du soulagement marqué qu'éprouve le malade; ce qui a ordinairement lieu lorsque l'hémorrhagie se fait avec une certaine abondance et dans un temps assez limité. Fréquemment alors elle est annoncée par un trouble, une sorte d'orage de l'économie, une exaspération notable des symptômes, telle que l'augmentation de la céphalalgie, de l'agitation, l'anxiété, l'insomnie et autres accidens d'après lesquels on peut reconnaître l'approche d'une crise. Outre cela, le malade croit voir des corps rouges; ses yeux deviennent larmoyans; il éprouve du prurit dans le nez, et quelquefois de la rougeur à la narine par où doit s'écouler le sang. Toutefois ce dernier symptôme n'est pas tellement constant, qu'on puisse fonder sur lui un pronostic assuré. Je dirai plus : la réunion de tous les autres symptômes n'indique pas toujours irrévocablement l'hémorrhagie, bien que l'événement ait justifié Galien d'avoir porté, d'après eux, un pronostic qu'on a assurément beaucoup trop admiré.

On reconnaît l'épistaxis acritique à la persistance des symptômes, ou à leur exaspération pendant sa durée; ce qui s'observe principalement lorsque, suivant la remarque d'Hippocrate (*Coacæ præn.*, n° 57 et 147.), l'hémorrhagie peu abondante et souvent interrompue a lieu goutte à goutte, avec lenteur et difficulté. Quant au côté du nez par lequel sort le sang, rien n'oblige à croire avec le même auteur (*Prædict., lib.* I., n°. 125.), qu'il est constamment fâcheux de le rencontrer opposé au côté du corps qui est le siége de la maladie. Au reste, ici comme dans le cas précédent, il serait peu raisonnable d'attribuer le danger de la maladie à la manière dont s'effectue l'hémorrhagie. En effet, cette circonstance dépend bien plus du caractère de l'affection morbide qui la présente, qu'elle n'est susceptible de l'influencer. Si donc, pour parler d'un fait bien constaté, on a vu, durant la dernière épidémie de Barcelone, périr presque tous les malades qui éprouvaient de faibles hémorrhagies nasales, il faut l'attribuer à la nature très-grave de leur maladie, et non à la petite quantité de sang qu'ils perdaient. On peut en dire autant des cas assez nombreux, et toujours très-fâcheux, dans lesquels un sang fétide et décomposé s'échappait par les narines, comme Antwerp l'a observé pendant la fièvre qui se manifesta lors du siége de Bréda.

On voit encore l'hémorrhagie nasale être acritique dans un grand nombre de maladies chroniques; par exemple, vers la fin de la phthisie pulmonaire, ou durant le cours de plusieurs lésions organiques du foie, ainsi que l'a constaté M. Portal. Il n'est pas rare non plus de l'observer à la suite des lésions qui intéressent le tissu même de la pituitaire. (H. Cloquet, *Osphresiologie*, page 548.) Mais c'est dans le scorbut et quelques autres affections adynamiques qu'on l'a particulièrement signalée. Dans presque tous ces cas, elle a été considérée comme passive, soit à cause de l'absence de tous les signes qui indiquent l'irritation, soit plutôt par rapport aux maladies atoniques qui en sont souvent la suite, telles que l'engorgement des viscères, l'anasarque, l'hydropisie, etc.

Les causes nombreuses et très-variées auxquelles nous venons de rattacher les diverses espèces d'épistaxis font, d'un accident toujours identique dans ses phénomènes apparens, une affection très-différente d'elle-même, sous le rapport de ses caractères essentiels, et qui exige l'emploi de moyens curatifs fort différens aussi les uns des autres. Malgré cela, il se trouve deux cas qui réclament absolument le même traitement; c'est lorsqu'il s'agit d'une maladie de nature à pouvoir être aggravée par la perte du sang, ou bien que, dans une affection pour laquelle une hémorrhagie modérée serait utile, l'écoulement de sang est abondant au point de compromettre les jours du malade. Il n'y a plus alors à balancer; il faut l'arrêter sur-le-champ par un des procédés que nous décrirons après avoir dit ce qu'il y a à faire contre les épistaxis auxquels il serait irrationnel d'appliquer ces mêmes procédés.

L'hémorrhagie nasale active et de médiocre intensité est toujours dans ce cas : aussi doit-on l'abandonner aux seules ressources de la nature. Lorsqu'à cause de son abondance, elle semblera devoir exiger plus d'attention, on placera le malade dans un endroit frais, assis ou couché, la tête élevée, sans la lui laisser incliner sur le vase destiné à recevoir le sang. On la recouvrira de compresses trempées dans l'eau froide ou de l'oxycrat; et si, malgré cela, l'hémorrhagie persiste encore, il pourra être avantageux de faire une saignée, quoiqu'en général cette circonstance se présente rarement. Après la cessation de l'accident, on a recours à des précautions capables, sinon de prévenir tous ses retours, au moins de leur ôter tout caractère alarmant. Elles consistent principalement dans un régime sobre et frugal, un exercice modéré, et l'éloignement des causes susceptibles d'augmenter la quantité de sang, ou d'activer sa circulation.

L'épistaxis symptomatique ne doit pas être traitée d'une autre manière, toutes les fois qu'elle est critique; il y a même encore beaucoup de circonstances où, bien qu'elle n'ait pas ce caractère, on ne doit pas moins la laisser à elle-même; c'est lorsque l'écoulement de sang ne peut, à cause de sa petite quantité, entraîner aucun danger; mais, comme il a été dit, on arrêtera toujours l'hémorrhagie acritique passive. Pour la prévenir, on aura ensuite recours à des remèdes appropriés à la nature du mal dont elle dépend. Ainsi, un scorbutique sera soumis au traitement qui convient contre le scorbut. Un homme affaibli par un régime exténuant, un séjour prolongé dans une atmosphère humide, une maladie antécédente, sera mis à un régime analeptique, et traité par des toniques, parmi lesquels l'usage d'un vin généreux, le quinquina, les amers et quelques préparations ferrugineuses tiennent le premier rang. Tels sont les moyens purement médicinaux, et d'une action plus ou moins lente que l'on oppose à l'épistaxis. Il s'agit maintenant de faire connaître ceux beaucoup plus expéditifs qu'emploie la chirurgie; c'est le tamponnement, qui se pratique de deux manières différentes. Dans la première, on se contente de boucher l'ouverture antérieure des fosses nasales; dans l'autre, on bouche les deux ouvertures à la fois.

Lorsque le tamponnement antérieur ou simple paraît devoir suffire pour arrêter l'hémorrhagie : voici comment on le pratique. On introduit profondément dans la narine un morceau d'intestin de porc, préparé en forme de doigt de gant, et, au moyen d'une seringue, on le remplit d'un liquide que l'on pousse avec une certaine force, et dont on empêche la sortie par une ligature. L'intestin dilaté comprime tous les points de la pituitaire avec lesquels il est en contact; et, si celui qui fournit le sang s'y rencontre, l'écoulement en est de suite arrêté. Un autre procédé encore plus simple est le suivant. On porte dans la narine une grosse mèche de charpie à longs brins, préliminairement trempée dans une solution astringente, telle que de l'eau alumineuse, ou mieux de l'eau de Rabel pure ou affaiblie, et, au moyen d'un porte-mèche, on la dirige avec douceur obliquement en haut et en arrière, en appuyant du côté de la cloison, jusqu'à la paroi supérieure des fosses nasales, qu'il faut bien se garder de blesser. Comme le sang vient presque toujours du tiers antérieur et supérieur des cavités nasales, on réussit la plupart du temps à l'arrêter, par le moyen d'une simple mèche conduite comme il vient d'être dit. Si, au contraire, le sang partait de la partie inférieure de ces cavités, ainsi que Morgagni (*Epist.* XIV, n° 25) en cite un exemple, ce serait bien entendu de ce côté qu'il faudrait diriger la mèche. Dès qu'elle est placée, le sang cesse de sortir par la narine; mais il faut encore s'assurer qu'il ne s'échappe pas par son ouverture postérieure. Quand cela arrive, on doit recourir au double tamponnement dont je vais décrire le procédé opératoire.

On a un bourdonnet de charpie très-ferme, d'une forme et d'un volume appropriés à l'ouverture postérieure des fosses nasales. Il doit être traversé du côté qui sera tiré en avant, par un double fil de Bretagne, tandis qu'un fil simple sera attaché au côté opposé. Le malade étant assis et tourné vers le jour, on introduit dans la fosse nasale un sonde de Belloc, dont on conduit la pointe tournée en bas, sur la paroi inférieure, en appuyant en même temps contre la cloison. Lorsqu'elle a pénétré un peu au delà de son bord postérieur, on pousse le ressort, et l'on voit à l'instant le bouton qui le termine se montrer dans la bouche, au-devant et au-dessous du voile du palais. On passe dans le trou dont il est percé, le double fil du bourdonnet. Le ressort est ensuite ramené dans la canule, puis celle-ci retirée, et le fil avec elle. On le tire alors à soi avec les doigts d'une main, tandis qu'avec ceux de l'autre on conduit dans la bouche le bourdonnet qu'on dégage de dessous le voile du palais, pour l'aider à se porter contre l'ouverture postérieure de la narine. Il ne reste plus, après cela, qu'à introduire dans son ouverture antérieure, un tampon de charpie que l'on place entre les bouts séparés du fil antérieur, qui doivent être noués sur ce même tampon. Quand, après un temps convenable, il est à présumer que l'appareil n'est plus nécessaire, on dénoue les fils, et tirant celui dont un bout sort par la bouche du malade, et l'autre est fixé au bourdonnet, on l'amène ainsi en dehors.

Quelles que soient la promptitude et la dextérité avec lesquelles on exécute le tamponnement, il détermine toujours des efforts de vomissemens très-pénibles, qui se renouvellent même très-fréquemment encore après l'opération. Il faut donc ne l'employer que dans les cas, véritablement très-rares, où on ne peut s'en dispenser. (ROCHOUX.)

ÉPISTROPHÉE, s. m., *epistropheus*, de ἐπιστροφεύς, de ἐπιστρέφω, je tourne sur ou autour; nom donné, d'après Pollux, à la seconde VERTÈBRE du cou ou à l'axis. (A. B.)

ÉPISYNTHÉTIQUE, adj., *episyntheticus*, de ἐπισυντίθημι, rassembler, entasser. Ce nom est celui d'une secte de médecins qui avaient pour principes de réunir et de concilier les doctrines des méthodiques, des dogmatiques et des empiriques. Cette secte, comme on le voit, se rapproche de celle des ecclectiques, ou plútôt se confond pour nous avec cette dernière; car, malgré la différence qui a dû exister entre elles, puisque d'anciens auteurs n'appliquent pas indifféremment la dénomination d'épisynthétique et d'ecclectique, aucun ouvrage ne nous est parvenu, qui puisse nous faire connaître les principes des médecins appartenant à la secte épisynthétique. *Voy.* ECCLECTIQUE. (R. DEL.)

ÉPITHÉLIUM, s. m., *epithelium*, de ἐπὶ, sur, et de θηλή, mamelon, papille; mot latin francisé, par lequel on peut désigner, avec Ruisch, l'épiderme distinct dans quelques parties des membranes muqueuses, comme aux lèvres, sur la langue, etc. (A. B.)

ÉPITHÈME, s. m., *epithema*; dérivé de ἐπὶ sur, et de τίθημι, je mets. Le sens que l'on attache à ce mot est beaucoup plus circonscrit que ne l'indique son étymologie, et cependant il est trop vague et trop mal déterminé pour qu'on puisse le définir d'une manière précise. On donne le nom d'épithème à tous les topiques qui n'ont ni la consistance molle du cataplasme, ni celle de l'onguent ou de l'emplâtre, mais qui sont ou moins ou beaucoup plus humides. On distingue donc des épithèmes liquides et secs. Les linimens, les fomentations, sont des épithèmes liquides; nous n'en parlerons pas ici puisqu'ils doivent être considérés séparément aux articles qui leur sont destinés. Il ne sera question que des épithèmes secs, auxquels ce nom seul devrait appartenir.

On prépare l'épithème sec avec des substances alcalines ou terreuses, telles que des carbonates ou des muriates d'ammoniaque ou de chaux, ou des plantes sèches pulvérisées qu'on incorpore dans des étoupes ou dans des cardes de soie auxquelles on donne une certaine consistance à l'aide de blancs d'œufs battus. On forme aussi avec ces substances minérales et végétales des sachets, des coussinets, ou même de petits matelas qu'on humecte, dans certains cas, avec différens liquides. On donne aux sachets des noms différens, suivant les parties sur lesquelles on les applique. On divise ceux qu'on place sur la tête, en frontal, cucuphe et capuchon.

On distingue les épithèmes en relâchans, toniques, irritans, narcotiques, etc., suivant les différentes propriétés des substances qui entrent dans leur composition. Mais l'effet des épithèmes est en général beaucoup moins prononcé que celui des cataplasmes ou des linimens dans lesquels les molécules médicamenteuses sont en contact immédiat avec les surfaces cutanées.

Épithèmes émolliens. — Toutes les racines, les feuilles et les fleurs des plantes émollientes, hachées ou pulvérisées, les fécules et les gommes sèches et réduites en poudre, ou humectées avec des décoctions émollientes, des corps huileux, mucilagineux ou du lait, forment autant d'épithèmes secs ou humides; les chairs chaudes et palpitantes des animaux, ou même froides, sont aussi des espèces d'épithèmes d'abord émolliens; mais dès qu'elles se décomposent par la chaleur du corps, elles dégagent de l'ammoniaque, et alors elles deviennent irritantes.

Épithèmes toniques et astringens. — Toutes les substances astringentes et amères, telles que les écorces de gentiane, de quinquina, de simarouba, celles de cerisier, de chêne, de noix de galle, les pétales de roses, les écorces de grenade pulvérisées, etc., peuvent être employées pour faire des sachets qu'on humecte quelquefois avec des solutions de sulfate de fer, d'alumine, ou du vin, et qu'on applique, soit sur les lombes, soit sur le ventre, dans tous les cas où les astringens et les toniques sont indiqués.

Épithèmes excitans. — On prépare souvent avec les plantes labiées ou quelques autres plantes aromatiques, telles que les feuilles de fougère en partie sèches, des espèces de coussins ou de paillassons auxquels on ajoute souvent des balles d'avoine ou de la mousse pour garnir le lit des individus faibles et épuisés, ou des enfans rachitiques. On emploie aussi comme moyen excitant, sur la peau même, des plantes aromatiques telles que la verveine, le *geranium robertianum*, etc., qu'on fait cuire dans du vinaigre, dans l'intention seulement de rubéfier la peau. Quelques substances minérales pulvérisées et renfermées dans des espèces de sachets, telles que l'hydrochlorate de soude décrépité, le carbonate de chaux, le carbonate et le muriate d'ammoniaque, ou même les cendres des végétaux, ou du sable brûlant, sont souvent employés comme résolutifs dans certains goîtres, dans des engorgemens scrofuleux ou de simples œdèmes des extrémités inférieures.

Épithèmes irritans. — Les poudres de moutarde, de sabine, les feuilles de clématite, de chélidoine, de camomille, de maroute, de rhus toxicodendron, les écorces de garou et de plusieurs espèces de thymelées, sont quelquefois appliquées immédiatement sur la peau, après avoir été contuses, ou après avoir macéré dans le vinaigre. Tous ces moyens déterminent des rubéfactions ou des vésications plus ou moins profondes de la peau, accompagnées de douleur assez vive. *Voyez* pour les détails relatifs à ces épithèmes, les articles SINAPISME, VÉSICATOIRE, etc.

Épithèmes narcotiques. — Les feuilles fraîches de pavot, celles de la ciguë, les tiges et les feuilles de jusquiame, de belladone, contuses ou humectées avec des décoctions des mêmes plantes, forment différentes espèces d'épithèmes narcotiques qu'on peut employer comme calmant sur presque toutes les parties douloureuses de la surface du corps.

On s'est servi aussi de quelques-uns de ces épithèmes, et en particulier des feuilles de belladone, pour provoquer la dilatation de la pupille dans quelques cas où elle est fortement contractée et peut rendre l'extraction de la cataracte difficile. On a employé ce même épithème pour simuler l'amaurose. (GUERSENT.)

ÉPITROCHLÉE et ÉPITROKLÉE, s. f., de ἐπὶ, sur, et τροχιλία, poulie ; nom donné par M. Chaussier à la tubérosité interne de l'humérus, parce qu'elle surmonte la poulie articulaire de cet os. *Voyez* RADIAL ANTÉRIEUR.

ÉPIZOOTIE (hygiène publique), s. f., *epizootia*, de ἐπὶ, sur, et ζῶον, animal ; maladie qui règne sur les animaux.

Si nous entreprenions d'entrer dans les divers détails que ce sujet comporte, nous nous exposerions infailliblement à produire un écrit dont l'étendue dépasserait les bornes auxquelles le plan de cet ouvrage nous restreint ; un semblable travail ne présenterait pas d'ailleurs l'utilité que l'on aurait droit d'en attendre, puisqu'il renfermerait un grand nombre de redites (*V.* ÉPIDÉMIE.), et qu'il n'en resterait pas moins trop incomplet pour excuser ses dimensions proportionnellement excessives.

Ainsi, avant d'entrer en matière, nous désirons que l'on se pénètre bien de l'esprit dans lequel nous nous proposons de remplir la tâche qui nous est dévolue. Or, nous ne considérerons notre sujet que sous le seul rapport de l'hygiène publique; nos considérations seront plutôt générales que spéciales, et seulement applicables aux animaux domestiques

Puisqu'on doit donner au mot épizootie la même acception qu'au mot épidémie, avec la seule différence que la dernière s'étend sur les hommes, et l'autre sur les animaux; puisque toutes deux dépendent d'influences extérieures, en grande partie les mêmes pour les uns et pour les autres, on doit en conclure que les principes généraux, applicables aux épidémies, le sont aussi aux épizooties. Ainsi, comme il existe des épidémies contagieuses et non contagieuses, il doit aussi exister des épizooties avec et sans contagion. En conséquence, attacher constamment au mot épizootie l'idée d'une contagion serait une erreur aussi grave que celle d'adopter une opinion exclusive dans un sens opposé.

Utilité de distinguer les épizooties des enzooties. — Comme les épizooties, surtout lorsqu'elles sont contagieuses, exigent, de la part de l'autorité, un concours de mesures qui souvent blessent quelques intérêts particuliers, et plus souvent encore entravent les relations commerciales, il est bien important de ne pas confondre avec les épizooties ce qu'on peut appeler les *enzooties*, qui sont aux premières ce que les endémies sont aux épidémies. En effet, les enzooties étant des maladies qui, bien que répandues quelquefois sur un assez grand nombre d'animaux domestiques, dépendent d'une ou de plusieurs causes locales et permanentes d'insalubrité, il en résulte qu'elles ne peuvent jamais s'étendre hors du cercle des localités où ces causes existent, et que toutes les mesures d'hygiène publique, autres que celles qui auraient directement pour but de détruire de semblables influences, n'auraient d'autre résultat que celui de nuire à la propriété et au commerce. Des tentatives aussi mal raisonnées seraient surtout funestes à l'intérêt social toutes les fois que l'on prendrait une enzootie pour une épizootie contagieuse, et que par conséquent on aurait recours à des précautions dont la sévérité ne peut être excusée que par un danger réel. Ainsi, pour en donner des exemples, la *pomelière*, espèce de phthisie tuberculeuse chez les vaches, règne, d'après les observations de

M. Huzard, presque constamment dans les étables de Paris. Ainsi, la cachexie hydatideuse, connue sous le nom de *pourriture*, affecte les moutons dans les pays marécageux, et plus particulièrement dans les saisons humides : ce sont des enzooties, et non des épizooties.

Nécessité de former un personnel médico-vétérinaire convenable. — Mais, pour distinguer les enzooties des épizooties, pour ne pas confondre les épizooties non contagieuses avec les contagieuses, pour découvrir les causes des unes et des autres, indiquer les moyens de prévenir ces maladies ou d'en arrêter les progrès ; établir la meilleure méthode de traitement qui leur convient ; enfin, pour apprécier l'influence que les maladies des animaux peuvent exercer sur notre espèce, il faut une réunion de connaissances, un talent d'observation qu'on ne rencontre que chez des hommes qui se sont livrés avec suite et avec succès à l'étude de la médecine vétérinaire et humaine. Il est donc indispensable, toutes les fois qu'une maladie épizootique ou présumée telle se manifeste, ou menace de se manifester, que l'autorité fasse un choix convenable de vétérinaires et de médecins, dont le concours de lumières ait pour but de satisfaire aux conditions que nous venons d'indiquer. Nous insistons avant tout sur ce concours, parce qu'il est rare de voir réunies chez le même individu les connaissances théoriques et pratiques du médecin et du vétérinaire, et que trop souvent l'un s'isole de l'autre dans des circonstances où, pour le bien général, ils devraient agir de concert. Cet inconvénient est surtout remarquable dans les contrées où le défaut d'éducation scientifique des vétérinaires empêche les médecins de se rapprocher d'eux. Quelquefois aussi l'obstacle part uniquement de la morgue doctorale. L'autorité, ainsi que nous l'avons dit plus haut, peut donc seule, en s'entourant d'un personnel médico-vétérinaire bien choisi, prévenir les conséquences fâcheuses qui peuvent résulter d'un pareil état de choses.

Des causes générales des épizooties, et des moyens de les prévenir. — Les causes des épizooties sont, en général, les mêmes que celles des épidémies, c'est-à-dire que les unes et les autres dérivent, en grande partie, des mêmes influences insalubres. Ces dernières sont, il est vrai, moins compliquées pour les animaux que pour les hommes ; mais leur action, surtout lorsque plusieurs d'entre elles se réunissent, n'en est pas moins suffisante pour déterminer parfois des maladies meurtrières. Ainsi, l'humidité ou la trop grande sécheresse de l'air peuvent donner lieu, parmi les animaux domestiques, à des affections catarrhales ou inflammatoires. Dans les grandes chaleurs, on voit souvent le typhus se développer parmi le bétail. Ces maladies peuvent encore être favorisées par l'insalubrité des étables et par l'encombrement. La mauvaise qualité des pâturages ou des fourrages, des eaux, devient fréquemment la cause d'épizooties auxquelles la malpropreté, la disposition vicieuse des étables ou des écuries, les fatigues ou l'état contraire, le manque prolongé d'exercice, etc., peuvent également concourir.

Outre ces causes appréciables, il en est sans doute beaucoup d'autres encore qui contribuent au développement des épizooties, et suffisent même elles seules pour les déterminer, mais échappent, dans l'état actuel de nos connaissances, à toute investigation. Il en est, quant à cela, de l'étiologie des épizooties comme de celle des épidémies. Nous nous bornerons à ces indications très-sommaires, il est vrai, mais proportionnées au peu d'étendue de notre travail.

Les moyens de prévenir les épizooties résultent naturellement de ce qui précède, c'est-à-dire qu'il faut soustraire les animaux aux influences nuisibles, capables de les rendre malades. Ainsi, il faut leur donner des alimens et des boissons de bonne qualité, les leur fournir en quantité suffisante, leur faire habiter des lieux dans lesquels l'air se renouvelle facilement, qui ne soient ni trop chauds ni trop froids, ni surtout trop humides; ne pas les exposer à des transitions trop brusques de température; les tenir proprement, ne pas les excéder de fatigue, ou ne pas les condamner à un repos trop prolongé.

Des moyens d'arrêter les progrès d'épizooties déjà déclarées. — Il est rare qu'une épizootie se déclare à la fois chez plusieurs espèces d'animaux domestiques; ordinairement elle n'en atteint qu'une seule. Ainsi, telle épizootie ne règne que sur les bêtes à cornes, telle autre sur les chevaux, telle autre enfin sur les bêtes à laine seulement; toutefois les mesures générales que nous allons indiquer sont applicables à ces diverses espèces.

Un des premiers soins doit consister à reconnaître le caractère de la maladie, et à déterminer le mieux possible si elle est contagieuse ou non. Cette détermination est souvent très-difficile ; mais nous rappellerons ici le principe que nous avons déjà établi au mot *contagion* (hygiène publique), c'est que, dans le doute, il est toujours préférable d'adopter un plan de conduite qui satisfasse à la présomption de l'existence d'un principe contagieux.

Comme il est prouvé que la réunion dans un même lieu d'individus malades, quelle que soit l'espèce à laquelle ils appartiennent, imprime à la maladie un caractère plus grave, et que, dans quelques cas, elle peut développer un principe contagieux qui primitivement n'existait pas. Comme il est d'ailleurs prouvé qu'en général les émanations d'individus malades nuisent aux individus sains qui y sont exposés, une des mesures les plus importantes alors qu'une maladie épizootique, contagieuse ou non, se déclare, consiste à séparer les individus malades des individus sains, et même à isoler, autant que possible, les premiers les uns des autres.

Les étables ou les écuries dans lesquelles les animaux séjournent doivent être l'objet de soins particuliers, et ces soins devront être d'autant plus multipliés, que l'épizootie sera soupçonnée d'être contagieuse.

Nous croyons faire une chose utile à nos lecteurs en leur faisant connaître l'instruction succincte qu'en 1816 le conseil de salubrité fut chargé de rédiger sur ce sujet. Cette instruction renferme en outre quelques autres préceptes hygiéniques qui contribueront à compléter ce qui nous reste à dire : préceptes auxquels on assignera facilement la place qui leur convient dans notre texte.

Instruction sur les mesures que les nourrisseurs doivent prendre pour opérer la désinfection de leurs étables, et préserver leurs bestiaux de l'épizootie. — CHAP. Ier *Précautions à prendre pour désinfecter une étable.* — Soit que l'étable ait contenu des animaux malades, soit qu'elle n'en ait pas encore renfermé, et en la supposant vide, les précautions suivantes doivent toujours être prises, dans un temps d'épizootie, avant d'y introduire de nouveaux animaux.

1° On fera enlever de l'étable tout ce qui s'y trouve, les fumiers, les ustensiles ; on ôtera les toiles d'araignées ; on lavera à grande eau et avec un balai rude toute l'étable, les murs, les planchers, les fenêtres, les pavés, les auges ou crèches, les râteliers, etc.

2° Si les murs, principalement ceux de face et de retour, sont dégradés, crevassés, ils seront repiqués et recrépis.

3° Les auges ou crèches et les râteliers seront plus particulièrement lavés, balayés, brossés ou frottés aussi à grande eau s'ils en valent la peine; dans ce cas, les crèches devront être, après le lavage, blanchies ou varlopées; sinon le tout sera brûlé sur-le-champ, parce que ces objets gardés n'ont que trop souvent été de nouveaux conducteurs du mal, à une époque où on ne les soupçonnait plus.

4° Si l'étable est pavée, les pavés seront enlevés, lavés et replacés à chaux et à ciment; si elle n'est pas pavée, la terre en sera enlevée au delà de toute l'épaisseur imbibée de l'urine et des excrémens des animaux; il y sera rapporté de la terre franche ou du blanc de salpêtre, et l'aire ou le sol en sera battu convenablement.

5° On fera laver, brosser, ou passer au feu tous les ustensiles qui auront servi ou que l'on destinera à l'usage des animaux et des étables, et qui en vaudront la peine, comme longes, chaînes, licols, anneaux, fourches, pelles, seaux, brouettes, civières, etc., et on les exposera aux fumigations ci-après indiquées. Les autres seront brûlés de suite. On n'achètera surtout rien de vieux ou de hasard pour le service des animaux, et on ne se servira pas des couvertures de laine qui auraient pu être employées pour les bêtes malades.

6° On fera boucher bien soigneusement et sûrement tous les trous à rats, à souris, à chats, par lesquels ces animaux pourraient s'introduire, plusieurs observations ayant fait soupçonner qu'ils n'étaient pas étrangers à la propagation des épizooties contagieuses.

7° Avant de prendre ces précautions, pendant leur exécution, et après, on fera dans l'étable une fumigation d'acide muriatique oxygéné ou d'acide nitrique. *Voyez* FUMIGATION.

8° La projection du vinaigre sur une pelle rouge, ainsi que l'action de brûler dans les étables différentes herbes aromatiques, des baies de genièvre, des savates, des vieux cuirs, si communément employés par les nourrisseurs, ne peuvent point être regardés comme des moyens désinfectans. La fumée qui résulte de la combustion de toutes ces substances masque la mauvaise odeur, mais ne détruit point le principe contagieux, quand il existe, et ne sert par conséquent à rien.

9° Le blanchissage à la chaux, l'action d'enduire les murs d'une couche de goudron, de frotter les crèches et les râteliers avec de l'ail et du vinaigre, ne détruisent pas la contagion; ils recouvrent momentanément la bave et les autres matières animales qui en sont chargées, s'usent au bout d'un certain temps, et les matières remises à nu communiquent de nouveau la maladie, sans que les nourrisseurs soupçonnent cette nouvelle cause.

10° Des nourrisseurs placent aussi dans leurs étables des boucs, des chèvres et des cochons, dans la persuasion que ces animaux chassent le mauvais air par l'odeur qu'ils exhalent; cette odeur ne peut que le corrompre davantage, et rendre l'étable plus malsaine. L'eau et le feu sont les deux grands moyens de désinfection.

Chap. II. *Précautions relatives aux personnes chargées du soin des animaux.* — 11° Les personnes, avant de se charger du soin des animaux, feront laver et lessiver tous les habillemens avec lesquels elles auraient pu approcher d'autres animaux; elles les exposeront aussi plusieurs fois aux fumigations indiquées.

12° Elles auront une grande blouse de toile qu'elles mettront avant d'entrer dans l'étable, qu'elles quitteront en sortant, qui sera destinée à ce seul usage, et qui sera lavée très-souvent.

13° Les nourrisseurs ne permettront pas aux personnes chargées du soin de leurs animaux, et ne se permettront pas à eux-mêmes d'aller visiter aucune autre étable, ni lieux où il pourrait y avoir d'autres bestiaux.

14° Ils ne laisseront entrer personne dans les leurs. L'exécution de cet article entraîne la nécessité de ne point se servir de trayeuses étrangères, et l'interdiction sévère de l'entrée des étables aux bouchers, aux marchands de vaches et aux autres nourrisseurs.

15° Ils ne laisseront pénétrer dans les étables aucun chien ni autres animaux. S'ils ont un chien, il sera tenu à l'attache hors de l'étable, et ne pourra jamais sortir de la maison.

16° S'ils ont des chevaux ou des ânes pour leur service, ils les tiendront dans une écurie à part, et les feront soigner par une personne qui n'entrera point dans la vacherie.

Chapitre III. *Précautions relatives aux animaux.* — 17° Les animaux nouvellement achetés, ou ceux destinés à entrer dans l'étable désinfectée, seront, avant d'y entrer, lavés par tout le corps avec de l'eau, ensuite bouchonnés et frottés jusqu'à ce qu'il n'y ait plus sur aucune partie de leur corps, surtout aux fesses et au ventre, ni crotte, ni fiente, qui restent souvent chargées de la matière de la contagion. L'eau devra être tiède pour les vaches nouvellement vêlées.

18° Dans l'été, pour empêcher, autant que possible, les mouches d'entrer dans les étables, on les tiendra fermées : les fenêtres seront ouvertes, mais garnies de chassis de toile claire ou de treillis, qui n'empêcheront point la circulation de l'air.

19° On surveillera les fourrages et autres alimens; on s'assurera d'où ils viennent; on se gardera bien surtout de ceux qui pourraient provenir des nourrisseurs qui auraient déjà perdu leurs animaux, ou cessé leur commerce.

20. Les mastigadours et les billots d'ail, d'assa fœtida, de sel, de poivre, ne nuisent en aucune manière à la santé des animaux; au contraire, ils la fortifient en aidant la digestion; mais ils sont inutiles pour empêcher la propagation de l'épizootie, et ceux d'ail et d'assa fœtida ont l'inconvénient de communiquer leur odeur au lait. »

Traitement diétique et thérapeutique des animaux malades. — Lorsqu'une épizootie se déclare, on voit une foule d'ignorans, guidés presque constamment par l'intérêt pécuniaire, parcourir les campagnes, proposer des moyens de guérison ou de préservation, qui, presque toujours aggravent les progrès du mal, et inspirent une fausse sécurité. Ici l'empire des préjugés exerce ordinairement son pouvoir dans toute sa force, et fait échouer les remontrances de la raison. C'est donc à l'influence fâcheuse de semblables manœuvres que l'autorité doit s'opposer avec énergie. Elle doit non-seulement indiquer par des instructions populaires le régime à suivre, la méthode curative à employer; mais elle doit en outre charger des vétérinaires de son choix, de diriger ou de surveiller les traitemens, et sévir avec rigueur contre tout individu qui entreprendrait des cures ou débiterait des remèdes sans la participation et l'assentiment des inspecteurs vétérinaires. Par conséquent toute proposition relative à un nouveau moyen préservatif ou curatif, devra être soumise à l'examen d'une commission centrale, et le moyen ne pourra être généralement appliqué qu'après avoir été approuvé par cette commission.

De quelques mesures spéciales relatives à la contagion. — Ce que nous avons dit plus haut de la séparation des animaux malades des animaux sains, et des diverses précautions qui tendent à arrêter les progrès d'une épizootie, s'applique très-particulièrement aux épizooties contagieuses. Elles exigent surtout une grande rigueur dans l'exécution des mesures qui ont pour but de détruire les objets qui ont servi aux animaux atteints d'une maladie contagieuse. Plus la contagion est démontrée, plus on doit se hâter d'abattre les animaux chez lesquels l'affection contagieuse se manifeste, et enterrer profondément les cadavres ou même les brûler, en même temps qu'on jetera, dans des fosses profondes et qu'il faudra recouvrir de terre, les fumiers et autres produits des sécrétions et excrétions des animaux. Nous n'ignorons pas que la mesure relative à l'*abattage* a été désapprouvée par quelques auteurs, qui l'ont considérée comme très-nuisible aux intérêts des propriétaires de bestiaux. Cependant elle offre le moyen le plus efficace d'arrêter la propagation d'une épizootie contagieuse, lorsque toutefois on la fait concourir avec l'ensemble d'autres précautions que nous avons déjà indiquées ou dont il nous reste encore à parler. Elle sera d'ailleurs facile à exécuter, si le gouvernement vient au secours des propriétaires en les dédommageant de la perte des animaux sacrifiés à l'intérêt général. Mais pour que cette mesure soit utile et qu'elle n'obère pas le fisc de manière à la rendre impraticable, il est nécessaire, d'une part, de la mettre à exécution dès le début de l'épizootie, avant qu'un trop grand nombre d'animaux ne soit frappé de la contagion, et, d'une autre part, d'empêcher l'entrée d'animaux venant de contrées suspectes.

Quant à ce dernier objet, chaque pays a ses ordonnances plus ou moins bien conçues. Elles s'accordent néanmoins toutes sur les mesures principales qui suivent :

Lorsque l'autorité sera instruite qu'une maladie épizootique s'est déclarée dans une contrée voisine, elle devra interdire absolument l'entrée des bestiaux provenant de cette contrée. Mais comme une semblable défense peut être facilement éludée, soit en faisant arriver les bestiaux par des détours, soit en les introduisant par toute autre ruse, il sera indispensable de ne permettre l'entrée de bestiaux étrangers que par des routes désignées, et sur lesquelles on pourra exercer une surveillance d'autant plus active qu'elles seront moins multipliées. Les conducteurs de bestiaux devront être porteurs de certificats d'origine et constatant que, dans les pays d'où ils mènent les bestiaux, il ne règne aucune épizootie. Les bestiaux introduits n'en devront pas moins subir sur la frontière une quarantaine dont la durée sera relative à la nature de la maladie, et surtout au degré de crainte fondée que pourra inspirer le danger de la contagion. Dans aucun cas les bestiaux ne pourront être livrés au commerce sans avoir été préalablement examinés par des experts.

Il est des maladies épizootiques contagieuses qui, si on en croit l'expérience générale, n'attaquent qu'une fois les mêmes individus. On a cru pouvoir atténuer les effets de leur contagion et en entraver la propagation en inoculant les animaux qui n'en auraient pas encore été atteints. Ces maladies sont principalement le typhus chez les bêtes à cornes, et la clavelée chez les bêtes à laine.

Quant à la première de ces maladies, on en a proposé l'inoculation par la sanie qui découle des nasaux des animaux malades. Un très-grand nombre d'expériences a été entrepris sur cet objet, et il en résulte sommairement qu'elle ne réussit que sur les veaux nés de vaches guéries du typhus. Or, comme cet avantage est trop faible en comparaison des dangers qui, d'un autre côté, résultent des nouvelles voies que l'opération dont il s'agit peut ouvrir à la propagation du principe contagieux, il en résulte que l'inoculation du typhus des bêtes à cornes est plutôt nuisible qu'utile.

L'analogie qui existe entre la variole et la clavelée des bêtes à laine, a fait penser que l'on pourrait préserver celles-ci des ravages de cette maladie épizootique, en pratiquant sur elles l'inoculation du virus vaccin ou du virus claveleux. Les expériences entreprises avec le premier de ces virus n'ont donné jusqu'à ce jour aucun résultat satisfaisant. Quant aux essais faits avec le virus claveleux, il paraît en résulter que cette inoculation exécutée avec soin, produit sur les moutons une maladie très-bénigne. Ce moyen nous paraît en conséquence mériter toute l'attention de l'autorité, lorsqu'il règne une épizootie claveleuse. *Voyez*, pour les détails, l'*exposition des principaux faits recueillis sur l'état actuel de la vaccination et de la clavélisation des bêtes à laine*; par M. Voisin. Versailles, 1812.

De certaines influences des affections épizootiques sur l'espèce humaine. — Il ne suffit pas de s'opposer à la propagation des affections épizootiques sur les bestiaux d'une même espèce, ou, en général, sur d'autres animaux domestiques, il faut encore empêcher que ces affections ne nuisent directement ou indirectement à la santé des hommes.

A cette effet, une des premières précautions le plus généralement mises en usage, lorsqu'il existe une maladie épizootique, consiste à défendre la vente de la chair et des autres produits des animaux malades. Toutefois, une semblable mesure ne doit pas être trop généralisée, attendu qu'il est plusieurs maladies des animaux domestiques qui ne communiquent aucune propriété malfaisante à leur chair ni à leur graisse; telles sont, entre autres, les affections hydatideuses. Cependant, il faut l'avouer, rien n'est moins facile que d'indiquer positivement les maladies épizootiques qui permettent ou ne permettent pas d'utiliser sans danger les produits des animaux atteints de ces maladies. Ainsi, un grand nombre d'exemples observés dans ces derniers temps, prouvent que la chair des animaux attaqués du typhus des bêtes à cornes, a pu servir comme viande de boucherie, sans produire aucun mauvais effet, tandis que d'autres faits établissent évidemment le contraire. Voici les résultats qui nous semblent pouvoir être abstraits de ces données contradictoires.

Les produits des animaux atteints d'une épizootie doivent être proscrits lorsque ces produits peuvent servir à l'alimentation sans avoir subi de cuisson. Cette règle concerne spécialement le lait des animaux; car, outre que l'expérience a bien établi, qu'en général aucun suc animal ne participe plus que le lait aux altérations pathologiques de l'individu qui le fournit, il est des faits spéciaux qui mettent dans la plus grande évidence cette vérité appliquée à l'objet qui nous occupe. Ainsi, il a été constaté que le lait des vaches qui ont des aphthes communique la même maladie aux personnes qui en font usage; ainsi, plusieurs exemples établissent que le lait d'animaux atteints d'une maladie charbonneuse peut devenir très-malfaisant.

Les chairs d'animaux atteints d'une épizootie perdent nécessairement par la cuisson, en grande partie ou en entier, les propriétés malfaisantes que la maladie peut leur avoir communiquées. Cependant, lorsque celle-ci est telle, soit par sa durée, soit par sa nature, qu'elle imprime aux tissus des animaux des altérations visibles; lorsque, par exemple, les muscles sont blafards ou bien livides; qu'ils n'ont pas l'odeur animale qui les distingue dans l'état de santé; que le bouillon qu'on prépare avec eux n'a ni la saveur ni l'odeur convenables; lorsque la graisse n'a ni la couleur ni la consistance qu'elle doit avoir naturellement; que le tissu cellulaire est infiltré; lorsque le sang offre également des différences appréciables de son état régulier, non-seulement sous le rapport de la couleur, mais encore sous celui de la cohésion, on doit suspecter les substances alimentaires que fournissent les animaux malades, et par conséquent en interdire l'usage. Cette interdiction devra être plus positive encore dans certains cas de maladies épizootiques, savoir dans le typhus, dans toutes les affections des animaux où, après la mort, on trouve une dégénérescence gangréneuse des viscères, et notamment, dans les affections charbonneuses; car, alors même que dans certaines circonstances, indéterminées jusqu'à ce jour, les chairs d'animaux atteints de semblables maladies ne produiraient, comme aliment, aucun effet nuisible sur la santé des hommes, il n'en reste pas moins démontré que les manipulations nécessaires pour écorcher les bestiaux et les dépecer, peuvent devenir très-dangereuses aux individus qui les exécutent, et que ces opérations multiplient d'ailleurs les moyens de propager le principe contagieux lorsqu'il existe réellement. Cette vérité, nous le répétons, s'applique surtout aux fièvres charbonneuses, en ce que le moindre contact immédiat, et quelquefois même médiat avec les animaux qui en sont atteints peut déterminer, chez l'homme, la formation de la pustule maligne, accident toujours grave, et souvent mortel. Les précautions que ce danger exige devront être d'autant plus sévères, que la saison sera plus chaude, attendu qu'il est démontré que c'est ordinairement pendant ou après un été chaud et sec, que la fièvre charbonneuse se déclare, et que la propagation de la pustule maligne est plus rapide pendant la saison chaude que dans tout autre temps.

Il résulte de ce qui vient d'être dit, qu'il ne suffira pas de proscrire l'usage alimentaire des produits fournis par les animaux atteints des maladies dont nous venons de parler, mais qu'il faudra, en outre, lorsque ces animaux auront été abattus, les enterrer profondément *avec poils et peau*.

Comme nous avons déclaré, au commencement de cet article, que nous nous bornerions aux généralités du sujet de notre texte, nous ne croyons pas devoir examiner en détail chacune des maladies épizootiques qui peuvent se manifester chez les diverses espèces d'animaux que l'économie rurale et domestique exploitent. Cependant, il en est une qui, par son importance, et à cause des mesures particulières qu'elle exige, demande une attention toute spéciale; mais c'est par cette raison même que nous comptons lui assigner une place distincte dans cet ouvrage, où elle sera examinée aux mots HYDROPHOBIE RABIENNE et RAGE. (MARC.)

ÉPONGE, s. f., *spongia officinalis*, Linnœus. On donne ce nom à une production marine très-généralement connue, mais sur la nature de laquelle les naturalistes n'ont pas toujours été d'accord; les uns, avec Aristote, Ælien, Pline, Imperato, Belon, C. Gesner, André Cestoni, Spallanzani, Cavolini, Olivi, Marsigli, Ellis, Solander, J. Strange, Cuvier, Duméril, Lamarck, la regardant comme appartenant à la classe des animaux; les autres, avec Tournefort, la rangeant parmi les végétaux; et quelques-uns, d'après Peyssonell, en faisant une espèce de polypier ou de ruche fabriquée par des zoophytes.

Quoi qu'il en soit, l'éponge commune, la seule dont nous ayons à parler ici, appartient, suivant les travaux des naturalistes les plus modernes, à un genre fort nombreux en espèces, et placé, parmi les animaux radiaires, dans la quatrième tribu des polypes corticaux, ceux où l'écorce animale ne renferme qu'une substance charnue, sans axe ni osseux ni corné. Elle se présente en masses brunes ou fauves, subturbinées, arrondies, concaves en dessus, d'un volume très-variable, tenaces, percées d'un grand nombre de pores dont les orifices sont laciniés, et de petits conduits irréguliers donnant les uns dans les autres; formées enfin de fibres très-déliées, flexibles, élastiques, comme cornées, et anastomosées entre elles de mille et mille manières. On la préfère, pour les usages pharmaceutiques, quand sa couleur est moins foncée, sa texture plus fine, plus souple, et que ses pores sont plus étroits.

C'est de la mer Méditerranée, et surtout de l'Archipel de la Grèce, que nous viennent en général les éponges. Leur pêche fait le principal commerce des habitans de quelques îles grecques, qui vont à des profondeurs considérables les chercher, ou plutôt les arracher de la surface des corps sous-marins auxquels elles sont toujours adhérentes.

Avant de les livrer au commerce, on les lave plusieurs fois à l'eau douce, pour les priver de l'odeur particulière qu'elles exhalent, et pour les débarrasser de l'espèce de bave animale qui les recouvre; puis on les divise, suivant leur degré de finesse, par lots dont le prix est très-variable, puisqu'il se balance entre six et soixante francs la livre.

Lewis, Newman, Tromsdorf, Welter et plusieurs autres ont donné l'analyse chimique des éponges, dans lesquelles M. Fife a dernièrement trouvé de l'iode, produit spécialement intéressant sous le rapport médical.

D'après cette découverte, en effet, la pratique empirique de quelques médecins qui, depuis Arnaud de Villeneuve, ont donné l'éponge calcinée dans les cas de goître et d'engorgement scrofuleux, paraît en quelque sorte justifiée, et l'on ne trouve plus aussi ridicule que naguère on le croyait encore, de prescrire des tablettes, des poudres, des confections dans lesquelles entre comme principe actif l'éponge calcinée. Son usage à l'intérieur est néanmoins encore fort peu répandu.

Mais, d'un autre côté, comme l'éponge absorbe avec la plus grande facilité les liquides dans lesquels on la plonge, et qu'elle est ainsi susceptible d'augmenter de volume, on l'emploie souvent en chirurgie, soit dans le pansement des plaies pour absorber le pus, l'ichor, la sanie qui les recouvre, soit, dans les hémorrhagies, pour étancher le sang, soit enfin pour tenir ouvert un ulcère sinueux et fistuleux.

Pour remplir cette dernière indication, les chirurgiens trouvent au besoin, dans les officines des pharmaciens, des *éponges préparées* que l'on nomme aussi *éponges à la cire* ou *à la ficelle*, lesquelles se dilatent lentement et exercent un effort assez prononcé sur les parois du conduit fistuleux où on les a introduites par petits rouleaux. (HIPP. CLOQUET.)

ÉPONGE D'ÉGLANTIER OU DE ROSIER. *Voy.* BÉDEGUAR.. (H. C.)

ÉPREINTES, s. f. pl., *tenesmus*. *Voyez* TÉNESME.

ÉPUISEMENT, s. m., *corporis consumptio*, *virium defectio*, *languor*. Cette expression a une signification assez vague en médecine; on l'applique en général à tous les cas où les organes, privés des matériaux qu'ils doivent recevoir ou conserver, soit à cause d'évacuations excessives ou par le défaut de toute alimentation, soit à cause de la lésion d'un organe principal, ne peuvent qu'imparfaitement remplir les fonctions qui leur sont dévolues. L'amaigrissement et la faiblesse musculaire sont les signes les plus marqués de l'épuisement. (R. D.)

ÉPULIS ou ÉPULIE, s. f., *epulis*, dérivé d'ἐπὶ, sur, et οὖλον, gencive. On donne ce nom à différentes espèces de tumeurs charnues qui se forment sur les gencives; les unes sont molles, fongueuses, indolentes; elles ont la plus grande analogie avec les fongosités que l'on voit quelquefois se former sur la surface des ulcères atoniques et des os cariés. Elles sont d'un rouge obscur, se déchirent avec facilité, et fournissent habituellement un suintement purulent, fétide, quelquefois teint de sang. Celles-là sont ordinairement occasionées ou entretenues par la carie ou la nécrose d'une racine de dent, ou d'une portion du bord alvéolaire : on en a vues aussi de cette espèce se former à la suite de fracture comminutive de la mâchoire, et elles étaient entretenues par la présence de quelques esquilles nécrosées.

D'autres épulis sont d'un tissu plus ferme, plus élastique, d'un rouge plus vif; elles s'affaissent quand on les comprime, reviennent promptement sur elles-mêmes quand on cesse de les comprimer. On y sent des pulsations artérielles; ces pulsations sont même quelquefois apparentes à la vue. Ces tumeurs sont recouvertes par la membrane des gencives; leur organisation paraît être la même que celle des tumeurs érectiles. Tant qu'elles ne sont point entamées, elles ne fournissent aucune espèce de suintement : si on les incise, elles versent abondamment un sang rouge, vermeil, artériel; elles peuvent survenir à la suite de quelque contusion, ou paraître sans cause connue.

Enfin, on rencontre des épulis dures, bosselées, pâles ou d'un rouge violet. Parmi celles-ci, il en est d'indolentes; d'autres sont le siége de douleurs sourdes ou d'élancemens plus ou moins vifs : ce sont ces dernières dont le caractère est le plus fâcheux, et qui ont le plus de tendance à dégénérer en cancer.

On rencontre bien plus souvent des épulis sur la mâchoire inférieure que sur la supérieure; elles peuvent se former sur les parties antérieures ou postérieures des gencives, ou bien entre les dents. Le volume de ces tumeurs est très-variable : quelques-unes égalent à peine un pois en grosseur; d'autres surpassent celle d'une noix. Leur forme ne présente pas moins de différences : quelques-unes d'entre elles sont arrondies, saillantes et pédiculées; d'autres sont arrondies, et tiennent par une base assez large; d'autres enfin sont peu saillantes, très-étendues en surface, et largement adhérentes. Les tumeurs avec lesquelles on pourrait confondre les épulis sont les abcès des gencives et les exostoses des bords alvéolaires.

Les épulis parvenues à un certain volume gênent la mastication, la prononciation, ébranlent les dents, en produisent la déviation. Elles peuvent, suivant leur nature, rester long-temps stationnaires, ou bien grossir, s'ulcérer, répandre une odeur fétide, occasioner l'engorgement des ganglions lymphatiques sous-maxillaires, et même donner lieu à l'altération cancéreuse de la portion d'os à laquelle elles correspondent.

Les épulis symptomatiques de la carie d'une ou de plusieurs racines de dents disparaissent quelquefois peu de temps après l'extraction de ces dents; mais il est plus prudent de les extirper, soit avec des ciseaux ou avec un bistouri courbe sur le plat, immédiatement après l'évulsion des dents, que d'attendre leur flétrissure spontanée. Un écoulement de sang modéré, après cette opération, ne peut qu'être avantageux. On le fait ordinairement cesser à volonté par l'usage d'un gargarisme alcoholique ou légèrement astringent, ou bien encore par une compression modérée exercée pendant quelques minutes.

Les épulis érectiles pédiculées peuvent être liées ou excisées. Si elles ont une base large, on doit les enlever le plus exactement possible, soit avec le bistouri, soit avec les ciseaux courbes, et, dans tous les cas, il convient de cautériser la surface à laquelle elles tenaient, pour s'opposer à leur reproduction et arrêter l'hémorrhagie. La cautérisation exécutée avec le fer rouge mérite, dans cette circonstance, la préférence sur la cautérisation par les agens chimiques.

Ce sont surtout les épulis dures, bosselées, squirrheuses, qui méritent toute l'attention des chirurgiens, à cause des suites fâcheuses qu'elles peuvent avoir. Il serait dangereux d'attendre, pour les enlever, qu'elles fussent devenues très-larges, douloureuses, ulcérées. Leur extirpation complète ne peut être exécutée trop tôt. Après les avoir enlevées soigneusement avec le bistouri, et avoir ruginé la surface du bord alvéolaire, si elles y sont adhérentes, il faut encore, pour prévenir leur reproduction, cautériser avec le fer rouge la surface de la plaie. Des épulis de cette nature, abandonnées trop long-temps à elles-mêmes, ou attaquées par des traitemens peu convenables, peuvent altérer les os à une profondeur et dans une étendue si considérables, qu'on soit obligé de faire la résection d'une portion de la mâchoire supérieure ou de l'os maxillaire inférieur. (MARJOLIN.)

ÉPURGE, s. f.; nom donné à plusieurs espèces du genre euphorbe. *Voyez* EUPHORBE.

ÉQUILIBRE, s. m. *æquilibrium*. En physique, on entend par *équilibre* l'état d'un corps qui reste dans une immobilité parfaite, les forces qui tendent à le mouvoir se détruisant mutuellement. On a transporté ce mot en médecine: dans cette dernière science, il désigne cette harmonie parfaite qui règne dans les fonctions des organes, de manière que l'action de l'un ne l'emporte pas sur celle des autres, condition sans laquelle la santé serait plus ou moins dérangée. (R. D.)

ÉRAILLEMENT DES PAUPIÈRES, s. m. On a donné ce nom au renversement des paupières en dessous, parce que, dans cette maladie, la membrane interne des paupières renversées, exposée au contact de l'air, s'enflamme, devient d'un rouge vif, et que les yeux paraissent *éraillés*, comme on le dit communément. *Voyez* ECTROPION. (J. CL.)

ÉRECTEUR, s. m. *erector*, de *erigere*, lever, dresser; ce nom s'applique aux muscles *ischio-caverneux* de l'homme et de la femme, à cause de leur usage dans l'érection de la verge et du clitoris.

ÉRECTILE, adj. m. et f. susceptible d'érection; nom que l'on a donné au tissu spongieux, parce qu'il peut se gonfler et se redresser.

Le tissu érectile, caverneux ou spongieux, consiste en des terminaisons de vaisseaux sanguins, en des racines de veines surtout, qui, au lieu d'avoir la ténuité capillaire, ont plus d'ampleur, sont très-extensibles, et sont réunies à beaucoup de filets nerveux.

Ce tissu a d'abord été observé dans le pénis, où il existe sous de grandes dimensions. Vésale en parle en ses termes : *Corpora hæc (cavernosa) enata ad eum ferè modum, ac si ex innumeris arteriarum veranumque fasciculis quàm tenuissimis, simulque proximè implicatis, retia quædam efformarentur, orbiculatim à nerveâ illâ membraneâque substantiâ comprehensa.* Malpighi paraît avoir fait la même observation : *Sinuum speciem in mammarum tubulis et in pene habemus; in his nonnihil sanguinis reperitur, ità ut videantur venarum diverticula, vel saltem ipsarum appendices.* Hunter a vu la même chose relativement au tissu spongieux de l'urètre : « Il est bon d'observer, dit-il, que le corps spongieux de l'urètre et le gland du pénis ne sont pas spongieux ou cellulaires, mais consistent en un plexus de veines. Cette structure est visible dans le sujet humain, mais beaucoup plus distinctement dans quelques animaux, comme le cheval, etc.

Cependant les anatomistes qui se sont occupés de la structure du pénis, entre autres Degraaf, Ruysch, Duverney, Boerhaave, Haller et ses disciples, ayant méconnu la nature des tissus caverneux et spongieux du pénis, et les ayant considérés comme étant du tissu cellulaire lâche et élastique formant des cellules et interposé entre les artères et les veines, la plupart des anatomistes modernes ont adopté cette erreur. Duvernoy, Mascagni, MM. Cuvier, Tiedemann, Ribes, Moreschi, Panizza, Farnèse, etc., ont pourtant fait des observations exactes sur le tissu érectile du pénis et du clitoris de l'éléphant, du cheval, de l'homme, etc.

Quoique la disposition érectile des vaisseaux existe en beaucoup d'endroits, cependant il en est un certain nombre où elle est beaucoup plus évidente. Ce sont les corps caverneux du pénis et du clitoris, le corps spongieux de l'urètre, les nymphes, le mamelon, les papilles des membranes tégumentaires, etc.

Le tissu érectile est dans des dimensions très-grandes dans les organes de la copulation. Quoiqu'il n'offre pas le même développement dans les papilles, on peut néanmoins très-bien l'y observer.

Les papilles, celles de la langue particulièrement, consistent en filamens nerveux renflés, mous, dépouillés de névrilème, entremêlés d'une innombrable quantité de vaisseaux capillaires sanguins, serpentans, recourbés en arcade, anastomosés entre eux, et le tout enveloppé et rassemblé par un tissu cellulaire muqueux. Dans l'état de repos ces papilles sont petites, molles, pâles, peu distinctes; dans l'état d'érection, au contraire, elles sont agrandies, redressées, rouges, gonflées par le sang, et très-sensibles.

Le mamelon, ou la papille de la mamelle, ne paraît différer des autres que par de plus grandes dimensions. La peau et la membrane muqueuse présentent à des degrés variés la disposition papillaire et érectile dans toute leur étendue. Le volume des nerfs et l'abondance des vaisseaux sanguins y sont partout proportionnés au degré de la sensibilité. La peau de la pulpe des doigts, très-vasculaire et très nerveuse, éprouve un degré de gonflement et de rougeur manifeste pendant le toucher, et proportionné à sa perfection. Il en est de même des lèvres.

Le tissu érectile des organes de la copulation ne diffère guère de celui des papilles que par ses dimensions beaucoup plus grandes. Celui du corps caverneux du pénis présente la disposition suivante : il est enveloppé d'une gaîne de tissu fibreux élastique qui envoie des prolongemens dans son intérieur. Les deux artères dorsales du pénis sont accompagnées d'une veine impaire dont les branches forment un plexus, et de nerfs très-volumineux. Les artères envoient dans l'intérieur beaucoup de ramuscules accompagnés de nerfs, et les veines reçoivent à travers la gaîne beaucoup de radicules. L'intérieur est composé de ramifications artérielles provenant des artères dorsales et des artères centrales, et de larges veines très-abondantes, entremêlées dans tous les sens et anastomosées une multitude de fois entre elles. Ces branches de veines offrent des dilatations, et de larges communications. Quand on injecte une des artères du pénis, l'injection, si elle est bien pénétrante, après avoir rempli les ramifications artérielles et le plexus veineux intérieur, qui constitue le corps caverneux, et avoir produit l'érection, revient par la veine dorsale : on remplit encore bien plus aisément le corps caverneux en injectant par la veine. Ainsi les prétendues cellules du corps caverneux ne sont que des racines de veines très-larges formant un plexus compliqué, et anastomosées comme les vaisseaux capillaires.

Le tissu érectile de l'urètre et du gland a la même disposition ; il en est de même de celui du clitoris et de celui des nymphes.

L'érection dans les organes de la copulation provient, comme dans les papilles, de la réplétion des vaisseaux érectiles. Cette réplétion peut dépendre de l'afflux du sang artériel, qui est accompagné de l'exaltation de la sensibilité, de la rétention du sang veineux, ou de la réunion de ces deux causes.

Il est encore une partie dont la texture et les phénomènes se rapprochent beaucoup de ceux des organes érectiles : c'est la rate, qui, par-là, paraît être un diverticule du sang. Si on met la rate à découvert sur un animal vivant, et qu'on arrête, par la compression, le cours du sang dans la veine splénique, cet organe se gonfle et augmente beaucoup de volume ; il revient promptement sur lui-même aussitôt qu'on rétablit la circulation. Les accès de fièvre intermittente sont accompagnés, dans la période de froid, d'un gonflement manifeste de cet organe, qui se dissipe plus ou moins complètement à la fin de l'accès. Il paraît que la même chose a lieu pendant la digestion.

Le tissu érectile se développe quelquefois accidentellement dans l'organisme. Cette production a été décrite sous les noms de tumeur variqueuse, d'anévrysme par anastomose, d'anévrysme des plus petites artères, de télangiectasie, etc.

Ses caractères anatomiques sont tout-à-fait les mêmes que ceux du tissu érectile naturel : c'est une masse plus ou moins volumineuse, plus ou moins bien circonscrite, entourée quelquefois d'une enveloppe fibreuse, mince; offrant à l'intérieur une apparence de cellules ou de cavités spongieuses; consistant, dans la réalité, en un lacis inextricable d'artères et de veines qui communiquent par d'innombrables anastomoses, comme les vaisseaux capillaires, mais beaucoup plus larges, les veines surtout; facilement injectables par les veines voisines, qui sont quelquefois variqueuses, mais difficilement par les artères.

Cette altération existe le plus souvent dans l'épaisseur de la peau, et dans une étendue plus ou moins grande. Elle ressemble alors quelquefois à la crête et aux autres parties analogues des gallinacées. La peau de la face, celle des lèvres surtout, en est fréquemment le siége. On l'observe dans le tissu cellulaire souscutané, ou plus ou moins profond; on l'a vue occuper tout un membre; on dit même l'avoir observée dans des viscères. Je l'ai vue deux fois sous un petit volume dans le foie : dans les deux cas la tumeur avait exactement la même apparence que la rate du sujet.

Cette production est le siége d'une vibration, d'un bruissement, d'une pulsation plus ou moins manifestes, et qui augmentent par toutes les causes qui excitent l'activité de la circulation générale; mais les tumeurs qu'elle forme, même à la peau, ne sont guère susceptibles d'une sorte d'érection isolée. Elle tire le plus souvent son origine de la naissance, d'autres fois elle paraît dépendre d'une cause accidentelle; elle persiste quelquefois sans changement; d'autres fois, et c'est le plus ordinaire, elle augmente continuellement de volume par la dilatation de ses cavités intérieures, et finit par se rompre, ce qui donne lieu à des hémorrhagies difficiles à réprimer.

On trouve au pourtour de l'anus des tumeurs hémorrhoïdales

splénoïdes qui constituent une variété de ce tissu érectile accidentel. (A. BÉCLARD).

ÉRECTILITÉ, s. f., faculté d'entrer en érection. Propriété active ou force à laquelle on a attribué les phénomènes de l'érection. *Voyez* ÉRECTILE.

ÉRECTION, s. f., *erectio*, redressement. On donne particulièrement le nom d'érection au redressement ou au gonflement du tissu spongieux ou érectile. *Voyez* ce nom. (A. B.)

ÉRÉTHISME, s. m., *erethismus, irritatio*. Cette expression, dont la signification est très-vague, peut être considérée comme synonyme d'*irritation*. Voyez ce mot.

ERGOT, s. m., *clavus secalinus, secale luxurians*. C'est ainsi qu'on appelle une excroissance fungiforme, qui se développe entre les valves des fleurs d'un grand nombre de graminées, et plus particulièrement du seigle, qui, dans ce cas, porte le nom de *seigle ergoté*. Cette production végétale varie beaucoup quant à sa forme, sa longueur et sa couleur. Dans le seigle, qui est la plante où on l'observe le plus fréquemment, l'ergot est en général allongé, légèrement recourbé, et marqué d'un sillon longitudinal sur l'un de ses côtés; tantôt il dépasse à peine les valves de la glume; tantôt, et plus communément, il est beaucoup plus long et peut acquérir un et même deux pouces de longueur. Sa couleur est d'un brun violacé extérieurement, blanchâtre ou nuancée de violet à l'intérieur; sa surface externe est recouverte d'une sorte de poussière noirâtre. Quelquefois il n'en existe qu'un ou deux sur un même épi; d'autres fois, au contraire, on en compte un très-grand nombre; mais jamais on n'en trouve qu'un seul dans une fleur. Cette excroissance est d'une substance dure et cornée, et se rompt facilement. Son odeur ne devient sensible que quand il est réuni en grande quantité : elle est assez désagréable. Sa saveur est légèrement âcre et mordicante.

L'ergot se montre surtout dans les années pluvieuses, sur les terrains humides et sablonneux. La Sologne est, de toutes les provinces de la France, celle où ce fléau exerce les plus grands ravages. Cependant il se montre aussi dans presque toutes les autres contrées où ces circonstances se rencontrent; et, en 1816, année qui fut entièrement pluvieuse, j'en ai observé une très-grande quantité aux environs de Paris : et il n'y a guère d'années où l'on n'y en trouve des exemples.

Quelle est la nature de l'ergot? On a émis deux opinions principales à ce sujet. La plupart des auteurs d'agriculture, et parmi ces derniers on doit particulièrement citer MM. Tessier et Rougier de la Bergerie, considèrent cette excroissance comme une maladie particulière aux céréales, qui attaque leurs grains et en change entièrement la nature. Quelques-uns, parmi les anciens, ont cru que cette maladie était occasionée par les petits animalcules que l'on trouve quelquefois dans l'intérieur des grains ergotés. Mais cette opinion a eu peu de partisans; car, s'il est vrai qu'on rencontre quelquefois de petits insectes dans les céréales ergotées, il est également incontestable que fort souvent on n'en trouve aucune trace. Plus généralement cette maladie est attribuée à l'humidité du sol et de l'atmosphère, et à quelques autres circonstances difficiles à apprécier.

La seconde opinion est celle qui a été émise par M. de Candolle. Ce savant botaniste, dans un Mémoire sur les espèces de *sclerotium*, genre de champignons parasites, considérant 1° que cette production végétale est favorisée dans son développement par toutes les causes qui augmentent l'humidité (circonstance qui est la même pour les champignons); 2° qu'on ne peut faire naitre l'ergot à volonté en arrosant fréquemment les épis du seigle; 3° que l'ergot est un phénomène local; 4° qu'il n'est pas particulier au seigle, mais qu'il peut attaquer presque indistinctement toutes les graminées, en conclut que loin d'être une dégénérescence morbifique des graines des céréales, l'ergot doit être considéré comme une plante qui naît, végète et se reproduit à la manière des autres champignons, et en fait une espèce du genre *sclerotium* sous le nom de *sclerotium clavus*. Ce champignon, dit M. de Candolle, se développe dans l'ovaire même, et végète à la place du grain qu'il remplace. Pour étayer son opinion, M. de Candolle s'appuie encore sur la nature chimique de l'ergot, fort différente de celle du seigle, et qui, dit-il, se rapproche beaucoup plus des autres substances fongueuses. Cependant M. Vauquelin, à qui nous devons une analyse fort soignée de cette production, ne partage pas cette dernière opinion. D'après les résultats qu'il a obtenus, il conclut que l'ergot doit être considéré comme l'effet d'une maladie putride qui a attaqué la substance même du grain. En effet, quoique la forme de l'ergot soit en général différente de celle du grain de seigle, cependant elle ne l'est jamais assez pour que l'on n'y reconnaisse pas toujours le sillon longitudinal dont est creusé le fruit de la plupart des céréales. D'ailleurs il arrive assez fréquemment que l'ergot n'attaque que la moitié supérieure du grain, la moitié inférieure restant parfaitement saine.

D'après l'analyse faite par M. Vauquelin, l'ergot contient : 1° Une matière colorante jaune-fauve, soluble dans l'alcohol, ayant une saveur semblable à celle de l'huile de poisson ; 2° une matière huileuse blanche, d'une saveur douce, qui paraît y être en assez grande abondance : c'est elle, sans doute, que M. Cornet a extraite par la simple pression ; 3° une matière colorante violette, de la même nuance que celle de l'orseille, mais qui en diffère par son insolubilité dans l'alcohol, et qui s'applique facilement à la laine ou à la soie alunées ; 4° un acide libre, dont M. Vauquelin n'a pas déterminé l'espèce, mais qu'il croit être en partie phosphorique, si toutefois on en peut juger par sa fixité et par les précipités que l'infusion d'ergot forme dans l'eau de chaux ou de baryte et dans l'acétate de plomb ; 5° une matière végéto-animale très-abondante, très-disposée à la putréfaction, et qui fournit beaucoup d'huile épaisse et d'ammoniaque à la distillation ; 6° une petite quantité d'ammoniaque libre, que l'on peut obtenir à la température de l'eau bouillante.

D'après cette belle analyse, on voit que l'ergot ne contient pas les mêmes principes que les grains du seigle, ou du moins que ces principes n'y sont pas dans le même état. En effet, on n'y découvre pas de quantité sensible d'amidon, substance si abondante dans le seigle ; mais il y existe une matière qui, en se décomposant, donne un acide comme l'amidon. Le gluten ne paraît pas non plus en faire partie, mais cependant l'ergot contient une substance qui, comme le gluten, fournit de l'ammoniaque ; d'où il peut être rationnel de conclure que ces deux substances, le gluten et l'amidon, existaient primitivement dans le grain que l'ergot a remplacé, mais que leur nature a été changée par suite de la décomposition morbide qu'il a éprouvée.

Il résulte de ces faits, que l'opinion la plus anciennement et la plus généralement répandue, qui considère l'ergot comme une maladie des céréales, et non comme un être distinct, un végétal parasite, paraît être la plus probable et celle qui s'accorde le mieux avec tous les faits observés jusqu'à ce jour. (A. RICHARD.)

Effets de l'ergot sur l'économie animale. — Mêlé dans une proportion plus ou moins grande aux grains sur lesquels il se développe, et qui forment la principale nourriture de l'homme, l'ergot produit des accidens variés. Ces accidens ne sauraient être attribués à une autre cause, malgré l'obscurité qui règne sur quelques points de cette espèce d'empoisonnement. L'opinion contraire de certains observateurs n'est fondée que sur des expériences inexactes ou incomplètes. Dans ces derniers temps, l'ergot a été aussi employé comme médicament, d'après une propriété spéciale qu'on a cru lui reconnaître. Les effets de cette excroissance morbide des céréales sur l'économie humaine doivent donc être considérés sous ce double rapport.

1° C'est particulièrement sur le seigle que se forme l'ergot; c'est aussi après l'usage du pain fait en grande partie ou entièrement avec la farine tirée de cette graminée, qu'on a observé les affections graves que nous allons décrire. Quoique la cause qui les produit ait probablement existé de tout temps, et qu'elles se soient montrées fort anciennement, comme on peut le présumer d'après leur analogie avec les maladies décrites sous le nom de *feu Saint-Antoine*, de *mal des ardens*, ce fut néanmoins dans le seizième siècle seulement que l'on commença à reconnaître et à signaler les pernicieux effets de l'ergot. A cette époque et depuis lors, diverses épidémies régnèrent dans plusieurs contrées de l'Allemagne et dans différentes provinces de France. Des descriptions plus ou moins exactes de ces épidémies ont été données par des auteurs qui les observèrent sur les lieux.

Les effets du seigle ergoté varient extrêmement. Les causes de plusieurs de ces variations sont ou incertaines ou inconnues. On a cru remarquer que l'ergot perdait, avec le temps, de ses propriétés vénéneuses; car les épidémies, qui font de grands ravages après la moisson, diminuent peu à peu, et cessent entièrement, quoiqu'il existe encore du seigle ergoté mélangé au bon grain. Les indigens sont les plus exposés aux maux produits par ce mélange. Mais, si l'on ne peut révoquer en doute l'existence de prédispositions morbides dans cette classe d'individus, surtout après les constitutions atmosphériques au milieu desquelles se développe particulièrement l'ergot, on est fondé à croire que les maladies qui les attaquent alors presque exclusivement tiennent plutôt encore à l'usage exclusif qu'ils font de pain de seigle. Les membres pelviens sont plus particulièrement affectés que les membres thoraciques : cette préférence de la maladie pour les premiers tient peut-être à leur position presque constamment verticale, à leur éloignement du centre de la circulation, ainsi qu'à l'humidité et autres influences auxquelles ils sont sujets dans les travaux de la campagne. Dans les épidémies observées en France, les hommes ont beaucoup plus que les femmes ressenti les effets de cette nourriture viciée, et les enfans et les vieillards plus aussi que les adultes. Les symptômes determinés par l'usage du pain dans lequel entre une certaine proportion d'ergot sont assez nombreux; ils ne se montrent pas tous à la fois chez le même sujet. On les a rapportés à deux groupes, distingués dans ces derniers temps par les noms d'*ergotisme convulsif* et d'*ergotisme gangréneux,* suivant que les phénomènes les plus remarquables étaient des vertiges, des douleurs, et des contractions spasmodiques des muscles, ou bien la gangrène de quelques parties du corps. Malgré le défaut d'observations précises à cet égard, on a pensé que la différence de ces effets tenait à la quantité moins considérable d'ergot introduit dans l'économie, ou à l'usage moins prolongé que l'on avait fait de cette substance, qui ne déterminait alors que des affections convulsives.

L'ergotisme convulsif (*convulsio cerealis, ab ustilagine, convulsion de Sologne*) est moins connu que l'ergotisme gangréneux, quoiqu'il ait régné d'une manière épidémique en Silésie, en Prusse, en Bohême, dans la Hesse, la Lusace, la Saxe et la Suède. Srinc a tracé le tableau suivant de l'épidémie qu'il observa, en 1736, dans le pays de Wartemberg en Bohême. « La maladie commence par une sensation incommode aux pieds, une sorte de titillation ou de fourmillement; bientôt il se déclare une vive cardialgie; les mains et la tête ne tardent pas à être affectées; les doigts sont en outre saisis d'une contraction tellement forte, que l'homme le plus robuste peut à peine la maîtriser, et que les articulations paraissent comme luxées. Les malades poussent des cris aigus, et sont dévorés par un feu qui leur brûle les pieds et les mains; des sueurs abondantes ruissellent en même temps de tout le corps. Après les douleurs, la tête est lourde; le malade éprouve des vertiges, et les yeux se couvrent d'un nuage épais, au point que quelques individus deviennent aveugles ou voient les objets doubles. Les facultés intellectuelles sont perverties; la manie, la mélancolie ou le coma se déclarent, les vertiges augmentent, et les malades paraissent ivres. Le mal est accompagné d'opisthotonos; la bouche contient une écume presque sanguinolente, ou jaune ou verdâtre; la langue est souvent déchirée par la violence des convulsions; elle se tuméfie quelquefois au point d'intercepter la voix, et de donner lieu à une sécrétion abondante de salive. Presque tous ceux qui ont éprouvé des accidens épileptiques succombent; ceux qui, après le fourmillement des membres, deviennent froids et raides, ont beaucoup moins de distension dans les mains et les pieds. Ces symptômes sont suivis de faim canine, et il est rare que les malades aient de l'aversion pour les alimens. Sur cinq cents individus atteints de cette maladie, un seul eut des bubons au cou, lesquels rendirent un pus jaune, et il fut en proie à des douleurs atroces et brûlantes. Un autre eut les pieds couverts de taches semblables aux piqûres de puces, qui ne se dissipèrent qu'au bout de huit semaines. La face de plusieurs d'entre eux fut couverte de cette éruption. Le pouls était comme dans l'état de santé. La raideur des membres succéda aux spasmes. Cette maladie durait deux, quatre, huit, quelquefois même douze semaines, avec des intervalles de repos. Sur cinq cents personnes, trois cents périrent parmi celles qui n'avaient pas atteint l'âge de quinze ans. »

Dans une autre épidémie qui régna en Silésie, et dont Burghart a donné la description, les douleurs et les spasmes, qui se manifestaient aux extrémités du corps, ainsi qu'à la tête, et qui ôtaient entièrement aux malades l'usage de leur raison, ne pouvaient être réprimés par aucune espèce de secours. Rarement il y avait rémission avant le troisième septenaire : le mal se prolongeait, pendant un ou deux mois, chez ceux surtout qui ne prenaient pas de médicamens, et qui ne voulaient garder aucun régime. Les malades auxquels il survenait une fièvre presque continue et d'abondantes sueurs après les accès de spasmes, guérissaient plus promptement. Ceux qui succombaient éprouvaient dans le moment fatal une sorte de paralysie des membres, et paraissaient enfin frappés d'apoplexie. Les individus qui guérirent conservèrent, pendant assez long-temps, de la débilité dans les membres, une sorte de raideur et même d'impuissance dans les mouvemens, enfin de l'engourdissement dans les facultés intellectuelles.

L'ergotisme gangréneux (*necrosis ustilaginea, epidemica*) a été décrit avec assez de soin, probablement à cause du symptôme extraordinaire qui caractérise cette affection, et qui la fait reconnaître promptement.

Une épidémie occasionée par l'usage du seigle ergoté se manifesta, en 1674, à Montargis en Gâtinais. Dodart y fut envoyé par l'Académie royale des Sciences; il y observa des vertiges, des *fièvres malignes* avec assoupissement, et des gangrènes aux extrémités. Ces gangrènes étaient précédées d'engourdissement aux jambes, qui devenaient ensuite douloureuses, et s'enflaient légèrement, mais sans inflammation. La peau était froide et livide, en sorte que la gangrène commençait par le centre du membre, et n'envahissait le tissu cutané que long-temps après; ce qui obligeait d'inciser ce dernier pour reconnaître les progrès de la gangrène.

En 1709, il régna une semblable épidémie dans l'Orléanais et le Blésois. Noël, chirurgien de l'Hôtel-Dieu d'Orléans, eut à soigner plus de cinquante malades, tant hommes qu'enfans. La gangrène était sèche, noire et livide; elle commençait toujours par les orteils, puis s'élevait par degrés, et quelquefois gagnait le haut de la cuisse. Chez les uns, les parties gangrénées se séparaient spontanément; chez d'autres, la gangrène se terminait par le secours des scarifications et des topiques. Il y eut quatre ou cinq malades qui moururent après l'amputation de la partie sphacélée, parce que le mal gagna le tronc. La maladie n'attaqua pas les femmes; quelques petites filles seulement en furent atteintes. Noël assure qu'en 1709 le seigle de la Sologne contenait près d'un quart d'ergot; que, dès que les paysans avaient mangé du pain fait avec ces grains, ils se sentaient presque ivres; et qu'assez souvent cette ivresse était suivie de la gangrène.

Langius, qui observa l'ergotisme dans les cantons de Lucerne, de Zurich et de Berne, rapporte que la maladie débutait par une lassitude extraordinaire sans aucun mouvement fébrile. Bientôt le froid s'emparait des extrémités qui devenaient pâles et ridées; les membres étaient engourdis, privés de toute sensibilité et difficiles à mouvoir; les malades y ressentaient intérieurement des douleurs très-aigües, que la chaleur exaspérait, et qui ne cessaient que quand les malades s'exposaient à un froid très-vif. Ces douleurs s'étendaient peu à peu aux bras, aux épaules, aux jambes et aux cuisses, jusqu'à ce que la partie devint sèche, noire, qu'elle tombât en sphacèle, et qu'elle se séparât du vif. Des membres entiers se détachèrent du tronc sans hémorrhagie, et des malades réduits à cette portion du corps survécurent plusieurs semaines à leur mutilation. Ces accidens ne se montrèrent pas chez tous les individus; ceux qui n'avaient mangé qu'une petite quantité de pain de seigle ergoté n'éprouvèrent qu'un peu de pesanteur et d'engourdissement dans la tête, auxquels succédait souvent une sorte d'ivresse. Ce dernier symptôme survint particulièrement chez ceux qui mangèrent ce pain sortant du four.

Salerne dit que les malades qu'il observa avaient l'air hébété, stupide, au point de ne pouvoir rendre raison de leur mal. Leur peau, et particulièrement la face et la sclérotique, avaient une teinte jaune; le ventre était gros, dur et tendu. Ils tombaient dans un amaigrissement extrême; l'urine et les selles étaient régulières; trois ou quatre semaines avant de mourir, il se manifestait un dévoiement avec coliques; l'appétit et le sommeil persistaient; le pouls était très-concentré et presque imperceptible, quoique les vaisseaux parussent gros et gonflés; le sang tiré de la veine, très-visqueux, ne coulait qu'en bavant. Les malades auxquels on fit l'amputation des membres gangrenés succombèrent plus vite que les autres.

Enfin, voici ce que, dans le *Compte rendu* de la pratique chirurgicale de l'Hôtel-Dieu de Lyon, M. Janson rapporte au sujet de la même maladie. « Au commencement de l'automme de 1814, l'ergotisme se déclara épidémiquement dans plusieurs contrées de la France, notamment dans le département de l'Isère, qui à lui seul nous a envoyé plus de vingt-cinq malades sur quarante que nous avons traités; parmi ceux-ci on ne comptait que trois enfans et deux ou trois vieillards. Tous avaient mangé du seigle cornu immédiatement après la moisson; leur pain en contenait un tiers, une moitié, plus ou moins; et c'est après cinq ou six jours de l'usage de cet aliment empoisonné, que se sont manifestés les premiers symptômes de la gangrène, laquelle s'est toujours fixée et bornée aux extrémités inférieures: un seul malade en fut atteint au bras. Chez tous elle exerça des ravages; plusieurs n'ont perdu que quelques phalanges des orteils; chez cinq ou six le pied s'est détaché en totalité; dix-huit ou vingt ont été privés de la jambe; trois n'ont conservé que les cuisses.

« La maladie s'est constamment annoncée par un sentiment de lassitude dans les jambes, auquel ont succédé des douleurs profondes et lancinantes qui s'exaspéraient la nuit et ne laissaient ni repos ni sommeil. Plusieurs sont restés quinze jours ou trois semaines dans cet état de souffrance, jusqu'au moment où la gangrène est survenue. Celle-ci était précédée par un froid glacial et des douleurs continues, jusqu'à ce que la ligne de démarcation fût tracée entre les parties vivantes et les parties mortes. Nous avons vu des membres très-froids au toucher, et cependant très-douloureux encore. Bientôt il se formait des phlyctènes sous l'épiderme; la peau devenait violette, livide, noire; puis un cercle inflammatoire parcourait irrégulièrement la circonférence du membre, et laissait à nu des portions tendineuses, ligamenteuses et des os nécrosés. C'est dans ces points seulement, que les parties étaient abreuvées de fluides, et qu'il s'établissait une suppuration abondante et d'une fétidité extrême. Toutes les parties mortes qui tenaient encore au reste du membre étaient desséchées, cornées, durcies, noires; la peau ridée, les os dépouillés de leur périoste dans une certaine étendue, et les escharres se détachaient sans hémorrhagie; des jambes entières se sont séparées sans effusion de sang; seulement on entendait un bruit, un craquement particulier au moment de leur chute. Cette maladie s'est présentée dans son plus grand caractère de simplicité, soit dès son début, soit pendant le séjour des malades à l'hôpital: aucun d'eux n'a été pris de l'ergotisme convulsif, ni de cette foule de complications fâcheuses observées dans les épidémies décrites par Noël, Duhamel, Salerne et autres. »

Soit que les symptômes aient réellement offert des variations en raison de circonstances non appréciées, soit qu'ils n'aient pas été observés exactement, l'ergotisme ne s'est pas présenté tout-à-fait sous les mêmes traits dans les diverses épidémies. Nous avons donc préféré donner l'extrait des descriptions faites par les principaux auteurs, plutôt que d'en former un tableau général qui n'eût qu'infidèlement représenté la maladie.

Il serait difficile, dans l'état actuel de la science, d'expliquer le mode d'action de l'ergot. Il est à regretter que les nombreuses victimes de cette substance n'aient pas été le sujet de recherches cadavériques. Les animaux sur lesquels on fit des expériences ont présenté, dit-on, après leur mort, précédée de symptômes analogues à ceux qui ont eu lieu chez l'homme, des taches gangréneuses aux intestins, au mésentère, au foie. On ne fait pas mention de l'état du cerveau, des poumons. L'ergot est irritant, sans doute, mais peut-on attribuer à l'irritation seule qu'il produit sur les voies digestives les symptômes que détermine l'ingestion de cette substance? d'autres substances non moins irritantes ne donnent pas lieu aux mêmes phénomènes. Il y a donc dans l'action spéciale de l'ergot quelque chose qui échappe à nos explications; et si, en se fondant sur les seules observations qu'on possède, il était permis de faire quelques conjectures, on pourrait croire, d'après les symptômes prédominans, que le cerveau est le siége des principales lésions.

Le traitement de l'ergotisme offre de grandes difficultés, en raison de l'obscurité qui règne sur la nature de la maladie. Les saignées, les émétiques, les purgatifs, les toniques, les excitans sous toutes les formes ont été prescrits sans qu'on ait bien précisé les cas où ces médicamens aient paru avoir du succès. L'empirisme et des raisonnemens hypothétiques ont donné lieu à de nombreuses méthodes curatives. Nous aurons donc quelque peine à tracer le traitement le plus convenable à suivre. La première précaution est de faire cesser l'usage du seigle ergoté, et d'en déterminer l'expulsion hors des voies digestives, si l'on pense qu'il y soit encore contenu. Les saignées générales ou locales, les boissons délayantes seront employées dans le cas où il y aurait congestion du cerveau ou irritation de l'estomac. Si les symptômes se bornent à quelques vertiges, à quelques convulsions ou douleurs dans les membres, une potion légèrement excitante, une boisson acidule, suffiront. C'est probablement dans ces circonstances, que les auteurs ont administré les sudorifiques, et en ont retiré des avantages. En même temps, on exercerait des frictions, on appliquerait des fomentations chaudes et aromatiques sur les membres froids et engourdis. Des vésicatoires au voisinage des parties menacées, des topiques stimulans, des médicamens toniques, à l'intérieur, tels que le quinquina, la thériaque ont été conseillés, lorsque le froid, l'engourdissement et les douleurs profondes persistent et font craindre la gangrène.

M. Bordot, dans sa Dissertation inaugurale sur le seigle ergoté, rapporte que M. Courhaut obtint, dans les épidémies qui ont paru récemment dans le département de la Côte-d'Or, des succès remarquables de l'administration de l'ammoniaque associée au quinquina, de frictions avec l'ammoniaque étendue d'eau sur les membres affectés, de fomentations et de bains avec une décoction de cendres, auxquels on ajoute quelques gouttes d'alcali volatil. Le même alcali entrait encore dans le pansement des parties ulcérées et gangrenées. M. Courhaut, probablement imbu de l'ancienne pathologie humorale, fut conduit à ce mode de traitement par cette supposition, que la partie active du seigle ergoté réside dans un acide particulier, qu'on doit s'efforcer de neutraliser par un alcali. MM. Bouchet et Janson, de Lyon, n'ayant observé aucun des symptômes dont est accompagnée souvent la gangrène produite par l'ergot, adoptèrent la méthode de Pott. Ayant remarqué que la gangrène continuait ses ravages tant que les douleurs persistaient dans le membre affecté, et que le cercle de démarcation ne commençait à se former que lorsque les malades, moins tourmentés, avaient quelques momens de calme et de sommeil, ces médecins administrèrent l'opium à la dose de trois ou quatre grains par jour. Ce médicament, dit M. Janson, avait le double avantage de calmer les douleurs et de relever la force du pouls. Par lui, toutes les gangrènes se sont bornées, et aucune ne s'est reproduite après la chute de l'escharre. Quant à ce qui est relatif à la partie sphacélée, les auteurs ne sont pas d'accord sur le parti qu'on doit prendre, ou d'amputer, ou d'attendre la chute du membre. *Voyez* GANGRÈNE.

2° Depuis long-temps le seigle ergoté était employé plus ou moins secrètement par quelques personnes pour favoriser le travail de l'enfantement. On croit même que différentes poudres dites obstétricales étaient principalement composées par cette substance. Prescott, médecin américain, est un des premiers qui aient fait connaître la propriété de l'ergot par des essais suivis, et qui ait donné les règles de son administration. Suivant ce médecin, le seigle ergoté accélère l'accouchement en suscitant des douleurs expulsives; ses effets se maintiennent pendant une ou deux heures, et ils peuvent être reproduits par une nouvelle dose. Dans vingt cas soigneusement observés, l'intervalle entre l'administration du médicament et le développement de son action a été de sept à quinze minutes, et quatre fois seulement le remède a paru sans efficacité. Prescott administrait le seigle ergoté en décoction, dans la proportion d'une drachme par quatre onces d'eau; il en donnait le tiers, et réitérait la dose s'il n'avait pas obtenu l'effet désiré après douze minutes. Cette décoction, prise par cuillerées, de dix en dix minutes, produisait des effets plus modérés et non moins efficaces. L'ergot ne doit pas être administré avant que l'orifice utérin ne soit suffisamment dilaté; il est presque inutile de dire qu'on doit s'en abstenir dans tous les cas où les contractions de l'utérus ne suffiraient pas pour expulser le produit de la conception. Le même médecin a observé, de plus, que ce médicament semblait être préservatif des hémorrhagies qui accompagnent fréquemment les accouchemens. Dans tous les cas où il a été prescrit, la délivrance, dit-il, n'a jamais été suivie de perte, même chez des femmes qui en avaient eu de très-abondantes dans les accouchemens précédens. Il a pu apprécier surtout cette propriété de l'ergot quand on l'emploie dans le but d'arrêter les hémorrhagies causées par l'avortement dans les premiers mois de la gestation. Le contenu de l'utérus est promptement expulsé, et l'hémorrhagie bientôt supprimée. Plusieurs fois, après les accouchemens accélérés par l'emploi de l'ergot, la diminution des lochies a été assez considérable pour inspirer des craintes. Chez quelques femmes, cet écoulement fut tari le deuxième et le troisième jour; mais il ne survint aucun accident, et le rétablissement de leur santé fut même très-prompt. Depuis que M. Prescott a fait connaître ces résultats, diverses tentatives ont été faites par plusieurs accoucheurs : elles ne peuvent laisser de doute sur la propriété spéciale du seigle ergoté, et doivent engager les praticiens à les répéter en cherchant à apprécier exactement les conditions dans lesquelles on administre le médicament, pour ne pas s'en laisser imposer par les suites naturelles de l'accouchement; car il est probable que dans beaucoup de cas on a attribué au remède des phénomènes que l'on observe lorsqu'il n'a pas été administré : les contractions utérines se manifestent souvent avec énergie après avoir langui ou cessé pendant assez de temps. M. Chaussier, qui, en 1818, a fait des expériences à ce sujet à l'hospice de la Maternité de Paris, n'a obtenu aucun résultat de l'ergot administré à un grand nombre de femmes; plusieurs même ne purent être délivrées qu'au moyen du forceps. La dose du médicament avait varié depuis trente jusqu'à soixante grains; mais dans ces expériences l'emploi du remède n'a été suivi d'aucun inconvénient appréciable ni pour les mères ni pour les enfans.

On administre le seigle ergoté en décoction, en infusion, à la dose de trente à quarante grains dans quatre onces d'eau; mais on dit avoir remarqué que cette substance, sous forme de poudre, a des effets plus prompts et plus sûrs. On en suspend trente à quarante grains dans une verrée d'un liquide quelconque. On a aussi observé qu'il était préférable de faire prendre une dose assez forte plutôt que de la diviser et de l'administrer en plusieurs fois, même à peu de distance les unes des autres. On réitère la dose après douze ou quinze minutes, lorsque la première est restée sans effet. On a encore administré l'ergot sous forme d'extrait, en teinture, en sirop. (RAIGE DELORME.)

ERGOT, s. m., *calcar*. Morand a donné ce nom à une saillie que l'on voit dans la cavité digitale du cerveau, et qui est due simplement à la présence d'une anfractuosité extérieure profonde dans le même point. *Voyez* ENCÉPHALE.

ERGOTISME, s. m. On a nommé ainsi la maladie causée par l'usage du seigle ergoté. *Voyez* ERGOT.

ÉRIGNE, AIRINE ou ÉRINE, s. f. On donne ce nom à un petit instrument terminé par un crochet dont les anatomistes et les chirurgiens se servent dans les dissections délicates et dans quelques opérations, pour écarter ou soulever certaines parties que l'instrument tranchant doit ménager, et quelquefois pour saisir une partie que l'on veut enlever, et qui par sa situation échappe à l'action du bistouri ou du scalpel.

L'érigne, que l'on confectionne le plus souvent avec de l'acier, quelquefois avec de l'argent ou même avec de l'or, n'a pas toujours reçu la même forme : c'est ordinairement une tige ronde dans toute son étendue, quelquefois aplatie à sa partie moyenne qui a cinq à six pouces de longueur et une ligne et demie de diamètre à son milieu. Cette tige diminue de volume vers ses deux extrémités qui sont terminées par deux crochets acérés et solides. On se sert parfois d'une autre érigne, qui est composée d'une tige et d'un manche. La tige est cylindrique et a trois pouces de long ; l'extrémité antérieure est une espèce d'aiguille recourbée, crochue et très-pointue ; son extrémité postérieure est une mitte qui est appuyée sur un manche. Du milieu de la partie postérieure de la mitte s'élève une soie carrée, d'un pouce et demi de haut, qui s'étend dans le manche et y est fixée avec du mastic. Cet instrument est fixé sur un manche d'ébène ou d'ivoire qui a trois pouces de longueur et six lignes de diamètre dans l'endroit le plus large ; il est fait à pans pour présenter plus de surface, et pour être tenu avec plus de fermeté. L'érigne est tantôt simple, tantôt double; il n'y a qu'un crochet dans le premier cas: il y en a au contraire deux dans le second. L'instrument présente dans le second cas une fourche ou double crochet. Museux, chirurgien à Reims, a fait construire des pinces courbes dont les branches sont terminées par une double airigne. (*Voyez* PINCE.) Cet instrument est très-avantageux dans quelques opérations: on s'en sert dans la résection des amygdales; il est très-commode et très-utile pour saisir et tirer à soi les petites tumeurs glanduleuses que l'on veut emporter; on l'emploie aussi pour attirer au dehors le col de l'utérus devenu cancéreux, lorsqu'on juge convenable de l'extirper.

On a proposé de se servir, dans l'opération de l'anévrysme, d'une érigne à pointe mousse pour soulever l'artère afin d'en faire la ligature sans y comprendre le nerf et la veine. (MURAT.)

ÉROSION, s. f., *erosio;* action d'une substance corrosive appliquée sur les tissus. (*Voyez* CORROSIF.) L'érosion peut être déterminée par un travail organique, par une absorption interstitielle, sans l'influence physique ou chimique de quelque corps appliqué sur les tissus. Ce travail morbide donne lieu à l'*ulcération. Voyez* ce mot. (R. D.)

ÉROTOMANIE, s. f., *erotomania*, de ἔρως, amour, μανία, manie; variété de folie ou aliénation mentale dans laquelle l'amour joue le principal rôle, comme symptôme mental, et le plus souvent comme cause de la maladie. *V.* FOLIE. (GEORGET.)

ERRATIQUE, adj. *erraticus;* qui est irrégulier, qui paraît et revient à des intervalles irréguliers. On désigne ainsi les fièvres dont les accès se montrent à des époques indéterminées; et les phénomènes morbides qui disparaissent et se manifestent dans divers endroits du corps. (R. D.)

ERRHIN, adj., *errhinus*, de ἐν, dans, et ῥὶν, le nez. On désigne sous ce nom tous les moyens médicamenteux qu'on applique sur la membrane nasale, quelles que soient d'ailleurs leurs propriétés. Ces agens médicamenteux peuvent être sous forme sèche, pulvérulente, solide, molle, liquide ou en vapeur. On insuffle ou on fait inspirer par le nez les substances pulvérulentes; celles qui sont solides sont introduites sous forme de trochisques; on porte celles qui sont liquides, comme les cérats, les onguens, sur des espèces de tentes ou de bourdonnets de charpie: quant aux liquides, on les injecte dans le nez comme dans les autres cavités; enfin, on dirige les vapeurs humides ou sèches, à l'aide d'un entonnoir ou d'un cornet de papier, dans les narines.

Les errhins ne se bornent pas toujours à une action purement locale sur la membrane muqueuse qui revêt les fosses nasales ; ils provoquent souvent l'éternument, et par conséquent une secousse générale sur les organes contenus dans les trois cavités, et ces secousses répétées impriment un mouvement salutaire aux fluides qui y circulent. Quand le praticien se propose particulièrement de mettre en jeu cette propriété, il choisit, parmi les errhins, ceux qui ont reçu le nom de sternutatoires. (*Voyez* ce mot.) Indépendamment de l'éternument, les injections et les vapeurs qu'on porte dans les fosses nasales, en se dirigeant en arrière dans le pharynx, déterminent souvent une sorte de régurgitation des humeurs qui y sont contenues, ou, lorsque ces liquides tombent sur la glotte, ils excitent la toux.

Les propriétés particulières des errhins sont ou émollientes, ou toniques, ou astringentes, ou excitantes, ou même irritantes, suivant la nature des substances médicamenteuses que l'on emploie. Toutes les décoctions émollientes en injection ou en vapeur dans les fosses nasales sont recommandables dans la première période de tous les coryza, avec chaleur, sécheresse de la membrane nasale, et lorsqu'on veut déterminer un flux séreux vers cette partie, ou une épistaxis. On peut, pour remplir la même indication, introduire dans les narines des racines de guimauve cuites, des feuilles de bette, des trochisques de beurre de cacao, etc.

On recommande les décoctions astringentes et toniques comme errhins dans le relâchement et le boursouflement de la membrane nasale, qui n'est accompagné ni de chaleur ni de douleur, et qui succède à un coryza chronique avec atonie. Les errhins toniques, et surtout les injections de quinquina, sont quelquefois utiles dans les coryza avec exsudation couenneuse à la surface de la membrane nasale, maladie assez commune dans les hôpitaux d'enfans, excessivement grave et presque toujours mortelle, même lorsqu'elle n'est pas due à une extension de l'angine couenneuse et du croup ; ce qui est le cas le plus ordinaire.

Les poudres de quelques plantes excitantes, telles que celles de marjolaine, d'hyssope, de bétoine, de mélisse, ont été quelquefois reconnues utiles dans certaines céphalées périodiques, ou dans des migraines. Les vapeurs de succin, de benjoin ou de cascarille en poudre, jetés sur des charbons ardens, et reçues dans les narines, sont quelquefois recommandables dans le même cas, mais particulièrement dans les coryza couenneux dont nous avons parlé. Les eaux spiritueuses, les vinaigres excitans et aromatiques, inspirés ou seulement placés sous le nez, sont d'un usage fréquent et presque journalier dans les cas de syncope ou de spasme.

Les errhins irritans peuvent être employés sous forme de vapeur, à l'état liquide ou en poudre. Le chlore et le gaz ammoniac, qui se dégage si facilement de l'eau à laquelle il est uni dans l'ammoniaque liquide, excitent une forte irritation sur les membranes nasales; mais ils pénètrent très-rapidement dans les bronches, et provoquent quelquefois des inflammations bronchiales et pulmonaires, qui peuvent être très-graves, et même quelquefois mortelles, de sorte qu'il faut être très-circonspect sur l'emploi de ces deux gaz, et ne pas prolonger leur inspiration par le nez. L'acide hydrochlorique très-étendu d'eau, et édulcoré avec le miel, peut être injecté sans le même inconvénient dans les fosses nasales affectées de coryza couenneux ou d'ulcérations chroniques de la membrane muqueuse. Les poudres de tabac, d'asarum, d'ellébore, d'iris, etc., irritent fortement la membrane nasale, et agissent presque toujours comme sternutatoires. *Voyez* ce mot. (GUERSENT.)

ÉRUCTATION, s. f., *eructatio*. On nomme ainsi l'éruption de gaz qui s'échappent avec bruit de la bouche. Lorsque, par une cause quelconque, des gaz se sont accumulés dans l'estomac, l'ouverture cardiaque, en se relâchant, permet qu'une partie remonte dans l'œsophage et vienne sortir du pharynx en faisant vibrer les bords de ce conduit. Dans ce cas, l'éructation est involontaire, et dépend de la présence de gaz dans l'estomac, et, par conséquent, des états morbides de ce viscère qui donnent lieu à cette sécrétion gazeuse. Dans d'autres cas, l'éructation est volontaire; c'est lorsqu'après avoir fait pénétrer une certaine quantité d'air dans le pharynx, on détermine la sortie de cet air par la contraction de la partie inférieure du pharynx. (R. D.)

ÉRUGINEUX, adj., *æruginosus*; qui est couleur de rouille. On désigne ainsi les matières bilieuses rejetées par en haut ou par en bas, qui ont la couleur de vert-de-gris, ainsi que les crachats qui présentent la couleur de rouille de fer.

ÉRUPTIF, adj., *eruptivus;* qui est accompagné d'une éruption : *maladie, fièvre éruptive.* (P. R.)

ÉRUPTION, s. f., *eruptio, erumpere,* rompre. Expression principalement usitée pour désigner la formation et l'époque de l'apparition des *exanthèmes,* des *vésicules,* des *papules* et des *pustules,* dans les nombreuses inflammations de la peau qui se montrent sous l'une de ces formes. Le mot *éruption* a reçu beaucoup d'autres acceptions: Puzos décrit la miliaire des nouvelles accouchées sous le nom d'*éruption laiteuse;* Sauvages, dans sa Nosologie, rend le mot *psydracia* par celui d'*éruption.* Plusieurs auteurs emploient le mot *éruption* comme synonyme de phlegmasie cutanée : c'est ainsi qu'on a écrit et qu'on dit vulgairement, *être atteint d'une éruption; l'éruption parcourt régulièrement ou irrégulièrement ses périodes; l'éruption est sortie ou rentrée,* etc.; enfin, quelques médecins français appellent *éruptions anomales, fugaces,* etc., toutes celles dont ils ignorent le nom et le véritable caractère. Admettre et décrire avec Lorry des éruptions critiques et non critiques, printanières et automnales, conduirait à morceler l'histoire des phlegmasies cutanées; exposer, à l'exemple de quelques autres, des généralités sur les causes, les symptômes, le diagnostic, le pronostic et le traitement des *éruptions,* ce serait rattacher à une mauvaise dénomination un premier aperçu de la plupart des maladies de la peau : il offrira nécessairement plus d'intérêt lorsqu'on présentera, dans un même article, toutes les généralités applicables aux altérations de cette membrane. *Voyez* PEAU (path.)

Par analogie, on a donné le nom d'*éruption* au développement des pustules et des vésicules, sur les membranes muqueuses enflammées. Enfin, on s'est servi de cette expression, ou plutôt du mot latin qui y correspond, pour indiquer des évacuations subites et plus ou moins abondantes d'humeurs animales naturelles ou morbides, *eruptio sanguinis, puris,* etc. (P. RAYER.)

ÉRYSIPÈLE, s. m., *erysipelas,* inflammation aiguë, partielle, non circonscrite et superficielle de la peau, principalement caractérisée par une rougeur exanthématique surmontée de bulles, et se terminant ordinairement dans l'espace de deux septénaires, par l'exfoliation de l'épiderme et la chute des croûtes formées par l'humeur desséchée des phlyctènes. Le mot *érysipèle,* suivant quelques-uns, a été formé du verbe ἐρύω, j'attire, et de πέλας, proche, cette phlegmasie s'étendant facilement sur les parties environnantes; d'autres, avec plus de raison, le font dériver de ἐρυθρὸς, rouge, expression qui rappelle un des principaux phénomènes morbides de l'érysipèle.

On donne le nom d'*érysipèle idiopathique* à celui qui se développe sous l'influence de causes nombreuses et variées qui toutes irritent directement la peau, et parmi lesquelles il nous suffira de citer la malpropreté, les frottemens durs et réitérés, une chaleur vive, l'attouchement des plantes vireuses, le contact de certains insectes ou des humeurs qui s'échappent de leur corps; l'application de topiques irritans, d'onguens rances; les piqûres avec des instrumens imprégnés d'humeurs animales en putréfaction, une plaie contuse des tégumens, une légère opération, l'inoculation de la vaccine ou de la variole, etc. Par opposition, on a appelé *érysipèle sympathique*, celui qui n'est qu'un des résultats indirects d'agens morbides, dont l'action s'est primitivement manifestée sur d'autres organes liés avec la peau par des connexions plus ou moins intimes. C'est ainsi qu'on a indiqué, comme causes de l'érysipèle, toutes celles qui tendent à produire l'inflammation de l'estomac et de l'intestin : les alimens grossiers, les viandes putréfiées, les assaisonnemens très-épicés, l'abus des liqueurs fermentées, les excès de table, certains végétaux âcres et crus, tels que l'ognon, l'ail, etc. Il faut ajouter à ces influences, diverses actions morbides du système nerveux, provoquées par les affections vives de l'âme, par un chagrin profond, un accès violent de colère, etc.

Quelques médecins ont cru que l'érysipèle pouvait se transmettre d'un individu à un autre, par voie de contagion. Cette opinion, nouvellement reproduite par Weathered et le docteur Wels, est une erreur fondée probablement sur ce que plusieurs individus, exposés aux mêmes influences, ont été successivement ou simultanément atteints de cette maladie. Elle est plus fréquente au printemps et en automne que dans toute autre saison, et peut être *habituelle* ou *périodique*, c'est-à-dire apparaître à des époques déterminées et plus ou moins rapprochées. Elle attaque de préférence les individus du sexe féminin, dont la peau est plus fine et plus impressionnable.

Toutes les fois que l'érysipèle a été produit par des causes qui ont agi primitivement sur d'autres organes que sur la peau, et le plus souvent sur l'estomac et l'intestin, on observe, avant le développement de cette phlegmasie, plusieurs phénomènes morbides, indiqués par les auteurs comme *signes précurseurs* de l'érysipèle, et qui ne sont autre chose que les symptômes de l'irritation gastro-intestinale ; « Douleur à l'épigastre, nausées, bouche amère, constipation, langue sale, lassitudes spontanées, malaise général, frissons passagers, dureté et fréquence du pouls, etc. ». Vers le deuxième ou troisième jour de ce mouvement fébrile, dont le point de départ ne peut être méconnu, les phénomènes morbides propres à l'érysipèle se déclarent. Les apparences diverses que l'âge du malade, l'étendue, l'intensité et la profondeur de l'inflammation impriment à cette phlegmasie; ses terminaisons variées; les désordres sympathiques qu'elle suscite, ont été signalés, par les pathologistes, comme des *nuances*, des *degrés*, des *espèces* ou des *complications* de cet état morbide de la peau. Nous avons adopté, comme fondamentales, les trois suivantes, qui reposent sur la disposition anatomique des parties, *érysipèle simple*, *érysipèle phlegmoneux*, *érysipèle œdémateux*.

I. Érysipèle simple, *vrai* ou *légitime* des auteurs. Dans sa forme la plus simple, l'érysipèle s'annonce par les caractères suivans : tuméfaction légère, inégalement circonscrite, dans une partie des tégumens, le plus souvent au visage ou aux mamelles; rougeur de la peau, plus ou moins vive, tirant un peu sur le jaune et quelquefois sur le livide (cette teinte disparaît lorsqu'on comprime cette membrane avec le doigt, et reparaît dès que la compression cesse); douleur vive et piquante dans le point affecté, accompagnée de démangeaison, et d'un sentiment de chaleur âcre et brûlante. Ces accidens, et le mouvement fébrile qui les accompagne, augmentent d'intensité jusqu'au troisième ou quatrième jour : ils persistent à peu près autant de temps, au même degré. A cette dernière époque, on voit souvent se développer sur la peau enflammée de petites vésicules miliaires (*érysipèle miliaire* des auteurs) remplies de sérosité. Souvent aussi (*érysipèle phlycténoïde*), lorsque l'irritation de la peau est intense, des bulles ou phlyctènes apparaissent sur plusieurs points de la surface de l'érysipèle. Ces vésicules, isolées ou confluentes, ressemblent quelquefois, pour leur volume, aux ampoules produites par les vésicatoires ou la brûlure, et peuvent présenter les dimensions d'un œuf de pigeon. Elles se rompent, tantôt dès le premier jour de leur apparition, et le plus souvent vers le cinquième ou le sixième jour de la maladie. L'humeur qu'elles contiennent se dessèche sur la peau, et forme des croûtes dures et flavescentes, qui deviennent ensuite brunes ou noirâtres. Il en est qui ont plusieurs lignes d'épaisseur, et dont la surface profonde comprime et irrite le corps réticulaire enflammé.

La *résolution* est la terminaison la plus favorable de cette inflammation. On juge qu'elle aura lieu lorsque les symptômes, après avoir subsisté dans toute leur force pendant trois ou quatre jours, commencent à diminuer d'intensité. On est assuré que la résolution est opérée lorsque la rougeur, la douleur, la chaleur et la tuméfaction sont dissipées; que l'épiderme tombe par écailles; que les croûtes se détachent, et qu'il ne reste plus qu'un léger empâtement qui ne tarde pas à disparaître. De toutes les inflammations des tégumens, l'érysipèle est celle qui a le plus de tendance à se terminer par *délitescence*. Cette disparition subite de l'érysipèle est suivie, ou de son apparition sur une autre région du corps (*érysipèle ambulant*, *erratique*), ou du développement d'une phlegmasie d'un autre organe plus ou moins important (*érysipèle métastatique*). C'est ainsi qu'on a vu la phlogose se manifester d'abord à la face, puis successivement au pied et à la cuisse; apparaître ensuite momentanément au visage; être remplacée par une phlegmasie intestinale, à laquelle succédait rapidement une inflammation mortelle du cerveau ou de ses membranes.

Les phénomènes morbides généraux communément observés dans les phlegmasies, la fièvre, la chaleur, l'insomnie, l'embarras gastrique, suivent la marche et les progrès de l'érysipèle : plus prononcés au fur et à mesure que l'inflammation fait des progrès, ils décroissent dans la même proportion que cette dernière. C'est ordinairement vers le septième ou huitième jour que l'on observe cet amendement, qui annonce la solution prochaine de la maladie : elle est quelquefois précédée par des urines sédimenteuses, des évacuations alvines, ou une légère hémorrhagie.

II. Érysipèle phlegmoneux. L'érysipèle phlegmoneux peut attaquer toutes les régions de la peau et du tissu cellulaire souscutané : toutefois, les membres en sont ordinairement le siége. On peut rattacher les nuances multipliées de cette phlegmasie, à trois degrés principaux, fondés sur l'intensité des désordres et des phénomènes morbides. 1er *degré*. Au début, anxiétés suivies de picotemens et de rougeur sur la région du corps qui va être le siége de l'érysipèle; bientôt sentiment de brûlure dans le point enflammé; teinte luisante, rouge et animée de la peau, diminuant insensiblement vers la circonférence de l'érysipèle, disparaissant momentanément par la pression du doigt. La peau comprimée reprend plus lentement son niveau et sa couleur morbide que dans l'érysipèle simple; soulevée par la tuméfaction du tissu cellulaire sous-cutané, la partie des tégumens affectée forme une tumeur large, dure et profonde; la douleur devient pongitive, la chaleur brûlante, les ganglions lymphatiques voisins s'enflamment, et un mouvement fébrile assez considérable a lieu. Si, vers le cinquième ou sixième jour, on voit la peau moins rouge et moins tendue se couvrir d'écailles farineuses, et le tissu cellulaire sous-cutané reprendre son volume primitif, l'érysipèle phlegmoneux se terminera par résolution : si, au contraire, la douleur devient pulsative, on ne tardera pas à découvrir quelques foyers de suppuration. Ces abcès, ouverts spontanément ou par une incision, donnent issue à un pus de bonne nature, et se cicatrisent en peu de jours. — 2e *degré*. Dans ce cas, l'érysipèle phlegmoneux occupe une plus grande étendue; la rougeur, la chaleur, les souffrances et la fièvre sont plus vives. Du sixième au neuvième jour, si l'inflammation est abandonnée à elle-même, des foyers purulens se forment, fusent çà et là sous la peau, et même entre les muscles. A leur ouverture, des lambeaux gangrénés du tissu cellulaire sortent avec la matière de la suppuration; des clapiers, des ulcérations et des trajets fistuleux s'établissent et fournissent un pus ichoreux et fétide. Quelquefois la peau décollée, amincie, devient grisâtre, et se renverse en dedans des bords des ulcérations. La membrane muqueuse de l'estomac et de l'intestin s'enflamme sympathiquement; et très-souvent les malades succombent épuisés par la diarrhée et par la suppuration abondante du tissu cellulaire sous-cutané. — 3e *degré*. Dès le début, les accidens sont encore plus intenses; dans l'espace de deux à trois jours l'inflammation acquiert son plus haut degré; la peau tendue, lisse et brillante, est d'un rouge vif, et ne conserve qu'un instant l'impression du doigt. Les souffrances de cette membrane provoquent celles des organes les plus importans; les désordres se multiplient et s'aggravent. Pouls fréquent et dur, douleurs violentes, agitation, insomnie, délire, soif, redoublement fébrile le soir. Vers le cinquième ou sixième jour, la peau enflammée prend une teinte bleuâtre ou violacée, perd sa sensibilité, se ramollit et se couvre de phlyctènes remplies de sérosité rougeâtre. Bientôt des escharres se forment (*érysipèle charbonneux, gangréneux* des auteurs), en même temps que plusieurs foyers de suppuration s'établissent. Dans les cas les plus heureux, les escharres se détachent et la plaie se cicatrise, après avoir duré un temps plus ou moins considérable. Le plus souvent les malades succombent aux progrès des inflammations de l'estomac, de l'intestin, du cerveau et de ses membranes, annoncées par les phénomènes suivans : langue couverte d'un enduit jaune-verdâtre, brunâtre ou même noir, d'abord humide, puis sèche et aride ; état fuligineux des gencives et des dents, haleine fétide ; vomissemens de matières bilieuses ; diarrhée, déjections involontaires noires et fétides ; pouls dur et fréquent ; réponses lentes et tardives ; vertiges, rêvasseries ; délire taciturne ; soubresauts des tendons, coma précurseur de l'agonie.

III. Érysipèle oedémateux. Dans cet état morbide, la tumeur, formée par la peau et le tissu cellulaire sous-cutané, s'élève et s'étend d'une manière lente et progressive. Au lieu de la tension de l'érysipèle phlegmoneux, elle offre la résistance de l'œdème ou de l'emphysème. La peau est unie et brillante, et si on la comprime avec le doigt, elle en conserve très-long-temps l'impression. Les bulles sont ordinairement plus petites et moins élevées que dans les érysipèles simple et phlegmoneux : elles apparaissent du troisième au cinquième jour, à compter du moment de la formation de la tumeur ; elles se rompent et sont remplacées par des croûtes minces et foncées qui ressemblent assez bien à celles de la petite vérole confluente. De toutes les terminaisons, celle par gangrène est la plus fâcheuse ; elle est annoncée par une douleur vive, une teinte rouge et luisante de la peau, qui devient bientôt livide et plombée. Les parties génitales de la femme, le scrotum chez l'homme, les jambes et les membres infiltrés des hydropiques, sont le siége le plus ordinaire de l'érysipèle œdémateux, qui se développe fréquemment à la suite des scarifications pratiquées sur la peau et le tissu cellulaire, distendus par l'accumulation morbide de la sérosité.

Si les différences d'organisation de la peau et du tissu cellulaire sous-cutané dans les diverses régions du corps les rendent plus ou moins aptes à être affectés d'un des états morbides que nous venons de décrire, d'un autre côté elles leur impriment des modifications qu'il importe de signaler.

1° *L'érysipèle de la face* est sans contredit le plus souvent observé. Il commence par la joue, les paupières ou les lèvres, et s'étend, avec plus ou moins de rapidité, à la moitié et le plus souvent à la totalité du visage. Le tissu lâche des paupières est tuméfié et comme œdémateux; les yeux sont fermés et larmoyans; le nez est enflé, les narines sont sèches, les lèvres boursouflées, les oreilles rouges et luisantes ; une salive abondante découle de la bouche, qui s'ouvre difficilement; quelquefois même l'inflammation de la peau se propage dans le pharynx et la caisse du tympan. Souvent, pendant que l'épiderme se détache en écailles furfuracées dans quelques points, la phlogose se soutient dans plusieurs autres, surtout sur le nez et sur le front; enfin, de tous les érysipèles, celui de la face est le plus sujet à la délitescence. Cette fâcheuse terminaison est le plus ordinairement précédée ou suivie de phlegmasies du cerveau ou de ses membranes, dont l'existence est annoncée par un assoupissement profond et léthargique, la mussitation, ou un délire furieux.

2° *L'érysipèle du cuir chevelu* offre toujours les caractères de l'érysipèle phlegmoneux. Les piqûres, les contusions, les plaies contuses, les incisions pratiquées sur les tégumens du crâne, en sont les causes les plus fréquentes. Il se manifeste ordinairement dans le voisinage du point irrité, et quelquefois du côté opposé, du sixième au dixième jour de la solution de continuité des tégumens. Au début, douleur sourde, puis vive à la tête; inflammation œdémateuse des tégumens du crâne, qui présentent une fluctuation molle et pâteuse. La peau, d'un rouge pâle, blanchit, s'enfonce sous la pression du doigt, conserve long-temps cette empreinte, et ne reprend que lentement sa couleur et son niveau primitifs. Le plus léger contact renouvelle ou accroît les souffrances, qui sont accompagnées d'un mouvement fébrile plus ou moins considérable; la tension des tégumens vers l'occiput, le gonflement du pavillon de l'oreille, rendent quelquefois le décubitus sur le dos ou sur le côté presque impossible. Si cette inflammation est abandonnée à elle-même, le cerveau s'affecte; il survient des frissons irréguliers, et le malade tombe dans un état comateux : la peau enflammée, amincie, s'entr'ouvre et donne issue à une grande quantité de pus, et à des lambeaux gangrénés de tissu cellulaire et de l'aponévrose occipito-frontale. La gangrène n'alteint presque jamais la peau du crâne, qui, suivant la remarque judicieuse de M. Dupuytren, est pourvue de vaisseaux indépendans de ceux qui se distribuent dans le tissu lamineux sous-épicrânien. Les jours suivans, de nouveaux foyers de suppuration s'établissent dans les points les plus déclives voisins du foyer de l'érysipèle; de nouveaux lambeaux du tissu cellulaire et de l'aponévrose se détachent; la suppuration est fétide et abondante; les os du crâne sont souvent mis à nu; enfin le délire, la diarrhée, et plusieurs autres symptômes des irritations cérébrales et gastro-intestinales annoncent que le cerveau et les organes digestifs se sont profondément affectés, à la suite d'une maladie déjà si grave par elle-même.

3° *L'érysipèle des mamelles*, chez les femmes, présente souvent tous les caractères de l'érysipèle phlegmoneux, au plus haut degré. L'impression du froid sur ces organes sécréteurs, peu de temps après la délivrance, l'irritation violente que la succion détermine lors d'un premier accouchement, en sont les causes les plus fréquentes.

4°. *L'érysipèle de la région ombilicale* a été principalement observé sur des nouveau-nés, dans les hôpitaux et les maisons d'enfans trouvés : il s'étend quelquefois jusqu'à la région hypogastrique et aux parties génitales. La gangrène est une des terminaisons de cette inflammation, qui, abandonnée à elle-même, est souvent mortelle. On attribue son développement à de violentes manœuvres exercées sur le cordon ombilical, à un mauvais régime, ou à l'insalubrité de plusieurs des établissemens où les nouveaux-nés sont rassemblés.

5° *L'érysipèle du scrotum* et celui du prépuce se terminent souvent par gangrène, peu de temps après leur invasion.

6° *L'érysipèle des membres* offre en général moins de danger que celui du tronc, à moins qu'il n'ait envahi la totalité de l'un d'eux; le plus souvent il est borné à la jambe. Lorqu'il s'est établi dans le voisinage des articulations, il provoque fréquemment l'inflammation des membranes synoviales. Si l'irritation s'est propagée au tissu cellulaire sous-cutané, les dimensions des parties peuvent être singulièrement augmentées. Nous avons vu le bras acquérir presque le volume de la cuisse.

Après avoir indiqué les principales particularités que l'érysipèle présente dans les diverses régions du corps, nous devons faire mention de l'*érysipèle général*. M. Renauldin rapporte en avoir observé un exemple chez une femme âgée de cinquante ans environ. Toute la peau du tronc et des membres était légèrement tuméfiée, et présentait une rougeur érysipélateuse très-intense; la face était la partie la moins affectée. La malade, qui se sentait comme dévorée par des flammes, fut promptement guérie par l'usage des apéritifs et des bains tièdes fréquemment répétés. L'auteur de cette observation ne dit point s'il a reconnu des bulles ou des phlyctènes à la surface de la peau enflammée, caractère qui distingue l'érysipèle de l'érythème. Il est donc possible que ce fait, d'ailleurs très-remarquable, se rattache plus spécialement à ce dernier état morbide. *Voyez* ÉRYTHÈME.

Le siége précis de l'érysipèle simple a été le sujet des recherches de plusieurs anatomistes. Il paraît que cette inflammation n'atteint ordinairement que la couche vasculaire la plus superficielle de la peau, mais qu'elle peut s'étendre à toute l'épaisseur de cette membrane. Suivant M. Ribes, dans l'érysipèle, les petites veines des tégumens sont principalement affectées, et les ramuscules des artérioles moins enflammées. Les vaisseaux lymphatiques sont eux-mêmes lésés à un moindre degré que les veines et les artères. La rougeur inflammatoire est surtout remarquable sur la tunique interne des petites veines dont la cavité est remplie par du pus. Lors de la terminaison de l'érysipèle par gangrène, les parois de ces vaisseaux sont noirs et se déchirent avec la plus grande facilité.

Outre ces dispositions morbides de la peau, on rencontre dans l'érysipêle phlegmoneux, les altérations suivantes : le pus est rassemblé en un ou plusieurs foyers, ou infiltré dans le tissu cellulaire, qui, dans d'autres points, est baigné par une sérosité sanguinolente. La peau, le tissu lamineux sous-cutané, les aponévroses, le périoste et des os superficiels peuvent être frappés de mort à la suite de cette phlegmasie. L'autopsie des cadavres a constaté également plusieurs désordres sympathiques propres aux inflammations cérébrales et gastro-intestinales, dont l'érysipèle avait provoqué le développement, dans des cas graves.

L'existence des bulles dans l'érysipèle le différencie de l'érythème. De nombreux caractères le séparent des autres maladies bulleuses, du pompholix et du pemphigus. Ajoutons qu'il nous semble impossible de le confondre avec le phlegmon, le furoncle, et l'anthrax, dont nous ne produirons pas ici les symptômes.

L'érysipèle simple et idiopathique est une maladie peu grave, si la peau n'est enflammée que dans une étendue peu considérable. Le pronostic est plus fâcheux lorsque l'inflammation des tégumens s'est développée sous l'influence de causes qui ont agi primitivement sur l'encéphale ou les organes digestifs. Les érysipèles phlegmoneux et œdémateux sont, en général, accompagnés d'un plus grand danger ; il en est de même des érysipèles de la face et de ceux du cuir chevelu, qui fréquemment sollicitent le développement des phlegmasies cérébrales ou gastriques.

On a vu une pleurésie, une péripneumonie, et quelquefois un rhumatisme, ou la goutte, être heureusement remplacés par un érysipèle survenu peu de temps après leur invasion ; mais, quelquefois aussi, l'apparition de cette phlegmasie, dans de semblables circonstances, a augmenté le nombre et l'intensité des phénomènes morbides. Regarder l'érysipèle comme un heureux effort de la nature, dans le premier cas, ne conduirait-il pas à admettre l'existence d'une puissance désorganisatrice dans le second ? La disparition subite de l'érysipèle est toujours un accident du plus fâcheux caractère ; elle est souvent déterminée par le développement accidentel d'une autre inflammation plus étendue, plus intense, ou qui affecte un organe plus important à la vie.

Lorsque la cause qui a produit un léger érysipèle, a directement agi sur la peau, des lotions répétées avec l'eau tiède, les décoctions de racine d'althéa, de feuilles de mauve ou de sureau, ou faites avec une solution de gomme arabique, etc., diminuent le sentiment de tension qui accompagne cet état morbide. Les corps gras sont toujours nuisibles ; ils se rancissent aussitôt qu'ils sont en contact avec la peau brûlante et enflammée. Ces moyens locaux, quelques boissons délayantes, et un régime antiphlogistique conduisent rapidement à la guérison. Si la phlogose est plus intense et plus étendue, et si, à l'affection locale, se joignent des symptômes inflammatoires généraux, tels qu'une chaleur ardente et universelle, la sécheresse de la bouche et de la langue, la fréquence, la dureté et l'élévation du pouls, etc., on ouvrira sur-le-champ une des veines du bras, ou la saphène, si l'érysipèle occupe la face ou le cuir chevelu. Une saignée locale, pratiquée ensuite à une certaine distance du point enflammé, assure et augmente les heureux effets de la saignée générale. Lors de l'érysipèle de la face, après l'emploi des émissions sanguines, les pédiluves sinapisés et les vésicatoires aux jambes, déterminent une utile dérivation vers les membres inférieurs. Dans de semblables circonstances on doit prescrire, à l'intérieur, l'eau d'orge acidulée avec le sirop de vinaigre, la limonade, le petit-lait, ou quelque autre boisson antiphlogistique.

Depuis Desault, la plupart des pathologistes français conseillent d'administrer l'émétique, dès le début de l'érysipèle. C'est un moyen dangereux lorsqu'il existe une gastro-entérite concomitante, annoncée par les phénomènes morbides de la *phléthore bilieuse*, de l'*embarras intestinal* ou *gastrique*, de la *fièvre bilieuse*, etc., etc., bien que ce soit précisément dans ces circonstances qu'il ait été le plus recommandé. Il produit, au contraire, une dérivation salutaire, lorsqu'on n'observe aucun des signes de la gastro-entérite, et, en particulier, dans le traitement des érysipèles développés à la suite des plaies de tête.

Si l'érysipèle simple a été précédé par les symptômes de l'inflammation de l'estomac et de l'intestin, s'il est un des résultats secondaires de l'irritation de ces viscères, les saignées locales, à l'épigastre, devront être employées de préférence aux émétiques et aux purgatifs, qui aggravent les désordres s'ils ne les guérissent, et tendent, en outre, à produire une funeste métastase. Dans l'érysipèle symptomatique, les résolutifs sont inutiles ou nuisibles. C'est ainsi, qu'après l'application de linges froids ou trempés dans des solutions acidulées par le vinaigre, par les acétates de plomb, de cuivre, etc., on a vu l'érysipèle disparaître tout à coup, et être suivi d'une inflammation du cerveau ou de ses membranes.

L'*érysipèle ambulant* présente une indication particulière. Il faut le fixer, par l'application d'un vésicatoire, sur le lieu qu'il occupe, ou sur un de ceux où il s'était primitivement établi, en même temps qu'on combat directement l'inflammation des viscères, ou celle de leurs membranes, si sa disparition l'avait entraînée.

L'*érysipèle intermittent* est une maladie très-rare : quelque soit le type qu'il affecte, il cède rapidement à l'usage du quinquina ou du sulfate de quinine, administré comme dans les fièvres intermittentes.

Dans l'*érysipèle phlegmoneux* des membres, après avoir pratiqué, dès le début, une ou plusieurs saignées générales, on appliquera, non loin des limites de l'inflammation, un nombre de sangsues proportionné à son étendue et à son intensité. Pour faciliter l'écoulement du sang et diminuer l'irritation locale, on plongera les malades dans un bain tiède; les parties affectées seront ensuite recouvertes de cataplasmes émolliens et narcotiques. Par cette méthode, on prévient souvent la terminaison de l'inflammation par suppuration ou par gangrène. Si, malgré ces moyens, ou faute de les avoir employés à temps, des abcès se sont formés, on les ouvrira dès que la fluctuation sera sensible, afin d'éviter les fusées purulentes, les décollemens de la peau, etc. (*Voyez* ABCÈS). Si la gangrène s'est déclarée dans un ou plusieurs points d'un membre frappé par un vaste érysipèle phlegmoneux; si le cerveau, l'estomac ou l'intestin, sont le siége de lésions sympathiques plus ou moins graves, débridez largement la peau enflammée, et combattez l'irritation partout où la gangrène ne s'est pas encore établie. Les toniques, les antiseptiques, les cordiaux, les décoctions de quinquina, de polygala, ect., aggraveraient les lésions du cerveau et des organes digestifs : le débridement et les émissions sanguines peuvent seuls arrêter les progrès de l'affection locale qui a suscité et tend à entretenir les lésions sympathiques. *Voyez* GANGRÈNE.

On chercherait en vain à remédier aux accidens produits par l'érysipèle du cuir chevelu, par l'emploi exclusif des saignées, des délayans et des applications émollientes et résolutives. Une incision cruciale qui intéresse à la fois la peau, le tissu cellulaire et l'aponévrose occipito-frontale, peut seule faire cesser l'étranglement douloureux occasioné par le soulèvement et la tension de cette membrane fibreuse. On aura soin de placer de la charpie entre les lèvres des lambeaux, afin d'empêcher leur réunion, qui ne doit avoir lieu que lorsque le cuir chevelu sera complètement détuméfié. Vingt-quatre heures après l'incision, les malades sont ordinairement soulagés. On a vu même des accidens graves, tels que le délire et d'autres symptômes propres aux irritations cérébrales, disparaître dans le même laps de temps. Les tégumens du crâne deviennent bientôt moins sensibles au toucher, et se couvrent de petites écailles farineuses. Cette desquamation est quelquefois accompagnée de la chute des cheveux.

Si l'œdème a précédé l'inflammation de la peau, l'*érysipèle œdémateux* exige surtout le traitement de cette hydropisie (*voyez* OEDÈME); si, au contraire, l'accumulation morbide de la sérosité dans le tissu cellulaire sous-cutané s'est manifestée en même temps que l'inflammation à la peau, le traitement de l'érysipèle phlegmoneux est applicable à cette dernière espèce.

Nous avons, à dessein, relégué à la fin de cet article l'énoncé de quelques opinions émises, à diverses époques, sur l'érysipèle, et l'indication de plusieurs distinctions établies qui nous semblent aujourd'hui inutiles ou inexactes. Par analogie, Hippocrate a pu donner le nom d'érysipèle à des inflammations de la vessie et de l'utérus; mais ces phlegmasies et celles des principaux organes de l'économie, ayant reçu depuis des noms spéciaux, si l'on ne veut tout confondre, il est impossible d'admettre et de décrire, avec Cullen et J.-P. Frank, des érysipèles du cerveau, du poumon, etc. L'érysipèle a été nommé par quelques pathologistes *vrai*, *légitime*, *bilieux*, ou *érysipèle proprement dit*, lorsqu'il parcourait régulièrement ses périodes; *faux* ou *bâtard*, lorsqu'il était compliqué de phlegmon ou d'œdème; enfin, suivant que l'inflammation des tégumens était plus ou moins grave, qu'elle survenait dans le cours d'une autre maladie, qu'elle était produite par une cause externe, que la résistance de la peau ou du tissu cellulaire sous-cutané approchait plus ou moins de celle du squirrhe, l'érysipèle a été qualifié, par plusieurs auteurs, de *benin* ou *malin*, de *secondaire*, *accidentel*, *squirrheux*, etc. Ces dénominations, mauvaises en elles-mêmes, rappellent des distinctions trop peu importantes pour être conservées. En attribuant l'érysipèle à la présence de la *bile*, à *des saburres dans les voies digestives*, à *une acrimonie des humeurs*, à *un principe érysipélateux*, etc., les classiques modernes, ne nous paraissent pas avoir été plus heureux dans leur théorie que Galien, qui pensait que l'érysipèle était une fluxion humorale produite par une bile jaune fortement échauffée; que Van Helmont qui l'attribue à un apostème tout de feu dans lequel brûle un esprit vital, etc. Nous avons montré, dans le cours de cet article, que pendant la durée de l'érysipèle, le cœur, les organes digestifs, le cerveau et ses membranes, pouvaient devenir le siége de lésions plus ou moins graves. Or, c'est pour avoir méconnu ces affections sympathiques, et groupé abstractivement les symptômes qu'elles produisent, que J.-P. Frank, M. Pinel et plusieurs modernes ont été conduits à admettre des érysipèles compliqués avec des *fièvres essentielles*, *inflammatoires*, *bilieuses*, *adynamiques* ou *putrides*, *ataxiques* ou *nerveuses*, etc. Enfin, si nous n'avons pas fait mention des égards que l'on doit aux constitutions médicales, dans le traitement de l'érysipèle, c'est que l'observation clinique et l'étude de la physique nous ont prouvé que tout ce qu'on a écrit sur ces constitutions et sur la *physionomie particulière*, le *génie commun*, *l'air de famille* qu'elles impriment à toutes les maladies, est vague et tout-à-fait hypothétique.

Quelques pathologistes ont décrit, comme une variété de l'érysipèle, une inflammation de la peau, en forme de ceinture, principalement caractérisée par une légère tuméfaction, une rougeur pâle, surmontée de vésicules très-rapprochées, blanches ou rouges, avec sentiment de tension, chaleur et douleur brûlante, dans la partie affectée. (*Voyez* ZONA.) Callisen et plusieurs modernes ont regardé l'exanthème connu sous le nom d'*érythème*, comme le premier degré de l'inflammation érysipélateuse. Nous l'en avons séparé, à l'exemple de Bateman. *Voyez* ÉRYTHÈME.

(P. BAYER.)

ÉRYTHÈME, s. m.; *erythema*, ἐρύθημα, du verbe ἐρυθαίνω, je rougis; nom donné à une phlegmasie superficielle de la peau, principalement caractérisée par une rougeur et une chaleur morbides, dans une certaine étendue de cette membrane, sans développement marqué et persistant de papules, de bulles, de vésicules ou de pustules. C'est le sixième genre de l'ordre des exanthèmes de Willan et Bateman; il renferme un grand nombre de variétés établies d'après les formes multipliées de cette phlegmasie. Nous proposons deux autres divisions fondées sur un point de vue plus pratique que celui qui a servi de guide aux auteurs anglais.

Érythème idiopathique. — Le frottement répété de deux surfaces contiguës du corps, chez les individus doués de beaucoup d'embonpoint, donne quelquefois lieu au développement de cette maladie, au-dessous des mamelles, aux aisselles, aux aines et à la partie supérieure des cuisses; le contact des fleurs blanches, des flux gonorrhéique et dysentérique, celui des urines et des matières fécales, sur certaines régions du corps (*eryth. intertrigo*, Sauvages); le calorique (*eryth. ambustio*, Sauv.), ou sa soustraction (*eryth. pernio*, Sauv.); la marche ou l'équitation prolongées, le décubitus constant sur une même partie (*eryth. paratrima*, Sauv.); la piqûre d'une aiguille, d'un insecte (*eryth. à punctura*, Sauv.); la distension morbide de la peau par un œdème ou par l'anasarque (*eryth. læve*, Batem.), produisent fréquemment cette légère phlegmasie qui est décrite, dans quelques auteurs, sous le nom de *rougeurs* ou d'*efflorescences cutanées*.

L'érythème idiopathique, très-rarement accompagné de phénomènes morbides généraux ou secondaires, est caractérisé par de la rougeur, de la chaleur, de la démangeaison, et quelquefois même par de la cuisson, dans la partie de la peau affectée. Ordinairement peu étendue, cette phlegmasie superficielle se termine rapidement par résolution, ou fournit, pendant quelques jours, une humeur d'une odeur particulière et désagréable. Plus tard, l'épiderme s'exfolie, et se détache en petites lamelles furfuracées. De semblables rougeurs inflammatoires, développées aux fesses et aux parties génitales, chez les enfans, ont été regardées comme un symptôme de syphilis par des observateurs superficiels : une connaissance exacte des caractères distinctifs de l'érythème et des syphilides, et celle de leur mode de développement, rendent cette méprise impossible. Ajoutons, pour terminer ce qui a trait à l'érythème idiopathique, qu'il guérit en peu de jours, par l'emploi des bains tièdes et des lotions émollientes; qu'on diminue souvent la douleur et la sécrétion morbide en couvrant de poudre de lycopode la peau enflammée; et qu'il doit être combattu par des topiques froids, mucilagineux, et surtout par les moyens employés dans le traitement des hydropisies, s'il est survenu à la suite de l'œdème ou de l'anasarque.

— L'*érythème symptomatique* peut apparaître sur toutes les régions du corps; mais il se manifeste le plus ordinairement sur la face, le cou, les bras et la poitrine, dans le cours d'un grand nombre de phlegmasies, et spécialement pendant la durée des gastro-entérites aiguës. Les phénomènes morbides, indiqués par quelques pathologistes comme *précurseurs* de cette phlegmasie, lui sont étrangers : ils appartiennent aux lésions variées qui ont provoqué son développement. C'est pour n'avoir pas fait une remarque aussi simple, que Willan et Bateman, par exemple, ont mis au nombre des caractères de l'érythème quelques-uns des symptômes des inflammations gastriques, ou intestinales. La forme, l'étendue, les teintes des *rougeurs morbides*, propres à cet exanthème, ont été étudiées et gravées par les deux auteurs que nous venons de citer, avec une minutieuse exactitude, que je ne blâmerais pas, s'ils avaient porté une attention aussi scrupuleuse dans l'examen des organes qui sympathisent avec les tégumens. Tantôt (*eryth. fugax*, Batem.; *maculæ volaticæ*, Sennert) les rougeurs se présentent sous la forme de taches superficielles et irrégulières, avec augmentation de la chaleur normale de la peau, et disparaissent, sans desquamation sensible, peu de temps après leur formation. Quelquefois (*eryth. marginatum*, Batem.) ces taches sont arrondies, d'un rouge animé, plus enflammées vers leur circonférence, qui est rude, proéminente, et légèrement *papuleuse*. Après quelques jours de durée, elles guérissent comme les premières. Enfin, le développement des papules peut être encore plus prononcé dans d'autres taches (*eryth. papulatum*); elles sont irrégulières, d'un rouge plus foncé, et leur surface reste rude et papuleuse pendant trente-six ou quarante-huit heures. Ces trois variétés de l'érythème existent sans gonflement appréciable de la peau dans les points affectés; il n'en est pas de même des deux variétés suivantes (*eryth. tuberculatum, eryth. nodosum*, Batem.) Dans l'une, ces taches inflammatoires et symptomatiques sont larges, irrégulières, très-enflammées, proéminentes, et ne se dépriment que dans l'espace d'un septénaire environ. Dans l'autre, elles sont également larges, enflammées et proéminentes; mais elles offrent une forme particulière; elles sont *ovales*, et persistent au moins neuf ou dix jours avant de se terminer par résolution. A ces variétés de l'érythème symptomatique, qui expriment autant de nuances de l'irritation de la peau, on doit en ajouter une autre que j'ai plusieurs fois observée; c'est l'*érythème général*, dont la plupart des auteurs n'ont pas parlé, et qui a été décrit sous le nom d'*érysipèle* par ceux qui n'en ont connu que le degré le plus élevé. Dans cet état morbide, la rougeur inflammatoire de la peau est toujours superficielle, sans gonflement appréciable de cette membrane, et sans développement de bulles ou de phlyctènes à sa surface. Cette teinte rouge des tégumens, inégalement répartie sur les diverses régions du corps, est quelquefois peu différente de la couleur naturelle de cette membrane. La peau est sèche, et sa chaleur plus ou moins prononcée est toujours au-dessus de celle de l'état normal. La plus grande durée de cet exanthème est d'un septénaire; il peut être continu, intermittent, ou apparaître momentanément lors des exacerbations, des paroxysmes des gastro-entérites et de quelques inflammations aiguës des viscères. Il disparaît après la mort, et quelquefois même à ses approches. Chez les convalescens, il se termine constamment par résolution. Elle est suivie de la chute de l'épiderme, et quelquefois de celle des cheveux : phénomènes qui ne sont souvent sensibles qu'un ou deux septénaires après la disparition de la rougeur des tégumens. Considéré sous le rapport de la physiologie pathologique, l'érythème sympathique prouve les connexions de la peau avec plusieurs organes importans, et surtout avec la membrane muqueuse des voies digestives. Les phénomènes morbides plus ou moins graves qui le précèdent, ceux qui l'accompagnent, ceux qui persistent après sa disparition, tels que l'anorexie, la faiblesse, l'abattement, les douleurs aiguës dans les membres, la fièvre hectique, etc., indiqués par Bateman comme caractères de l'érythème, lui sont étrangers, et doivent être rapportés aux lésions qui ont provoqué son développement. Ce ne serait qu'autant que cette phlegmasie de la peau serait générale, qu'elle pourrait devenir le foyer de nouveaux phénomènes morbides sympathiques.

Je n'insisterai pas sur le diagnostic de cette inflammation ; il faudrait mettre ses principaux caractères en opposition avec les symptômes de la rougeole, de la scarlatine, et surtout avec ceux de la roséole et de l'érysipèle, qui ont été ou qui seront exposés dans des articles spéciaux, que le lecteur devra consulter comparativement. Le défaut d'analyse physiologique a conduit Bateman à émettre des opinions erronées sur le pronostic et le traitement de l'érythème. Ce qu'il dit de la gravité de cette maladie doit être rapporté uniquement aux lésions qui la produisent, et dont il a méconnu le siége et la nature. Ses vues thérapeutiques sont vagues ; il conseille tour à tour les acides minéraux, les diaphorétiques, les laxatifs, les toniques, etc., moyens dont l'usage empirique serait le plus souvent nuisible. L'érythème doit être combattu par les antiphlogistiques, quelle que soit sa forme ; et par la saignée lorsqu'il est général. Les lésions qui précèdent ou accompagnent son développement réclament des moyens particuliers indiqués aux articles ANGINE, GASTRITE, GASTRO-ENTÉRITE, etc.

Avant de terminer cet article, nous devons faire remarquer que les auteurs n'ont pas tous attaché le même sens au mot érythème. Ἐρύθημα signifie simplement *rougeur morbide* dans Hippocrate ; il est synonyme d'érysipèle idiopathique dans Sauvages ; d'après Cullen, il désigne une légère inflammation de la peau, sans fièvre concomitante ou secondaire : suivant Callisen, c'est le plus faible degré de l'érysipèle; enfin, l'*érythème* mercuriel des docteurs Mullin et Spens est une variété de l'eczéma. (P. RAYER.)

ÉRYTHROIDE, adj., *erythoides*, de ἐρυθροειδής, rougeâtre. On a appelé *tunique érythroïde* le dartos et l'enveloppe que le crémaster forme au testicule. (A. B.)

ESCHARE, s. f., *eschara*, ἐσχάρα; partie quelconque du corps privée de vie, soit par l'application d'un cautère actuel, ou d'un caustique, soit par une contusion très-violente, soit par la gangrène. La couleur, la consistance, l'odeur, l'étendue des escharres, le temps nécessaire pour leur séparation, présentent de nombreuses différences suivant les parties qu'elles envahissent et les causes qui les ont produites. *Voyez* CAUTÉRISATION, GANGRÈNE. (MARJOLIN.)

ESCHAROTIQUE, adj. pris substantiv., *escharoticus*; médicament caustique propre à produire des escharres. *Voyez* CAUSTIQUE, CAUTÉRISATION. (MARJOLIN.)

ESPÈCES, s. f., pl. On donne ce nom, en pharmacie, à des végétaux ou des parties de végétaux desséchés, ayant des propriétés physiques et un mode d'action analogues, et que l'on conserve ainsi mélangés pour l'usage. Les espèces servent à préparer des infusions et des décoctions avec lesquelles on fait des tisanes, des lotions, des bains, des gargarismes, des collyres, des injections, etc. Elles doivent être séchées avec soin, et conservées dans des vases bien bouchés, à l'abri de l'humidité et de la lumière, et renouvelées fréquemment, afin de ne point s'altérer. Nous allons indiquer la composition des espèces principales.

ESPÈCES ÉMOLLIENTES. Elles se composent des feuilles sèches de mauve, de guimauve, de bouillon blanc, de pariétaire et de séneçon. Ces espèces sont spécialement destinées pour l'usage externe. On prépare, avec une poignée de ces feuilles que l'on fait bouillir pendant une heure dans deux livres d'eau, une décoction que l'on emploie pour faire des fomentations, des injections, des lavemens, qui conviennent dans les différens cas d'inflammation. Pour l'usage interne, on se sert des suivantes.

ESPÈCES PECTORALES. Fleurs desséchées de mauve, de violette, de tussilage, de coquelicot; feuilles de capillaire et d'hyssope. Ces espèces servent à préparer, par le moyen de l'infusion, des tisanes adoucissantes, qui, édulcorées avec du sucre ou un sirop quelconque, peuvent être prescrites dans la pneumonie ou le catarrhe pulmonaire peu intense. Il en est de même des *fruits béchiques*, tels que les dattes, les jujubes, les figues et les raisins secs. On les emploie dans les mêmes circonstances : leur décoction forme une boisson très-agréable.

ESPÈCES AMÈRES. Les sommités de petit chêne, de fumeterre et de petite centaurée, les feuilles de menyanthe, les fruits de houblon, composent les espèces amères. Par le moyen de la décoction, on en prépare des tisanes toniques, spécialement indiquées dans certaines maladies chroniques, telles que les scrofules, la convalescence des fièvres de long cours, etc. Lorsqu'il s'agit de rendre à l'estomac et aux autres organes de l'économie animale le degré d'excitabilité qui leur est nécessaire.

ESPÈCES AROMATIQUES OU STIMULANTES. Telles sont les sommités de sauge, de mélisse, de thym, de serpolet, d'origan, d'hyssope, de menthe poivrée et d'absinthe. C'est par infusion dans des vaisseaux clos que l'on fait les boissons aromatiques. Elles doivent être administrées chaudes. Tantôt elles déterminent une excitation générale, tantôt elles semblent concentrer plus particulièrement leur action sur un organe, et agissent comme emménagogues, sudorifiques, diurétiques, etc. C'est à ces espèces que l'on doit rapporter celles que l'on désigne sous les noms :

1° D'*espèces apéritives ou diurétiques* : les racines de persil, d'ache, de fenouil, d'asperge, de fraisier et de petit houx ;

2° D'*espèces anthelmintiques*, qui se composent des sommités fleuries d'absinthe, de tanaisie et de camomille romaine ;

3° D'*espèces sudorifiques* : les bois de gaïac et de sassafras râpés, les racines de salsepareille et de squine, coupées menu, composent les espèces sudorifiques. Pour préparer la tisane sudorifique, on prend deux onces de gaïac râpé, autant de salsepareille et de squine, que l'on fait macérer pendant douze heures, puis bouillir à vaisseau clos dans trois pintes d'eau, jusqu'à réduction d'un tiers ; on ajoute ensuite trois gros de bois de sassafras râpé, que l'on fait infuser pendant une heure. Cette boisson s'administre dans la syphilis, le rhumatisme et la goutte chroniques.

ESPÈCES ASTRINGENTES. Elles sont formées des racines de bistorte et de tormentille, des écorces de grenade et des pétales de roses rouges. Leur décoction est employée pour l'usage interne et externe : on en prépare des tisanes, des injections, des collyres, etc.

Le nouveau Code des médicamens de Paris range aussi parmi les *espèces*, 1° les graines de Cucurbitacées, vulgairement connues sous le nom de *semences froides*, telles que celles de courge, de citrouille, de melon et de concombre, avec lesquelles on prépare des émulsions adoucissantes; 2° les diverses espèces de farines, telles que les *farines émollientes*, faites avec la graine de lin, de seigle et d'orge; les *farines résolutives*, qui se composent des graines de trigonelle, de fève, d'orobe et de lupin blanc. (A. RICHARD.)

ESPRIT, s. m., *spiritus*. Ce mot, dans le langage métaphysique, désigne tantôt la force intelligente de l'homme, prise dans un sens général ou abstrait, tantôt une des modifications de cette même force par laquelle on saisit avec vivacité certains rapports des objets. On donna un corps, une forme à cette simple propriété, et le nom qu'on lui imposa fut tiré de la comparaison qu'on fit de cet être prétendu avec un souffle (*spiritus*), avec le corps le plus subtil qui puisse échapper à nos sens. De ces fausses idées viennent toutes les rêveries des philosophes et du vulgaire sur l'esprit et les esprits.

Les médecins, pour expliquer des phénomènes relevés de l'économie animale, qu'il suffisait d'observer, ont jadis admis l'existence d'esprits qu'ils appelaient animaux, parce qu'ils présidaient aux fonctions communes à l'homme et à l'animal. Les *esprits animaux* étaient considérés comme une matière subtile, sécrétée, suivant les uns, dans la glande pituitaire; formée, suivant les autres, des particules éthérées de l'atmosphère, qui se mêlent au sang dans les poumons, et en sont ensuite séparées par le cerveau; suivant d'autres, enfin, tenant de la nature de la lumière, ou dépendant de l'oxygène, ou des fluides électriques, etc. Cette matière subtile, en se répandant, au moyen des nerfs, dans toute l'économie, y produisait les phénomènes de sensibilité, de contraction et de chaleur qu'on observe. Les esprits vitaux d'Hoffmann, de Morton, etc.; le fluide nerveux de Haller et des modernes, ne sont que la même hypothèse adoptée pour se rendre compte de phénomènes dont on ne connaît pas plus pour cela la cause première, hypothèse qu'il faut rejeter par conséquent.

Les chimistes ont aussi adopté le mot *esprit* pour désigner les substances volatiles qui s'échappent des corps, particulièrement ceux qu'on obtient par la distillation. On distinguait des esprits inflammables, des esprits acides, alcalins; mais, sous ce nom, on confondait une foule de substances qui n'avaient entre elles d'autre rapport que celui de la volatilité : telles sont les suivantes.

ESPRIT ACIDE. Acide volatilisé pendant la distillation d'un ou de plusieurs corps : quelquefois on donnait ce nom aux acides affaiblis.

ESPRIT ALCALIN OU ESPRIT DE SEL AMMONIAC. C'est le gaz ammoniac.

ESPRIT ARDENT. Alcohol très-rectifié. On appelait *esprit ardent de canelle, de roses*, l'alcohol à 28° et 33°, distillé sur l'écorce concassée de canelle, sur les pétales macérées de roses.

ESPRIT AROMATIQUE. Produit de la distillation de l'alcohol sur une ou plusieurs substances. Tels sont l'*esprit carminatif de Sylvius*, ou alcohol distillé sur les racines d'angélique, d'impératoire, de galanga mineur, sur les baies de laurier, les semences d'angélique, de livèche, d'anis, la cannelle, l'écorce d'orange, les girofles, le gingembre, la muscade, le maïs et les feuilles de romarin, de marjolaine, de rue et de basilic. — L'*esprit de castoréum*, ou alcohol rectifié, distillé sur du castoréum récent, sur les fleurs de lavande récentes, la cannelle fine, les feuilles de sauge, de romarin, le macis, les girofles. — L'*esprit de cochléaria*, ou alcohol à 22°, distillé sur les feuilles de cochléaria et sur la racine de raifort fraîche. — L'*esprit de citron, de genièvre*, ou alcohol à 22°, distillé sur l'épiderme du citron, sur les baies de genièvre. — L'*esprit de framboise*, ou alcohol à 33°, distillé sur une partie de framboises qui ne sont pas très-mûres. — L'*esprit de lavande*, ou alcohol à 18°, distillé sur les sommités fleuries de la lavande. — L'*esprit huileux aromatique*, ou alcohol rectifié, distillé sur des écorces d'orange et de citron, sur la vanille, le macis, les girofles, la canelle fine, le sel ammoniac, l'eau de canelle simple, et le sous-carbonate de potasse, etc. — Les eaux distillées spiritueuses sont autant d'esprits aromatiques. *Voyez* EAUX DISTILLÉES SPIRITUEUSES.

ESPRIT DÉPHLOGISTIQUÉ. C'est le chlore.

ESPRIT D'ÉTHER. On a quelquefois donné ce nom aux divers éthers alcoholisés.

ESPRIT DE GRAIN. Alcohol obtenu par la fermentation des graines céréales.

ESPRIT DE MINDÉRÉRUS. C'est l'acétate d'ammoniaque.

ESPRIT DE NITRE. C'est l'acide nitrique affaibli.

ESPRIT DE NITRE DULCIFIÉ. C'est un mélange d'alcohol et d'acide nitrique.

ESPRIT RECTEUR. Boërhaave donnait ce nom au principe de l'odeur qui se manifeste dans les corps. *Voyez* AROME.

ESPRIT DE SEL. C'est l'acide hydrochlorique dissous dans l'eau. Lorsque cet acide y était très-concentré, on l'appelait *esprit de sel fumant*.

ESPRIT DE SEL DULCIFIÉ. Mélange d'acide hydrochlorique et d'alcohol.

ESPRIT DE SOUFRE. C'est l'acide sulfureux.

ESPRIT DE SUCCIN. C'est l'acide succinique huileux, obtenu par la distillation du succin.

ESPRIT DE SUIE. Acide acétique huileux obtenu par la décomposition de la suie à feu nu.

ESPRIT DE VÉNUS. C'est le vinaigre radical, ou acide acétique concentré.

ESPRIT DE VIN. C'est l'alcohol obtenu par la distillation des matières qui ont éprouvé la fermentation spiritueuse.

ESPRIT DE VINAIGRE. C'est l'acide acétique.

ESPRIT DE VITRIOL. C'est l'acide sulfurique étendu d'eau.

ESPRIT VOLATIL. On a donné ce nom au sous-carbonate d'ammoniaque nitreux, provenant de la décomposition des substances animales et végétales qui contiennent de l'azote et que l'on soumet à l'action du calorique : tels sont les *esprits de corne de cerf, de crâne humain, de crapaud, de vipère*, qui ne diffèrent point entre eux. (R. D.)

ESQUILLE, s. f., *schida*, *assula*. On donne ce nom aux fragmens qui se détachent d'un os dans les fractures comminutives. Quelquefois aussi on a appelé de la sorte les portions d'os qui se séparent dans les cas de nécroses. (J. CLOQUET).

ESQUINANCIE, s. f. *cynanche*, synonyme d'ANGINE. Quelques auteurs, et surtout le vulgaire, ne donnent ce nom qu'aux angines ou maux de gorge très-violens. (R. D.)

ESSENCE, s. f. *essentia*; ce qui constitue la nature d'une chose, ce qui fait qu'elle est. L'essence, ou la cause prochaine de la vie, des maladies, comme celle de tous les phénomènes de la nature, a été l'objet des recherches et des divagations des médecins et des philosophes. L'inutilité de tentatives qui ne peuvent qu'égarer l'esprit humain dans des routes où il manquera probablement toujours de guides sûrs, a fait revenir à une méthode plus appropriée à la faiblesse de nos moyens, à l'observation des rapports qui existent entre les phénomènes et les dispositions organiques des corps, à la recherche des conditions matérielles. Telle est maintenant, pour les phénomènes physiologiques et morbides, la seule cause, la seule essence qu'on puisse rechercher et reconnaître. Au delà tout est vague, arbitraire, hypothétique.

En chimie et en pharmacie, le nom d'essence a été donné à des produits différens, à l'huile essentielle ou volatile que l'on trouve dans la plupart des végétaux aromatiques, aux teintures alcoholiques, quelquefois à des alcoholats par distillation, et même à d'autres composés. Quelques préparations portent le nom spécial d'essences; telles sont : l'*essence anti-hystérique de Lemort*, ou alcohol concentré distillé sur du castoreum, de l'assa fœtida, de l'huile de succin, des huiles volatiles de sabine et de rue, du camphre et du sous-carbonate d'ammoniaque huileux; l'*essence carminative de Wedelius*, l'*essence céphalique*, l'*essence royale*, qui sont des teintures aromatiques et excitantes, etc. *Voyez* HUILE ESSENTIELLE, TEINTURE. (R. D.)

ESSENTIEL, adj. *essentialis*, qui a rapport à l'essence d'une chose, qui en est inséparable. On a désigné ainsi certains principes des végétaux qu'on regarda comme cause de leurs principales propriétés, telles sont les *huiles essentielles*, les *sels essentiels*.

On donne, en pathologie, le nom d'essentiel à tout symptôme caractéristique, pathognomonique d'une maladie, mais ce symptôme peut ne pas exister quoique la maladie ait réellement lieu. Il me semble que d'après la signification du mot essentiel, on ne devrait l'appliquer qu'aux symptômes sans lesquels l'affection n'existerait pas, qui servent à la constituer; telles sont les maladies dont nous ignorons, dans l'état actuel de la science, la nature ou la cause organique, et que nous ne connaissons que par un groupe de symptômes qui se présentent constamment dans les mêmes rapports. On a aussi appelé essentielles les fièvres qu'on a prétendu exister indépendamment de toute lésion locale, qu'on a supposé résider dans tout l'organisme, par opposition aux fièvres secondaires, symptomatiques d'une altération organique locale. *Voyez* FIÈVRE. (R. D.)

ESSERA*, s. m. *sora, sare;* nom donné par les médecins arabes, à une maladie qui est évidemment une variété de l'urticaire. L'essera est principalement caractérisé par des taches exanthématiques sensiblement élevées au-dessus du niveau de la peau, d'une couleur rouge peu animée, presque blanches à leur centre, et accompagnées de démangeaisons insupportables. (*Voyez* PORCELAINE, URTICAIRE.) Castelli a méconnu le véritable caractère de l'essera, qui n'a point échappé à Blancard. Sauvages et Planck ont exposé exactement les principaux symptômes de cette maladie; mais ils l'ont séparée sans motif de l'urticaire. Enfin, c'est sans le moindre fondement que cette phlegmasie a été rapportée à l'épynictide par Forestus, à l'hydroa par Lorry, et qu'Alberti en a décrit une prétendue variété sous le nom d'*essera scorbutique.* (P. RAYER.)

ESSOUFLEMENT, s. m. *anhelatio.* *Voyez* ANHÉLATION.

ESTOMAC, s. m., *ventriculus.* On appelle ainsi l'organe principal de la digestion, espèce de réservoir musculo-membraneux, allongé, conoïde, courbé de devant en arrière et de haut en bas dans le sens de sa longueur, déprimé légèrement sur deux faces opposées, se continuant d'un côté avec l'œsophage, de l'autre avec le duodénum.

L'estomac est situé au dessous du diaphragme, entre le foie et la rate, au-dessus du grand épiploon, derrière les fausses côtes gauches, occupant, à la partie supérieure de l'abdomen, l'épigastre et une portion de l'hypocondre gauche, et destiné à fluidifier, à convertir en chyme les alimens avant de les transmettre aux intestins.

Le volume de ce viscère est très-exposé à changer dans les diverses circonstances de la vie, en sorte que bien souvent il n'est plus caché par les fausses côtes, mais qu'il descend au-dessous d'elles, derrière les parois abdominales : c'est ce qui arrive en particulier lorsqu'il est distendu par les alimens. En général aussi, l'estomac est plus ample chez les individus qui mangent beaucoup que chez les autres personnes.

Son plus grand diamètre est transversal; le petit, qui est vertical, diminue graduellement en allant de l'œsophage vers le duodénum. Ses deux orifices sont considérablement rétrécis, et sont dirigés en haut et en arrière.

Sa direction est communément presque transversale, et seulement un peu oblique en bas, à droite et en avant, en sorte que son extrémité droite est un peu antérieure et inférieure à la gauche. Lorsque le viscère est rempli par des alimens, cette obliquité augmente encore, et l'estomac se rapproche de la direction verticale.

On distingue à l'estomac une surface extérieure, une surface intérieure, deux courbures ou bords, et deux extrémités, ayant chacune un orifice, l'une plus grosse à gauche, l'autre plus petite à droite.

Sa *face antérieure*, plus convexe que la postérieure, se tournant un peu en haut dans l'état de réplétion, correspond, de droite à gauche, au lobe gauche du foie, au diaphragme et aux fausses côtes, et, dans l'état de distension seulement, à la paroi antérieure de l'abdomen, dans une étendue plus ou moins grande. Sa direction est constamment oblique en bas et en avant.

Sa *face postérieure*, aplatie, oblique comme la précédente; mais moins étendue qu'elle, regardant en bas pendant la réplétion du viscère, est toujours entièrement cachée dans l'arrière-cavité des épiploons, et se trouve en rapport avec le mésocolon transverse, et quelquefois même avec l'arc du colon et le duodénum.

Ces deux faces sont lisses et polies, continuellement humides, parcourues par un grand nombre de vaisseaux sanguins, et d'une couleur blanchâtre.

La *grande courbure de l'estomac* est l'endroit où les deux faces de l'estomac se réunissent extérieurement en bas et en avant. Cette espèce de bord est convexe, et s'étend de l'un des orifices à l'autre; dans le voisinage de la rate à gauche; sa convexité est plus marquée qu'ailleurs. Elle correspond au mésocolon transverse, à l'arc du colon; elle se trouve, pour ainsi dire, logée dans un écartement des lames du feuillet antérieur du grand épiploon; en sorte que, dans l'état de vacuité, le péritoine n'est point exactement appliqué sur elle: c'est à cet espace que correspondent les artères gastro-épiploïques droite et gauche, et un certain nombre de ganglions lymphatiques.

A droite, la grande courbure de l'estomac forme une espèce de coude, lequel répond à un enfoncement intérieur, qu'on appelle le *petit cul-de-sac*. A gauche, elle offre une saillie considérable nommée la *tubérosité* ou le *grand cul-de-*

sac de l'estomac, laquelle, placée au-dessous de l'orifice œsophagien, se prolonge dans l'hypocondre, et sort de la direction générale du viscère ; elle augmente d'une manière marquée sa longueur, et correspond à la moitié antérieure de la face interne de la rate, à laquelle elle tient par un repli du péritoine qui loge les vaisseaux courts.

La *petite courbure de l'estomac* est concave, et réunit les deux faces de l'estomac en haut et en arrière ; elle correspond à l'aorte, à la grande scissure et au lobule du foie, et s'étend d'un orifice à l'autre, sans présenter ni dilatations ni culs-de-sac, ce qui fait qu'elle a des dimensions moins marquées que la courbure précédente. Mais, comme elle aussi, elle n'est point revêtue immédiatement par le péritoine; elle s'enfonce en effet entre les deux lames de l'épiploon gastro-hépatique, et est côtoyée par l'artère coronaire stomachique.

La *surface intérieure de l'estomac* est d'un blanc rougeâtre, comme marbrée, continuellement enduite d'une mucosité épaisse, et tapissée par la membrane muqueuse. Sa forme correspond parfaitement à celle que le viscère offre à l'extérieur; seulement on y observe des rides nombreuses et irrégulières, qui disparaissent hors de l'état de vacuité : elle est recouverte d'une humeur visqueuse très-abondante.

Le *cardia* ou *orifice gauche de l'estomac* sépare à gauche les deux courbures, et se trouve placé au-dessous du diaphragme, et au-dessus du grand cul-de-sac, à la réunion des deux tiers droits au tiers gauche de l'estomac : c'est lui qui reçoit la terminaison de l'œsophage. Il est environné par un cercle que forment l'artère et la veine coronaires stomachiques, et contourné par les extrémités des cordons œsophagiens des nerfs pneumo-gastriques. Il se trouve aussi en rapport avec une partie du lobe gauche et le lobule du foie, et avec le côté antérieur correspondant de la colonne vertébrale.

Le *pylore* ou *orifice droit de l'estomac* est situé dans l'épigastre, plus bas et plus en avant que le cardia; il termine à droite l'estomac, en formant le sommet du cône représenté par ce viscère, et le fait communiquer avec le duodénum. Dirigé dans le sens des deux courbures à la fois, il commence par un évasement infundibuliforme, et se termine brusquement par un rétrécissement circulaire. Il monte, en général, en arrière et un peu à droite jusqu'à la réunion des deux scissures du foie. Il correspond en haut et en devant au foie, en bas et en arrière au pancréas, en arrière directement à l'artère gastro-épiploïque droite, à droite au col de la vésicule biliaire. Souvent il est coloré par la transsudation de la bile au travers des parois de cette vésicule, et toujours il est entouré par un grand nombre de rameaux vasculaires et de filets nerveux.

Les parois de l'estomac sont formées par trois membranes superposées, l'une séreuse, l'autre musculeuse, et la troisième muqueuse. Il entre en outre, dans leur composition, du tissu cellulaire, des vaisseaux et des nerfs.

La *membrane* ou *tunique séreuse* est formée par le péritoine, et n'existe point le long des courbures, lorsque l'estomac est vide, comme nous l'avons déjà dit; il résulte de cette disposition que ce viscère, dans l'état de vacuité, n'est plus recouvert par des portions de péritoine qui étaient en rapport avec lui lors de sa distension par les alimens ou par toute autre cause, car alors il se prolongeait entre les feuillets des épiploons, qui laissent dans tout son contour un espace libre circonscrit par des vaisseaux.

Au reste, ici, comme dans le reste de son étendue, le péritoine est blanc, transparent, lisse, et lubréfié en dehors par un fluide séreux. Il est uni à la membrane charnue par un tissu cellulaire fort lâche sur les bords de l'estomac, mais très-serré dans la partie moyenne de ses deux faces, où il y a une adhérence intime.

La *membrane* ou *tunique musculeuse* a fort peu d'épaisseur, et diffère essentiellement en cela de la couche charnue du pharynx et de l'œsophage. Elle est composée de faisceaux de fibres musculaires blanchâtres, et jamais rouges, molles, placées les unes à côté des autres, et dirigées dans trois sens différens. 1° Les unes, plus superficielles, sont *longitudinales*; moins multipliées et moins uniformément répandues que les autres, elles sont la continuation du plan charnu extérieur de l'œsophage, ce dont on peut facilement se convaincre en les examinant près du cardia, où on les voit s'écarter les unes des autres. Les principales forment un faisceau qui suit la petite courbure jusqu'au pylore; un autre faisceau descend sur le grand cul-de-sac, et se prolonge de même dans le sens de la grande courbure. Celles qui se répandent sur les deux faces de l'estomac sont beaucoup plus courtes et irrégulièrement disposées. Quelques-unes d'entre ces dernières se rassemblent pourtant en deux petites bandelettes, l'une en devant, l'autre en arrière, qui parviennent au pylore après un pouce de trajet environ. — 2° Les fibres du second genre, immédiatement subjacentes aux précédentes, sont *circulaires*, et appartiennent en propre à l'estomac; elles ne paraissent avoir aucune connexion avec celles de l'œsophage. Peu nombreuses au cardia, elles sont beaucoup plus multipliées dans le reste de l'organe, et surtout au milieu. Parallèles entre elles, elles ne font jamais le tour de l'estomac; mais il est fort difficile de leur assigner des points d'origine ou de terminaison exacts. — 3° Enfin, les fibres du troisième genre sont *obliques*; elles constituent deux larges bandes : l'une s'étend du côté gauche du cardia sur les deux faces de l'estomac; l'autre se prolonge du côté droit de ce même orifice sur le grand cul-de-sac, où elle semble remplacer les fibres circulaires qui ne s'y rencontrent qu'en petit nombre.

Une couche de tissu cellulaire filamenteux, dense et serré, unit la membrane musculaire à la membrane muqueuse : les anciens la nommaient improprement *tunique nerveuse*.

La *membrane* ou *tunique muqueuse* forme la face interne de l'estomac : fongueuse, molle, d'un blanc rougeâtre, et comme marbrée, couverte de villosités qui semblent constituer un tissu tomenteux, colorée, continuellement enduite d'un fluide visqueux, inodore, abondant, elle présente des rides irrégulières, nombreuses et purement accidentelles, lorsque l'estomac est vide. Elle ne paraît point du tout être une continuation de la membrame interne de l'œsophage; son aspect et son tissu sont entièrement différens; on aperçoit même une espèce de ligne de démarcation entre ces deux membranes. Les replis longitudinaux que forme celle de l'œsophage se terminent au cardia par autant de mamelons ou de tubercules. D'ailleurs, la membrane muqueuse de l'estomac est plus épaisse que celle de l'œsophage, qui n'est point couverte de villosités.

Entre les tuniques musculeuse et muqueuse de l'estomac, et le long des deux courbures seulement, on observe des follicules mucipares, d'un petit volume, et ouverts au dedans du viscère par des orifices enfoncés et peu apparens : on les appelle communément *glandes de Brunner*, du nom de l'anatomiste qui les a décrits le premier.

A l'endroit où le pylore présente le moins de largeur, on trouve intérieurement un bourrelet circulaire, aplati, et perpendiculaire aux parois de l'orifice : on l'a nommé improprement *valvule du pylore*. C'est simplement un repli des membranes musculeuse et muqueuse de l'estomac, qui répond par une de ses faces à la cavité de celui-ci, et, par l'autre, à celle du duodénum, et dont la petite circonférence est mince, libre et flottante, de manière à circonscrire une ouverture étroite par où les alimens passent dans les intestins. Mais sa grande circonférence est formée par un anneau fibreux particulier, solide, blanc, et placé entre les deux membranes précitées : cet anneau est le *muscle pylorique* de quelques auteurs.

Les artères de l'estomac sont très-nombreuses et très-grosses, relativement au volume de l'organe et à l'épaisseur de ses parois. Elles proviennent des deux gastro-épiploïques, de la pylorique, de la coronaire stomachique et de la splénique. Elles rampent d'abord dans le tissu cellulaire intermédiaire aux tuniques péritonéale et charnue; mais leurs divisions secondaires traversent celle-ci, et leurs dernières ramifications vont former un réseau très-fin et très-délié dans l'épaisseur de la membrane muqueuse. Ces artères sont extrêmement flexueuses, à cause des changemens de volume auxquels est exposé l'estomac.

Les veines de l'estomac portent le même nom, et suivent la même marche que ses artères. Elles versent leur sang dans le tronc de la veine porte, ou dans une de ses principales branches. Comme les artères, elles s'anastomosent entre elles un grand nombre de fois.

Les vaisseaux lymphatiques de l'estomac naissent à sa surface interne ou à sa suface externe, et présentent pour la plupart leurs troncs principaux au-dessous du péritoine. On peut les diviser en trois ordres ; ils se rendent dans les ganglions lymphatiques placés le long des deux courbures. *Voyez* LYMPHATIQUE.

Les nerfs de l'estomac viennent particulièrement des nerfs de la huitième paire et des trois divisions du plexus cœliaque. *Voyez* PNEUMO-GASTRIQUE et TRISPLANCHNIQUE.

L'histoire physiologique de l'estomac a été exposée en détail à l'article DIGESTION.

Ce viscère présente dans les animaux des variétés infinies, qu'il est parfois utile au physiologiste de connaître. Dans les uns, il est allongé; dans d'autres, il est plus ou moins ramassé en boule; chez quelques-uns, il est simple; chez certains, il est composé de plusieurs cavités. L'estomac des makis, par exemple, est globuleux; dans le porc-épic, il renferme trois poches; dans le pika, il est en croissant, tandis que, dans le phascolome, il paraît pyriforme; dans les bœufs, les cerfs, les moutons, il est quadruple, et présente une structure tout-à-fait particulière. Mais, chez tous ces animaux mammifères, il est membraneux. Dans beaucoup d'oiseaux, au contraire, où il prend le nom spécial de *gésier*, il est arrondi, irrégulièrement globuleux, un peu comprimé, et a des parois musculaires d'une épaisseur énorme, ainsi qu'une membrane interne, épaisse, ridée, dure et comme cornée. C'est ce qu'on observe surtout dans les oiseaux granivores. Dans les reptiles, il devient de nouveau simple et membraneux le plus communément, tandis que, dans les poissons, il présente des variétés sans nombre de forme et de structure. Dans les poulpes, le pylore est très-rapproché du cardia. Dans les limaçons, il reçoit le canal hépatique; dans l'aplysie, il est armé intérieurement d'un certain nombre de dents pyramidales et osseuses, etc., etc.

(HIPP. CLOQUET.)

Estomac (path.). Si l'on considère que l'estomac est un des premiers organes formés, si l'on réfléchit à l'importance des fonctions qu'il remplit dans l'économie animale, aux agens multipliés qui l'influencent directement ou indirectement, à ses nombreuses connexions avec le cœur, le poumon, le cerveau, l'appareil sécréteur de la bile, et les autres parties du canal digestif; à l'étroite sympathie qui l'unit à la peau; enfin à ses rapports intimes avec tout l'organisme, il sera facile de pressentir qu'il est peu d'organes qui méritent autant de fixer l'attention du médecin.

L'estomac est affecté dans toutes les maladies aiguës et dans un grand nombre de maladies chroniques. Interrogez l'état des organes chez un nombre déterminé de malades, et il résultera bien certainement de cette exploration que les affections de l'estomac sont plus fréquentes que celles du cœur et du poumon, malgré l'opinion de plusieurs pathologistes modernes, dont l'attention s'est trop exclusivement fixée sur les maladies des viscères thorachiques. Non-seulement l'estomac est très-souvent affecté, mais même l'observation clinique démontre que, dans un grand nombre de maladies, lorsque plusieurs organes sont souffrans, l'estomac a été primitivement irrité, et qu'il est devenu le mobile de la majeure partie des phénomènes morbides. Lisez la plupart des observations particulières recueillies sur les maladies, et vous verrez que le dérangement des fonctions gastriques a le plus souvent précédé les symptômes fournis par les autres appareils. Cette circonstance ressort même de l'étude des causes des maladies en général; la plupart d'entre elles agissent directement sur l'estomac, qui, d'un autre côté, reste rarement étranger aux actions morbides des autres organes. Ces diverses circonstances ont, avec raison, fait considérer ce viscère comme l'introducteur de nombreux désordres dans les autres parties du corps, comme un centre d'association des souffrances organiques; et par cela même il est devenu, pour le médecin, un des indicateurs les moins équivoques de l'invasion, des progrès, de la rémission et de la guérison des maladies.

La fréquence des affections de l'estomac, les nombreux phénomènes sympathiques qu'elles suscitent dans les organes, la facilité avec laquelle elles multiplient les désordres, les ont fait longtemps méconnaître et regarder comme des *maladies générales*, des *fièvres essentielles*, etc. Ce n'est que dans ces derniers temps, et surtout depuis les belles recherches de M. Broussais sur la gastrite et la gastro-entérite, que les maladies de l'estomac ont été étudiées avec toute l'étendue que réclamait l'importance de l'organe et la fréquence de ses lésions. Depuis lors, la connaissance de ces maladies a exercé sur celles des autres organes la plus grande influence; certains groupes de phénomènes morbides appelés *fièvres continues* ont été mieux analysés; la part que les souffrances de l'estomac prenaient dans ces désordres a été dévoilée; les signes propres à un grand nombre de maladies aiguës ont été assignés plus rigoureusement que n'avaient pu le faire les anciens pathologistes, parce qu'ils avaient méconnu un grand nombre des caractères de l'inflammation de l'estomac qui complique si fréquemment les autres phlegmasies, etc. Ajoutons que le peu de données que l'on possédait naguère sur les maladies de ce viscère, doit jeter la plus grande défaveur sur les résultats des expériences thérapeutiques rapportées par des pathologistes des siècles passés. La plupart d'entre eux déposaient le plus souvent des remèdes dans le ventricule enflammé, dont ils ignoraient les sympathies; et on pourrait avancer, à la rigueur, qu'il n'est pas un auteur qui ait tenu note exacte de l'état de l'estomac au moment de l'expérience, et qui ait signalé ou même cherché à apprécier les modifications que les médicamens introduits dans sa cavité ont déterminées à la surface de la membrane muqueuse gastrique.

Néanmoins consultez les livres de l'art, et vous verrez que l'importance de l'estomac, je dirais presque sa suprématie sur les autres organes, a été pressentie ou admise dès les temps les plus reculés. L'antiquité l'avait nommé *le roi des viscères*, sans tirer avantage des observations sur lesquelles ce mot remarquable était fondé. Hippocrate, en particulier, paraît avoir compris tout l'empire que le ventricule exerce dans l'économie animale. Il est, dit-il, dans le petit monde, ce qu'est la mer dans le grand. « *Maris habens facultatem qui omnibus dat et ab omnibus accipit.* » (*De vict. rat.*) Plus tard, Galien regarda cet organe comme l'entrepôt de l'action des autres parties, sans développer cette heureuse idée. Un homme que des conceptions fortes et hardies ont placé au premier rang parmi les auteurs systématiques, Van Helmont, après avoir imaginé un archée pour expliquer les phénomènes de la vie, en plaça le siége dans l'orifice supérieur de l'estomac, accordant à cet organe une puissante influence sur la production des maladies, et sur l'action des médicamens. Screta voulait que les fièvres fussent principalement l'effet des inflammations de l'estomac; mais c'était à Baglivi qu'il appartenait de démontrer l'importance de ce viscère, comme organe malade. Dans plusieurs passages de son immortel ouvrage, il insiste sur la grande sensibilité de l'estomac, sur ses rapports sympathiques avec les principaux organes, et surtout avec le cerveau, et montre son influence sur toute l'économie animale. D'après une manière de philosopher vicieuse, mais qui cependant reposait sur l'observation clinique, il le regardait comme étant le *siége* de presque toutes les *fièvres*. Déjà Etmuller avait dit, avec raison, que c'était dans l'estomac qu'il fallait aller chercher le moteur de la plupart des phénomènes pathologiques : *Jus enim ventriculi est universale in totum corpus, adeòque in theoriâ morborum maximam sui postulat considerationem, uti non minùs in praxi legitimâ semper quoque ad eum recipiendum est.* » Ajoutons que, sous le rapport historique et eu égard à la manière dont le sujet est traité, la dissertation de Rega (*De sympathiâ, seu de consensu partium corporis humani, ac potissimùm ventriculi, in statu morboso.* Harlem, 1761) mérite également une mention spéciale. Suivant cet auteur, l'estomac est le centre rayonnant des sympathies, l'aboutissant et le réceptacle de toutes les souffrances organiques, *Sentina omnium morborum.* Après avoir cherché à établir, par le raisonnement et l'autorité des noms célèbres dans les fastes de l'art de guérir, que l'estomac est l'organe le plus important de l'économie animale, Rega recommande de le prendre en très-grande considération dans l'étude physiologique des symptômes des maladies : « *Quemadmodum enim ventriculus mala sua cum aliis quibusvis partibus, tam ità et ipse aliarum partium incommoda, sentire consuevit.* » Enfin, la totalité ou une partie de l'action de la plupart des médicamens ayant lieu sur ce viscère, il ajoute, avec raison, que le médecin qui connaîtra l'exquise sensibilité de l'organe de la chymification, la rapidité avec laquelle il propage sympathiquement ses souffrances dans les autres parties, n'administrera pas légèrement les drastiques, les médicamens volatils et spiritueux, ou puissamment actifs, etc. Tout le monde sait que Lacaze, Buffon et Bordeu ont accordé le plus grand empire aux forces épigastriques, sur les phénomènes de la vie. Dans plusieurs passages de ses immortels ouvrages, l'auteur des *Recherches sur les maladies chroniques* signale la prodigieuse influence de l'estomac sur les autres organes. « Il y a peu de maladies, dit ce célèbre médecin, dans lesquelles l'estomac ne joue au moins le second rôle, et dans lesquelles il ne devienne bientôt le principal acteur, à cause de la correspondance qu'il a avec toutes les parties, correspondance prouvée par une foule de faits. (Bordeu, *Rec. mal. chr.* p. 839. édit. Richerand.) Terminons cette esquisse historique en rappelant plusieurs ouvrages modernes d'une inégale importance, mais dans lesquels on s'est attaché à démontrer toute la puissance que l'estomac exerce chez l'homme malade. Le docteur Canolle (*Essai sur les sympathies de l'estomac*; Paris, in-8º.) a exposé avec soin les connexions de l'estomac avec les autres parties. M. Prost (*Médecine éclairée par l'ouverture des corps*) a spécialement signalé les désordres que les maladies de ce viscère suscitent dans le système nerveux. Le docteur Miller (*Some remarks on the importance of the stomack, etc.*), après avoir cherché à établir un ordre de suprématie entre les organes, a placé l'estomac au premier rang dans l'ordre physiologique. Il a expliqué les phénomènes des fièvres par les souffrances de ce viscère, et s'est élevé à des considérations du plus haut intérêt sur l'action des médicamens portés dans sa cavité. Enfin M. Broussais, à l'exemple de l'antiquité, regarde de nouveau l'estomac comme le *roi de l'économie ;* il va même jusqu'à le considérer comme le foyer exclusif des sympathies; comme un *sens interne* dont le siége serait dans la muqueuse gastrique : et pour nous servir d'une phrase qui, dit-on, lui est familière, l'importance de ce viscère est telle, que la connaissance de ses maladies, ou plutôt celle de l'*irritation gastrique*, est devenue et sera à jamais *la clef de la pathologie.*

Lorsqu'il s'agit de mesurer rigoureusement l'étendue du rôle qu'un des principaux organes de l'économie animale remplit, en santé ou en maladie, aux diverses époques de la vie; d'assigner la place qu'il doit occuper dans l'ordre physiologique, en le considérant sous le rapport de l'importance de ses fonctions, de la fréquence de ses maladies ou de leurs effets sympathiques; de décider s'il exerce une suprématie non contestable sur tous les autres instrumens des fonctions; de nombreuses difficultés se présentent à tout homme qui n'est pas dominé par une idée exclusive. Un premier doute naît déjà de la divergence des opinions des auteurs. Ne sait-on pas en effet que suivant qu'ils ont plus ou moins fixé l'attention d'un médecin, le cœur, les poumons, l'estomac, l'encéphale et quelques autres organes bien moins importans, tels que l'utérus, le foie, etc., ont été tour à tour placés au premier rang dans l'ordre pathologique. Ne prévoit-on pas, en outre, combien il faudrait avoir rassemblé et comparé d'élémens, pour émettre un jugement définitif à cet égard? Et lors même que nous limiterions ce problème à un seul point de vue, à la détermination de l'importance relative de l'estomac dans l'ordre physiologique et pathologique, la question serait encore tellement complexe, que pour la résoudre il faudrait entrer dans une longue discussion, que ne comporte pas le genre d'ouvrages pour lequel cet article est destiné. Le lecteur trouvera donc ici plutôt notre profession de foi qu'un jugement motivé. Or, l'étude des causes des maladies, l'exploration des organes qu'elles impressionnent primitivement ou par sympathie, l'analyse physiologique des phénomènes morbides qu'elles présentent, les recherches d'anatomie pathologique auxquelles nous

nous sommes livrés, nous ont démontré que deux points centraux de l'économie, l'estomac, l'encéphale et ses dépendances, devaient être mis au premier rang dans l'étude de la physiologie pathologique. Mais tant de modificateurs agissent directement ou indirectement sur ces deux viscères, il y a une telle correspondance entre leurs actes, en santé, et leurs souffrances, en maladie; une telle relation entre chacun d'eux en particulier et tous les autres organes de l'économie, qu'il nous semble impossible de décider, dans l'état actuel de la science, si l'un des deux est plus souvent affecté que l'autre, s'il propage plus fréquemment et plus rapidement ses souffrances aux autres instrumens de nos fonctions. *Voyez* ORGANE, SYMPATHIE, etc.

Malgré les brillans aperçus et les réflexions profondes répandues ça et là dans les ouvrages de pathologie, sur l'importance des fonctions de l'estomac et sur l'exquise sensibilité de ce viscère, l'étude de ses maladies avait fait peu de progrès jusque dans ces derniers temps. Hecquet, puissant adversaire des humoristes, grand partisan de la saignée et des médicamens antiphlogistiques, est le premier auteur, en France, qui se soit occupé avec quelque succès des maladies de l'estomac. Les opinions de ce médecin distingué, sur la *nature* des affections gastriques et sur leur traitement, pourraient être facilement rattachées aux principes de la doctrine physiologique moderne. Il combat avec force les hypothèses de ses prédécesseurs et de ses contemporains sur l'existence des *saburres*, des *crudités*, etc. L'*irritation* de l'estomac est, suivant lui, la cause et le mobile des désordres des fonctions digestives. Toutefois sa classification est mauvaise et purement symptomatique : il traite successivement de l'intempérie de l'estomac, des indigestions ou crudités, de la perte d'appétit, de la paresse du ventre, de la douleur et de la colique d'estomac, des hoquets, des dégoûts, des nausées, des appétits bizarres et désordonnés, de la faim canine, de la boulimie, du vomissement et de la lienterie. Si, faute d'ouvrages *ex professo* sur les maladies de l'estomac, nous consultons les nosologistes ou les auteurs de traités spéciaux sur la pathologie interne, nous les verrons divisés entre eux sur le nombre et les dénominations des maladies de l'estomac; formant la plupart des groupes plus ou moins nombreux, rarement d'altérations gastriques, et le plus souvent de symptômes variés, expressions des souffrances du ventricule, qu'ils présentent comme des entités morbides. C'est ainsi que le premier et le plus célèbre de nos nosologistes, Sauvages, assigne douze maladies à l'estomac, au nombre desquelles figurent huit phénomènes morbides (anorexie, nausées, flatulence, vomissemens, boulimie, gastrodynie, pica et pyrosis), et une maladie cérébrale (hypocondrie). Je me bornerai également à une simple indication relativement à la manière dont deux classiques étrangers, P. Frank et Thomas, ont parlé des maladies de l'estomac, dans plusieurs chapitres de leurs ouvrages. L'auteur allemand décrit la gastrite, les vers, les kystes de l'estomac, le choléra morbus, l'hématémèse, et quelques entités qu'il appelle emphysème stomacal ou flatulence, rumination, vomissement et rétentions mucoso-lymphatiques. Les défauts d'une semblable distribution sont trop évidens pour que je croie devoir insister sur ce point. Ils se retrouvent, dans toute leur étendue, dans l'ouvrage de Thomas, dont le succès dans les trois royaumes donne une idée peu favorable des connaissances des médecins anglais sur les affections de l'estomac. En effet Thomas, en divers chapitres, traite comme d'autant de maladies du ventricule, du fer chaud, de la faim canine, de la perte d'appétit, de la gastralgie, etc. C'est encore d'après les mêmes vues qu'Underwood, dans son ouvrage sur les maladies des enfans, a fait successivement la description des flatuosités, des vomissemens, de la polydipsie ou soif excessive, etc., comme d'autant de maladies de l'estomac. La justice veut que nous ajoutions que ces remarques critiques sont en partie applicables aux travaux de l'illustre auteur de la Nosologie philosophiqué. M. Pinel réduit les maladies de l'estomac à la gastrite, l'hématémèse, la cardialgie, le vomissement spasmodique, la dyspepsie, la boulimie, le pica, le cancer et la présence des vers; c'est-à-dire à une inflammation, une hémorrhagie, cinq névroses, une lésion organique, et une maladie sans place déterminée dans le cadre nosologique qu'il s'était tracé. M. Pinel reconnait en outre que l'estomac est souffrant dans quelques autres affections qu'il regarde comme *essentielles* ou *générales*. Ainsi il admet que dans la fièvre gastrique et dans la fièvre muqueuse, l'estomac est seulement plus affecté que les autres parties. Suivant le même auteur, il est le plus souvent *affaibli* dans la fièvre adynamique, la fièvre ataxique; dans la peste, le typhus, le scorbut, les scrofules, le carreau, etc. La plupart des névroses de cet organe dépendent également de la *faiblesse;* et l'hématémèse, lorsqu'elle est passive, reconnaît la même cause prochaine. En un mot, M. Pinel attribue la plupart des maladies de l'estomac à l'asthénie; et c'est une erreur qui a exercé les plus funestes influences sur le traitement des affections de cet organe et des maladies aiguës en général. M. Broussais l'a fortement combattu dans ses ouvrages et dans ses Cours de pathologie : il a renouvelé les opinions de Hecquet sur la *nature* ou sur la *cause prochaine* des maladies de l'estomac, en leur donnant pour base l'anatomie et la physiologie pathologiques. Il n'a point publié de classification nosologique : à en juger par les travaux de ses disciples, toutes les affections de l'estomac se réduiraient aux nombreuses nuances de l'*irritation gastrique*. M. Broussais pense que l'hématémèse n'est jamais passive; que toutes les névroses de l'estomac sont actives et dues à l'irritation et souvent à l'inflammation chronique de cet organe; que le squirrhe et le cancer de l'estomac ne sont que le terme de la gastrite chronique, avec altération lentement établie des membranes de ce viscère; enfin que l'*asthénie* de l'estomac n'a point lieu, excepté dans les cas où le cerveau cesse d'agir, et lorsque les nerfs qui établissent la communication entre lui et l'estomac se trouvent plus ou moins paralysés.

Si les auteurs d'anatomie pathologique ont évité le défaut de décrire des phénomènes morbides comme des entités, ils ont commis une autre erreur à laquelle ils ont été conduits par la nature même de leurs recherches. Les nombreuses altérations propres aux phlegmasies gastriques, par exemple, ont été mentionnées par eux, comme autant de maladies distinctes. Ainsi Lieutaud en forme vingt-huit groupes, dont huit au moins appartiennent aux inflammations de l'estomac. Baillie les a réduits à quatorze; mais sa distribution a les mêmes vices que la précédente, et offre en outre plusieurs omissions importantes. Nous classerons les maladies de l'estomac d'après un double point de vue, leur expression symptomatique et les résultats fournis par les ouvertures de cadavres. Nous les diviserons en deux séries :

PREMIÈRE SÉRIE. Elle comprend plusieurs dispositions anatomiques différentes de l'état normal, et des maladies caractérisées par des changemens matériels, appréciables, survenus dans la situation, la conformation ou la structure de l'estomac, et quelquefois annoncés par des symptômes particuliers, pendant la vie : 1° *absence* d'une partie ou de la totalité de l'estomac : état morbide des organes digestifs observé chez quelques acéphales. 2° (*Vices de conformation.*) Défaut de développement, ou développement irrégulier de l'estomac, sans altération de structure : atrophie, hypertrophie de l'estomac ; estomac bilobé, occlusion de l'orifice pylorique, etc. 3° (*Vices de situation.*) Déplacement et hernie de l'estomac à travers une ouverture naturelle ou accidentelle des parois de l'abdomen, etc. 4° (*Solutions de continuité.*) Déchirure, rupture, plaies de l'estomac. 5° (*Gastrite.*) État morbide auquel nous rapporterons un grand nombre d'altérations, ou d'états différens de l'état normal constatés par les anatomistes : les colorations rouges par plaques ou pointillées, les colorations ardoisées ou noirâtres de la membrane muqueuse de l'estomac ; la pneumatose gastrique ; l'épaississement, l'amincissement, le ramollissement, l'usure, l'ulcération, la gangrène, la perforation des parois de cet organe ; ses adhérences aux parties voisines, avec ou sans communication dans la plèvre, le péritoine ou l'intestin ; les fistules stomacales ; le développement de fausses membranes, de pustules, de végétations à la surface de la membrane muqueuse de l'estomac ; le rétrécissement de ses orifices pylorique ou cardiaque ; l'œdème et l'emphysème du tissu cellulaire sous-muqueux gastrique ; et quelques autres altérations, assez généralement attribuées aujourd'hui à l'irritation gastrique, mais dont le mode de formation est cependant moins bien connu, telles que le tissu squirreux, la matière encéphaloïde, la mélanose, les tubercules, les tissus cartilagineux et adipeux accidentels ; les kystes de structure variée, renfermant diverses humeurs ou des acéphalocystes ; enfin des tumeurs plus ou moins complexes, connues sous le nom de polypes. 6° (*Altérations particulières aux vaisseaux gastriques.*) Stase sanguine dans les vaisseaux capillaires de la membrane muqueuse gastrique, observée dans les maladies du cœur et de la respiration, avec obstacle à la circulation pulmonaire ; ecchymose et hémorrhagie de l'estomac. 7° (*Corps étrangers animés ou inanimés.*) Le premier groupe comprend les vers intestinaux, les sangsues et autres animaux accidentellement introduits dans la cavité de l'estomac : la nature des corps compris dans le second est extrêmement variée ; ce sont des métaux, des oxydes et des sels métalliques, diverses substances végétales et animales, etc.

DEUXIÈME SÉRIE. Le défaut de caractères anatomiques laissera toujours quelque vague dans l'exposé des élémens dont cette série est formée. Elle comprend deux maladies dont l'existence *possible* est reconnue (*asthénie et névralgie de l'estomac*), mais sur lesquelles la science ne possède encore que des données incertaines; et une troisième affection (*paralysie de l'estomac*) rarement observée, mais dont la réalité a été plusieurs fois constatée.

Un article spécial étant consacré, dans ce Dictionnaire, à chacune des maladies de l'estomac, et même à chacun des principaux symptômes produits par l'irritation de ce viscère, nous nous bornerons ici à quelques considérations générales sur l'étiologie, les principaux caractères, et le traitement des affections gastriques.

L'état normal de l'estomac peut être dérangé de deux manières. Tantôt les modificateurs agissent directement sur cet organe; tels sont les alimens malsains ou pris en trop grande quantité; tels sont encore les poisons et les médicamens doués de propriétés irritantes plus ou moins énergiques. C'est ainsi que nous avons vu des hommes valétudinaires passer leur vie à se tourmenter l'estomac par une alimentation stimulante ou par des médications toniques ou stomachiques. D'un autre côté, les nombreuses connexions sympathiques de l'estomac avec les autres organes le rendent propre à recevoir et à partager les actions morbides qu'ils éprouvent; et nous devons rappeler à cette occasion un passage remarquable de Bordeu : « Il est très-important, dit-il, de se souvenir que les maladies idiopathiques ont quelque chose de sympathique, et qu'il n'y en a presque aucune qui ne porte le trouble dans les fonctions de l'estomac. » (*Mal. chr.*, p. 220.) De sorte que la souffrance de ce viscère est d'autant plus fréquente, que toutes les autres la produisent. Cette influence des autres maladies sur l'estomac est si manifeste, elle est transmise avec tant de rapidité à cet organe, que c'est lui qui, le plus souvent, présente les *signes précurseurs* ou les *prodrômes* des affections qu'on regarde comme lui étant étrangères. Nous ne devons pas exposer avec détails toutes les conditions morbides qui dérangent sympathiquement les fonctions de l'estomac et suscitent le développement de ses maladies. Qu'il nous suffise de signaler les principales et celles que l'observation a le plus souvent constatées. Qui ne sait, par exemple, que les chagrins, les inquiétudes, les affections morales, un accès de colère, etc., suspendent la chymification et procurent quelquefois le vomissement ? que l'inflammation de l'encéphale entraîne toujours celle des voies digestives et quelquefois celle de leurs annexes ? que l'irritation des surfaces articulaires, celle de la peau, de la bouche, des organes de la respiration, celle qui accompagne les lésions dites chirurgicales, enfin que toutes les inflammations aiguës retentissent et se répètent, pour ainsi dire, dans l'estomac ? Aussi les maladies du ventricule, souvent observées à la première et à la seconde dentition, se rencontrent-elles à peu près, avec une égale fréquence, à toutes les autres époques de la vie.

Dans les affections légères de l'estomac, dans celles dont la marche est chronique, les malades ne manquent pas toujours d'appétit ; il en est même qui digèrent des quantités assez considérables d'alimens, souvent pendant des mois et même des années entières. Alors les souffrances de ce viscère, et les modifications que peut éprouver la chymification, sont occultes. En général, les désordres fonctionnels de cet organe ne tombent sous les sens qu'autant qu'ils sont déjà portés à un assez haut degré. C'est toujours au moment où il est appelé à exercer ses fonctions, ou lorsqu'il est stimulé par des médications plus ou moins actives, que ses souffrances se déclarent. Elles peuvent être nulles dans les intervalles des digestions et de l'action des remèdes. Les phénomènes morbides qui annoncent les maladies de l'estomac sont assez nombreux ; la plupart des pathologistes les ont considérés comme autant de maladies distinctes. Les nuances et les caractères particuliers que présentent ces symptômes, dans les diverses maladies de ce viscère, ou dans leurs différens degrés, seront nécessairement exposés en traitant de chacune d'elles. Nous sommes donc dispensés d'entrer dans de longs détails sur les gastralgies, les chaleurs gastriques, l'inappétence, l'anorexie, le dégoût, la dyspepsie, les aigreurs, les rapports, les nausées, les flatuosités, la rumination, le vomissement, la faim canine, etc. Nous remarquerons seulement, sous le rapport physiologique, que la plupart de ces phénomènes, appelés *locaux*, sont complexes et exigent le concours de plusieurs organes ; et que leur nombre et leur intensité, dans les affections gastriques, ne sont pas toujours en raison de la gravité des désordres ; qu'ils peuvent être obscurs ou latens, alors même que les phénomènes morbides sympathiques de ces lésions se multiplient, ou sont portés au plus haut degré d'exaspération.

Les lésions et les phénomènes morbides sympathiques que suscitent les souffrances de l'estomac sont extrêmement variés : on a eu tort de les présenter comme étant toujours des dépendances des affections gastriques; ils peuvent être produits par plusieurs maladies de l'encéphale ou de ses membranes. Toutes les parties qui ont une continuité de surface avec celle de l'estomac, telles que l'intestin, la bouche, les lèvres, la peau, deviennent le siége de lésions plus ou moins graves, à la suite des phlegmasies de ce viscère. Ces dernières, en particulier, déterminent sur la langue des phénomènes qui, depuis long-temps, ont été observés avec la plus grande attention. La toux à secousse produite par la bronchite qui accompagne certaines gastrites; le développement des phlegmasies chroniques des organes de la respiration, à la suite de l'usage du sublimé corrosif et de tous les *ingesta* irritans, démontrent évidemment la relation de la membrane muqueuse de l'estomac avec celle des bronches. L'influence des maladies de l'estomac sur le cerveau n'est pas moins remarquable : quelques auteurs ont pensé, avec Burrow, que tous les délires étaient symptômatiques d'irritations gastro-intestinales, etc. En résumé, l'impulsion morbide que l'estomac donne à tous les organes est démontrée par l'étude des phénomènes remarquables de la faim et de l'indigestion; par celle de toutes les maladies aiguës et chroniques : enfin, il faut bien qu'elle ait été constatée par une longue suite d'observations, puisque c'est une opinion depuis long-temps devenue populaire, que toutes les maladies dérivent de ce viscère.

Dans ces derniers temps, l'anatomie pathologique a jeté le plus grand jour sur les maladies de l'estomac; on a reconnu que les dyspepsies, les gastrodynies, les gastralgies, les vomissemens habituels, etc., n'étaient que des phénomènes variés des gastro-entérites chroniques, et non des entités morbides spéciales; que la fièvre bilieuse des auteurs était toujours une inflammation aiguë des organes digestifs, et le plus souvent de l'estomac et du duodénum. Des vices de situation, de conformation, des altérations de structure de l'estomac, inconnues aux anciens, ont été décrits avec la plus grande exactitude; l'étiologie et le mode de développement de ces altérations ont fixé l'attention des médecins physiologistes, et le diagnostic en est devenu plus certain. Toutefois nous avons déjà fait remarquer que, lorsque l'estomac n'était affecté qu'à un léger degré, la douleur était souvent nulle, les désordres fonctionnels peu prononcés, et que le mal local pouvait être méconnu avec d'autant plus de facilité, que les sympathies qu'il développait étaient plus nombreuses. L'excès d'irritabilité même de l'estomac ne se manifeste pas toujours par la douleur épigastrique ni par le vomissement, mais plutôt par les altérations et les phénomènes sympathiques qu'il a suscités; par la violence de la fièvre, par le délire, la stupeur, par des mouvemens convulsifs, etc. Aussi, dans les maladies aiguës, ne saurait-on apporter trop d'attention à l'exploration de l'épigastre, surtout au moment des exacerbations, et quelques instans après l'ingestion des boissons ou des autres médicamens. Ajoutons que la nécessité de bien étudier les sympathies de l'estomac, pour ne pas prendre ses maladies pour des affections générales, des fièvres essentielles, est une vérité qui ne peut plus trouver de contradicteurs, à une époque où la connaissance approfondie des phlegmasies des organes digestifs a jeté un si grand jour sur le diagnostic et le traitement des autres maladies.

En admettant que, dans les maladies de l'estomac, l'action morbide, d'abord circonscrite à l'épigastre, acquiert ensuite plus d'étendue et d'intensité à mesure qu'elle est répandue par ce viscère sur un plus grand nombre d'organes, on conçoit tout l'avantage qu'il doit y avoir à arrêter cette action, et à l'éteindre dans son foyer. Aussi, quelque divergence qu'il y ait eu entre les opinions des thérapeutistes anciens et modernes, se sont-ils tous arrêtés à cette première considération. Les galénistes et les humoristes ayant attribué les maladies de l'estomac à des saletés gastriques, à des amas de sérosités visqueuses, qui croupissaient dans ce viscère, à la présence de la bile pure, altérée, ou combinée avec une prétendue pituite, se sont tous copiés successivement pour recommander l'emploi des émétiques, dans le traitement de ces maladies. Les médecins anatomistes et physiologistes, les esprits exacts, ont apprécié, de nos jours, cette méthode qui ne reposait que sur des indications vagues, et sur des explications hypothétiques ou tout-à-fait ridicules. Les empiriques ont essayé tour à tour de combattre les maladies de l'estomac par diverses recettes où figuraient l'opium, la jusquiame, l'oxyde blanc de bismuth, les extraits d'angélique, de gentiane, etc.; mais jamais l'*abstinence* des alimens n'a été indiquée par eux comme le moyen par excellence, parce qu'ils n'ont pas connu la véritable source des indications. Quelques-uns d'entre eux, considérant chaque symptôme comme une entité, ont cherché à le combattre isolément : aussi trouve-t-on, dans les ouvrages de nos anciens auteurs de matière médicale, diverses recettes de potions anti-émétiques, de remèdes contre les vents, la dyspepsie, la faiblesse d'estomac, les crudités, etc.; prescriptions qui ne devraient plus être reproduites dans les ouvrages de pathologie, ni même dans les formulaires de notre époque. D'autres, et Brown à leur tête, n'ont vu, en général, dans toutes les maladies, et dans celles de l'estomac en particulier, que de la *faiblesse*, de la *perte de ton*, du *relâchement;* et ils ont insisté sur la nécessité de fortifier l'estomac, de le stimuler, afin d'entretenir, par les sympathies qu'il réveille, le dégré d'irritation nécessaire à l'exercice de ses fonctions. Ce système a eu sur la santé des hommes une plus funeste influence que celui des humoristes. Au moins ces derniers faisaient-ils précéder l'emploi des émétiques de boissons mucilagineuses et délayantes, ou recouraient-ils plus tard à leur usage. Sans doute, en santé comme en maladie, l'estomac a besoin d'être stimulé, mais il doit l'être dans des degrés et un mode qui conviennent à sa vitalité; et, lorsque sa sensibilité est déjà au-dessus de l'état normal, tous les stimulans le blessent, l'irritent, et tendent à altérer sa structure. On ne peut contester qu'il appartiendrait surtout aux médecins qui connaissent parfaitement la sensibilité et les relations du ventricule, de soumettre à de nouveaux essais les médicamens irritans, dans le but d'en faire servir l'influence à la guérison des maladies de ce viscère et de celles des autres organes; mais, jusqu'à ce jour, ils se sont montrés peu partisans de semblables recherches. D'un autre côté, je crois avoir déjà assez d'expérience pour réclamer la liberté du doute, ou du moins pour en appeler à de nouvelles observations, au sujet de quelques guérisons des maladies de l'estomac, obtenues par la nouvelle méthode stimulante. De toutes les affections du ventricule, la gastrite est, sans contredit, la plus fréquente. Aussi l'observation clinique, l'anatomie et la physiologie pathologiques ont-elles démontré incontestablement les avantages de la méthode de

Hecquet, dans le traitement des affections gastriques. Peut-être même que, malgré la prodigieuse influence du système de Brown sur la thérapeutique, les remarques de Hecquet sur l'inutilité de la saignée, de l'abstinence et des médications antiphlogistiques, n'auraient pas été perdues pour l'humanité, si ce savant médecin n'avait trop souvent rapproché ses vues sur l'irritation morbide de l'estomac, de son hypothèse favorite sur le mécanisme de la digestion, qu'il expliquait par la *trituration* des alimens.

L'estomac peut être considéré, sous un dernier point de vue, comme *medium* de l'action des médicamens. La position de ce viscère au milieu des principaux organes de la vie, ses rapports intimes avec le foie, le pancréas et tout le système abdominal; ses connexions nerveuses avec les poumons et le cerveau, etc., ont depuis long-temps fait pressentir sa haute importance pour médicamenter l'économie, et propager rapidement l'influence des remèdes dans toutes les parties du corps. Tous ces avantages ont paru si réels aux auteurs de matière médicale, qu'ils n'ont, pour ainsi dire, que l'estomac en vue, lorsqu'il s'agit d'une médication. Mais ce n'était pas assez d'avoir reconnu que l'action des médicamens était toute-puissante sur ce viscère; que, par son moyen, on pouvait agir sur tous les autres points de l'organisation : il fallait, avant de tenter des expériences de matière médicale et de thérapeutique, fixer les bases de la pathologie sur la connaissance des états morbides des principaux organes; et il eût fallu surtout que le ventricule qui recevait la première impression de l'action des remèdes, et qui, par ses sympathies puissantes, devait les transmettre, eût été d'abord étudié, sous le rapport pathologique et physiologique, avec toute l'attention que réclame son importance, sous ce double point de vue. Nous avons fait remarquer, au commencement de cet article, que les pathologistes avaient émis quelques aperçus généraux, quelques vues profondes, sur la suprématie de cet organe; mais ces vérités ne paraissent point avoir été méditées par les thérapeutistes. Ceux-ci n'ayant d'ailleurs qu'une connaissance incomplète des maladies ou des souffrances de l'estomac, n'ont pu dès lors fournir sur les effets physiologiques des médicamens, et sur leur action curative, que des résultats informes d'expériences dont les conditions principales ont été ignorées des expérimentateurs. Si la sensibilité de l'estomac et les funestes conséquences de son exaltation avaient été plus généralement connues des médecins, les aurait-on vus et les verrait-on encore chaque jour, surtout en Allemagne et en Angleterre, prescrire avec tant d'assurance, je dirais presque avec autant d'audace, des doses effrayantes de phosphore, de sulfate de zinc, de cuivre ammoniacal, de tartrite antimonié de potasse, de nitrate d'argent, d'arséniate de soude, d'huile animale de Dippel, de teinture de cantharides, d'huile de térébenthine, et autres remèdes violens qui développent souvent le germe de la mort dans l'organe dont l'intégrité est la plus essentielle à la vie? Il faut le dire, les auteurs de semblables médications ne paraissent pas avoir soupçonné que ces substances déposées dans l'estomac pourraient bien le rendre malade. Leurs observations cliniques, lorsqu'elles sont rapportées avec détails, prouvent que, dans quelques cas, ils ont méconnu que le mal était déjà fait, et qu'ils ont ignoré que le meilleur moyen de calmer ces désordres eût été de suspendre l'emploi de tous ces poisons que la dénomination de *médicamens héroïques* n'a pas peu contribué à répandre. Enfin, il n'est que trop évident pour nous que la théorie de Cullen, le système de Brown, la polycholie de Stoll, le contro-stimulisme moderne, ont conduit le vulgaire des médecins, et quelquefois les maîtres de l'art, à maltraiter, à fatiguer l'estomac, avec la même sécurité que s'il se fût agi de l'organe le moins important. Depuis que Hecquet, Chirac, Baglivi, Rega, et tant d'autres illustres observateurs, ont signalé l'abus des *ingesta* irritans; depuis surtout que M. Broussais a démontré ce que ces auteurs avaient entrevu, il ne doit plus être permis de recommander empiriquement ces redoutables agens, sans préciser rigoureusement *toutes les conditions* que l'expérience exige pour qu'ils soient salutaires. (P. RAYER.)

ÉTAIN, s. m., *stannum*; métal de la troisième classe (*voyez* MÉTAL), que l'on trouve sous deux états dans la nature: savoir, à l'état de deutoxyde et de proto-sulfure: celui-ci est beaucoup plus rare que l'autre. Les minéralogistes ont probablement été induits en erreur, en admettant qu'il existait aussi de l'étain natif, parce qu'on a découvert en Cornouailles et à Épieux, près Cherbourg, des masses friables, parsemées de grains d'étain malléable; tout porte à croire que ce métal a été extrait par l'art de la mine d'oxyde, et qu'il a été enfoui depuis long-temps dans la terre. L'Inde, l'Angleterre, l'Allemagne et l'Espagne possèdent les mines d'étain les plus riches : celles de France ne paraissent pas contenir assez de métal pour pouvoir être exploitées avec avantage : toutefois Descostils assure qu'il existe dans le département de la Haute-Vienne une mine dont l'exploitation pourrait être tentée avec succès. L'étain de Malaca, le plus estimé de tous, est solide, d'un blanc presque argentin, très-malléable, peu ductile, beaucoup plus dur et plus éclatant que le plomb, susceptible, lorsqu'on le plie en différens sens, de faire entendre un bruit particulier désigné sous le nom de *cri de l'étain* : sa pesanteur spécifique est de 7,291. Il entre en fusion à 210°, et il est difficile de l'obtenir en cristaux réguliers lorsqu'on le laisse refroidir après l'avoir fondu. Chauffé dans des vaisseaux fermés, il ne se volatilise pas.

Mis en contact avec l'*air atmosphérique* ou avec le gaz *oxygène*, il ne subit aucune altération à la température ordinaire, tandis qu'il se transforme en oxyde si on le chauffe ; il se dégage alors du calorique et de la lumière. Parmi les autres corps simples non métalliques, le *phosphore*, le *soufre*, l'*iode* et le *chlore* sont les seuls qui puissent s'unir avec l'étain, les uns à froid, les autres à chaud : le phosphure et l'iodure ne présentent aucun intérêt, nous nous bornerons à parler du sulfure et du chlorure. On connaît deux *sulfures* d'étain : le proto-sulfure existe dans la nature, combiné avec du sulfure de cuivre; le deuto-sulfure, appelé *or mussif*, est un produit de l'art; la chaleur le transforme en oxygène et en proto-sulfure; il est formé de 100 parties d'étain, et de 54,2 de soufre, tandis que l'autre ne contient que 27,1 de soufre; on l'emploie pour frotter les coussins des machines électriques, et pour brunir le bois. Lorsqu'on met en contact du *chlore* gazeux et de l'étain, il y a dégagement de calorique et de lumière, et il se produit du deuto-chlorure (liqueur fumante de Libavius), liquide, transparent, d'une odeur très-pénétrante, volatil, répandant une fumée excessivement épaisse et d'une odeur suffocante à l'air, et se décomposant aussitôt qu'il est mis dans l'eau : l'oxygène se porte alors sur le métal, tandis que l'hydrogène s'unit au chlore et donne de l'acide hydrochlorique qui forme, avec le deutoxyde, de l'hydrochlorate d'étain. Ce n'est pas toutefois en suivant ce procédé que l'on prépare le *spiritus Libavii*; on l'obtient ordinairement en chauffant dans des vaisseaux fermés un mélange de parties égales de deutochlorure de mercure, et d'un alliage fait avec une partie de mercure et deux parties d'étain : ce dernier métal s'unit au chlore du deuto-chlorure de mercure, se volatilise, et va se condenser dans le récipient, que l'on a eu bien soin de dessécher. Il existe encore un proto-chlorure d'étain qui offre peu d'intérêt. La plupart des *métaux* peuvent se combiner avec l'étain : huit parties de ce métal et une de fer fournissent un alliage cassant que l'on peut employer pour étamer le cuivre; le fer-blanc n'est autre chose qu'une lame de fer dont toutes les surfaces sont combinées avec de l'étain. Cet alliage, qui ne présente aucune cristallisation manifeste, étant convenablement traité par les acides, acquiert une apparence cristalline très-prononcée et un chatoiement fort agréable; on le désigne alors sous le nom de *moiré métallique*, dont on fait un grand usage dans les arts. Allié à un tiers de son poids d'arsenic, l'étain devient plus blanc, plus brillant et beaucoup plus cassant; on emploie cet alliage pour préparer le gaz hydrogène arsenié. La *soudure des plombiers* n'est autre chose qu'un alliage de deux parties de plomb et d'une d'étain. (*Voyez* PLOMB.) L'*alliage fusible* de Darcet est formé de trois parties d'étain, de cinq de plomb et de huit de bismuth. Le bronze, le métal des cloches, le *tam tam* et le métal des télescopes, sont formés d'étain et de cuivre en diverses proportions. (*Voyez* CUIVRE.) Le cuivre étamé n'est qu'une lame de cuivre recouverte d'une couche mince d'étain. (*Voyez* ÉTAMAGE.) L'amalgame de trois parties de mercure et d'une partie d'étain sert à étamer les glaces. *Voyez* MERCURE.

Sans action sur l'acide *sulfurique* concentré à froid, l'étain le décompose en partie à l'aide de la chaleur, s'empare d'une portion d'oxygène, et se transforme en oxyde qui s'unit à la partie d'acide non décomposée; il se dégage du gaz acide sulfureux. L'acide *nitrique* concentré l'attaque même à froid, et il se forme du deutoxyde d'étain blanc ne jouissant pas de la propriété de se combiner avec l'acide; il se dégage du gaz deutoxyde d'azote, et il se produit du nitrate d'ammoniaque, ce qui prouve que le métal a été oxydé non-seulement aux dépens de l'oxygène de l'acide, mais encore aux dépens de celui qui fait partie de l'eau. Si l'acide nitrique est affaibli, il le fait passer à l'état de protoxyde soluble dans l'acide non décomposé. L'acide *hydrochlorique* gazeux cède le chlore qu'il contient à l'étain, et donne naissance à du chlorure, pourvu que la température soit assez élevée. Ce même acide, à l'état liquide, transforme le métal en hydrochlorate de protoxyde, et il se dégage du gaz hydrogène; ce qui prouve que l'eau a été décomposée et que son oxygène s'est porté sur l'étain. L'action du gaz acide *hydrosulfurique* est la même que celle du gaz acide hydrochlorique; il se forme du sulfure d'étain, et l'hydrogène est mis à nu. On ignore comment les acides carbonique, sulfureux, iodique et chlorique agissent sur ce métal : l'acide borique ne l'altère point à une température élevée.

On obtient l'étain en traitant la mine de deutoxyde débarrassée de sa gangue, par du charbon mouillé qui s'empare de l'oxygène du métal. Si la mine contenait des sulfures de fer et de cuivre, il faudrait la griller pour la transformer en sulfates de fer et de cuivre, et en oxydes de fer, de cuivre et d'étain; on traiterait par l'eau qui ne dissoudrait que les sulfates, et on séparerait l'oxyde d'étain des autres oxydes en les lavant sur des tables légèrement inclinées; en effet, l'oxyde d'étain étant plus lourd que les autres resterait sur la table, tandis que ceux de fer et de cuivre seraient entraînés : alors on traiterait l'oxyde d'étain par le charbon.

L'étain fait partie de la composition antihectique de Poterius, du lilium de Paracelse, et de quelques autres médicamens dont on ne fait plus usage. Il a été quelquefois administré sous forme de limaille à la dose de 1, 2, 3, 6 gros dans quelques cuillerées d'un liquide anthelmintique, pour combattre les vers, la lèpre, etc.; mais on y a presque entièrement renoncé, parce qu'il n'était pas rare de le voir produire des coliques, des douleurs spasmodiques, etc., qu'il fallait sans doute attribuer à ce qu'il s'oxydait dans les voies digestives. *Voyez* ÉTAMAGE.

ÉTAIN (Oxydes d'). Il existe deux oxydes d'étain. Le protoxyde est un produit de l'art, blanc lorsqu'il est à l'état d'hydrate, et d'un gris noirâtre quand il est sec; il se transforme en deutoxyde lorsqu'on le chauffe avec le contact de l'air ou de l'oxygène : il brûle alors comme de l'amadou; il se décompose en oxygène et en étain quand il est soumis à l'action de la pile électrique : le feu ne lui fait subir aucune altération; il est insoluble dans l'eau et soluble dans la dissolution de potasse : il se dissout dans l'acide hydrochlorique. On l'obtient en décomposant le proto-hydrochlorate d'étain par l'ammoniaque, et en lavant le précipité. Il est formé de 100 parties de métal et de 13,55 d'oxygène. Il n'a point d'usages. Le *deutoxyde d'étain* (acide *stannique* de quelques auteurs), se trouve dans la nature; il est blanc, fusible, indécomposable par le feu et par la pile, sans action sur l'air et sur l'oxygène, soluble dans la potasse et la soude, avec lesquelles il forme des produits que plusieurs chimistes désignent sous le nom de *stannates;* il se dissout à merveille dans l'acide hydrochlorique. On l'obtient en traitant l'étain divisé par de l'acide nitrique concentré. Il est formé de 100 parties de métal et de 27,1 d'oxygène. On l'emploie pour extraire l'étain; il entre dans la composition de la *potée d'étain*, qui est presque entièrement formée de cet oxyde et de protoxyde de plomb. Il est vénéneux, ainsi que le précédent. *Voyez* POISON.

ÉTAIN (Sels d'). Les sels d'étain formés par le protoxyde se transforment en deuto-sels par l'action de l'air, du chlore, etc.; ce dernier corps décompose l'eau, s'empare de l'hydrogène pour former de l'acide hydrochlorique, et l'oxygène fait passer le protoxyde à l'état de deutoxyde : nous avons dit à l'article EMPOISONNEMENT qu'il importait de connaître ce fait, lorsqu'on cherchait à décolorer par le chlore, le vin, le café, etc., qui auraient été mêlés avec un proto-sel d'étain. L'acide hydrosulfurique et les hydrosulfates solubles précipitent ces sels en chocolat; la potasse, la soude et l'ammoniaque y font naître un précipité blanc de protoxyde; la *cochenille* les précipite en cramoisi. Les sels d'étain au *maximum* ne subissent aucune altération de la part de l'air ni du chlore; les hydrosulfates les précipitent en jaune, les alcalis en blanc, la cochenille en écarlate. Parmi les sels d'étain il n'en est qu'un dont il importe de connaître les propriétés, c'est l'hydrochlorate.

ÉTAIN (Proto-hydrochlorate d'). Il est sous forme de petites aiguilles blanches, d'une saveur styptique, il rougit le tournesol et se dissout très-bien dans l'eau : l'air atmosphérique le transforme en sous-deuto-hydrochlorate insoluble; tous les corps susceptibles de céder facilement de l'oxygène le font également passer à l'état de deuto-hydrochlorate; il est abondamment précipité par le lait. On l'obtient en chauffant le métal très-divisé avec de l'acide hydrochlorique liquide et concentré; l'eau est décomposée pour oxyder le métal, et il se dégage du gaz hydrogène. On n'en fait plus usage en médecine. Celui que l'on emploie dans les arts sous le nom de *sel d'étain* est composé de proto-hydrochlorate, de sous-deuto-hydrochlorate et d'un sel ferrugineux; aussi ne se dissout-il pas en entier dans l'eau distillée, et la dissolution qu'il fournit précipite-t-elle en noir par les hydrosulfates. Nous indiquerons au mot POISON les accidens fâcheux qu'il détermine lorsqu'il est introduit dans l'estomac. On l'emploie dans les manufactures de porcelaine pour faire le pourpre de Cassius (*voyez* OR), et dans les fabriques de toiles peintes.

ÉTAMAGE. Opération qui consiste à appliquer sur le cuivre une couche mince d'étain, afin d'empêcher l'action de l'air et des acides sur le premier de ces métaux. Le vase que l'on veut étamer doit être décapé au moyen de l'hydrochlorate d'ammoniaque, pour s'emparer de l'oxyde de cuivre qui aurait pû se former. On sait combien il serait dangereux de faire usage d'ustensiles de cuivre non étamés, puisque les corps gras et les acides favorisent l'oxydation du métal et la dissolution de l'oxyde, qui est extrêmement vénéneux; tandis qu'on fait continuellement usage sans inconvénient des mêmes vases enduits d'une couche mince d'étain. Toutefois, il est avéré que, dans des circonstances assez rares, les ustensiles les mieux étamés ont produit des accidens fâcheux. On a tour à tour attribué la cause de ces accidens à l'arsenic, à l'antimoine ou au plomb qui faisaient partie de l'étain dont on s'était servi; mais il est parfaitement prouvé par les expériences de Bayen et Charlard, qu'une once d'étain anglais contient tout au plus trois quarts de grain d'arsenic. En supposant donc qu'on fît un usage continuel de vaisselle d'étain, et que celle-ci perdît un dixième de grain par jour, la proportion d'arsenic avalée ne serait que la cinq mille soixante-unième partie d'un grain, quantité trop petite pour produire des effets sensibles. L'antimoine ne saurait entrer dans la composition de l'étain en assez grande proportion pour le rendre nuisible, sans lui communiquer une fragilité qui le ferait rejeter du commerce; ce n'est donc pas à lui qu'il faut attribuer les accidens dont nous parlons. Le plomb se trouve quelquefois dans la proportion de vingt-cinq livres dans un quintal d'étain, et il semblerait au premier abord qu'il devrait être la cause des effets produits par ce dernier métal; mais il résulte d'expériences faites avec soin par M. Proust, qu'il n'est pas attaqué par les acides, lors même qu'il n'est uni qu'à un tiers de son poids d'étain; en effet, les agens dont nous parlons dissolvent alors ce dernier métal, parce qu'il s'est oxydé de préférence à l'autre; d'où il suit que si l'usage d'ustensiles d'étain a été quelquefois suivi de coliques, de vomissemens et de déjections alvines, loin d'aceuser des métaux étrangers, il faut rapporter les accidens à l'oxydation de l'étain et à sa dissolution dans un véhicule approprié.

Il peut donc y avoir de l'inconvénient à se servir d'étain ou de vaisseaux de cuivre étamés, si on néglige de prendre la précaution de ne jamais laisser séjourner pendant long-temps les liqueurs acides destinées aux usages alimentaires, dans de pareils vases exposés à l'air atmosphérique, ou lorsqu'ils sont à moitié remplis, parce que plusieurs de ces liqueurs favorisent l'oxydation de l'étain et dissolvent l'oxyde formé. (ORFILA.)

ÉTAT, s. m., *status;* disposition particulière qui constitue le mode d'existence actuelle d'une chose. On a, en pathologie, donné le nom spécial d'*état* à cette période des maladies pendant laquelle les symptômes conservent plus ou moins long-temps l'intensité qu'ils ont acquise dans l'augment ou période d'accroissement. — Quelques médecins ont décrit sous le nom d'*états* certaines dispositions morbides de quelques organes, ou de quelques tissus, ou bien certaines modifications générales de toutes les fonctions, considérées par abstraction, indépendamment de la cause organique qui les produit, et de l'apyrexie dont elles sont souvent accompagnées, mais qui peut ne pas exister : tels sont l'état inflammatoire, l'état pléthorique ou la pléthore, les états bilieux, muqueux, adynamique, nerveux ou ataxique. (R. D.)

ÉTERNUMENT, s. m., *sternutatio.* Expiration convulsive, dans laquelle l'air sort avec rapidité et avec bruit par les fosses nasales. L'éternument est déterminé par une irritation directe ou sympathique de la membrane pituitaire, comme lorsque le froid vient frapper certaines parties, les pieds, la nuque, la tête, par exemple; lorsque l'œil est subitement exposé à l'impression d'une vive lumière. Des poudres, des vapeurs âcres et irritantes, une congestion sanguine, en produisant un point d'irritation sur la membrane, provoquent directement l'éternument.

L'éternument, lorsqu'il est fréquent, annonce l'invasion d'un coryza; il précède et détermine quelquefois une épistaxis; il est, avec le larmoiement, un des symptômes précurseurs de la rougeole, et devient le signe de l'irritation de la conjonctive et de la pituitaire, qui accompagne si souvent cette affection cutanée. L'éternument a été considéré, dans les maladies graves, comme une signe favorable ou funeste, suivant qu'il est joint à d'autres signes d'un bon ou d'un mauvais présage. Par conséquent, il ne peut guère être regardé par lui-même comme un signe très-important. Néanmoins il est de bon augure dans le déclin des maladies, parce qu'il annonce que la membrane pituitaire a recouvré la sensibilité qui lui est naturelle, et qu'elle avait perdue par suite de l'influence de la lésion principale sur tous les tissus organiques.

(R. D.)

ÉTHER, s. m. *ether*. On donne ce nom à des composés souvent de nature différente, résultant cependant toujours de l'action que les acides exercent sur l'alcohol. L'éther sulfurique, c'est-à-dire l'éther que fournit l'alcohol traité par l'acide sulfurique, est le plus anciennement connu : sa découverte remonte au commencement du seizième siècle. La légèreté, la volatilité, la transparence de ce corps, lui ont fait donner dès l'origine le nom sous lequel il est encore désigné. On a depuis, par extension, appliqué le même nom à d'autres liqueurs provenant de l'action de différens acides sur l'alcohol, quoique ces produits n'eussent pas toujours les qualités physiques qui ont fait mériter le nom d'éther à la première de ces compositions.

On distingue les éthers entre eux par le nom des acides qui ont contribué à leur formation. A l'aide de cette nomenclature, on voit de suite ce qu'on doit entendre par les expressions éther sulfurique, éther nitrique, éther acétique, etc.

Pendant long-temps on a cru que les acides minéraux puissans pouvaient seuls convertir l'alcohol en liqueurs éthérées, mais les travaux de Scheele, et surtout ceux de M. Thénard, nous ont appris que les acides végétaux pouvaient, par l'intermède d'une certaine quantité des premiers, réagir sur l'alcohol et fournir des produits qu'on devait encore ranger parmi les éthers. Dès lors le nombre des éthers s'est beaucoup accru, mais plusieurs n'intéressent que les chimistes, et n'ont donné lieu à aucune application à la médecine ni aux arts : tels sont les éthers oxalique, citrique et tartarique. La manière d'agir des acides pendant l'éthérification est bien loin d'être uniforme : dans quelques cas les acides réagissent sur les élémens de l'alcohol, s'emparent d'une portion d'oxygène et d'hydrogène de ce corps dans des rapports de proportions propres à faire de l'eau, et peut-être en raison de l'affinité de l'acide pour cette eau même; es acides sulfurique, phosphorique et arsénique concentrés semblent agir de cette manière, et l'éther qu'ils fournissent est toujours identique. Nous décrirons ses propriétés et les détails de sa fabrication à l'article ÉTHER SULFURIQUE. Il paraît être formé de deux volumes d'hydrogène percarboné, et d'un volume de vapeur d'eau. MM. Ampère et Chevreul ont proposé de nommer cet éther *éther hydratique*, quel que soit l'acide employé pour l'obtenir. En effet, les éthers sulfurique, phosphorique et arsénique étant semblables en tout, et dans leurs propriétés et dans leur composition, ne pouvant dès lors être considérés que comme un seul et même corps, ne doivent rationnellement être désignés que par un nom unique. L'expression employée par MM. Ampère et Chevreul nous paraît rendre assez justement l'idée que l'on doit se faire de la nature de cet éther.

Lorsque les acides sont à la fois avides d'eau et volatils, ils entrent dans la composition de l'éther, et paraissent se substituer à la vapeur d'eau; telle est la manière d'agir des acides hydrochlorique et hydriodique. Les éthers qu'ils produisent peuvent être considérés comme des combinaisons d'hydrogène percarboné avec les acides employés.

Les autres acides susceptibles d'éthérifier l'alcohol agissent sur ce corps en se combinant avec lui d'une manière intime, et en quelque sorte élémentaire. Les éthers produits sont alors de véritables combinaisons d'alcohol et de l'acide employé. Ces éthers diffèrent entre eux suivant l'espèce d'acide qui a contribué à la formation de chacun d'eux.

Il résulte de cet exposé succinct qu'on peut, comme l'a judicieusement fait M. Thénard, diviser tous les éthers en trois genres.

Le premier genre renferme les éthers qui proviennent de l'action sur l'alcohol d'un acide très-avide d'eau et difficilement volatil; ces éthers sont au nombre de trois, l'éther sulfurique, l'éther phosphorique et l'éther arsénique, ou plutôt, ces éthers étant identiques, ce genre ne renferme qu'une espèce, l'éther hydratique, formé d'hydrogène percarboné et de vapeur d'eau.

Le second genre comprend les éthers produits par les acides avides d'eau et volatils : ils sont au nombre de deux, l'éther hydrochlorique et l'éther hydriodique; ils sont formés d'hydrogène percarboné et d'acide hydrochlorique ou hydriodique.

On pourrait réunir ces deux genres en un seul : il suffirait de considérer la vapeur d'eau comme remplissant le rôle d'acide envers l'hydrogène percarboné; c'est même en ce sens que le nom d'éther hydratique nous semble parfaitement appliqué.

Le troisième genre réunit enfin tous les éthers qu'on peut considérer comme des combinaisons d'alcohol et d'acide : ils sont au nombre de huit, savoir : l'éther nitrique, ou plutôt nitreux, l'éther acétique, l'éther benzoïque, l'éther citrique, l'éther formique, l'éther gallique, l'éther oxalique et l'éther tartarique. Les deux premiers peuvent être produits par l'action directe de l'acide sur l'alcohol; les cinq derniers ne peuvent s'obtenir que par l'intermède d'un acide puissant, tel que l'acide sulfurique ou l'acide hydrochlorique.

Dans un ouvrage didactique, il conviendrait d'examiner ces divers éthers dans l'ordre indiqué par la classification théorique; nous ne pouvons cependant suivre cette marche dans un ouvrage où l'arrangement alphabétique doit être rigoureusement observé. Nous engageons toutefois ceux de nos lecteurs qui voudraient prendre ici une idée générale de nos connaissances sur les éthers, à lire les divers articles où il en est traité, dans l'ordre que nous venons d'indiquer, en commençant par l'ÉTHER SULFURIQUE.

ÉTHER ACÉTIQUE. — Liquide transparent, incolore, très-odorant; son odeur semble tenir le milieu entre celle de l'éther sulfurique et celle de l'acide acétique; sa saveur est particulière; il est plus lourd que l'alcohol; sa pesanteur spécifique, à la température de 7° centigr. est de 0,866. Il est cependant plus volatil que l'alcohol, puisqu'il bout à 71°, sous la pression de 0,75, l'alcohol demandant alors 78° de température pour entrer en ébullition.

L'éther acétique bien pur n'est pas miscible à l'eau qu'il surnage; cependant si la quantité d'eau est assez forte, l'éther sera dissout, car il est soluble dans cinq à six fois son poids de ce liquide. L'éther acétique s'unit à l'alcohol en toutes proportions, et l'eau ne l'en sépare qu'en partie, la présence de l'alcohol augmentant beaucoup la solubilité de l'éther acétique. Cet éther bien préparé ne rougit point la teinture de tournesol, et ne détermine aucune effervescence dans les carbonates alcalins : ces derniers caractères permettent de distinguer facilement l'éther acétique de ces mélanges d'éther sulfurique et d'acide acétique qu'on lui a souvent substitués. On peut cependant décomposer l'éther acétique au moyen d'une solution concentrée de potasse caustique, en employant un contact long-temps prolongé, et surtout en ayant soin de dissoudre préalablement l'éther dans l'eau. On obtient, en distillant ensuite la liqueur, une certaine quantité d'alcohol, et il reste dans la cornue de l'acétate de potasse.

L'éther acétique est très-inflammable; il brûle avec une flamme allongée, d'un blanc jaunâtre : pendant sa combustion, il se développe beaucoup d'acide acétique; il se forme aussi de l'acide carbonique et de l'eau.

L'éther acétique peut se mêler à l'acide sulfurique. Un mélange à partie égale de ces deux corps, distillé, fournit, suivant M. Boullay, une certaine quantité d'éther sulfurique mêlé d'éther acétique. L'éther acétique dissout plusieurs substances animales et végétales, le camphre, les corps gras; il se charge du principe actif des cantharides, et constitue l'éther cantharidé des pharmacies; il dissout aussi les savons. Le baume acétique, décrit dans le Formulaire de Cadet, est une sorte d'*opodeldoch* formé de savon animal, de camphre et d'éther acétique. Cette préparation remplace avec quelque avantage l'éther acétique lorsqu'il est destiné à être employé en frictions, parce que dans ce médicament, enchaîné par le savon, il devient moins volatil.

Plusieurs procédés sont suivis pour la préparation de l'éther acétique : on peut obtenir cet éther, ainsi que l'a fait, le premier, Lauraguais, en distillant partie égale d'alcohol et d'éther acétique très-concentré, et recohobant plusieurs fois l'alcohol sur le résidu. Mais ce procédé est long, et beaucoup d'éther se perd dans toutes les *recohobations*. Nous préférons donc le procédé indiqué par M. Thénard, et qui consiste à distiller un mélange de cent parties d'alcohol, soixante-trois d'acide acétique concentré, et dix-sept d'acide sulfurique à 66°. La distillation doit se faire dans une cornue de verre, et l'on ne doit retirer que cent vingt-cinq parties de liquide distillé.

On peut également obtenir de l'éther acétique en distillant sur un acétate un mélange d'alcohol et d'acide sulfurique concentré: quant aux proportions, elles varient suivant l'acétate employé. Il faut en général mettre autant d'alcohol qu'il entre d'acide dans l'acétate, et un peu plus d'acide sulfurique qu'il n'en faudrait pour s'emparer seulement de la base du sel.

L'éther acétique obtenu par ces procédés est loin d'être pur, il contient encore de l'eau, de l'acide acétique et de l'alcohol. Pour le purifier, M. Thénard recommande de mettre le produit en contact pendant une demi-heure avec $\frac{1}{10}$ de son poids de potasse caustique. Bientôt il s'établit deux couches de liquide : l'une, inférieure, est une solution aqueuse de potasse qui retient l'acide acétique, l'eau et même l'alcohol que pouvait d'abord contenir l'éther; l'autre, supérieure, est l'éther lui-même : on l'enlève par décantation. Pour avoir l'éther plus pur, on peut le distiller sur du chlorure de calcium (muriate de chaux desséché).

L'éther acétique a été découvert en 1759 par M. le comte Lauraguais, et a été depuis étudié par Scheele, Pelletier, Lichtemberg et M. Thénard.

On n'a pas encore fait l'analyse de l'éther acétique : on ignore donc dans quel rapport s'y trouvent l'alcohol et l'acide acétique; on sait, il est vrai, qu'il est formé d'hydrogène, d'oxygène et de carbone, mais on n'a pas déterminé la proportion de ces élémens.

ÉTHER ARSÉNIQUE. *Voyez* ÉTHER PHOSPHORIQUE.

ÉTHER BENZOÏQUE. Il est fluide à la température ordinaire de l'atmosphère ; il est transparent, incolore ou légèrement citrin; sa pesanteur spécifique est un peu plus forte que celle de l'eau distillée; il surnage une solution saturée de sel marin; son odeur est très-forte : elle rappelle celle de l'acide benzoïque, quoiqu'elle ne soit pas tout-à-fait semblable. L'éther benzoïque est un peu plus volatil que l'eau. Traité à chaud par une solution concentrée de potasse, il fournit de l'alcohol et du benzoate de potasse. Pour préparer l'éther benzoïque, on prend six parties d'alcohol, trois d'acide benzoïque et une et demie d'acide hydrochlorique concentré; on distille le tout jusqu'à réduction à un tiers de la masse du mélange. Le résidu de la distillation contient l'éther benzoïque mêlé d'acide benzoïque et d'acide hydrochlorique. On enlève ces deux acides par des lavages dans de l'eau légèrement alcaline. L'éther benzoïque se rassemble alors au fond de la liqueur sous forme de gouttes huileuses. Il faut, lorsqu'on fait cette opération, éviter avec soin d'employer de l'acide benzoïque extrait de l'urine des animaux herbivores (acide benzoïque assez commun maintenant dans le commerce), parce qu'on aurait un éther benzoïque d'une fétidité extrême. On doit donc toujours prendre de véritables fleurs de benjoin.

L'éther benzoïque n'a pas encore été employé en médecine ; je ne doute pas cependant qu'il n'ait des propriétés médicales particulières ; cet éther, entrevu par Scheele, a été spécialement décrit par M. Thénard : on n'en a pas encore fait l'analyse.

ÉTHERS CITRIQUE, GALLIQUE, MALIQUE, OXALIQUE. Ces éthers, qui se préparent comme l'éther benzoïque par l'intermède d'un acide puissant, et particulièrement de l'acide sulfurique, sont tous d'apparence oléagineuse, jaunâtres, plus pesans que l'eau, d'une saveur styptique ou amère, suivant l'espèce d'acide qui les a fournis. Traités par une solution de potasse à chaud, ils donnent de l'alcohol, et un sel alcalin qui varie suivant l'espèce d'éther, ou plutôt suivant l'acide qui l'a produit. Ces éthers jusqu'ici n'ont pas été employés en médecine; ils ne doivent cependant pas être sans action sur l'économie animale.

ÉTHER FORMIQUE. Cet éther, encore peu connu, a été obtenu par Gehlen. On peut le préparer comme l'éther acétique, en substituant l'acide formique à l'acide acétique. Comme on peut, d'après les belles recherches de Dobeirener, convertir l'acide tartarique en acide formique, en traitant l'acide tartarique par le peroxyde de manganèse, il sera maintenant plus facile de se procurer l'éther formique. On dit même qu'en Allemagne on lui a trouvé des applications médicales. L'éther formique est incolore, volatil; il brûle avec une flamme bleue, bordée de jaune; il a une odeur de noyau de pêches, et sa saveur, d'abord analogue, laisse un arrière-goût de fourmis; sa pesanteur spécifique est de 0,9157. Il n'a pas encore été analysé.

ÉTHER HYDROCHLORIQUE (l'), *éther muriatique du Codex,* découvert par M. Basse de Namur, étudié par Gehlen et par MM. Boullay et Thénard, est un corps d'une volatilité extrême : sous la pression ordinaire de l'atmosphère, il ne peut rester liquide au-dessus du onzième degré centigrade ; passé ce point, il se réduit en vapeur. Versé sur la main, il entre de suite en ébullition en produisant un grand froid. Sa pesanteur spécifique, prise à 5° de température, et à 0,76 de pression, est de 0,874. Il se dissout dans un volume d'eau égal au sien ; un excès d'éther surnage l'eau sans s'y mêler. Cette solution d'éther hydrochlorique dans l'eau est légèrement sucrée et piquante : on a comparé sa saveur à celle de la menthe. L'éther hydrochlorique n'est nullement acide, et ne donne, avec les divers réactifs, aucune trace d'acide hydrochlorique au moment du mélange. C'est ainsi qu'agité avec la teinture de tournesol, il ne la rougit pas; avec le nitrate d'argent, il ne le trouble pas; avec les alcalis caustiques, il ne les sature pas. Cependant, par un contact de plusieurs jours avec les solutions alcalines, l'éther hydrochlorique se décompose, et fournit des hydrochlorates. Il faut plus de trois mois pour que la décomposition soit parfaite. Cette expérience doit se faire dans des flacons bien bouchés.

L'éther hydrochlorique est très-inflammable, brûle avec une flamme verte, et répand alors des vapeurs blanches très-épaisses et suffoquantes; ces vapeurs sont formées par l'acide hydrochlorique subitement mis à nu par la combustion.

La vapeur de l'éther hydrochlorique, mêlée au gaz oxygène dans le rapport de 1 à 3, produit un gaz tellement détonant, qu'il brise les plus forts eudiomètres.

Lorsque l'on fait passer l'éther hydrochlorique à l'état de vapeur à travers un tube de porcelaine chauffé au rouge obscur, on obtient un mélange de parties égales de gaz hydrogène percarboné et de gaz acide hydrochlorique. Si le tube était chauffé au rouge blanc, il y aurait dépôt de charbon, et le gaz hydrogène percarboné serait transformé en gaz hydrogène protocarboné. Cette expérience prouve que l'éther hydrochlorique est formé de parties égales d'hydrogène percarboné et de gaz acide hydrochlorique. Si, d'un autre côté, l'on prend la densité de l'hydrogène percarboné et celle du gaz acide hydrochlorique, et qu'on en fasse la somme, elle se trouvera être égale à la densité de la vapeur d'éther hydrochlorique, c'est-à-dire 2,219, l'air étant 1. Il est donc évident que cette vapeur est formée d'un volume de gaz hydrogène percarboné et d'un volume de gaz acide hydrochlorique combinés et condensés en un seul volume. C'est ainsi que les considérations physiques viennent confirmer les résultats de l'analyse chimique, et établissent une entière démonstration de la théorie.

On a indiqué plusieurs procédés pour la préparation de l'éther hydrochlorique : le plus simple est ainsi décrit par M. Thénard. On fait un mélange d'acide hydrochlorique concentré (il faut qu'il ait au moins 25° à l'aréomètre), et d'alcohol à 40°; on introduit ce mélange dans une cornue de verre, à laquelle est adapté un tube qui plonge dans un flacon de capacité égale à celle de la cornue, et à demi plein d'eau à

25° de température. De ce flacon part un tube qui se rend dans une éprouvette vide, et entourée d'un mélange réfrigérant. Cette éprouvette est fermée par un bouchon que traverse un tube effilé, pour donner issue à l'air de l'appareil, et à la vapeur d'éther qui pourrait échapper à la condensation. On chauffe alors le mélange, et on l'entretient à une ébullition modérée. L'éther se forme, et passe dans le premier flacon à l'état de vapeur : là, il se lave, abandonne l'alcohol et l'acide hydrochlorique qu'il aurait pu entraîner avec lui. De ce flacon il se rend dans l'éprouvette vide, où il se condense en raison de la basse température à laquelle il est ramené.

Dans cette opération, l'acide hydrochlorique réagit sur l'alcohol qui se sépare en eau et hydrogène percarboné avec lequel se combine le gaz acide hydrochlorique pour fournir de l'éther. Si l'on veut conserver l'éther hydrochlorique, il faut le mettre dans des flacons parfaitement bouchés à l'émeri, renversés et placés dans un lieu frais.

L'éther hydrochlorique, mélangé d'alcohol à parties égales, forme la préparation indiquée dans le Codex sous le nom d'*éther muriatique alcoholisé*. Cette liqueur remplace avec avantage, pour l'emploi médical, l'éther hydrochlorique qu'on ne peut conserver avec facilité, et qui se volatilise en grande partie, lorsqu'on veut l'introduire dans les préparations médicamenteuses. Il faut seulement observer que deux parties d'éther alcoholisé ne correspondent qu'à une partie d'éther hydrochlorique. Il ne faut pas non plus confondre cette préparation avec l'acide hydrochlorique alcoholisé ou esprit de sel dulcifié, qui n'est qu'un mélange d'acide hydrochlorique et d'alcohol.

ÉTHER HYDRIODIQUE. Cet éther a été découvert par M. Gay-Lussac. Il s'obtient en distillant un mélange d'alcohol et d'acide hydriodique coloré : le produit de la distillation est l'éther hydriodique : dissous dans un excès d'alcohol en ajoutant de l'eau, l'éther se sépare et se précipite en petits globules qui se réunissent.

Cet éther est plus pesant que l'eau : il pèse 1,92 à la température de 22°. Il n'est pas enflammable; mais quand on le verse goutte à goutte sur des charbons ardens, il répand des vapeurs pourpres.

Il ne rougit pas la teinture de tournesol, et ne cède aux alcalis l'acide hydriodique qui entre dans sa composition, qu'à la longue. Il a en cela beaucoup d'analogie avec l'éther hydrochlorique. Il est encore sans usage.

ÉTHER NITRIQUE. — Cet éther, qu'on devrait appeler éther nitreux, puisqu'il résulte de la combinaison de l'acide nitreux avec l'alchool, quoique pour le faire on emploie l'acide nitrique, est un liquide jaunâtre, plus lourd que l'alcohol, mais beaucoup plus volatil; à 0 76 de pression et à 21° centi., il est encore liquide; mais si la température s'élève, ou si la pression diminue, il se réduit sur-le-champ en vapeur. On ne pourrait donc l'avoir liquide dans certains pays, qu'en abaissant artificiellement la température. Par suite de sa grande tension, introduit dans un gaz renfermé dans une cloche, il en quintuple sur-le-champ le volume; versé dans la main, il bout de suite, et disparaît. Son odeur est très-forte; lorsque son intensité est affaiblie par la diffusion, elle est analogue à celle des pommes de reinette. Sa saveur est âcre et piquante; il brûle avec une flamme blanche très-brillante, et ne laisse aucun résidu. Lorsqu'on fait passer sa vapeur à travers un tube de porcelaine rougi, il se décompose et produit de l'eau, de l'huile, de l'ammoniaque, du charbon, et un gaz formé d'acide carbonique, d'hydrogène carboné, d'oxyde de carbone, d'azote et de gaz nitreux. Ces produits obtenus et pesés par M. Thénard, ont conduit ce grand chimiste à la détermination de la constitution de cet éther d'une manière sinon rigoureuse, du moins très-approchée.

L'éther nitrique traité par l'eau se sépare en trois parties : l'une se volatilise, l'autre se dissout, la troisième se décompose; la liqueur devient acide, et saturée par de la potasse, fournit, par l'évaporation, des cristaux de nitrite de potasse.

L'éther nitrique s'altère avec le temps: les acides qui se développent dans cette circonstance sont l'acide nitreux et l'acide acétique. L'éther nitrique mélangé d'alcohol de potasse donne, après un certain laps de temps, des cristaux de nitrite de potasse.

L'éther nitrique, d'après M. Thénard, est formé de 48,52 d'oxygène, 28,45 de carbone, 14,49 d'azote, 8,54 d'hydrogène, et paraît être une combinaison d'alcohol avec l'acide nitreux et l'acide acétique. Peut-être, et c'est même probable, l'acide acétique forme-t-il une certaine quantité d'éther acétique simplement mélangé à l'éther nitreux ?

L'éther nitrique n'a été obtenu à l'état de pureté que par M. Thénard : avant lui on n'avait que des mélanges d'éther nitrique et d'alcohol ; ces mélanges étaient considérés comme de véritable éther : il en est fait mention dans les OEuvres de Kunkel. Navier, en 1742, l'a obtenu plus approché de son degré de pureté. Baumé, Laplanche, Brugnatelli, ont successivement indiqué des procédés et des appareils pour l'obtenir : ils sont tous imparfaits. Nous nous bornerons à l'exposition de la méthode au moyen de laquelle M. Thénard est parvenu à l'avoir pur et tel que celui dont nous avons exposé les propriétés.

Quatre à cinq flacons communiquant entre eux par des tubes de verre, et placés dans des mélanges réfrigérans, sont à demi remplis d'une solution concentrée de sel marin : le premier de ces flacons seul est vide ; au col d'une cornue est adapté un tube de verre qui se rend dans le premier flacon ; l'appareil est parfaitement luté, à l'exception du dernier flacon, qui doit communiquer avec l'air extérieur.

On introduit dans la cornue, par la tubulure, un mélange d'alcohol et d'acide nitrique du commerce fait à parties égales. On échauffe la cornue placée sur un trépied, au moyen de quelques charbons allumés qu'on retire aussitôt qu'on aperçoit la liqueur entrer en ébullition. Cette ébullition devient même si rapide, que tout le mélange passerait dans le premier flacon si l'on n'avait pas eu soin de prendre une cornue fort grande pour la masse du mélange, et si l'on ne se hâtait de modérer l'action de l'acide en versant de l'eau froide sur la cornue. L'opération est terminée lorsque l'ébullition cesse d'elle-même. On retrouve enfin l'éther formant une couche d'un jaune verdâtre à la surface de l'eau salée du deuxième flacon, et quelquefois du flacon suivant : cet éther retient de l'alcohol et de l'acide nitreux ; pour l'avoir pur on absorbe l'acide à l'aide d'un peu de chaux et l'on distille l'éther à une très-douce chaleur dans une cornue communiquant à un ballon entouré de glace.

Pour se rendre raison de ce qui se passe dans cette opération, il faut tenir compte de tous les produits qu'on obtient. On voit alors évidemment que l'alcohol et l'acide nitrique se partagent chacun en deux parties ; une portion de l'alcohol s'empare de l'oxygène, d'une partie de l'acide nitrique, de la formation d'eau, d'acide carbonique, d'acide acétique, d'acide oxalique d'une part ; de gaz azote et de gaz nitreux de l'autre, tandis que l'alcohol non décomposé se combine avec de l'acide nitrique ramené à l'état d'acide nitreux. Ce qui prouve qu'il en est ainsi, c'est qu'on peut obtenir instantanément de l'éther nitrique, ou plutôt nitreux, en unissant, comme l'a fait M. Gay-Lussac, de l'alcohol à 40° avec de l'acide nitreux obtenu par la distillation du nitrate de plomb. Ce procédé, modifié par M. Pétros, pharmacien de l'hôpital de la Charité, a même été proposé pour la préparation de l'éther nitrique considéré comme médicament. Il donne la facilité de ne faire à la fois que de petites quantités d'un composé qui s'altère facilement par le temps.

La difficulté de conserver long-temps l'éther nitrique a donné l'idée de lui substituer, en augmentant les doses, l'*éther nitrique alcoholisé*. On peut préparer cet éther alcoholisé par un procédé qui rentre dans celui indiqué plus haut : il suffit de substituer de l'alcohol à l'eau salée dans laquelle se rendent les gaz éthérés ; l'éther formé s'y unit, et l'on continue l'opération jusqu'à ce que l'alcohol ait acquis le double de son poids primitif.

ÉTHER PHOSPHORÉ. On nomme ainsi l'éther sulfurique tenant du phosphore en dissolution. Pour préparer l'éther phosphoré, il faut renfermer dans un flacon bouché à l'émeri et enveloppé de papier noir, de l'éther sulfurique très-rectifié, y introduire le phosphore en petits fragmens, qu'on a soin préalablement de préserver de toute humidité en les essuyant dans des morceaux de papier joseph ; par le contact prolongé quelques jours et aidé de l'agitation de temps à autre, l'éther se saturera de phosphore ; on pourra alors le décanter dans de petits flacons bien bouchés, qu'on placera dans un lieu obscur.

L'éther saturé de phosphore en contient environ trois grains et demi par once. L'éther phosphoré exposé à l'air est lumineux dans l'obscurité ; il répand des vapeurs blanches produites par la combustion du phosphore ; aussi ne peut-il se conserver dans des flacons qui, n'étant pas exactement remplis, contiennent de l'air. La lumière seule suffit pour altérer l'éther phosphoré, dont une partie passe à l'état d'acide, et l'autre se précipite légèrement oxydée. On ne peut donc compter sur ce médicament que dans le cas où il serait nouvellement préparé. Il est alors limpide, lumineux dans l'obscurité, et nullement acide. Lorsqu'il est anciennement fait, il est peu lumineux, trouble et acide. Il doit alors être rejeté.

ÉTHER PHOSPHORIQUE. Cet éther, qu'il faut bien se garder de

confondre avec l'éther phosphoré, est exactement identique avec l'éther sulfurique, et l'acide phosphorique ne paraît agir sur l'alcohol qu'en lui enlevant de l'oxygène et de l'hydrogène dans les proportions requises pour faire de l'eau ; nous renvoyons donc à l'article *éther sulfurique* tout ce qui a rapport aux propriétés et au caractère de l'éther phosphorique, nous bornant ici à quelques mots sur sa découverte et sa préparation. Scheele et plusieurs autres chimistes avaient annoncé qu'on ne pouvait éthérifier l'esprit de vin au moyen de l'acide phosphorique. Cependant M. Boudet jeune, en distillant de l'alcohol avec une grande masse d'acide phosphorique concentré, était parvenu à opérer une véritable éthérification de ce liquide, lorsque M. Boullay, son beau-frère, dont les travaux importans sur les éthers ont souvent été cités, s'empara d'un sujet qui semblait rentrer dans son domaine, et bientôt parvint à obtenir avec facilité l'éther phosphorique, en faisant arriver de l'alcohol goutte à goutte dans l'acide phosphorique concentré et chauffé à 115° : l'introduction de l'alcohol se fait en employant un appareil particulier que l'on peut comparer à un entonnoir muni d'une longue tige et armé d'un robinet. L'appareil s'adapte à la tubulure de la cornue, la tige plonge dans l'acide phosphorique, et, à l'aide du robinet, l'alcohol peut arriver dans l'acide au gré de l'opérateur. C'est en substituant à l'acide phosphorique une solution concentrée d'acide arsénique, que M. Boullay est aussi parvenu à former un *éther arsénique* exactement semblable à l'éther sulfurique et à l'éther phosphorique. Ces trois éthers étant identiques et ne retenant aucune molécule d'acide lorsqu'ils sont préparés avec soin, peuvent être substitués l'un à l'autre. La préparation des éthers phosphorique et arsénique doit même être entièrement abandonnée, puisqu'elle ne fournit que l'éther sulfurique, qu'on peut obtenir avec moins de peine et de frais avec l'acide sulfurique.

Éther sulfurique. L'éther sulfurique est un liquide diaphane, incolore, réfractant fortement la lumière, peu conducteur de l'électricité, très-léger ; sa pesanteur spécifique est de 0,732 à la température de 20°, et sous la pression de 0,76. Sous la même pression, il bout à 35° du thermomètre centigrade, et dans le vide il se réduit en vapeur à 0,29. Lorsque la température est abaissée jusqu'au 43° il se congèle, selon Fourcroy et Vauquelin.

Sa tension est très-forte, à 0,76 de pression; et à 17°60 de température elle est de 0m.382; aussi lorsqu'on introduit un peu d'éther dans une cloche contenant de l'air atmosphérique ou un autre gaz, le volume de ce gaz est aussitôt doublé. La pesanteur de la vapeur est de 2,586, celle de l'air étant 1. L'éther se volatilise très-promptement à l'air libre en produisant un grand froid.

L'éther sulfurique mis en contact avec un corps enflammé s'allume et brûle à l'air libre avec une flamme d'un blanc jaunâtre, et produit de l'eau, de l'acide carbonique et un charbon léger, bitumineux, analogue au noir de fumée. L'inflammation de l'éther peut avoir lieu à distance en raison de la densité de sa vapeur. On sait même que l'air agité avec l'éther se charge de vapeur éthérée au point de devenir inflammable. Le gaz oxygène, dans le même cas, acquiert la propriété de détonner par une décharge électrique; il ne se produit alors que de l'acide carbonique et de l'eau. C'est par ce moyen que Dalton a fait l'analyse de l'éther.

Lorsque l'on fait éprouver à l'éther sulfurique une haute température sans contact de l'air, en faisant passer sa vapeur à travers un tube de porcelaine rouge; il se décompose en divers produits, et fournit une grande quantité d'hydrogène carboné, un peu d'eau et d'acide carbonique, une huile volatile cristallisée en écailles minces, une autre huile à demi-fluide et noirâtre; il reste du charbon dans le tube. L'éther n'est point miscible à l'eau, toujours il y surnage; l'eau peut cependant dissoudre $\frac{1}{14}$ de son poids, tandis que l'éther absorbe lui-même une quantité d'eau que M. Boullay évalue à $\frac{1}{10}$ de sa masse.

L'éther absorbe et dissout plusieurs gaz, et particulièrement l'ammoniaque, l'acide carbonique et le gaz nitreux. Il dissout le soufre, l'iode et le phosphore en quantité sensible. L'éther phosphoré est employé en médecine; nous avons déjà eu l'occasion d'en parler. (*Voyez* ÉTHER PHOSPHORÉ.) Le potassium et le sodium décomposent l'éther et en dégagent de l'hydrogène; les autres métaux n'ont pas d'action sur lui. Il a peu d'action sur les oxydes métalliques; il réduit cependant les oxydes d'or et d'argent; et sa vapeur, à une haute température, enlève l'oxygène aux oxydes métalliques que l'hydrogène carboné peut réduire à l'aide d'une température élevée.

L'éther se mêle à froid à l'acide sulfurique; à chaud cet acide le décompose. Les produits qui résultent de cette décomposition varient suivant la quantité d'acide sulfurique employé : à partie égale, on obtient de l'*huile douce de vin*, de l'eau, de l'acide acétique, et enfin de l'acide sulfureux, de l'acide carbonique et de l'hydrogène percarboné; s'il y a plus d'acide sulfurique il se forme moins d'*huile douce* et plus d'hydrogène carboné. Ces produits sont ceux qu'on obtient aussi pendant la préparation de l'éther, lorsqu'on pousse l'opération jusqu'à ce qu'il se forme des vapeurs blanches.

L'acide nitrique à froid n'a pas d'action sur l'éther sulfurique; à chaud, il le décompose avec dégagement de gaz nitreux : il se forme de l'eau, de l'acide carbonique, de l'acide oxalique et de l'acide acétique. L'éther sulfurique se dissout dans les acides hydrochlorique et acétique; l'eau peut le séparer de ce dernier.

L'éther sulfurique ne paraît pas en général avoir d'action dissolvante sur les combinaisons salines. Cependant, comme il a été fait peu de recherches sur cet objet, on ne peut assurer que tous les sels soient insolubles dans ce liquide. On sait déjà que l'hydrochlorate de peroxyde de fer s'y dissout, et constitue ainsi la *teinture de Bestuchef*.

L'éther paraît avoir plus d'action sur les chlorures; il dissout très-bien le deuto-chlorure d'or et celui de mercure : on peut même se servir avec avantage de l'éther pour rechercher le sublimé corrosif dans certains mélanges où l'on soupçonne sa présence. L'éther agité avec la matière soumise à l'examen s'emparera des plus petites quantités de sublimé corrosif, et le fournira par l'évaporation.

L'éther sulfurique s'unit à l'alcohol en toutes proportions : il dissout un assez grand nombre de matières végétales; son action dissolvante semble surtout s'exercer sur les substances très-hydrogénées, telles que les huiles, les résines, le camphre, le caoutchouc préparé. Quelques-unes de ces solutions sont employées en médecine sous le nom de teintures éthérées. Ces teintures éthérées ne sont pas décomposées par l'eau comme les teintures alcoholiques.

L'éther dissout peu de matières animales : tous les corps gras cependant s'y dissolvent; mais ces matières, privées d'azote et analogues aux huiles, semblent faire exception à la règle générale. La matière odorante du musc est aussi soluble dans l'éther, mais l'on sait qu'elle se rapproche beaucoup de la nature des résines. L'éther sulfurique mis en présence des matières animales azotées, paraît avoir sur ces substances une action spéciale et élémentaire. Selon M. Berzélius, cet effet est surtout très-marqué sur la fibrine, qu'il convertit en matière grasse. On emploie très-souvent l'éther sulfurique dans l'analyse des substances végétales; mais dans l'analyse des matières animales, on ne doit en faire usage qu'avec beaucoup de circonspection, puisque les produits qu'il fournit sont souvent formés par son action même. On sait positivement que l'éther sulfurique est composé d'hydrogène, d'oxygène et de carbone; mais on n'est pas aussi bien fixé sur le rapport des quantités dans lesquelles entrent ces corps pour constituer cet éther. Dalton en Angleterre, M. Théodore de Saussure à Genève, et M. Gay-Lussac, se sont beaucoup occupés de cet objet: nous nous bornerons aux résultats présentés par notre illustre compatriote. Selon lui, l'éther sulfurique doit être considéré comme formé de deux volumes de gaz hydrogène percarboné et d'un volume de vapeur d'eau, condensés en un volume de vapeur d'éther; ou en poids d'hydrogène percarboné 100,00, et d'eau 31,95.

Pour préparer l'éther sulfurique, on introduit dans une cornue de verre un mélange à partie égale d'alcohol à 36°, et d'acide sulfurique concentré. Ce mélange doit être fait avec précaution, en raison de la grande élévation de température qui a lieu dans ce moment, et qui pourrait faire briser le vase. On place la cornue sur un bain de sable déjà échauffé au degré du mélange, et l'on y adapte une allonge qui la joint à un ballon de verre qu'on a soin d'entourer de glace ou d'eau très-froide; à la tubulure du ballon on fixe un tube de verre effilé pour donner issue à l'air qui se dégage au commencement de l'opération, et aux gaz qui se forment vers la fin. Cet appareil peut d'ailleurs être modifié suivant les circonstances ou les masses d'éther qu'on peut avoir à préparer. Lorsque tout est disposé, on place du feu sous le bain de sable et l'on fait entrer le mélange en ébullition aussi promptement qu'il est possible sans risquer de briser la cornue; tant que le mélange ne bout pas, il ne passe que de l'alcohol faiblement éthéré; du moment où l'ébullition est établie, l'éther se forme, passe dans le récipient en vapeurs qui s'y condensent et coulent le long de ses parois en larges stries. On continue l'opération jusqu'à ce qu'il se forme de l'acide sulfureux, qui apparaît en vapeurs blanches; on enlève alors l'éther, et l'on suspend l'opération, à moins qu'on ne désire obtenir la substance improprement nommée *huile douce de vin*, qui succède à l'éther, et se forme dès l'instant où l'acide sulfureux commence à se manifester.

L'éther obtenu n'est pas encore pur. Il contient de l'eau, de l'alcohol, et un peu d'acide sulfureux et d'huile douce de vin, dont il faut le débarrasser par l'opération de la *rectification*. A cet effet on commence par agiter l'éther avec une solution de potasse caustique pour enlever l'acide sulfureux et l'huile douce; on le décante, et on l'agite avec de l'eau pour le dépouiller de tout l'alcohol qu'il peut retenir; enfin on le dépouille de l'eau qu'il contenait et de celle qu'il a pu absorber, en le mettant quelque temps en contact avec du chlorure de calcium, et en le distillant à une douce chaleur.

La théorie de l'éthérification a varié dans les diverses phases de la science; peut-être n'est-elle pas encore invariablement établie. Macquer pensait que l'éther était une sorte d'huile combinée à l'eau, que l'acide vitriolique (c'étoit le nom que portait alors l'acide sulfurique), que l'acide vitriolique s'emparait non-seulement de l'eau mélangée avec l'alcohol, mais encore de l'*eau principe*, qui, combinée avec l'huile, constituait l'alcohol. L'éther était cette huile de l'alcohol mise à nu et séparée de son eau de combinaison. A cette théorie en ont succédé plusieurs autres peut-être plus éloignées de la vérité, puisque celle que Fourcroy et M. Vauquelin ont donnée dans ces derniers temps, et à laquelle nous adhérons en y admettant quelques modifications, semble se rapprocher beaucoup de la première. En effet, d'après ces chimistes, la formation de l'éther est due à l'affinité puissante que l'acide sulfurique exerce sur l'eau : c'est elle qui détermine l'union de l'oxygène et de l'hydrogène principes créateurs de l'eau existant dans l'alcohol. Cependant MM. Fourcroy et Vauquelin ajoutaient qu'il se déposait du charbon, ce qui non seulement rétablissait l'équilibre, mais encore faisait prédominer l'oxygène et l'hydrogène dans le nouveau composé. Depuis, MM. Thénard et Boullay ont prouvé que le dépôt de charbon était indépendant de la formation de l'éther, et n'avait pas lieu dans certaines circonstances; on est donc revenu à considérer l'éthérification comme une soustraction faite à l'alcohol d'une certaine quantité d'oxygène et d'hydrogène dans les proportions propres à faire de l'eau; et comme l'eau contient 88,90 d'oxygène et 11,10 d'hydrogène, l'éther doit donc être plus hydrogéné et plus carboné que l'alcohol; et, c'est ce que confirment les analyses de Dalton et de Théod. de Saussure.

En résumé, si nous considérons, avec M. Gay-Lussac, que l'éther sulfurique est formé de deux volumes de gaz hydrogène percarboné, et d'un volume de vapeur d'eau; et que l'alcohol est formé d'un volume d'hydrogène percarboné et d'un volume de vapeur d'eau, ou, ce qui revient au même, de deux volumes d'hydrogène percarboné et de deux volumes de vapeur d'eau, on voit que, pour convertir l'alcohol en éther, il faut que l'acide sulfurique enlève à l'alcohol la moitié de l'eau qu'il renferme sous forme élémentaire.

On a démontré, dans ces derniers temps, que pendant l'éthérification il se forme un acide nouveau que Dabit de Nantes avait entrevu; cet acide, nommé sulfo-vineux, n'est que de l'acide hypo-sulfurique uni à une matière végétale. Cette découverte ne paraît pas devoir apporter de grands changemens dans la théorie de l'éthérification: en effet, on peut supposer, avec M. Thénard, que l'alcohol se partage en deux parties, que l'une s'éthérifie en abandonnant de l'oxygène et de l'hydrogène dans les proportions précitées; que l'hydrogène fait passer l'acide sulfurique à l'état d'acide hypo-sulfurique, et que l'oxygène, s'unissant à la seconde, constitue la matière végétale nouvelle. Comme on retrouve dans le résidu de l'opération non-seulement de l'acide hypo-sulfurique, mais aussi de l'acide sulfurique, on pourrait, par une seconde supposition, admettre que l'alcohol se partage en deux parties, l'une qui s'éthérifie en cédant à l'acide sulfurique de l'oxygène et de l'hydrogène dans les proportions propres à faire de l'eau, tandis que l'autre constitue la matière nouvelle en enlevant de l'oxygène à une portion de l'acide sulfurique. Dans la théorie de l'éther nitreux, nous voyons de même l'alcohol se séparer en deux parties, dont l'une est entièrement décomposée, tandis que l'autre est employée à la *formation de l'éther.*

ÉTHER SULFURIQUE ALCOHOLISÉ, (liqueur minérale anodine d'Hoffmann): c'est un mélange d'éther sulfurique et d'alcohol à partie égale. On peut y ajouter quelques gouttes d'huile douce de vin pour mieux se rapprocher des intentions de l'inventeur. On prépare aussi directement la liqueur d'Hoffmann en distillant deux parties d'alcohol et une d'acide sulfurique.

Lorsqu'on rectifie l'éther et qu'on recueille le premier produit marquant de 55 à 60°, le second produit, plus faible, peut être encore considéré comme liqueur d'Hoffmann, tous ces produits étant des mélanges d'alcohol et d'éther. La liqueur d'Hoffmann doit marquer 46° à l'aréomètre de Baumé. Si on l'avait obtenue plus faible, il faudrait y ajouter de l'éther; plus forte, elle serait facilement ramenée à ce degré par de l'alcohol.

ÉTHER TARTARIQUE. L'acide tartarique peut s'unir à l'alcohol par l'intermède de l'acide sulfurique, et donner lieu à une combinaison de l'ordre de celles que nous avons décrites à l'article ÉTHER CITRIQUE. Mais M. Thénard, qui a découvert cet éther, n'a pu l'obtenir à l'état de pureté et le séparer de l'acide sulfurique qu'il contient, parce que cet éther est soluble dans l'eau. Si l'on vient à saturer l'acide sulfurique par de la potasse, il se forme, selon M. Thénard, un sulfate de potasse qui devient soluble dans l'alcohol à la faveur de l'éther. Nous avons voulu préparer cet éther en saturant l'acide sulfurique par la chaux, présumant que le sulfate de chaux étant insoluble dans l'alcohol, nous aurions l'éther pur par ce moyen; mais nous nous sommes aperçu, M. Dumas et moi, qu'il se formait des hypo-sulfates, et ces sels sont solubles dans l'alcohol. Du reste, un travail que nous avons entrepris sur les éthers n'étant pas terminé, nous ne pouvons entrer ici dans de plus grands détails. (PELLETIER.)

ÉTHER (thérap.). Les éthers appartiennent, par leurs propriétés médicales, à la classe des diffusibles. Tous ne sont pas employés en médecine, et ceux qui sont en usage ne produisent pas les mêmes effets. On peut, sous le rapport de la thérapeutique, les diviser en deux sections; les éthers non acides et les éthers acides. La première section renferme ceux dans lesquels l'alcohol et l'acide sont parfaitement combinés et forment un corps particulier composé d'oxygène, d'hydrogène et de carbone, comme les éthers sulfurique, phosphorique et arsénique. On range dans la seconde section les éthers composés d'acide et d'alcohol saturés l'un par l'autre, comme les éthers nitrique et acétique, ou seulement d'acide et d'hydrogène percarboné, comme les éthers hydrochlorique et hydriodique.

Parmi les éthers non acides, l'éther sulfurique est le seul qu'on emploie à l'extérieur et à l'intérieur. Dans la seconde section, les éthers hydrochlorique, nitrique et acétique sont seulement appliqués à l'extérieur : les deux premiers sont trop volatils pour qu'on puisse les introduire dans l'estomac; l'éther nitrique est en outre très-facilement décomposable par l'action seule de l'eau; quant à l'éther acétique, quoique moins volatil que les deux premiers, on ne l'administre jamais à l'intérieur, parce qu'il conserve une saveur empyreumatique un peu désagréable; tout ce que nous dirons donc des propriétés de l'éther sur les organes intérieurs appartient exclusivement à l'éther sulfurique.

Les éthers sulfurique, hydrochlorique, nitrique et acétique, appliqués sur la peau, produisent d'abord un refroidissement très-marqué, qui est dû à la prompte évaporation de ces liquides, cette propriété est beaucoup plus prononcée dans les éthers hydrochlorique et nitrique, que dans les autres, à cause de leur plus grande volatilité; aussi sont-ils employés de préférence toutes les fois qu'on veut enlever une grande quantité de calorique accumulée sur une partie, comme dans toutes les brûlures ou dans les cas de céphalalgie violente avec chaleur et direction particulière de la circulation vers la tête.

Cet effet local des éthers est suivi ensuite d'une réaction superficielle avec développement d'une chaleur très-passagère. Il est probable que pendant cette action, une partie de l'éther est absorbée par les pores de la peau; car on remarque que ces applications extérieures calment au moins momentanément les névralgies et les rhumatismes musculaires et articulaires. Aussi a-t-on profité avec avantage de cette propriété dans ces maladies. On emploie, dans ce cas, de préférence, les éthers hydrochlorique et nitrique, ou l'éther acétique, que l'on combine souvent avec le savon opodeldoch.

Les éthers très-volatils sont souvent dirigés vers la bouche et les fosses nasales, et inspirés et mélangés avec l'air. Leurs émanations portées sur la membrane muqueuse nasale, pharyngienne et pulmonaire, y produisent d'abord une impression fraîche comme sur la peau, et ensuite les excitent vivement. Aussi sont-ils très-utiles sous cette forme dans les cas de syncope, de spasmes ou de débilité extrême. On s'est servi avec succès de la volatilité des éthers pour faire pénétrer différentes substances médicamenteuses en vapeur dans le pharynx et les poumons; ainsi, on fait dissoudre dans les éthers les extraits d'opium et de ciguë, le succin, le baume du Pérou, le storax, etc., et on dirige ensuite les vapeurs de ces éthers opiacés, succinés et balsamiques, à l'aide d'un flacon à large tubulure placé à l'orifice de la bouche, ou d'un flacon à bec recourbé: ces moyens sont surtout recommandés dans beaucoup d'affections laryngées, bronchiales et pulmonaires, accompagnées de spasmes ou de dyspnée.

L'éther, porté dans l'estomac, détermine instantanément une chaleur vive, brûlante, surtout vers les extrémités cardiaque et pylorique, parce ces deux parties sont en général douées d'une plus grande sensibilité. Cette chaleur se répand bientôt sur toute la surface de l'estomac et dans toute la région épigastrique; il produit en même temps un dégagement de gaz par la bouche, et excite plus ou moins vivement les membranes muqueuses avec lesquelles ils est en contact. Cette excitation détermine même l'inflammation quand on a recours souvent à son usage, et qu'on l'emploie à forte dose, comme le faisait le chimiste Bucquet, qui en prenait quelquefois jusqu'à une pinte par jour. L'éther réagit promptement du centre épigastrique sur tout le système nerveux, qui tantôt est simplement calmé, d'autres fois plus ou moins vivement excité. Cette grande différence entre la manière d'agir de l'éther dépend de la vivacité des impressions qu'il produit suivant l'idiosyncrasie et l'état particulier où se trouvent les individus au moment même où on emploie cet agent médicamenteux; ainsi, sur quelques personnes nerveuses, l'odeur seule de l'éther détermine des convulsions violentes, et par conséquent il doit être rejeté dans tous les cas; chez d'autres, au contraire, il calme tous les mouvemens nerveux qui ne dépendent d'aucune inflammation cérébrale, et qui s'accompagnent d'une certaine faiblesse. Il diminue les délires adynamiques, apaise souvent les convulsions, particulièrement chez les enfans, les femmes et les hommes faibles. Il suspend, comme par enchantement, le délire de l'ivresse. L'éther est également recommandable dans certaines névroses des organes de la digestion et de la respiration, surtout dans les asthmes, les crampes d'estomac, les névralgies intestinales. Bucquet n'avait abusé de l'éther que parce qu'il calmait constamment ses douleurs, qui étaient provoquées par un squirre du colon; mais c'est toujours en excitant d'abord d'une manière plus ou moins vive les parties douloureuses, que l'éther calme ordinairement. Son action est comparable, sous ce rapport, à celle des excitans, qui causent d'abord un accroissement de la douleur lorsqu'on les porte sur une dent cariée, et qui engourdissent ensuite la partie malade en changeant le mode d'excitation nerveuse. L'excitation que produit l'éther est d'autant plus vive que les membranes muqueuses sont déjà par elles-mêmes irritées ou enflammées; aussi ce moyen serait-il très-dangereux dans toutes les gastrodynies dépendantes de gastrites ou d'entérites chroniques, avec ou sans fièvre. Les propriétés immédiates de l'éther sont donc toujours primitivement excitantes, et son action sédative consécutive est relative à l'individu et à la maladie dans laquelle on l'emploie, et à la dose à laquelle on l'administre; car à forte dose il stupéfie comme les liqueurs enivrantes et les autres diffusibles. *Voyez* ce mot.

Lorsque le médecin ne veut produire avec l'éther qu'un effet excitant passager, comme dans le cas de syncope ou de cardialgie, il suffit d'en donner quelques gouttes sur un morceau de sucre ou dans une cuillerée à bouche d'un véhicule quelconque, ou de l'administrer saturé de sucre, sous forme de sirop, à la dose d'un à deux gros. Le sirop d'éther est surtout préférable dans les cas où l'estomac est très-irritable, parce qu'il adoucit l'action de l'éther sans l'atténuer. Quand on a lieu de craindre l'excitation trop vive de l'éther pur, on emploie plus ordinairement l'éther mêlé avec un tiers ou une moitié d'alcohol, et connu depuis long-temps sous le nom de liqueur anodine d'Hoffmann. L'éther, ainsi alcoholisé, produit une impression un peu moins vive sur la membrane muqueuse des organes de la digestion; du reste, ses effets sont les mêmes. On le donne à peu près comme l'éther pur à la dose d'un scrupule ou d'un demi-gros dans les potions excitantes ou calmantes ordinaires. Mais, lorsqu'il est nécessaire de déterminer une excitation très-marquée, pour obtenir ensuite un effet plus sédatif, on donne quelquefois l'éther à la dose d'un demi-gros ou d'un gros en une seule dose, en potion ou en lavement. C'est ainsi qu'on associe l'éther à l'opium dans cette proportion, quand on l'emploie comme fébrifuge, immédiatement avant l'accès de fièvre, ou qu'on le donne dans le traitement du tœnia par la méthode de M. Bourdier. (GUERSENT.)

ÉTHIOPS, s. m., de αἴθω-ὤψ, noir, brûlé; nom donné, par les anciens chimistes, à certains composés métalliques; ainsi, l'oxyde noir de fer portait le nom d'*éthiops martial;* on appelait *éthiops per se* le protoxyde de mercure, et *éthiops minéral* le sulfate noir de mercure. *Voyez* FER et MERCURE.

ETHMOÏDAL, adj., *ethmoïdalis;* qui appartient à l'ethmoïde, qui a quelque rapport avec l'ethmoïde : *cellules ethmoïdales*, *échancrure ethmoïdale de l'os frontal, filet ethmoïdal du nerf nasal, suture ethmoïdale*, etc.

ETHMOÏDALES (artères et veines); branches de l'artère et de la veine ophthalmiques qui passent par les conduits orbitaires internes, et sont distinguées, comme ces conduits, en antérieures et postérieures. *Voyez* OPHTHALMIQUE. (A. B.)

ÉTHMOIDE, s. m., *os ethmoideum, s. ethmoides*, de ἠθμὸς, criblé; et εἶδος, figure; os très-fragile et très-léger, placé à la partie moyenne du plan antérieur de la base du crâne : sa forme est à peu près cubique. Il résulte de l'union de trois parties distinctes, une moyenne et deux latérales. On y distingue généralement, pour la description, six faces : 1° *face supérieure :* elle est presque entièrement formée par une lame percée d'un grand nombre de trous, et pour cela dite *lame criblée ;* on l'a encore appelée horizontale pour sa direction. On y trouve sur la ligne médiane l'apophyse *crista galli,* dont la forme est celle d'une pyramide triangulaire très-aplatie; son bord postérieur, très-oblique en bas et en arrière, donne insertion, ainsi que son sommet, à la faux de la dure-mère. Sa base présente en avant deux petits crochets concourant, par leur union avec l'os frontal, à compléter le trou borgne. En dehors de cette partie sont les gouttières olfactives, percées d'une foule de trous, dits olfactifs, qui transmettent dans les fosses nasales les filets nerveux de ce nom. Ces trous sont de deux ordres : les uns moyens, très-petits, nombreux, méritent seuls réellement le nom de trous ; ils traversent directement, et par un trajet très-court, la lame horizontale. Les trous du second ordre, peu nombreux et plus grands que ceux-ci, sont situés sur les côtés, et sont réellement les orifices supérieurs de canaux verticaux qui s'ouvrent dans les narines par d'autres orifices taillés en bec de plume, les uns sur la cloison, les autres sur les régions latérales. Antérieurement, près de la base de l'apophyse crista-galli, se rencontre une sorte de fente allongée, qui transmet dans les narines un filet nerveux venant de l'orbite ; en dehors des gouttières sont beaucoup de cellules ouvertes : c'est le lieu par lequel cet os s'unit au frontal, et de plus une ou deux gouttières, quelquefois même des trous dits orbitaires internes, dont le postérieur manque souvent. 2° *Face inférieure :* cette région, la plus compliquée de l'os, offre, sur la ligne médiane, la lame perpendiculaire carrée, faisant partie de la cloison des narines, et dont les deux faces planes, ou concave et convexe en sens opposé, présentent des orifices taillés en bec de plume, appartenant aux conduits olfactifs internes. Le bord inférieur de cette lame s'unit en arrière au vomer, et antérieurement au cartilage de la cloison; ses bords antérieur et postérieur s'unissent, l'un à l'épine nasale du frontal et aux os du nez, l'autre à la crête sphénoïdale. Sur les côtés se voit une gouttière dont la voûte est formée par la lame criblée, et dont le côté externe, irrégulier, appartient aux masses latérales de l'os, et présente en arrière le cornet supérieur des fosses nasales, très-court, sorte de lame convexe en dedans et concave en dehors, et le méat supérieur de ces cavités creusé d'un ou de plusieurs trous conduisant dans les cellules postérieures de l'os. Au-devant de ces objets, une surface plane, rugueuse, présentant, ainsi que la face convexe du cornet supérieur, beaucoup d'orifices en bec de plume, appartenant aux conduits olfactifs externes; plus bas, le cornet moyen, beaucoup plus long et plus large que le précédent, ayant la même forme que lui, et une gouttière faisant partie du méat moyen, circonscrite par la face concave du cornet, et dans laquelle existe un orifice qui conduit dans les cellules antérieures de l'os, et par leur intermédiaire, dans les sinus frontaux. Enfin, plus en dehors, sont une ou plusieurs lames de forme irrégulière, qui, descendant au-dessous du reste de l'os, s'unissent au cornet inférieur et à la partie la plus externe de cette face, et des cellules ouvertes qui se joignent à l'os maxillaire supérieur. 3° *Faces latérales :* lisses dans leur milieu où elles concourent à la paroi interne de l'orbite, elles présentent antérieurement et postérieurement des portions de cellules complétées, dans une tête entière, par les os unguis et palatin. La partie lisse qui appartient à l'orbite est formée par une lame mince, que les anciens appelaient *os planum*, et qui s'articule par ses bords avec le frontal, le maxillaire supérieur, l'unguis, le sphénoïde et l'os du palais. 4° *Faces antérieure et postérieure :* elles offrent les parties antérieures et postérieures de la lame criblée, de la lame perpendiculaire, des rainures latérales et des masses de l'ethmoïde; celles-ci présentent des cellules incomplètes, fermées par l'apophyse montante de l'os maxillaire, le sphénoïde et le cornet de Bertin. Le bord postérieur de la lame criblée est légèrement échancré pour s'articuler avec une petite saillie du sphénoïde.

Les régions latérales de cet os sont comme soufflées à l'intérieur par des cavités dites *cellules ethmoïdales* : on les a distinguées en antérieures et postérieures. Celles du même genre communiquent entre elles, mais, suivant la plupart des anatomistes, sont tout-à-fait séparées de celles de l'autre genre. On trouve néanmoins fréquemment leur communication. Toutes sur un ethmoïde désarticulé sont ouvertes à l'extérieur, parce qu'elles sont en partie formées par la plupart des os qui ont des connexions avec l'ethmoïde, quoique pourtant lui appartenant en propre : toutes s'ouvrent dans les narines, et sont revêtues, dans l'état frais, par un prolongement très-mince de leur membrane. Parmi les cellules antérieures, il en est une plus grande que les autres, appelée *infundibulum* : elle a la forme qu'indique son nom, et s'abouche, par sa partie la plus évasée, avec le sinus frontal correspondant.

L'ethmoïde est presque uniquement formé de substance compacte, excepté à la base de l'apophyse crista-galli, où l'on trouve un tissu aréolaire très-serré : il est entièrement dépourvu de graisse médullaire.

Quoique placé à la base du crâne, cet os s'ossifie assez tard. Ce sont ses régions latérales qui sont les premières formées ; on y rencontre le premier linéament osseux vers quatre mois et demi de la vie intra-utérine. Sa partie moyenne, c'est-à-dire la crête, les lames horizontales et verticales, ne commencent à s'ossifier qu'un an après la naissance : les trois points se réunissent promptement. Ce mode de formation de l'ethmoïde, tout-à-fait le même que celui des pièces du rachis, ses rapports avec le système nerveux, ont fait dire qu'il n'était autre chose qu'une vertèbre céphalique, dont les masses apophysaires n'étaient point réunies en arrière. La lame verticale et les cellules sont peu développées dans l'enfant, et augmentent avec l'âge ; la première croît sans cesse aux dépens du cartilage de la cloison du nez, et a une étendue considérable dans les vieillards.

L'ethmoïde a été nommé à juste titre l'os *olfactif* ; il est, en effet, essentiellement destiné à former les parties des fosses nasales où siége spécialement l'odorat, et ne semble appartenir au crâne par sa lame criblée qu'à cause de la communication entre les deux cavités nécessaires pour le passage des nerfs olfactifs. Il entre aussi, comme on l'a vu, dans la composition des orbites, en sorte qu'il appartient pour le moins autant, quant à ses usages, à la face qu'au crâne. (A. BÉCLARD.)

ÉTIOLOGIE, s. f., *ætiologia* ; de αἰτία cause, et de λόγος discours; partie de la pathologie qui a pour but la connaissance des causes des maladies. *Voyez* CAUSE.

ÉTIQUE, adj. *eticus*, qui est dans l'étisie, qui a rapport à l'étisie : individu étique, fièvre étique.

ÉTISIE, s. f. *hectisis ;* de ἕξις, manière d'être, constitution; état d'émaciation, de consomption du corps. *Voyez* PHTHISIE.

ÉTOILÉ, adj. pr. subst., *fascia stellata ;* bandage destiné à maintenir un appareil appliqué sur le sommet ou sur le contour du thorax, et dont quelques praticiens se servaient autrefois pour contenir les fractures de la clavicule, usage auquel il est d'ailleurs tout-à-fait impropre.

On distingue l'étoilé en simple et en double. L'étoile simple se fait avec une bande longue de cinq à six aunes, large de trois travers de doigt, roulée à un seul globe. On place le chef de cette bande sous l'aisselle du côté sain, et on conduit successivement le globe sur la partie de la poitrine, sur l'épaule du côté malade, derrière elle, au-dessous d'elle, sur sa partie antérieure, où l'on croise obliquement le premier jet. La bande est dirigée ensuite sur l'épaule, passe obliquement sur le dos, et parvient sous l'aisselle où se trouve son sous-chef, sur lequel on la fait passer pour le fixer. On continue le bandage en faisant plusieurs tours de la même manière, et en le terminant par quelques circulaires autour du tronc.

On exécute l'étoilé double avec une bande longue de sept à huit aunes roulée à un seul globe. On en fait fixer le chef sous une aiselle; de là on conduit obliquement la bande en avant sur l'épaule du côté opposé, derrière et au-dessous de cette épaule, sur la partie antérieure, au-dessus d'elle; on la ramène obliquement derrière le dos jusque sous l'aisselle, où se trouve le chef que l'on assujétit en passant sur lui. Le globe est conduit sur la partie supérieure de la même épaule, derrière le dos, sous l'aisselle opposée, sur la partie supérieure du thorax, pour croiser le jet oblique qui passe sur l'épaule au-dessous de laquelle se trouve le chef de la bande. On contourne cette épaule d'arrière en avant, et on continue le bandage, en passant sur la poitrine pour gagner la partie supérieure de l'autre épaule. On fait ensuite successivement plusieurs croisés semblables et réguliers sur les parties antérieures et postérieures du thorax, et plusieurs tours autour des épaules : on termine par des circulaires autour des épaules.

On peut exécuter l'étoilé simple et le double avec une bande roulée à deux globes, mais on préfère les bandages que nous avons décrits, parce qu'ils sont moins embarrassans à appliquer, et surtout à lever. (MARJOLIN.)

ÉTOUFFEMENT. s. m., *suffocatio;* difficulté extrême de respirer, occasionée par un obstacle quelconque à l'entrée de l'air dans les poumons. *Voyez* RESPIRATION (séméiotique.)

ÉTOURDISSEMENT, s. m.; trouble particulier des sensations : il semble que les objets environnans tournent ou se confondent; la vue, l'ouïe s'obscurcissent; il y a des tintemens d'oreille; le sentiment de consciénce est confus, et l'on est sur le point de perdre entièrement connaissance. Ce trouble n'est que momentané, autrement il constituerait la lipothymie. L'étourdissement est occasioné par une congestion cérébrale, conséquemment, par toutes les causes qui produisent cet état du cerveau; sa gravité est déterminée par la nature et la durée de celles-ci. Il précède et annonce plusieurs maladies de cet organe; mais il n'a d'importance que lorsqu'il est joint à d'autres signes. *Voyez* CONGESTION, FLUXION, etc. (R. D.)

ÉTRANGLEMENT, s. m., *strangulatio, incarceratio;* état de constriction dans lequel se trouve certaines parties comprimées dans leur développement naturel ou accidentel par d'autres parties moins extensibles, constriction qui occasione des accidens plus ou moins graves, suivant la nature des organes comprimés. Lorsque, par une cause quelconque, l'inflammation s'empare de parties entourées par une forte aponévrose, comme à la cuisse, à l'avant-bras, aux doigts, l'obstacle qui s'oppose au gonflement inflammatoire augmente la phlogose des tissus, et déterminerait bientôt la gangrène, si l'on n'opérait promptement le débridement. (*Voyez* INFLAMMATION, PANARIS, PHLEGMON, PLAIES D'ARMES A FEU, etc.) L'étranglement est aussi un des accidens les plus graves des hernies. (*Voyez* HERNIE.) Mais l'intestin peut encore être comprimé sans qu'il soit sorti de la cavité qui le renferme. Une bride membraneuse, un appendice épiploïque ou intestinal, une ouverture accidentelle faite à l'épiploon, au mesentère, etc., peuvent être les causes de l'étranglement, qu'on dit alors interne, pour le distinguer du précédent, et qu'on appelle externe. *Voyez* ILÉUS.

Le mot étranglement est employé quelquefois comme synonyme de strangulation, qui est plus usité dans le langage médical. (R. D.)

ÉTRIER, s. m., *stapes;* l'un des osselets de l'ouïe, ainsi nommé à cause de sa forme. *Voyez* OREILLE. (A. B.)

ÉTRIER, bandage pour la saignée du pied. On l'a désigné sous ce nom parce qu'il imite assez bien, lorsqu'il est appliqué, la figure d'un étrier. Pour faire ce bandage, il faut une petite compresse pliée en plusieurs doubles, et une bande de deux aunes et demi de longueur sur deux travers de doigt de largeur. Lorsque le chirurgien veut procéder à son application, il doit placer le talon du malade sur ses genoux; après avoir mis la petite compresse sur la piqûre faite à la veine saphène, et avoir engagé un des chefs de la bande sous le talon, de manière que ce chef pende en dehors, il conduit le globe au-dessus de la compresse, qu'il assujettit par un premier tour : il passe ensuite au-dessus des malléoles sur et sous le pied; il fait ainsi deux tours qui imitent un 8 de chiffre. Après le second tour, on conduit là bande de la concavité tarsienne sur le tendon d'Achille. Lorsqu'on a fait encore un 8 de chiffre, on remonte le chef arrêté sous le talon, et on fait, au moyen de ce chef et de celui qui termine la bande, un nœud sur le côté interne du pied. (MURAT.)

ÉTUVE, s. f.; local que l'on échauffe artificiellement, soit à l'aide du calorique seul, soit au moyen de la vapeur aqueuse, et destiné à l'administration des bains de vapeurs. Dans le premier cas, l'étuve est dite sèche, et humide dans le second.

EUDIOMÈTRE, s. m., *eudiometrum*, du grec εὔδιος, serein, pur, et de μέτρον, mesure; mesure de la pureté de l'air. On sait que l'air atmosphérique, analysé dans différentes parties du globe et dans toutes les saisons, a fourni des proportions d'oxygène et d'azote à peu près constantes, quoiqu'il soit parfaitement avéré que, dans beaucoup de circonstances, il était insalubre; l'air peut donc être malsain, et contenir vingt et une parties environ d'oxygène sur cent. Que faudra-t-il penser dès lors des *eudiomètres* proposés jusqu'à ce jour, et dont le seul objet est de faire connaître les quantités d'oxygène entrant dans la composition de l'air? Il est évident que ces instrumens ont été mal désignés, puisqu'ils ne mesurent pas la pureté de l'air, mais bien la proportion d'oxygène qu'il renferme. Appuyons cette conclusion d'un fait observé par M. Jules-César Gattoni, qui trouva, dans l'air pris à une certaine hauteur dans les Alpes et dans un lieu remarquable par sa *salubrité*, moins d'oxygène que dans l'air recueilli dans un pays malsain et très-marécageux.

En réfléchissant aux causes susceptibles d'altérer l'atmosphère au point de rendre l'air nuisible à la respiration, on voit qu'elles peuvent être rapportées à trois chefs principaux : 1° l'air contient une trop petite quantité d'oxygène; 2° il est formé d'oxygène et d'azote dans les proportions convenables, mais il est mêlé avec des gaz délétères dont la nature peut être parfaitement appréciée par les moyens chimiques; 3° il tient en suspension des matières végétales ou animales, produites par la putréfaction, inaccessibles aux eudiomètres actuellement employés, et dont il est cependant possible de déterminer quelquefois l'existence. On s'exposerait à tout confondre, si l'on n'admettait pas ces diverses causes d'insalubrité.

A. *L'air contient une trop petite quantité d'oxygène.* — Quoique nous ayons établi plus haut que l'air atmosphérique pouvait être fort salubre lors même qu'il contenait une moindre proportion d'oxygène que celle qu'il renferme habituellement, il n'en est pas moins vrai qu'il serait impropre à la respiration, si, par une cause quelconque, il avait perdu une assez forte proportion d'oxygène. Plusieurs moyens ont été proposés par les chimistes pour apprécier la quantité de ce gaz contenue dans l'air : les différens corps désignés sous le nom d'*eudiomètres* n'ont été employés qu'à cette fin; il importe de les faire connaître succinctement.

Le gaz hydrogène. — On sait que l'hydrogène et l'oxygène gazeux se combinent à une température élevée pour donner naissance à de l'eau, et que, toutes les fois que cette combinaison a lieu, elle se fait dans le rapport de deux parties d'hydrogène et d'une d'oxygène *en volume*. C'est sur ce principe qu'ont été construits les *eudiomètres de Volta* et de *Gay-Lussac*. Le premier de ces savans a imaginé un instrument formé de trois parties, une moyenne, une inférieure, et l'autre supérieure : la partie moyenne se compose d'un tube de verre très-épais, terminé inférieurement et supérieurement par une virole attachée avec du mastic, et se vissant à un robinet. La partie inférieure est formée d'un pied de verre ou de cuivre jaune, qui est constamment creux, d'une virole et d'un robinet, dont la tige creuse se visse à la virole. La partie supérieure est à peu près disposée comme celle-ci. On voit, à l'extrémité supérieure du tube, une petite tige de cuivre horizontale, se terminant intérieurement très-près de la surface interne de la virole; cette tige est isolée de manière à pouvoir transmettre une certaine quantité de fluide électrique dans l'intérieur du tube. Les ouvertures que présente l'intérieur de l'instrument sont disposées de telle sorte que, lorsque les robinets sont ouverts, l'eau que l'on ferait entrer par le haut sortirait par le pied. Quand on veut faire usage de cet instrument, on le plonge dans la cuve pneumato-chimique pour le remplir d'eau; on ferme le robinet supérieur, et on ouvre l'inférieur, puis on introduit dans le tube cent parties d'air atmosphérique et autant de gaz hydrogène en volume : alors on fait passer l'étincelle électrique dans le mélange, en approchant de la petite tige de cuivre, qui est à l'extrémité supérieure, une bouteille de Leyde chargée, ou le plateau d'un électrophore électrisé; il se forme aussitôt de l'eau par la combinaison de l'hydrogène avec tout l'oxygène de l'air; il y a un résidu gazeux, composé de l'excès d'hydrogène et de l'azote qui entre dans la composition de l'air. On détermine la proportion de ce résidu, en mettant dans le bassin supérieur un tube de verre *gradué*, ouvert par une de ses extrémités, rempli d'eau et renversé; c'est, en effet, dans ce tube que le résidu gazeux va se rendre aussitôt que l'on ouvre le robinet supérieur. *Voyez* AIR ATMOSPHÉRIQUE, tome I, page 468, pour la manière de calculer la proportion d'oxygène.

L'eudiomètre à gaz hydrogène de M. Gay-Lussac est plus simple que le précédent, et doit lui être préféré, parce qu'il est fermé au moment de l'explosion, en sorte que le gaz sur lequel on agit ne se perd point, et parce qu'il ne se forme pas de vide dans l'instrument, ce qui fait que l'air contenu dans l'eau ne se dégage point, et ne vient pas augmenter le résidu gazeux. Il consiste en un tube de verre épais, fermé à sa partie supérieure par une virole de laiton, portant une boule intérieure opposée à une autre boule, entre lesquelles doit passer l'étincelle électrique; ces deux boules peuvent être rapprochées ou écartées à volonté. L'extrémité inférieure de l'eudiomètre porte une virole destinée à le rendre plus solide; à cette virole est fixée par une vis une plaque circulaire, mobile autour de la vis qui lui sert d'axe : elle porte à son centre une ouverture conique, fermée par une soupape, qui, lors de son mouvement, est maintenue par une tige : une petite goupille fixe l'étendue de l'ascension de la soupape. Au moment de l'explosion, la soupape, pressée de haut en bas, reste évidemment fermée ; mais ausitôt qu'il se fait un vide dans l'eudiomètre, l'eau soulève la soupape, et vient le remplir. *Voyez* ANNALES DE CHIMIE, février 1817.

Gaz deutoxyde d'azote (gaz nitreux). — Cent parties en volume de ce gaz absorbent 33,33 volumes de gaz oxygène pour passer à l'état d'acide nitreux, tandis qu'il se forme de l'acide nitrique si l'absorption d'oxygène est de 50 volumes. Tel est le principe d'après lequel M. Gay-Lussac a perfectionné l'eudiomètre décrit pour la première fois par Priestley, et auquel Fontana avait déja fait subir des améliorations sensibles. Voici la manière dont M. Gay-Lussac conseille de faire usage de ce gaz. On introduit dans un gobelet plein d'eau et renversé sur la cuve cent parties d'air atmosphérique et cent parties de gaz nitreux en volume; il se forme sur-le-champ du gaz acide nitreux rouge, qui se dissout dans l'eau, et il reste du gaz azote et l'excès de gaz nitreux employé. On mesure ce résidu dans un tube gradué : admettons qu'il y en ait cent seize parties ; il est évident que quatre vingt-quatre parties ont été employées à faire de l'acide nitreux ; mais cet acide est formé de trois volumes de gaz nitreux et d'un volume d'oxygène : donc il y a dans les quatre-vingt-quatre parties soixante-trois parties de gaz nitreux, et vingt-une d'oxygène. Le résidu gazeux doit être composé de soixante-dix-neuf parties d'azote, et de trente sept de gaz nitreux ; en effet, soixante-dix-neuf d'azote, plus vingt-un d'oxygène, représentent les cent parties d'air, et les soixante-trois de gaz nitreux employées à former de l'acide nitreux, unies aux trente-sept qui restent, constituent les cent parties dont on avait fait usage.

Le *phosphore* absorbe également l'oxygène de l'air, et se transforme en acide phosphatique à la température ordinaire de l'atmosphère, et en acide phosphorique s'il a été fondu. Il suffit donc, pour analyser l'air par ces moyens, de mettre dans une cloche graduée, placée sur le mercure, et contenant cent parties d'air atmosphérique, un petit cylindre de phosphore, et un peu d'eau distillée que l'on a préalablement fait bouillir. Lorsque tout l'oxygène a été absorbé, ce que l'on reconnaît à ce que le mercure ne monte plus dans la cloche, on agite avec de l'eau le gaz azote qui reste, pour le débarrasser d'un peu de phosphore qu'il contient; on le mesure pour savoir combien il y a eu de gaz absorbé. Ce procédé n'est pas aussi exact que les précédens.

Le *potassium* et plusieurs autres corps simples, très-avides d'oxygène, et formant avec lui des produits solides, peuvent également servir pour apprécier les proportions de ce gaz; il est même difficile d'imaginer qu'aucun corps puisse être comparé, sous ce rapport, au potassium, qui jouit de la propriété d'enlever subitement à l'air tout l'oxygène qu'il contient.

Les *hydrosulfates* sulfurés de potasse et de chaux, le sulfure de fer mêlé d'eau, etc., ont également été employés par Scheele et par Marty, pour résoudre le problème dont il s'agit; mais on y a rarement recours aujourd'hui, parce qu'on préfère les moyens dont nous venons de faire mention.

B. *L'air atmosphérique est formé d'oxygène et d'azote dans les proportions convenables, mais il est mêlé avec des gaz délétères, dont la nature peut être facilement appréciée.* — Les gaz dont nous voulons parler sont l'acide carbonique, l'acide hydrosulfurique, l'hydrogène carboné, l'oxyde de carbone, etc. Il suffirait d'inspirer, pendant quelques minutes, de l'air contenant une quantité sensible de ces gaz pour éprouver des accidens fâcheux, qui pourraient même être suivis d'une mort prompte. Il serait donc utile, si le plan de cet ouvrage nous permettait de donner à cet article les développemens nécessaires, d'indiquer les *moyens eudiométriques* propres à faire connaître ces mélanges. Nous nous bornerons à dire que, si l'air était mêlé d'acide carbonique, on devrait commencer par absorber celui-ci au moyen de la potasse caustique, puis on procéderait à l'analyse par l'hydrogène, le gaz nitreux, le potassium ou le phosphore. S'il contenait du gaz acide hydrosulfurique, il faudrait l'agiter d'abord avec de l'acétate acide de cuivre; il se formerait du sulfure de cuivre noir : or, les proportions de soufre contenu dans ce sulfure indiqueraient celles d'hydrogène, et par conséquent la quantité d'acide hydrosulfurique : l'air, une fois privé de cet acide, serait soumis aux épreuves eudiométriques dont nous avons parlé dans le paragraphe précédent. S'il renfermait à la fois de l'acide carbonique et de l'acide sulfureux, on l'introduirait dans une cloche pleine de mercure; on y ferait passer des fragmens de borax, qui absorberaient le gaz sulfureux seulement; on traiterait le gaz résidu par la potasse caustique pour absorber l'acide carbonique, puis on apprécierait la proportion d'oxygène par l'un ou l'autre des moyens indiqués précédemment. Quant au mélange de l'air avec les gaz hydrogène carboné et oxyde de carbone, il serait plus difficile de l'analyser : nous renverrons aux ouvrages de chimie pour les procédés à suivre en pareil cas.

C. *L'air tient en suspension des matières végétales ou animales, insalubres, produites par la putréfaction.* — L'atmosphère qui sert de véhicule aux produits de la putréfaction offre une odeur qu'il est impossible de rapporter à l'un des gaz fétides actuellement connus; elle a quelque chose de particulier que l'on ne saurait décrire, et qui dépend évidemment de la présence d'une matière organique pourie, qui s'est volatilisée, et qui est maintenue dans l'air. Les moyens eudiométriques déjà cités ne sauraient prouver l'existence de cette matière, ni en fixer la nature ; cependant on parvient à démontrer qu'elle fait souvent partie de l'air, en recueillant, dans un vase contenant de l'eau distillée, une portion de l'air dont il s'agit. On prend pour cela un bocal plein d'eau distillée; on le renverse dans l'atmosphère de manière à faire écouler les quatre cinquièmes environ du liquide qu'il renferme, puis on le bouche; au bout de quelque temps on s'aperçoit que l'eau distillée offre une odeur fétide, et même qu'elle est légèrement troublée par des flocons blanchâtres ou grisâtres. Il est évident que cette altération de l'eau ne peut tenir qu'aux matières organiques qui étaient suspendues dans l'air, et qui ont été dissoutes par l'eau.

« Je me suis assuré, dit M. Julia, que l'air marécageux *inodore*, conservé dans une bouteille contenant un peu d'eau, acquérait, au bout de six mois, une odeur nauséabonde. J'ai agité, dans un vase à moitié plein d'eau distillée, la moitié de son volume d'air de marais, et dans un second la même quantité d'eau et d'air atmosphérique pur. Au bout de six mois, la première avait acquis une odeur fade, tandis que l'autre n'avait éprouvé aucune altération. » (*Recherches sur l'air marécageux.*)

Les résultats de ces expériences seront loin de satisfaire les médecins qui cherchent, dans une atmosphère insalubre, la cause déterminante d'une foule de maladies meurtrières; mais il a été impossible de découvrir jusqu'à présent rien de plus précis. « L'eudiométrie du médecin, disent Hallé et Nysten, ne pouvant atteindre et analyser complétement les véritables conditions qui constituent la salubrité de l'air, les cherche dans les effets qui la caractérisent; et, puisqu'elle ne peut réunir, dans leurs rapports comparables, les élémens connus de l'atmosphère et les résultats de son influence sur la santé de l'homme, elle se contente d'observer et de conclure. »

EUDIOMÉTRIE, s. f.; art de déterminer la pureté de l'air au moyen des eudiomètres. *Voyez* ce mot. (ORFILA.)

EUNUQUE, s. m., *eunuchus*, de εὐνὴ, lit, et de ἔχειν, *tueri*, garder; gardien du lit. On appelle ainsi les individus de l'espèce humaine, qui, privés naturellement ou par art des organes de la génération, et particulièrement des testicules, sont dans l'impossibilité de se reproduire, et ont, à cause de cela, été choisis dans l'Orient et dans les pays où règne la polygamie pour garder les femmes.

Il suffirait sans doute de l'absence d'une faculté aussi précieuse que celle de la reproduction, pour différencier les eunuques de tous les autres hommes : mais la réaction de l'appareil génital sur le reste de l'économie est si grande, et cette réaction chez eux n'ayant jamais eu lieu, ou ayant cessé de se faire, il en est résulté en eux beaucoup d'autres changemens physiques et moraux, qui méritent de fixer l'attention du médecin et du philosophe.

D'abord, à la différence de ce qui est dans quelques autres espèces animales, comme les abeilles, les fourmis, chez lesquelles il y a des individus neutres, il n'y a pas d'eunuques naturels dans l'espèce humaine. Si quelques individus naissent tels, ce n'est que par une monstruosité qui accuse une aberration de l'état normal. Mais, à cet égard, nous ferons deux remarques: l'une, que les organes génitaux sont, entre les organes du corps humain, des plus sujets à présenter des monstruosités, des vices de conformation; l'autre, qu'il ne faut pas regarder comme eunuques les individus chez lesquels les testicules n'apparaissent pas dans le scrotum, ces organes pouvant être restés dans l'abdomen, comme ils y sont pendant les premiers temps de la vie fœtale, et y remplir de même leur office.

Mais, s'il n'y a pas d'eunuques naturels dans l'espèce humaine, il en a été fait par art. Sans doute la raison a lieu de s'étonner qu'on ait pu exprès mutiler les hommes, sauf les cas où des maladies mortelles des organes génitaux en réclamaient l'ablation; mais cependant cet usage a existé dès la plus haute antiquité. Le fanatisme, la cupidité, l'ignorance, ont tour à tour porté les hommes à pratiquer sur eux-mêmes ou sur leurs semblables cette dégradante mutilation. Sans parler des cas où elle a été inspirée par une criminelle vengeance, l'histoire nous apprend que jadis les prêtres de Cybèle se castraient, croyant par-là se rendre plus propice la divinité qu'ils adoraient. Il fallut des édits sévères des empereurs Constantin et Justinien pour réprimer les effets de cette coupable superstition. Une secte de chrétiens, celle des Valériens, imitatrice en cela d'Origène, présenta les mêmes excès. Au témoignage de Diodore de Sicile, en Égypte on punissait le viol par la castration. Mais c'est surtout dans les pays où règne la polygamie, que la pratique de faire des eunuques a été et est encore usitée; et la jalousie y fait servir ces hommes imparfaits à la garde des sérails, des harems. Sous ce rapport, on y reconnaît quatre espèces d'eunuques : 1° les *spadones* ou *eunuques imparfaits*, qui n'ont perdu qu'un seul testicule, et qui sont si peu sûrs pour le service dont il s'agit ici, qu'ils peuvent non seulement accomplir l'acte extérieur de la génération, mais encore se reproduire : aussi, les lois romaines leur permettaient le mariage. 2° Les eunuques, appelés par les anciens θλαδίαι ou θλιστιαι, dont on a atrophié les testicules dans leur bas âge, en les froissant entre les doigts : c'est encore ainsi que, dans l'économie rurale, on bistourne les veaux, les agneaux, etc. Ces eunuques le sont davantage que les précédens sans doute; cependant ils sont encore imparfaits; ils peuvent exécuter l'acte de la copulation; on en a même vu engendrer encore, quelques vaisseaux séminifères ayant échappé au froissement; et, par exemple, Pithias, cette amie d'Aristote, était fille d'un eunuque de ce genre. 3° Les eunuques auxquels on a enlevé les testicules par la ligature, l'excision ou la cautérisation. Ceux-ci sont stériles, mais ils peuvent encore accomplir l'acte extérieur de la génération; et, si l'on en croit le mordant Juvénal, ils étaient recherchés des dames romaines, *quòd abortivo non est opus*. Par un scandale qui n'est pas moindre, les lois, en Orient, leur permettent le mariage. 4° Enfin, les eunuques auxquels on a enlevé non-seulement les testicules, mais encore le pénis et les organes extérieurs de la génération, et qui, incapables du simulacre même de la génération, sont préférés à ce titre. Tels sont ceux des sultans, par exemple; leur mutilation est telle, qu'ils ne peuvent uriner qu'avec une canule.

Quelques parties de l'Europe chrétienne ont elles-mêmes offert long-temps la pratique de la castration. Telle fut, par exemple, l'Italie, où elle était inspirée par le frivole désir d'avoir, pour les églises et les théâtres, de belles voix de *soprano*. Malgré les défenses faites par le pape Clément XIV, cet usage y existait encore dans ces dernières années, lors de notre domination en ce pays. Long-temps aussi, en Allemagne et en France, d'ignorans médicastres, sous le prétexte de guérir et de prévenir les hernies, pratiquaient une opération qui, ayant pour résultat la perte de l'un ou des deux testicules, faisait des eunuques; et en 1776 l'Académie de Chirurgie crut devoir appeler sur cet objet l'attention du gouvernement.

Ainsi l'homme a souvent fait subir à ses semblables, par divers motifs également honteux, la mutilation qu'il pratique sur plusieurs animaux domestiques, dans la vue de les dompter, ou de rendre leur chair plus douce, plus tendre, plus chargée de graisse. Indiquons dès lors la physionomie physique et morale qui est propre à ces hommes dégradés; elle est plus ou moins prononcée, selon l'époque de leur vie à laquelle ils ont subi la castration.

Si c'est dans leur enfance et avant l'âge de la puberté, les changemens qu'ils en éprouvent sont les plus complets possible. D'abord, les autres organes génitaux ne se développent pas, et même se flétrissent et s'atrophient; le scrotum se resserre; le pénis reste ce qu'il était, ou même devient plus petit encore. Ensuite, aucune des grandes mutations qui surviennent d'ordinaire à la puberté, ne se fait lorsque cet âge arrive; les poils qui apparaissent alors au pubis, au thorax, aux aisselles, manquent: il en est de même de la barbe. Dans les animaux chez lesquels des cornes, ou des ergots, ou des crêtes, sont les attributs du sexe mâle, ces parties manquent aussi. Le larynx reste petit, et ne prend pas ses dimensions accoutumées. La dissection de cette partie chez un eunuque, qui avait été castré en bas âge, a fait voir à M. Dupuytren que la glotte était évidemment plus petite, les cartilages laryngiens peu développés, et tout l'organe moindre d'un tiers. Le cervelet reste également petit, étant arrêté dans ses développemens; et de là la largeur moindre de la nuque dans les animaux mutilés, dans le bœuf, par exemple, comparativement au taureau. Indépendamment de ces changemens dans l'appareil génital proprement dit, et dans les parties qui sont évidemment étroitement liées avec lui, il s'en fait d'autres dans tout le reste de l'organisme : l'individu semble être arrêté aussi dans son développement général, et reste avec la constitution enfantine, ou revêt la constitution de la femme; la peau reste douce, blanche, et dépouillée de poils; les cheveux, par contre, sont plus beaux, et persistent plus long-temps. Il y a mollesse, pâleur, flaccidité des chairs, prédominance du système cellulaire qui se charge de graisse. On sait que la castration est un moyen que nous employons pour engraisser et rendre plus tendre la chair des animaux que nous destinons pour nos tables. Il y a développement du système lymphatique. Le squelette lui-même se rapproche de celui de la femme; dès lors, au lieu des formes toreuses, musclées de l'homme parfait, l'eunuque doit avoir des formes arrondies; empâté, chargé d'embonpoint, il a le ventre mou et relâché, les cuisses grosses, les jambes gonflées, toutes les articulations comme bourrées.

Comment l'ablation des testicules a-t-elle pu amener de si grands changemens? Pour l'expliquer, il faudrait avoir pénétré le genre de connexion qui unit les organes génitaux à tout le reste de l'économie; et trop souvent nous ne pouvons qu'observer les connexions des organes entre eux, sans reconnaître ce qui les constitue. D'abord, bien qu'il ne puisse saisir comment cela arrive, l'esprit cependant conçoit aisément tous les changemens relatifs aux organes génitaux et aux parties intimement liées avec eux. Il était naturel que des parties qui devaient, de concert, travailler à un même office, fussent enchaînées dans leurs développemens, de manière qu'en arrêtant la croissance des unes on prévînt aussi celle des autres : ainsi s'expliquent le non-développement du scrotum et du pénis, la non-apparition de la barbe et des poils aux parties génitales, le défaut d'accroissement du cervelet, si l'on admet, avec M. Gall, que cette partie cérébrale soit le siége du penchant à la reproduction, celui même du larynx; en un mot, l'absence de tous les phénomènes qui marquent d'ordinaire la puberté. Quant aux autres changemens plus profonds, probablement ils reconnaissent le même principe ; mais les uns les ont expliqués par une influence du sperme sur le sang, les autres par une influence du système nerveux. Selon les premiers, le sperme dans l'homme parfait est destiné à être résorbé en partie dans les intervalles, quelquefois fort longs, qui séparent les temps où l'on accomplit la génération, à être reporté par conséquent dans le sang, pour tremper ce fluide, si l'on peut parler ainsi, et lui imprimer un caractère d'activité qu'il ira lui-même ensuite répandre dans toutes les parties. Quelle faiblesse, en effet, suit les pertes excessives de sperme ! Or, ce stimulus manquant dans les eunuques, le sang doit être moins excitant ; et de là la faiblesse qui se montre dans toutes leurs parties, et qui amène le mode de constitution que nous leur avons reconnu. Selon les seconds, l'influence de l'appareil génital ne doit pas être conçue d'une manière aussi matérielle ; et c'est aux liaisons des diverses parties nerveuses entre elles, et à la réaction du système nerveux génital sur les grands centres nerveux, qu'elle doit être rapportée. Il est certain que, pour expliquer cette réaction sympathique, comme toute autre, on ne pouvait avoir recours qu'à l'un ou l'autre des deux agens de notre corps, qui, seuls répandus partout, et partout continus, pouvaient seuls aussi être les intermèdes matériels des liens qui existent entre toutes les parties.

Quoi qu'il en soit de ces explications, il est aisé, après ce que nous avons dit de la disposition anatomique des eunuques, de se représenter ce qui doit être du caractère de leurs fonctions. D'abord, incapables de se reproduire, ils n'en ont pas même le besoin, le désir; et ce sentiment si impérieux pour les autres hommes, ils en sont privés : il n'y a que très-peu d'exceptions à cette règle, quand l'eunuque a subi la castration en bas âge. Leur pénis, flétri, atrophié, est impropre à l'érection, sans laquelle ne peut se faire aucun rapprochement. Le larynx ayant chez eux conservé les petites dimensions de l'enfance, la voix reste aiguë, au lieu de devenir, comme à l'ordinaire, à la puberté, plus grave d'une octave : de là l'utilité de la castration pour avoir des voix de soprano, l'eunuque ayant la voix aiguë de l'enfant, mais avec toute l'étendue que lui fait acquérir un grand développement des cavités buccale, nasale et thoracique.

On dit que les Romains, pour conserver leurs belles basses-tailles, soumettaient leurs chanteurs à la pratique de l'infibulation. Chez les eunuques, la force physique est moindre; ils sont moins capables de marche prolongée, d'efforts musculaires. L'on sait que la castration est, en effet, un moyen que nous employons pour dompter les animaux, et les soumettre au joug de la domesticité. La même faiblesse s'observe dans leur moral. Soit que le non-développement du cervelet ait entravé aussi celui des autres parties cérébrales, soit que, dans l'association de tous les sytèmes nerveux cérébraux, celui qui préside à l'instinct si impérieux de la reproducution, irradie sans cesse sur les autres des excitations qui manquent dès lors chez l'eunuque, il est certain que ces êtres mutilés sont peu remarquables par les qualités de l'esprit et du cœur. Sauf un petit nombre d'eunuques qui ressortent dans l'histoire, Phavorinus le philosophe, Aristonicus, général de Ptolémée; Narsès sous Justinien; Haly, grand-visir de Soliman II, la plupart décèlent un esprit borné, pusillanime, et de viles affections. Presque tous esclaves, ils n'ont employé que l'intrigue et la bassesse, pour sortir de leur servage, ou l'adoucir un peu. Le plus grand nombre de ceux que des rois, pour prix de criminelles complaisances, ont élevés au pouvoir, Sporus sous Néron, Photin sous Ptolémée, Farinelli sous Ferdinand III, ne l'ont exercé que pour la honte et le malheur des nations. Il est possible que le regret de la perte qu'ils ont faite influe un peu sur ces traits de leur caractère, surtout en Orient, où leurs rapports continuels avec les femmes doivent la leur rappeler sans cesse. Ceux qu'on y consacre à l'éducation de la jeunesse semblent meilleurs. M. Gall dit avoir remarqué que la castration entraîne un plus grand développement du lobe postérieur du cerveau, qui, selon lui, est l'organe de l'amour maternel; si sa remarque est vraie, cela explique le goût des eunuques pour les enfans. Il est certain au moins que, dans les espèces animales qui ont naturellement des eunuques, ces individus neutres sont chargés du soin de la progéniture. Les fonctions nutritives elles-mêmes sont aussi chez l'eunuque moins énergiques, et tout annonce en lui un affaiblissement marqué de la constitution. Son appétit est moins vif, réclame une quantité moindre d'alimens, et des alimens moins nourrissans. Sa transpiration est acidule, et n'a pas l'odeur caractéristique du sexe mâle. On sait que, chez certains animaux, cette odeur est telle, que leur chair n'est mangeable qu'autant que le développement en a été prévenu par la castration. L'urine enfin est moins riche en urée, en substances fortement animalisées; ce qui prouve que le mouvement vital a moins de puissance. Il serait curieux de rechercher l'influence que la castration exerce sur l'homme relativement aux maladies. Les eunuques sont-ils plus ou moins maladifs que les autres hommes ? On les dit moins sujets aux affections de la peau, dartres, lèpre, éléphantiasis, ainsi qu'aux calculs urinaires; la nature moins animalisée de leur transpiration et de leur urine en donne l'explication. Hippocrate les dit exempts de la goutte, et Ramazzini, des hernies. Columella prétend que les chiens castrés ne sont jamais atteints de la rage. Cependant la vie des eunuques est généralement moins longue, et l'on ne cite parmi eux aucun centenaire.

Tel est l'eunuque quand il a subi la mutilation dans son bas âge : mais s'il n'a été fait tel qu'après l'époque de la puberté, alors les grands changemens que cette époque amène ont eu lieu, et l'être ne fait que perdre plus ou moins des caractères qui sont l'attribut du sexe mâle, en en conservant d'autant plus que l'appareil génital a eu plus le temps d'exercer son influence sur l'économie. Ainsi, l'eunuque fait à vingt ans, et au delà, sans doute ne peut se reproduire; mais il en éprouve le désir, le besoin, et il peut accomplir l'acte de la copulation ; son pénis, développé, est susceptible d'érection. Ce désir persiste, même quand le pénis a été enlevé avec les testicules, parce que, phénomène psycologique, il ne siége point dans cet organe, mais dans le cervelet qui, à la puberté, a subi ses développemens accoutumés. Le larynx s'étant aussi développé alors, la voix a le caractère grave qui lui est propre. Tous les développemens de la puberté ayant eu lieu, l'eunuque a toutes les apparences extérieures des autres hommes. Cependant, comme l'irradiation des organes génitaux sur toute l'économie se fait sentir pendant toute l'époque d'activité de ces organes, cette irradiation n'ayant plus lieu dans les cas que nous supposons, à la longue, surviennent les mêmes altérations que lors de la mutilation précoce, mais moins constamment et surtout dans un degré moindre. Souvent les organes génitaux externes se flétrissent et s'atrophient; il en est de même du cervelet : la barbe tombe ou devient rare ; le larynx diminue; la prédominance lymphatique et graisseuse survient ; et l'eunuque prend graduellement les traits anatomiques et physiologiques que nous avons décrits. Cela arrive d'autant plus constamment et d'autant plus fortement que la castration est pratiquée à une époque plus rapprochée de la puberté, à un âge où l'appareil génital est très-actif, et que l'individu chez lequel l'opération est faite avait une organisation plus impérieuse sous ce rapport. Si la castration est effectuée à un âge où l'appareil génital va naturellement tomber dans la nullité, ou chez un individu dans lequel les irradiations de l'appareil génital étaient peu énergiques ou nulles, on conçoit que, sauf la perte de la faculté de la reproduction, elle paraîtra sans effets. D'après ces règles, on pourra expliquer toutes les variétés que présentent les eunuques qui n'ont été mutilés qu'à un âge un peu avancé. Comme tous ces changemens dans l'organisation dérivent, en dernière analyse, des réactions sympathiques exercées par les organes génitaux, on conçoit que ces changemens surviendront de même, si, spontanément par une cause organique quelconque, l'appareil génital ne se développe pas à la puberté, ou tout à coup devient nul : on sait que les personnes chargées d'embonpoint sont rarement ardentes aux plaisirs de l'amour. Il est certainement des individus qui sortent eunuques du sein de leur mère. Cependant, comme l'organisation de ces derniers est combinée de manière à se passer de la stimulation exercée par l'appareil génital, leur économie paraît moins modifiée, et il peut n'exister en eux d'autre affaiblissement que celui relatif à la fonction de la reproduction.

Dans tout cet article, nous n'avons parlé que des hommes eunuques. A-t-on castré des femmes? Selon Paul Zachias, on l'a fait jadis en Allemagne. Athenée dit qu'Adramasis, roi des Lybiens, faisait castrer ses femmes pour s'en servir comme d'eunuques. Nous n'en connaissons qu'un exemple authentique, celui de la fille d'un châtreur de porcs, qui, en punition d'une vie licencieuse, fut mutilée par son père. Les changemens qui surviennent sont aussi considérables; mais ils sont inverses de ceux qu'éprouve l'homme : celui-ci avait revêtu la constitution de la femme ; la femme revêt celle de l'homme : les fonctions sexuelles sont anéanties; plus de règles; les seins s'affaissent; en même temps la peau perd sa blancheur; les formes, au lieu d'être arrondies, deviennent toreuses; le menton se couvre de barbe, la voix prend un caractère rauque et grave; et enfin, les affections douces et aimantes disparaissent, et font place à des goûts mâles. (ADELON.)

EUPATOIRE, s. m. Ce nom a successivement été appliqué à plusieurs plantes fort différentes par leurs caractères et leurs propriétés. Ainsi, le *bidens tripartita* est quelquefois désigné par les anciens sous le nom d'*eupatoire aquatique*; l'*achillæa ageratum* sous celui d'*eupatoire de Mésué*; enfin l'*eupatorium cannabinum* sous celui d'*eupatoire d'Avicenne*, ou *eupatoire à feuilles de chanvre*. C'est de ce dernier seulement qu'il sera question dans cet article, parce que c'est celui qui a joui de plus de réputation, et sur lequel plusieurs modernes ont tenté de nouvelles recherches.

L'EUPATOIRE D'AVICENNE, *eupatorium cannabinum*, L., est une plante vivace, fort abondante dans les bois et les lieux humides de toute l'Europe, et qui fait partie de la famille des synanthérées et de la syngénésie polygamie égale. Sa racine est formée d'une souche oblique, garnie d'un grand nombre de fibrilles blanchâtres. Il s'en élève une tige haute de trois à quatre pieds, simple inférieurement, velue, d'où naissent des feuilles opposées, divisées en trois ou cinq lobes lancéolés assez longs, dentés et pubescens. Les fleurs sont rougeâtres, et forment une sorte de corymbe très-serré à la partie supérieure de la tige. Chaque capitule se compose de cinq à six fleurons hermaphrodites, dont les styles sont très-longs et saillans; les fruits sont surmontés d'une aigrette simple et sessile.

Lorsqu'elle est fraîche, la racine d'eupatoire a une odeur aromatique, qui, selon plusieurs auteurs, offre quelque analogie avec celle de la carotte, ou mieux encore du panais sauvage. Sa saveur est amère, aromatique et piquante. Les feuilles sont plus particulièrement amères.

On doit à M. Boudet une analyse très-soignée de la racine de ce végétal; ce chimiste y a trouvé une grande quantité d'amidon, une matière animale, de l'huile volatile, de la résine, un principe âcre et amer, également soluble dans l'eau et dans l'alcohol faible, plusieurs sels et une très-petite quantité de fer et de silice.

D'après le témoignage des médecins arabes et celui de Gesner, de MM. Chambon et Boudet, la racine d'eupatoire, et spécialement son infusion vineuse et son extrait alcoholique, déterminent une irritation légère de l'estomac et des intestins, et agissent tantôt comme émétiques, tantôt et plus souvent comme purgatifs. Aussi les anciens s'en servaient-ils fréquemment dans les hydropisies *passives*, telles que l'hydrothorax, la leucophlegmasie, etc. Quelques-uns l'administraient aussi dans la chlorose, dans certaines affections chroniques de la peau, telles que les dartres, dans les fièvres intermittentes, etc. Mais depuis long-temps on a renoncé à l'usage de ce médicament, souvent infidèle, au témoignage de Chomel qui l'a employé sans aucun succès.

On prescrivait, soit l'infusion d'une once à une once et demie de la racine dans une pinte d'eau bouillante, soit le produit de la macération d'une même quantité dans une livre de vin, soit enfin son extrait alcoholique.

C'est une espèce exotique du genre eupatoire, nommée par Ventenat *Eupatorium aya-pana*, qui fournit le médicament connu sous le nom d'*aya-pana*, et qui, pendant long-temps, a joui d'une si grande vogue. *Voyez* AYA-PANA.

(A. RICHARD.)

EUPHORBE, s. m. et f. Ce nom s'applique, 1° au suc gommo-résineux que l'on retire du plusieurs espèces du genre euphorbe; 2° au genre Euphorbe proprement dit, qui forme le type de la famille des Euphorbiacées. Comme plusieurs espèces de ce genre sont employées en thérapeutique, nous en traiterons successivement dans cet article, après avoir fait connaître les caractères communs qui en distinguent toutes les espèces.

Les euphorbes sont des végétaux herbacés ou frutescens. Leur tige est tantôt analogue à celle de toutes les autres plantes herbacées, tantôt elle est épaisse, charnue, anguleuse ou cylindrique, dépourvue de feuilles qui sont remplacées par des faisceaux de petites épines ; en un mot, elles offrent absolument le port de certaines plantes grasses connues sous le nom de *cierges* ou *cactus*. Leurs fleurs sont petites, monoïques, ordinairement disposées en une sorte d'ombelle terminale, environnée d'un involucre monophylle à huit ou dix divisions disposées sur deux rangs et considéré par un grand nombre d'auteurs comme un calice. Du centre de l'involucre naît une fleur femelle pédicellée, dont l'ovaire triloculaire est surmonté de trois styles et d'autant de stigmates bifides ; douze ou quinze étamines placées sur la paroi interne de l'involucre forment autant de fleurs mâles. Le fruit est une capsule à trois coques monospermes. Toutes les euphorbes sont remarquables par la grande quantité de suc laiteux qu'elles contiennent dans toutes leurs parties, et qui s'en échappe par les plaies qu'on y pratique.

1° *De la gomme-résine* EUPHORBE, *euphorbium*. Cette substance se recueille sur plusieurs espèces exotiques du genre euphorbe, et en particulier sur l'*euphorbia officinarum*, qui croît dans les déserts de l'Afrique, sur l'*euphorbia antiquorum*, qu'on trouve au Malabar et dans d'autres parties de l'Inde, et sur l'euphorbe des Canaries. Ces trois espèces sont du nombre de celles dont la tige charnue, anguleuse ou cylindracée, leur donne beaucoup de ressemblance extérieure avec certaines espèces de *cactus*. L'euphorbe est formé par le suc blanchâtre et laiteux contenu dans la tige de ces végétaux et concrété par l'action du soleil. Il se présente sous la forme de larmes irrégulières de la grosseur d'un pois, d'une couleur jaunâtre extérieurement, blanche dans leur intérieur, ordinairement percées d'un ou de plusieurs trous formés par les épines sur lesquelles le suc laiteux s'est condensé. Aussi n'est-il pas rare de trouver quelques-unes de ces épines dans l'intérieur de ces larmes. Leur odeur est nulle; leur saveur, d'abord faible, devient bientôt âcre, brûlante, et laisse dans la bouche et dans la gorge un sentiment de picotement très-durable. Projetée sur des charbons ardens, cette gomme-résine brûle et s'enflamme : elle est soluble dans l'alcohol, et à peu près insoluble dans l'eau. D'après l'analyse qui en a été publiée par M. Pelletier, elle se compose sur cent parties : 1° de résine, 60, 80; de cire, 14, 40; de malate de chaux, 12, 20; de malate de potasse, 1, 80; de matière ligneuse et de bassorine, 2,00; d'eau et d'huile volatile, 8,00. M. Braconnot y a trouvé moins de résine, plus de cire et de malate de chaux.

Ces analyses prouvent d'une manière incontestable que l'euphorbe n'est point une véritable gomme-résine, ou que du moins elle en diffère notablement par plusieurs caractères, tels que l'absence de la gomme, la présence d'une grande quantité de cire entièrement analogue à celle fournie par les abeilles, et l'abondance du malate de chaux, qui en forme la cinquième ou sixième partie.

Cette substance est d'une excessive âcreté : elle irrite et enflamme non-seulement les membranes muqueuses avec lesquelles on la met en contact, mais elle produit les mêmes phénomènes lorsqu'on l'applique sur la peau. Aussi peut-on s'en servir comme d'un rubéfiant énergique, et même d'un cathérétique. Un grand nombre de chirurgiens anciens en ont recommandé l'application sur les ulcères atoniques, soit pour y développer une stimulation favorable à leur cicatrisation, soit pour réprimer les chairs boursoufflées et fongueuses qui pullulent fréquemment à leur surface. Plusieurs l'ont employée avec plus ou moins de succès dans les différens cas de carie ou de nécrose, pour faciliter la séparation de la partie morte.

Les expériences multipliées, faites ou rapportées par le professeur Orfila (*Toxicologie générale*, et *Leçons de médecine légale*), ne laissent aucun doute sur l'action délétère du suc d'euphorbe, lorsqu'il est introduit à haute dose dans l'économie animale. Il exerce une action locale et primitive, et de plus donne lieu à des phénomènes sympathiques extrêmement graves, qui paraissent dépendre plutôt de l'irritation secondaire du système nerveux, que de l'absorption de la substance. Ces accidens se manifestent avec une égale intensité sur l'homme et sur les chiens, et l'on connaît plusieurs exemples d'empoisonnement par le suc d'euphorbe. Aussi cette substance se trouve-t-elle rangée parmi les poisons âcres. *Voyez* POISONS.

Sous le règne des humoristes, l'euphorbe occupait une place distinguée dans la matière médicale. L'irritation qu'il détermine dans les voies digestives, l'abondance des évacuations alvines auxquelles il donne lieu, semblaient être autant d'indices de son efficacité pour chasser au dehors les *humeurs peccantes* auxquelles on attribuait alors le développement d'une foule de maladies. C'est ainsi que les scrofules, les hydropisies, l'ictère, les fièvres intermittentes, ont tour à tour été combattues par ce remède. Mais aujourd'hui on a presque entièrement abandonné l'usage interne d'un médicament aussi irritant et aussi dangereux; et la médecine vétérinaire emploie seule l'euphorbe au traitement de quelques maladies qui attaquent les chevaux.

Cependant, si l'on voulait faire usage de l'euphorbe, il faudrait être fort circonspect sur les doses auxquelles on le donnerait. Ainsi l'on en prescrirait un ou deux grains en pilules, que l'on répéterait deux ou trois fois dans la journée. On pourrait augmenter graduellement la dose à mesure que le malade s'y accoutumerait. Dans tous les cas, cette substance ne devrait être administrée qu'à des individus d'une constitution molle et lymphatique, chez lesquels il n'existerait aucun signe d'inflammation, particulièrement dans les organes qui remplissent la cavité abdominale. Elle entre encore dans plusieurs emplâtres ou pommades irritantes, destinées à l'usage externe.

2° *Des autres espèces du genre euphorbe.* Il n'est pas de genre, dans tout le règne végétal, dont les espèces offrent plus de ressemblance dans leur mode d'action sur l'économie animale, que celui qui nous occupe ici. Cette grande similitude n'aura rien de surprenant pour nous, lorsque nous remarquerons que c'est à la présence du suc laiteux que les euphorbes doivent leurs énergiques propriétés, et que ce suc laiteux existe dans toutes les espèces du genre. Or, d'après ce que nous avons dit dans l'article précédent, on doit s'attendre à rencontrer dans ces végétaux une vertu irritante et purgative, soit qu'on les applique à l'extérieur, soit qu'on les administre intérieurement. C'est ainsi qu'autrefois on employait fréquemment comme purgatives, soit les feuilles de l'euphorbe cyprès (*euphorbia cyparissias*, L.) ou petite ésule, soit les graines et les feuilles de la grande ésule (*euph. lathyris*, L.) et de plusieurs autres espèces. Nous ne répéterons pas ici ce que nous avons dit précédemment de l'extrême âcreté du suc laiteux des euphorbes, et du danger qui accompagne leur administration.

Les personnes qui touchent aux diverses espèces d'euphorbe lorsqu'elles sont encore fraîches, doivent soigneusement éviter de porter la main à leur visage, et particulièrement aux yeux. En effet, sans cette précaution, le suc laiteux dont les doigts sont imprégnés détermine une irritation extrêmement vive et un gonflement considérable dans les parties externes de l'œil. De là le nom vulgaire de *réveil-matin*, donné à ces plantes, et spécialement à celles qui croissent dans les jardins et les lieux cultivés, telles que les *euphorbia helioscopia*, et *euph. peplis*.

Une espèce qui croît naturellement au Canada, dans la Virginie et d'autres parties de l'Amérique septentrionale, offre une racine vivace que l'on emploie, dans ce pays, aux mêmes usages que l'ipécacuanha. De là le nom d'*euphorbia ipecacuanha* qui lui a été imposé par Linné. Cette racine n'est pas usitée en France. Dans son travail sur les succédanés indigènes par lesquels on pouvait remplacer certains médicamens exotiques, M. le docteur Loiseleur Deslongchamps a recherché quelles étaient les euphorbes indigènes dans la racine desquelles existait une semblable propriété émétique. Ses recherches l'ont amené à reconnaître qu'en général cette propriété émétique existait dans la racine de la plus grande partie des espèces vivaces de ce genre, et plus specialement dans les *euphorbia cyparissias*, *euphorb. gerardiana* et *euph. sylvatica;* que cette action se retrouve également dans les *euphorbia pithyusa*, *euph. lathyris*, *euph. peplis;* mais qu'elle y est beaucoup plus faible et dominée en quelque sorte par la propriété purgative. Ces racines peuvent être données en poudre, à la dose de quinze à dix-huit grains, délayés dans un verre d'eau tiède et sucrée ou dans une égale quantité d'infusion de camomille romaine. Il est assez rare que l'on soit obligé d'augmenter cette dose, qui, cependant, peut être portée sans inconvénient à vingt et même vingt-cinq grains.

(A. RICHARD.)

EUPHORBIACÉES, *Euphorbaceæ.* Famille naturelle de végétaux, dont le genre euphorbe peut être considéré comme le type. Elle se compose de plantes herbacées ou ligneuses qui croissent dans toutes les régions du globe. Un caractère constant dans le plus grand nombre des Euphorbiacées, c'est la présence d'un suc laiteux, blanchâtre, composé principalement de résine, de cire, d'huile volatile et de malate de chaux, susceptible de se condenser et de se solidifier à l'air, et doué d'une excessive âcreté. C'est à ce suc propre que les plantes de cette famille doivent leurs propriétés. Son contact long-temps prolongé, irrite, enflamme les parties sur lesquelles il a lieu. Ainsi, appliqué sur la peau il en occasione d'abord la rubéfaction, à laquelle succède bientôt son inflammation. Mis en contact avec la membrane pituitaire, il détermine de violens éternumens; avec la membrane muqueuse qui tapisse les voies digestives, il occasione le vomissement ou d'abondantes évacuations alvines, suivant que son action s'exerce spécialement sur l'estomac ou les intestins.

Ce suc âcre et délétère existe dans tous les organes des Euphorbiacées. On le trouve dans leurs racines, leurs tiges, leurs feuilles, leur péricarpe et leurs graines. M. De Jussieu a remarqué à l'égard de cette dernière partie, que l'embryon seul contenait les principes irritans, tandis que l'endosperme, au milieu duquel il était placé et qui est épais et charnu, renferme une très-grande quantité d'huile grasse et douce, Qu'ainsi dans l'huile de ricin, qui est un médicament purgatif, cette action énergique est uniquement due au principe âcre fourni par l'embryon. Cependant je suis porté à croire, d'après quelques essais, que l'endosperme lui même n'est pas exempt de suc purgatif, qui néanmoins existe en plus grande abondance dans l'embryon.

Il est, en général, facile de priver les Euphorbiacées de leur principe âcre et laiteux. C'est ainsi qu'en Amérique, la racine du manioc qui en contient une très-grande quantité, devient, après avoir subi quelques préparations fort simples, qui consistent principalement dans l'expression et un commencement de torréfaction, devient, dis-je, un aliment très-salubre dont les Nègres et les Indiens se nourrissent presqu'exclusivement, et que l'on connait sous le nom de pain de cassave. Cette propriété alibile tient surtout à la grande quantité de fécule amilacée que renferme la racine de manioc. Cette fécule, lorsqu'elle a été bien purifiée, porte dans le commerce le nom de *Tapioka*, et peut être employée aux mêmes usages que tous les autres principes du même genre.

Dans le mancenillier (*Hippomane mancenilla L.*), arbre qui croît sur les plages américaines, le principe délétère est tellement volatil et tellement actif, que beaucoup de naturalistes assurent que son ombrage seul suffit pour causer les accidens les plus graves, lorsqu'on y reste exposé pendant quelque temps. Malheur au voyageur inexpérimenté, qui, trompé par l'aspect agréable et la saveur assez douce de ses fruits charnus, cherche à étancher sa soif avec leur pulpe. Des coliques atroces, des vomissemens douloureux, une soif inextinguible, des spasmes, des convulsions l'avertissent trop tard de sa cruelle méprise; à moins que des secours prompts et bien dirigés ne neutralisent l'action meurtrière de ces fruits.

Au milieu de ces substances âcres et délétères que fournit la famille des Euphorbiacées, on n'est pas peu étonné de trouver quelques espèces du genre *Croton*, qui répandent une odeur suave et aromatique et sont privées de toute âcreté. La cascarille, écorce du *Croton cascarilla* L., nous en offre un exemple frappant. Le bois du buis, si utile dans les ouvrages de tour, fait également exception à cette uniformité presque générale. Son odeur et sa saveur sont légèrement aromatiques, et depuis long-temps on l'emploie comme sudorifique. La mercuriale, au lieu d'un suc laiteux et blanchâtre, contient un principe aqueux et fade; en un mot plusieurs végétaux, qui font certainement partie de la famille des Euphorbiacées, s'éloignent manifestement des autres par des propriétés tout-à-fait différentes.

Le caoutchouc, ou résine élastique, que l'on a utilisé pour la préparation des sondes, bougies, pessaires, etc., est fourni par un arbre de cette famille, qui croît dans la Guiane française, et qu'Aublet a décrit et figuré sous le nom d'*Hevea guiannensis*.

(A. RICHARD.)

EUPHRAISE, s. f., *euphrasia officinalis*, L. C'est sur les pelouses un peu sèches, dans les bois découverts, que l'on trouve cette jolie petite plante qui est annuelle. Linné l'a placée dans la didynamie angiospermie, et M. de Jussieu en a fait un des membres de sa famille des Pédiculaires. Sa tige, légèrement rameuse et haute de quatre à six pouces, porte des feuilles alternes, sessiles, dentées, à l'aisselle desquelles naissent de jolies petites fleurs purpurines, dont la corolle bilabiée est marquée d'une tache jaunâtre et arrondie. La saveur des feuilles de l'euphraise est austère, son odeur est nulle.

C'est principalement contre les maladies des yeux que cette plante a joui d'une réputation fastueuse et usurpée. A en croire certains auteurs, même d'un talent non équivoque, toutes les maladies dont ces organes délicats peuvent être le siége, ont été guéries par l'usage de l'euphraise. Ainsi, l'ophthalmie, la cataracte, l'épiphora, etc., ont cédé à ses merveilleuses propriétés; mais il s'en faut de beaucoup que les modernes aient aujourd'hui une opinion aussi avantageuse d'une plante dont les propriétés sont si faibles. Sa légère astringence lui assigne simplement un rang parmi le grand nombre de végétaux dont l'infusion ou l'eau distillée peut servir à préparer des collyres détersifs.

Après ce que nous venons de dire du peu d'énergie des qualités de l'euphraise, devons nous rappeler que plusieurs médecins l'ont recommandée dans la migraine, les vertiges, l'ictère, etc. Dans tous ces cas, on en a maintenant abandonné l'emploi. (A. RICHARD.)

ÉVACUANT, adj. et subst., *evacuans*. On appelle ainsi les moyens que fournit la thérapeutique pour déterminer l'évacuation d'une humeur animale quelconque. C'était le nom d'une des deux grandes divisions que l'on établissait jadis entre les agens thérapeutiques. Les évacuans prennent différentes dénominations, suivant les liquides qu'ils sont destinés à expulser de l'économie animale. Ainsi les vomitifs, les purgatifs, les diurétiques, les sudorifiques, les divers exutoires, les saignées générales et locales, etc., sont autant d'évacuans; et, lorqu'on emploie un ou plusieurs de ces moyens pour combattre une maladie, la méthode curative mise en usage dans ce cas est dite évacuante. La variété des effets produits par les divers évacuans est telle, que cette classe d'agens thérapeutiques ne peut guère être le sujet de considérations générales. Les résultats de chacun d'eux, en effet, proviennent, non-seulement de l'espèce de fluide qui est expulsé, mais encore de l'influence de l'organe plus ou moins important dont l'action est spécialement augmentée. *Voyez* les articles particuliers qui leur sont consacrés. (R. D.)

ÉVACUATION, s. f., *evacuatio;* sortie ou expulsion d'une matière quelconque hors de l'économie animale ; expulsion qui peut être naturelle ou provoquée par quelques-uns des moyens de l'art. (R. D.)

ÉVANOUISSEMENT, s. m., *animi deliquium, defectus.* Cette expression, très-usitée dans le langage vulgaire, est synonyme des mots *défaillance, lipothymie, syncope.* (R. D.)

ÉVENTRATION, s. f., *eventratio,* de *e,* hors, et de *venter,* le ventre. On a désigné par ce mot, 1° les hernies ventrales ou celles qui se font par toutes autres parties que les ouvertures naturelles de l'abdomen ; 2° une tumeur formée par le relâchement général des parois abdominales, et contenant une grande portion des viscères renfermés dans le ventre ; 3° enfin, les plaies pénétrantes de l'abdomen, surtout quand elles sont étendues et compliquées de la sortie des organes contenus. *Voyez* HERNIE, INTESTIN, PLAIE. (J. CL.)

ÉVOLUTION, s. f., *evolutio.* Les physiologistes, qui supposent que toutes les parties de l'être développé à la suite de l'acte générateur préexistent à cet acte, ont donné le nom d'*évolution* au mode d'accroissement des corps vivans. *Voyez* FOETUS, OEUF HUMAIN.

ÉVULSIF, adj., *evulsivus.* On désigne ainsi les divers moyens ou instrumens destinés à opérer l'évulsion.

ÉVULSION, s. f., *evulsio;* opération qui consiste à déraciner, arracher des parties qui produisent de la difformité, ou dont la présence occasione des accidens.

On pratique l'évulsion des cils, des poils, des cheveux, des ongles, des dents.

L'*évulsion des cils,* des *poils,* et quelquefois celle des *cheveux,* se fait avec une pince à épiler ou avec une pince à dissection ; ces parties repousseraient après avoir été arrachées, si on ne cautérisait leur bulbe avec un cautère actuel, dont la pointe allongée est supportée par une sphère de quelques lignes de diamètre, assez volumineuse pour conserver la chaleur de la pointe. (*Voyez* TRICHIASIS, OPHTHALMIE.) On se sert aussi pour cette cautérisation, mais moins avantageusement, d'une pierre infernale taillée en pointe.

L'*évulsion des cheveux* est encore conseillée par quelques praticiens, dans quelques cas de teigne ulcéreuse. On commence alors par ramollir le cuir chevelu avec des cataplasmes, et par couper les cheveux, puis on applique sur la tête des bandes d'un emplâtre très-adhésif, qu'on enlève au bout de quelques jours, et on arrache de cette manière les cheveux, sans produire beaucoup de douleur. *Voyez* TEIGNE.

L'*évulsion des ongles* se pratique dans plusieurs cas : 1° lorsqu'ils ont été presque entièrement déracinés par une blessure; que leurs aspérités blessent les chairs, et qu'ils sont soulevés par du sang caillé ou par du pus; l'opération est alors très-simple et peu douloureuse. Elle consiste à couper avec des ciseaux les lambeaux des parties molles par lesquelles l'ongle tient encore, et à le renverser doucement avec une pince. 2° Dans le cas d'*ongle rentré dans les chairs*, lorsque l'ongle est très-difforme, inégal, et qu'on n'a pu guérir le mal, soit en interposant une plaque de plomb, ou de la charpie entre l'ongle et les chairs, soit en coupant les aspérités de l'ongle, et en cautérisant les fongosités avec l'alun calciné. 3° Lorsqu'à la suite de panaris érysipélateux de cause interne, la matrice de l'ongle est devenue malade, qu'elle fournit un suintement ichoreux, fétide, que le doigt reste douloureux et enflammé, très-souvent, dans ce cas, l'ongle est très-inégal, et quelquefois paraît double, ou fendu dans le sens de son épaisseur. L'opération, dans ces deux derniers cas, est douloureuse, et d'une exécution assez difficile. On y procède en cernant les parties latérales et le bord postérieur de l'ongle avec un bistouri; on divise ensuite l'ongle en deux moitiés latérales avec des ciseaux, et l'on renverse chacune d'elles avec de fortes pinces, pour en faire l'évulsion. Si l'on craint que l'ongle ne repousse défectueux, il faut cautériser toute sa matrice avec un cautère tonique. Après cette opération, il convient d'employer les moyens locaux et généraux propres à calmer la douleur, et à prévenir l'inflammation.

En exécutant cette opération, on évitera soigneusement d'ouvrir l'articulation de la dernière phalange, ce qui peut assez facilement arriver lorsque cette phalange est très-courte, et que l'ongle se prolonge beaucoup en arrière.

Évulsion des dents. Voyez EXTRACTION. (MARJOLIN.)

EXACERBATION, s. f., *exacerbatio*; augmentation passagère qui survient dans l'intensité des symptômes d'une maladie, et particulièrement d'une maladie fébrile, et qui se répète à des intervalles rapprochés, tous les jours ou tous les deux jours, par exemple, ou même plusieurs fois chaque jour. Ce mot est synoyme de paroxysme et de redoublement; il a un sens différent du mot accès. (CHOMEL.)

EXALTATION, s. f. *exaltatio*. On se sert de ce mot en médecine pour exprimer le plus haut degré d'une action vitale quelconque, ou de l'une des forces que l'on a supposé présider aux divers phénomènes de l'économie animale. C'est ainsi que l'on dit l'exaltation de l'action vitale, des propriétés vitales, de la contractilité, de la sensibilité, etc.

EXANTHÉMATEUX, EXANTHÉMATIQUE, adj., *exanthematicus*; qui est de la nature de l'exanthème, qui a rapport à l'exanthème. C'est ainsi qu'on dit : *affection exanthématique*, *fièvre exanthématique*, pour désigner le mouvement fébrile qui accompagne un exanthème.

EXANTHÈME, s. m., *exanthema*, ἐξάνθημα, dérivé de ἐξανθέω, *effloresco*, *erumpo*. Cette expression n'a point de sens précis et déterminé dans les œuvres d'Hippocrate; elle est tour à tour employée pour désigner le lichen, la lèpre, le leuce; elle est appliquée indistinctement à des vésicules miliaires, à des taches cutanées, proéminentes et enflammées, à des affections de la peau analogues à la brûlure, aux morsures de puces ou de punaises, etc., à des ulcérations superficielles, et même à des ulcères. La même confusion se fait remarquer dans les auteurs qui ont écrit, depuis les médecins grecs jusqu'à Willan. La variole, l'eczéma, la rougeole, la scarlatine, les pétéchies, le pourpre, les taches hépatiques, le lentigo, la peste, ont aussi reçu le nom d'*exanthèmes* : on a même admis des dysenteries, des phrénésies, des péripneumonies; des fièvres synoques *exanthématiques!* Je n'entasserai pas ici les citations pour démontrer la divergence des opinions des auteurs sur le *mot* ou sur le *groupe* exanthème; je rappellerai seulement que Sauvages indique sous le nom de *maladies éruptives chaudes* la plupart des exanthèmes des autres pathologistes, et que le groupe, *maladies exanthématiques*; mentionné dans son *Synopsis classium ætiologicarum*, est formé d'*espèces hypothétiques*, d'une *hématurie exanthématique*, d'une *hémoptysie varioleuse*, d'une *synoque varioleuse*, etc.; qu'un des ordres de la nosologie de Cullen, intitulé *Exanthème*, comprend la petite vérole, la rougeole, la scarlatine, la variole, la miliaire, l'ortiée, le pemphygus, les aphthes, l'érysipèle et la peste; que Lorry n'a point formé de groupe *exanthemata*, et qu'il applique indistinctement cette qualification à la plupart des maladies de la peau; que Plenck n'admet que deux exanthèmes, et que ce sont deux maladies *vésiculeuses*; que P. Frank a divisé les exanthèmes en deux sous-ordres : les uns nus (érysipèle, scarlatine, urticaire, pétéchies), et les autres scabreux (millet, variole, rougeole, pemphygus, aphthes); que le docteur Petit en a fait quatre classes, dans lesquelles sont répartis la petite vérole, la rougeole, la scarlatine, la varicelle, la peste, l'érysipèle par cause interne, le zona, le pemphygus, la miliaire essentielle, les pétéchies, et l'exanthème du typhus; enfin, que Willan et Bateman, rejetant avec raison les diverses acceptions qu'avait eues successivement le mot *exanthème*, mais ayant égard à son sens figuré, l'ont appliqué à un groupe de maladies auxquelles ils ont assigné les caractères suivans : « taches rouges, diversement figurées, répandues irrégulièrement sur la surface du corps, laissant entre elles des intervalles où la peau présente sa couleur naturelle, et se terminant par l'exfoliation de l'épiderme. » C'est le troisième ordre de leur classification, et il comprend la *rougeole*, la *scarlatine*, l'*urticaire*, la *roséole*, le *pourpre* et l'*érythème*. Dans nos leçons sur les maladies de la peau, adoptant en grande partie la classification de Willan et Bateman, nous avons retranché le pourpre du nombre des exanthèmes, que nous avons définis « phlegmasies principalement caractérisées par l'accumulation morbide du sang dans les vaisseaux capillaires de la peau (sans développement persistant de papules, de pustules, de vésicules ou de tubercules), se terminant par résolution ou délitescence, et le plus souvent suivies de l'exfoliation de l'épiderme. » *Voyez*, pour les généralités sur les exanthèmes, l'article PEAU (path.), et pour les détails, les articles ÉRYTHÈME, ROSÉOLA, ROUGEOLE, SCARLATINE et URTICAIRE.

(P. RAYER.)

EXASPÉRATION, s. f., *exasperatio;* se dit de l'augmentation dans l'intensité d'un symptôme, d'une maladie.

EXCÉRÉBRATION, s. f.; opération qui consiste dans la perforation du crâne et l'évacuation du cerveau du fœtus mort, et qui a pour but de diminuer le volume de la tête et de permettre l'extraction de cette partie. On a proposé divers instrumens, tant pour percer le crâne que pour broyer la substance du cerveau et en faciliter la sortie. Je traiterai succinctement des principaux de ces instrumens aux mots *perce-crâne* et *tire-tête*. (DESORMEAUX.)

EXCIPIENT, adj. et subst., *excipiens*, de *excipere*, recevoir. On désigne ainsi les substances qui, dans une formule médicinale, sont destinées à dissoudre ou à incorporer certains médicamens; à donner une forme, une consistance quelconque au médicament simple ou composé que l'on veut administrer. Les excipiens liquides portent assez généralement le nom de *véhicules*.

EXCISION, s. f., *excisio*, de *excidere*, couper. On nomme ainsi l'opération par laquelle on enlève, avec l'instrument tranchant, des parties molles peu volumineuses. Ainsi on fait l'excision d'une verrue, d'un polype, des petites lèvres, du prépuce. On se sert ordinairement pour exciser du bistouri ou des ciseaux, que l'on conduit de différentes manières, suivant le volume et la nature de la partie que l'on veut retrancher. (J. CL.)

EXCITABILITÉ, s. f. On désigne sous ce nom la propriété générale, propre à l'organisme, par laquelle les divers tissus qui le composent entrent en action sous l'influence de certains agens extérieurs ou intérieurs, qu'on a appelés, à cause de cela, *excitans*, *incitans*; propriété que Brown avait désignée sous le nom d'*incitabilité*, et que Glisson avait plus anciennement indiquée par la dénomination d'*irritabilité*. *Voyez* BROWNISME, IRRITABILITÉ.

EXCITANT, adj. souvent pris subst., *excitans*. On donne, en physiologie, le nom d'excitans à tous les agens qui sont susceptibles de *déterminer* l'action, l'excitation des divers organes avec lesquels ils sont en rapport. En thérapeutique, on comprend par excitans les médicamens qui *augmentent* l'action des organes, soit que cette action se trouve au-dessous de celle qui doit exister dans l'état normal, soit qu'elle se présente dans son état régulier. *Voyez* STIMULANT, RUBÉFIANT, VÉSICANT.

EXCITATION, s. f., *excitatio;* action des excitans sur l'économie animale; résultat de l'influence des excitans.

EXCITEMENT, s. m., *incitamentum.* On s'est servi de ce mot pour exprimer ce que Brown désignait sous le nom d'*incitation.* Cullen entendait par *excitement* du cerveau l'état où l'énergie de cet organe se communique à beaucoup de parties du corps, à différens périodes, et dans différentes proportions, comme dans la veille et le sommeil incomplet; l'excitement n'est donc autre chose que l'action régulière du cerveau ou de l'une de ses parties. Cullen appelait *collapsus, affaissement,* l'état contraire qui s'observe dans le sommeil, et à un plus haut degré dans le coma.

EXCORIATION, s. f., *excoriatio*, de *ex*, hors, et de *corium,* cuir, peau; écorchure, plaie superficielle de la peau. Des causes variées peuvent produire l'excoriation. Je me bornerai à citer ici le frottement d'un corps dur, raboteux ou anguleux, des coups d'ongles, l'action d'un rasoir qu'on porte fortement et trop obliquement sur la peau; une pression exercée pendant long-temps sur la même région, etc. L'excoriation s'accompagne toujours d'un suintement sanguinolent et d'une douleur plus ou moins vive. Cet accident n'a ordinairement aucune suite fâcheuse, et se guérit de lui-même. On peut remédier à la cuisson en couvrant la région où le derme est à nu avec un linge fin enduit de cérat récemment préparé. Si l'excoriation s'accompagne de contusion, on emploie l'acétate de plomb liquide; enfin, on a recours aux émolliens, si l'inflammation se manifeste. *Voyez* PLAIE. (MURAT.)

EXCRÉMENT, s. m. *excrementum, excretum,* formé d'*excernere,* séparer, nettoyer; mot par lequel les anciens désignaient les diverses sortes d'excrétions ou de produits sécrétés, définitivement rejetés hors du corps. Ils les avaient distingués, comme on sait, en excrémens *solides* et *liquides, naturels* et *contre nature*; en excrémens de *première coction,* comme la matière fécale, de *seconde coction,* comme l'urine, et de *troisième coction*, enfin, comme la transpiration, les sérosités et les sucs muqueux divers. Mais le mot *excrément* ne s'applique plus aujourd'hui qu'aux seules déjections alvines, et spécialement encore, parmi celles-ci, à la *matière fécale* ou *gros excrémens*, à l'exclusion de l'urine.

Ce que nous avons dit au paragraphe de l'article DIGESTION consacré à la *défécation*, nous dispense d'entrer ici dans beaucoup de développemens sur l'excrément. Sa formation successive dans les dernières parties du canal alimentaire, son trajet et son séjour dans le gros intestin, qui en devient le réservoir et le conduit excréteur, les conditions et le mode enfin de son expulsion définitive nous ayant, en effet, déjà occupés, c'est uniquement de la matière fécale envisagée en elle-même qu'il nous reste à parler. Complétons donc, dès lors ici, sous ce dernier point de vue, ce que peut encore laisser à désirer l'histoire de ce produit.

Les *matières fécales*, de forme, de consistance et de couleur très-variées suivant une foule de circonstances connues, ont, comme on sait, une odeur fétide, forte et repoussante, mais qui diffère de l'odeur insupportable et malfaisante de la putréfaction; leur saveur est à la fois douceâtre et plus ou moins fortement acide. La masse qu'elles forment, ordinairement homogène, présente néanmoins souvent des élémens distincts, comme certaines parties reconnaissables des alimens, des glaires ou des mucosités, et il n'est pas très-rare encore d'y voir de la bile plus ou moins pure, du sang, et même des vers intestinaux.

La quantité de matières fécales que nous rendons offre un grand nombre de variétés. Elle est toutefois communément, chez l'homme adulte, de 128 à 160 grammes par vingt-quatre heures. On sait que les alimens animaux n'en fournissent guère, à égalité de poids, que la moitié de celle qui provient des alimens végétaux. Cette quantité, comparée d'ailleurs à la masse totale des alimens divers et des boissons dont le poids aurait été cumulé, avait paru à Sanctorius ne former que la trente-deuxième partie de ces derniers. Mais cette proportion doit paraître faible. Keil, en les comparant, en effet, aux alimens solides, a trouvé que leur rapport était celui de 1 à 12 $\frac{1}{2}$, Sauvages, celui de 1 à 12, et Rye, enfin, celui de 1 à 15. Mais une foule de circonstances faisant varier à l'infini la quantité, soit absolue, soit relative, de l'excrément, donnent, comme on le sent, assez peu d'importance à l'exactitude plus ou moins rigoureuse de ces calculs.

Les matières fécales, envisagées *chimiquement*, sont devenues l'objet de divers travaux. C'est ainsi que Grew a constaté qu'elles font effervescence avec l'acide nitrique, qu'elles noircissent, et qu'elles exhalent un gaz odorant huileux, inflammable, lorsqu'on les traite par l'acide sulfurique concentré. On se rappelle encore que Homberg en a retiré, au moyen de la distillation au bain-marie, 0,9 d'une eau claire, et une huile empyreumatique colorée; et que c'est en traitant le charbon très-inflammable qui en est le résidu, par l'alun, qu'il est parvenu à faire le *pyrophore*. Roth et Lemery, en procédant de la même manière, ont confirmé ces résultats, en indiquant, de plus, dans le charbon qui reste, la présence du muriate de soude, et les proportions du carbonate d'ammoniaque, évaluées par eux à $\frac{1}{32}$. A ces premiers résultats, les essais d'analyse de M. Vauquelin ont ajouté la connaissance du caractère constamment acide des excrémens, qui rougissent fortement les couleurs bleues végétales, et qui fermentent avec une extrême facilité, ce qui augmente d'abord leur acidité naturelle, tandis qu'ensuite ils se putréfient et se décomposent en produisant de l'ammoniaque. Les travaux de M. Thénard ont constaté dans les excrémens, indépendamment des parcelles de détritus alimentaire qu'ils peuvent conserver, l'existence d'une matière animale particulière, surtout très-abondante dans les excrémens des carnivores, et qui explique comment ceux-ci peuvent servir encore à la nourriture d'autres animaux. Cette matière, desséchée et conservée dans la *poudrette*, donne principalement à ce produit la qualité d'excellent engrais qu'on lui connaît. Le soufre, la silice, le carbonate et le phosphate de chaux, et le muriate de soude appartiennent encore, d'après ce chimiste, à la composition de la matière fécale. M. Berzélius, enfin, a donné plus récemment encore une dernière analyse rigoureuse et complète des excrémens, qu'on trouve dans le tome LXI des *Annales de chimie*, et de laquelle il résulte que 100 parties de matière fécale de l'homme fournissent, savoir : eau, 73,3 ; débris de végétaux et d'animaux, 7,0 ; bile, 0,9 ; albumine, 0,9 ; matière extractive particulière, 2,7 ; matière visqueuse (réunion de résine, bile altérée, matière animale particulière, et résidu insoluble), 14,0 ; sels, 1,2 ; — total égal 100.

Quant aux sels, l'analyse de dix-sept parties de ceux-ci a fourni au même chimiste, carbonate de soude, 5,0 ; hydrochlorate de soude, 4,0 ; sulfate de soude, 2,0 ; phosphate ammoniaco-magnésien, 2,0 ; phosphate de chaux, 4,0 ; — total égal 17.

A ces travaux sur l'excrément, il convient d'unir encore ceux entrepris par M. Vauquelin, sur la *fiente* des oiseaux, et notamment sur celle des poules, et dans lesquels ce chimiste habile, ayant eu spécialement pour but de comparer la nature chimique de l'avoine, aliment exclusivement donné à ces animaux, avec celle de leurs excrémens, plus de la coquille de leurs œufs, est parvenu à s'assurer que la digestion de cette sorte d'aliment est capable de produire de toutes pièces ou de fabriquer *réellement* une portion de chaux, d'acide phosphorique et de carbonate de chaux, en même temps qu'elle détruit une portion de silice. Mais ce résultat si digne de remarque, et qui prouve combien la chimie est loin de pouvoir expliquer les combinaisons opérées par la vie, ayant déjà en partie fixé notre attention aux mots ANIMALISATION et ASSIMILATION, nous nous contenterons d'y renvoyer.

Néanmoins, en opérant l'analyse rigoureuse des alimens, du chyle et des excrémens, la chimie proprement dite parviendra probablement à nous faire connaître un jour, à l'aide d'une simple comparaison des résultats, ce que les alimens, unis aux humeurs digestives, renferment de matériaux alibiles ou capables d'être convertis soit en chyme, soit en chyle, en même temps qu'elle nous montrera la nature et les proportions de ceux de leurs élémens réfractaires à l'action de nos organes, et par-là même décidément excrémentitiels.

Les matières fécales ne remplissent, à proprement parler, aucun usage dans l'économie : résidu de la coction digestive, elles forment un corps étranger qui doit être rejeté. Cependant comme, indépendamment de la partie qu'elles reçoivent des alimens digérés, elles empruntent encore certains principes aux humeurs digestives, on doit les regarder, en cela du moins, comme n'étant pas tout-à-fait étrangères au phénomène général de l'excrétion, envisagé comme moyen de désassimilation ou de décomposition nutritive.

Les matières fécales ou *déjections* ont beaucoup trop fixé, sans doute, l'attention des médecins et celle des malades : cependant on ne saurait méconnaître que les considérations auxquelles elles donnent lieu ne soient souvent utiles ; on sait que leur abondance inopinée, et survenue dans l'état de santé, est généralement regardée comme favorable, ainsi que le constate l'expression vulgaire de *bénéfice de nature*, qui lui est consacrée. Regardées comme *critiques*, les déjections jugent dans une foule de cas les maladies. On sait, d'ailleurs, que *symptomatiques* ou *acritiques*, elles ajoutent beaucoup à la faiblesse des malades et aux dangers de leur situation. La *suppression* prolongée des matières fécales, observée dans quelques cas rares, est suivie de leur déviation. Elles semblent alors prendre leur cours par la voie de la transpiration, dont l'abondance et la fétidité deviennent remarquables. Une foule de circonstances constitutionnelles, qui tiennent à la manière de vivre, ou qui dépendent de maladies, produisent la rétention de l'excrément. C'est au mot CONSTIPATION qu'elles ont été exposées. La même remarque s'applique à l'état opposé qui constitue la DIARRHÉE. Les matières fécales deviennent enfin, par les qualités constantes qu'elles peuvent affecter, le temps et le mode de leur expulsion, des signes importans de diverses maladies, et nous nous bornerons, entre autres exemples, à citer, parmi ces dernières, l'*ictère*, les *vers* intestinaux, la *dysenterie*, le flux *hémorrhoïdal*, la *fissure* ou rétrécissement spasmodique de l'anus, l'*étranglement* de la hernie intestinale, le *volvulus*, l'ulcération des intestins, et, souvent encore, les accidens de la dentition. (RULLIER.)

EXCRÉMENTITIEL, adj. EXCRÉMENTIEL, EXCRÉMENTEUX; qui est de la nature des excrémens. On désigne particulièrement, par cette dénomination, les humeurs ou produits divers qui, tout-à-fait impropres à nourrir le corps, en doivent être définitivement expulsés. Liés au mouvement de décomposition nutritive des organes, les fluides excrémentitiels ne remplissent d'ailleurs, dans l'économie, aucun autre usage que de contribuer plus ou moins immédiatement à la *désassimilation*. (RULLIER.)

EXCRETA, part. pl. neut., de *excerno*, je nettoie; mot latin transporté dans notre langue pour désigner les résultats des sécrétions, des exhalations et autres produits qui doivent être rejetés au dehors. (ROSTAN.)

EXCRÉTEUR, adj., *excretorius*, de *excernere*, expulser, rejeter; épithète qui s'applique aux conduits par lesquels sont transmis au dehors, ou versés dans les cavités intérieures du corps, les fluides que sécrètent les glandes. *Voyez* GLANDE.

EXCRÉTION, s. f., *excretio*, *excretum*; mot formé de *excernere*, séparer, éliminer, et qui sert à désigner l'action à l'aide de laquelle les fluides sécrétés parviennent, par un certain trajet, du sein de l'organe qui les forme, au lieu de leur destination. On nomme néanmoins quelquefois encore du nom d'excrétion, les produits sécrétés eux-mêmes, comme l'*urine* et les *fèces*, par exemple. Mais nous ne nous occuperons ici que de l'excrétion dans la première de ces acceptions.

Toute excrétion, excepté la *défécation*, dont nous avons déjà traité ailleurs, est nécessairement liée à la sécrétion, elle la suit plus ou moins immédiatement, et elle peut, dès lors, en être envisagée comme le dernier terme ou le complément. Ces deux phénomènes, non-seulement distincts, mais encore très-différens, paraissent néanmoins, dans plusieurs cas, tellement confondus, qu'on ne peut les isoler que par la pensée : l'excrétion, en effet, suit immédiatement, et de si près, la sécrétion dans les exhalations, qu'il est impossible de déterminer le point où, l'une cessant, l'autre commence : ce sont réellement, en effet, les parties continues des mêmes agens qui forment, par exemple, la graisse, la synovie et la sérosité, et qui déversent immédiatement ces produits sur les membranes ou les cellules qui en sont le réceptacle.

Mais l'agent de la sécrétion perd-il de cette extrême simplicité, et s'agit-il seulement des simples sécrétions folliculaire, muqueuse ou cutanée, l'*utricule* ou la *lacune*, dont les parois opèrent la sécrétion, en conserve communément le produit quelque temps, et ne l'excrète ou ne s'en débarrasse ensuite que sous des conditions et par un mode déterminés; d'où il suit que déjà l'excrétion ne se confond plus avec la sécrétion.

A mesure qu'on s'élève d'ailleurs dans l'espèce d'échelle des organes sécréteurs et qu'on arrive aux *glandes*, on observe que l'excrétion admet des vaisseaux ou des conduits particuliers, et que le fluide sécrété ne parvient à sa destination qu'après les avoir parcourus : or, l'excrétion, dans les plus simples de ces conduits, comme ceux du pancréas, de la mamelle et des glandes salivaires, par exemple, se fait par un mouvement continu qui s'établit des radicules au tronc des vaisseaux excréteurs jusqu'à l'orifice de ces derniers. Mais l'excrétion se complique singulièrement davantage, et elle exige souvent encore une réunion de canaux, de réservoirs et d'agens d'impulsion, comme on le voit dans la plupart des sécrétions. On ne saurait dès lors l'envisager ici d'une manière générale. C'est donc dans l'examen particulier de chacune des sécrétions biliaire, lacrymale, urinaire, spermatique et autres, qu'il conviendra d'en étudier les causes et le mécanisme. (RULLIER.)

EXCROISSANCE, s. f., *excrescentia*, ὑπερσάρκωσις. Ce nom convient à toutes les parties du corps humain, lorsque, par une cause quelconque, elles ont acquis un développement extraordinaire, et présentent, au-dessus du niveau de la peau ou des autres surfaces auxquelles elles adhèrent, des saillies beaucoup plus considérables que ne le comporte leur conformation naturelle dans l'état de santé parfaite. Les excroissances qui se manifestent sur les os sont connues sous le nom d'exostoses; celles qui naissent profondément dans les cavités tapissées par les membranes muqueuses ont reçu celui de polypes; il en est qui, comme les loupes, se développent dans le tissu cellulaire sous-cutané, et se prononcent au dehors par un accroissement plus ou moins rapide; d'autres, appelées fongus, s'élèvent de la surface des plaies, des ulcères, des ouvertures fistuleuses et des os cariés; il en est même qui croissent à l'intérieur des ventricules et des oreillettes du cœur. Les tubercules hémorrhoïdaires, les diverses pustules, les verrues cutanées, certains développemens des glandes amygdales ou des lèvres génitales dans différentes maladies et dans certains états physiologiques, pourraient aussi être compris dans la même catégorie. Mais je n'aurai ici à m'occuper d'une manière spéciale que des excroissances des parties molles produites par le virus syphilitique, me réservant néanmoins de dire un mot de plusieurs autres exubérances morbides qu'on a très-souvent confondues avec elles, parce qu'elles présentent quelque analogie de forme, et qu'elles affectent à peu près le même siége. De plus amples détails doivent être cherchés aux articles *exostose*, *pustule*, *polype*, *fongus*, etc.

Les anciens nous ont laissé des descriptions de plusieurs espèces d'excroissances. Ce qu'en dit Hippocrate est, il est vrai, assez peu clairement énoncé pour nous laisser quelque incertitude à cet égard; mais Celse, dans son 6e livre, chap. 9, décrit avec beaucoup d'exactitude les condylômes, et les fongus qui s'élèvent de certains ulcères; il fait une énumération rapide, et très-remarquable par sa clarté, des moyens thérapeutiques qu'on peut mettre en usage pour les combattre. Juvénal, peu après lui, parla aussi, dans sa satire deuxième, des marisques, autre espèce de végétation à laquelle on avait cru trouver la forme d'une figue. Aëtius et Paul d'Égine ont également fait mention d'affections semblables. Il paraît donc hors de doute que les excroissances étaient déjà connues des Grecs et des Latins, c'est-à-dire bien long-temps avant l'invasion de la syphilis en Europe, et que, par conséquent, beaucoup de ces tumeurs peuvent encore, de nos jours, exister sans qu'à la rigueur on doive les attribuer à cette contagion. J'admets avec d'autant moins de répugnance cette distinction, que j'ai par-devers moi des faits pratiques assez concluans pour fixer mes idées sur cet objet, et desquels il résulte que l'extrême fatigue, les longues marches surtout, l'état de grossesse, des irritations locales produites par le coït, ou tout autre frottement quand il est trop fréquemment répété, peuvent occasioner une pareille maladie. Cette opinion s'accorde fort bien avec celle des premiers auteurs qui ont écrit sur la syphilis; car, pendant plusieurs années, ils n'ont pas même songé à compter les excroissances au nombre de ses symptômes. Ce n'est qu'en 1550, c'est-à-dire cinquante-six ans après l'époque de son apparition, que Fallope en a donné une description d'après laquelle on ne peut plus les méconnaître; mais celles qu'on trouve dans les écrivains antérieurs sont assez obscures pour laisser subsister des doutes sur l'espèce de symptômes qu'ils ont voulu signaler.

Excroissances syphilitiques. — Ces tumeurs, dont la forme et les autres caractères sont assez variés, ont encore reçu des dénominations spéciales pour les distinguer entre elles. D'abord on en a formé deux grandes classes sous les titres d'excroissances proprement dites, et de végétations ou excroissances végétatives. Je vais les examiner séparément, et indiquer les sous-divisions dont elles ont été l'objet, dans la vue de les faire mieux connaître, et pour éclairer sur le mode de traitement qui leur est applicable.

1° *Les excroissances syphilitiques proprement dites* sont de petites tumeurs formées par le gonflement du tissu cellulaire sous-jacent à un repli ou à tout autre prolongement naturel de la peau ou des membranes muqueuses. On peut se faire une idée fort juste de leur nature en se représentant les replis et appendices cutanés ou membraneux où on les observe, comme de simples enveloppes qui, le plus souvent, ne participent qu'assez tard à l'irritation et à la tuméfaction des engorgemens qu'ils recouvrent.

Elles peuvent toutes se rapporter à deux sous-divisions principales, les *condylômes* et les *crêtes-de-coqs*. Les premiers s'observent le plus ordinairement aux environs de l'anus dans les deux sexes, là où la peau confine à la muqueuse intestinale; mais on les voit souvent aussi à l'orifice du vagin, aux grandes et aux petites lèvres, à la verge, entre le prépuce et le gland, et même au périnée et à la partie supérieure et interne des cuisses; rarement existent-ils ailleurs. Ils consistent en des tumeurs ordinairement aplaties, plus ou moins allongées, et dont le bord libre est un peu arrondi. Cet aplatissement des condylômes doit être attribué à deux causes : la forme longitudinale du repli tégumenteux qui en est le siége, comme on l'observe aux nymphes et aux duplicatures de la marge de l'anus; et, d'un autre côté, la pression exercée sur eux, à mesure qu'ils croissent, par le rapprochement des fesses ou de toutes autres parties environnantes. Cette disposition est la plus ordinaire; mais quand l'excroissance part d'une éminence dont la forme est naturellement ronde, et qu'elle n'est pas soumise à une compression qui puisse altérer cette forme, comme les caroncules myrtiformes ou d'anciennes hémorrhoïdes flétries, alors elle présente un pédicule plus ou moins long, et son extrémité libre s'arrondit en forme de tête, qu'on a comparée aux renflemens articulaires des phalanges, et qui lui a fait donner le nom qu'elle porte. Les condylômes sont rarement très-volumineux, cependant Fritz assure en avoir observé, chez des filles publiques, qui avaient l'étendue de la main et pesaient plusieurs livres. On avait autrefois donné les noms de *fics* et de *marisques* à des tumeurs de cette espèces auxquelles on croyait trouver de la ressemblance avec des figues. Ils sont à peu près tombés en désuétude aujourd'hui, et on n'en parle plus que pour mémoire. *Voyez* ces mots.

Les crêtes-de-coqs ne diffèrent des condylômes qu'en ce qu'ayant constamment la forme très-aplatie et leur surface lisse, sans aspérités, leur bord libre présente toujours des inégalités occasionées, tantôt par des ulcérations qui y laissent des découpures plus ou moins irrégulières, et d'autres fois par des végétations de la nature de celles dont il va être parlé plus bas, lesquelles sont comme entées sur ce même limbe, et lui donnent l'aspect frangé qu'on trouve à l'éminence charnue qui orne la tête des coqs. Le volume total de ces tumeurs n'est pas ordinairement aussi considérable que celui des condylômes.

Ces deux espèces d'excroissances sont communément peu douloureuses, et pourtant leur couleur est plus rouge que ne l'est, dans l'état ordinaire, celle de la portion de peau ou de membrane muqueuse d'où elles prennent naissance. Leur consistance est en général assez dure, surtout dans les condylômes, et tient le milieu entre la rénitence naturelle des parties et celle des substances cartilagineuses. Dans certains cas néanmoins, ces tumeurs jouissent d'une sensibilité très-grande; elles sont d'un rouge animé, s'excorient même, rendent de toute leur surface une matière muqueuse fétide, plus ou moins âcre, de couleur jaune, et présentent tous les signes d'une vive inflammation. Quelquefois l'exsudation qui en provient est roussâtre, et même sanguinolente. J'ai surtout observé cette violente irritation chez les militaires en campagne, et après de longues marches, les grandes fatigues ayant toujours paru très-propres à produire cet effet. On peut dire beaucoup plus encore; c'est qu'en excitant outre mesure, par des frottemens trop répétés, les parties qui sont le siége de symptômes vénériens quelconques, ils y déterminent souvent le développement d'excroissances qui n'auraient pas paru sans cette circonstance.

Quel que soit d'ailleurs le degré d'irritation que présentent les condylômes et les crêtes-de-coq, ils gênent toujours beaucoup les malades pendant la progression, l'équitation et plusieurs actes de la vie ordinaire. Ceux qui siégent aux parties génitales, dans l'un et l'autre sexes, sont, et par leur propre volume, et par le degré de sensibilité morbide qui les accompagne, des obstacles quelquefois insurmontables à l'accomplissement du coït. Ils rendent aussi parfois la sortie des excrémens très-pénible, lorsqu'ils sont placés à l'orifice de l'anus.

Les excroissances sont presque constamment produites par une infection syphilitique ancienne et constitutionnelle. Il n'est pourtant pas sans exemple de les observer dans les maladies récentes, aux environs de l'anus, quand cette région a été fréquemment en contact avec le virus, principalement si elle a éprouvé quelque violence. Du reste, il est à remarquer que les personnes malpropres sont plus sujettes que toutes autres à être affectées de ce symptôme vénérien.

Les condylômes et les crêtes-de-coq étant, en général, des signes non équivoques de l'existence du virus syphilitique, il faut les combattre par l'administration d'un traitement méthodique, au moyen des frictions, ou par l'un des différens sels ou oxydes mercuriels pris intérieurement, et secondé, suivant le degré de l'infection, par l'usage plus ou moins soutenu des sudorifiques. (*Voyez* traitement de la SYPHILIS.) Cette première condition remplie, on doit s'occuper du traitement local des tumeurs. Sont-elles, ainsi que leurs environs, d'un rouge vif, douloureures, enflammées; il est nécessaire, avant de passer outre, de calmer la violence de l'irritation par des bains, des onctions avec le cérat opiacé, et des applications émollientes sous forme de fomentations ou de cataplasmes. Quelquefois on est obligé d'en opérer d'abord le dégorgement en y posant deux ou trois sangsues. Dès que les signes d'inflammation sont dissipés, il faut pratiquer, matin et soir, de légères onctions locales avec l'onguent napolitain double. La même conduite doit être observée presque dès le commencement de l'emploi des remèdes généraux, lorsque les tumeurs ont toujours été indolentes. Ces moyens réussissent le plus ordinairement à en opérer la guérison; mais si elles ne cèdent point à leur influence, ainsi qu'à celle non moins énergique du traitement général, qui est toujours indispensable, on prescrit des lotions fréquentes avec l'eau de chaux ou d'alun, la teinture de muriate de fer, l'eau phagédénique ou la liqueur de Van-Swiéten plus ou moins étendue. Rarement les excroissances résistent beaucoup au traitement ainsi administré, et ce n'est que dans des cas tout-à-fait exceptionnels qu'on est obligé d'en opérer l'excision.

2° Les *végétations* ou *excroissances végétatives* sont infiniment plus fréquentes, plus variées dans leurs formes, et plus nombreuses que les excroissances proprement dites. Comme elles, elles affectent de préférence la face muqueuse des organes génitaux; ainsi, on les voit le plus souvent, chez l'homme, sur le gland et le prépuce, principalement à l'endroit où ce dernier se détache de la couronne, et sur les côtés des filets. Il s'en développe même parfois dans l'intérieur du canal de l'urètre, tout près de son orifice; chez les femmes, elles paraissent à la face interne des grandes lèvres, sur toutes les petites, sur le clitoris, au pourtour du méat urinaire, à la fourchette, sur les caroncules myrtiformes, et jusque sur le museau de tanche. Il n'est cependant pas rare d'en voir croître à la marge de l'anus et dans l'intérieur du rectum, mais à peu de profondeur. On en a aussi vu paraître aux mamelons des nourrices infectées par leurs nourrissons, au périnée, à la face externe des grandes lèvres, sur le mont de Vénus, à la région supérieure et interne des cuisses, près le plis de l'aine, et à l'ombilic des nouveau-nés. Enfin, dans des cas bien plus extraordinaires encore, la langue, le voile du palais et ses piliers en ont été couverts.

Ces tumeurs sont en général assez peu volumineuses si on les compare à celles dont il vient d'être parlé; mais comme elles se groupent fort souvent en grand nombre sur un même point, elles forment parfois des masses d'exubérances charnues très-considérables. Elles diffèrent encore essentiellement des excroissances, en ce qu'au lieu d'être, comme elles, un simple boursouflement du tissu cellulaire d'un repli ou autre prolongement naturel de la peau ou d'une membrane muqueuse, qui n'est, pour ainsi dire, que soulevé par la tumeur, ici, la végétation semble percer le corps du derme, auquel elle tient par une base ou pédicule plus ou moins étroit.

Si on soumet les productions de ce genre à une macération prolongée dans l'eau pure, toute la partie exubérante de la végétation, celle qui dépasse le niveau de la peau, se décolore bientôt et se réduit en une pulpe blanchâtre, granuleuse, sans organisation apparente, semblable à l'albumine coagulée, et qu'on enlève facilement en ratissant légèrement avec le manche du scalpel. Cette substance desséchée ensuite se racornit, devient d'un jaune terne, et répand une odeur de corne brûlée lorsqu'on la jette sur des charbons ardens. La portion de la peau ou de la membrane muqueuse d'où la végétation prend naissance présente un tant soit peu plus d'épaisseur que dans l'état ordinaire, et, de plus, une tache rougeâtre, sillonnée par beaucoup de vaisseaux sanguins, dont quelques-uns pénètrent dans le pédicule. A cet endroit-là, le derme offre une adhérence, et, pour ainsi dire, un mélange des tissus qui entrent dans sa composition, résultat assez ordinaire de l'inflammation, excepté pourtant l'épiderme, qui, se réfléchissant sur la base de la tumeur, paraît s'allonger et croître à mesure que celle-ci prend du développement.

Les végétations ne sont presque jamais un signe primitif de la maladie vénérienne : ordinairement, elles annoncent une infection déjà ancienne, qui succède, après plusieurs mois ou plusieurs années, à des chancres, à des pustules ou à des écoulemens syphilitiques récens. Quelquefois elles paraissent provenir des cicatrices des chancres eux-mêmes. La règle générale qui vient d'être établie n'est pourtant pas sans exceptions; mais elles sont fort rares. J'ai vu, par exemple, chez des personnes fort jeunes dont le tissu des organes était très-délicat, et par conséquent l'excitabilité assez grande, des porreaux survenir quinze jours après le coït suspect, c'est-à-dire primitivement; car, jusque-là, aucun autre signe d'infection ne s'était manifesté.

Les végétations syphilitiques ont reçu différentes dénominations suivant leurs formes ou les différens aspects qu'elles présentent :

on leur a donné celle de verrues, quand elles sont petites, aplaties, et peu détachées du corps de la peau ou de la membrane muqueuse où elles se sont développées, et qu'elles offrent une surface sillonnée et rugueuse; ce sont des porreaux lorsqu'on les trouve allongées d'une ou de plusieurs lignes, isolées les unes des autres, et que leur extrémité libre est renflée en forme de tête; on les appelle choux-fleurs toutes les fois qu'elles sont branchues, et qu'elles forment une masse plus ou moins considérable de petites productions charnues, libres par leur extrémité, et dont la base se trouve réunie à un pédicule commun, tantôt fort et adhérant largement à la peau, et d'autres fois n'y tenant que par un tronc très-étroit. Elles représentent assez bien, quant à la forme générale, le légume dont on leur a donné le nom. Enfin, il en est d'autres dont les ramifications ne sont pas aussi aigües, qui sont groupées en masses plus petites, plus arrondies, et sont désignées sous les noms de mûres, de fraises ou de framboises, suivant que leur couleur est plus ou moins foncée, ou que les inégalités de leur surface sont plus ou moins prononcées. Ces dernières s'observent particulièrement chez les personnes du sexe, près du méat urinaire ou sur le clitoris.

La couleur des végétations est également assez variée : les verrues sont ordinairement plus blanches que le lieu où elles naissent; les porreaux sont un peu plus colorés, et les choux-fleurs, mais principalement ceux qu'on a comparés aux fraises et aux framboises, se font remarquer par un rouge vif, et paraissent le siége d'une circulation sanguine fort active, surtout lorsqu'elle n'a pas encore été ralentie par l'influence spécifique du traitement antivénérien. Quelques-unes de ces végétations, telles que la plupart des porreaux et des verrues, sont souvent assez sèches, lorsque d'ailleurs elles siégent peu profondément dans les cavités muqueuses. Les choux-fleurs laissent ordinairement échapper de toute leur superficie une humidité jaunâtre, quelquefois sanguinolente, assez abondante, et toujours passablement fétide.

Les excroissances végétatives sont rarement très-douloureuses, à moins qu'elles n'aient été froissées par des frottemens imprudens, ou irritées par des médicamens stimulans ou caustiques. Cependant les choux-fleurs, dans lesquels la vie est très-active, le sont plus que les verrues et les porreaux. Ceux qui ressemblent à des mûres, à des fraises ou à des framboises, jouissent d'un degré de sensibilité encore plus marqué, et que le moindre attouchement développe parfois d'une manière insupportable.

Le diagnostic des végétations est en général assez facile. Il est pourtant des cas dans lesquels des excroissances placées aux mêmes régions, de même forme, et présentant en un mot les mêmes caractères extérieurs, quoiqu'on ne puisse les considérer que comme des affections locales, ou tout au plus les attribuer qu'à des causes étrangères à la contagion vénérienne, jettent le praticien dans un grande perplexité quand il s'agit de prononcer sur leur nature réelle. Je l'ai déjà dit plus haut, l'état de grossesse un peu avancée, par suite de la gêne que la circulation capillaire des parties génitales éprouve de la pression que la tête de l'enfant exerce sur les bords du petit bassin, les marches longues et pénibles, les frottemens ou titillations trop souvent répétés sur les mêmes organes, peuvent occasioner des végétations de cette apparence, qui sont alors un désordre purement local et n'obligent à l'emploi d'aucun antivénérien. Les premières disparaissent dès que la femme est accouchée; les autres ne persistent guère quand les malades ont gardé le repos et cessé toute irritation des parties, principalement s'ils font usage en même temps de lotions à l'eau fraîche, et tout au plus avec de l'eau saturée de muriate de soude. S'il en était autrement, on les détruirait par la ligature ou par l'excision. Dans tous les cas de cette nature, les seuls dans lesquels le diagnostic des excroissances soit vraiment fort difficile, la bonne foi des malades pouvant avec raison être souvent suspectée, le médecin doit recueillir tous les renseignemens possibles, et bien peser toutes les circonstances, afin de ne pas faire subir à des personnes qui n'en auraient pas besoin, des traitemens toujours fatigans, et dont la seule proposition est souvent une source de trouble et de désunion dans les familles. Il est encore de excroissances végétatives dont la nature intime est parfois assez difficile à préciser; tels sont les porreaux, extrêmement nombreux, qui surviennent au gland et au prépuce pendant le cours, mais surtout vers la fin d'un écoulement contagieux que tout porte à croire syphilitique. Je ne suis pas aussi confiant que Bell, qui les regarde constamment comme n'ayant aucun rapport avec l'infection vénérienne. Toutefois, je ne disconviendrai pas que l'espèce d'excitation dont les surfaces très-délicates sont le siége pendant la blennorrhagie ne dispose aux développemens vasculaires, et ne puisse quelquefois produire des affections de ce genre; je dirai même (telle est mon opinion personnelle bien motivée) que la nature parfois assez âcre et mordicante que l'écoulement contracte par un long séjour en arrière du gland, surtout chez les personnes malpropres, me paraît suffisante pour expliquer la production de semblables végétations locales; mais qu'il me soit aussi permis de faire remarquer que ces cas sont infiniment rares, et qu'il y aurait souvent du danger à agir d'après la manière de voir du chirurgien anglais, puisqu'on s'exposerait à voir reparaître la maladie, même après les traitemens locaux les mieux indiqués, si l'on ne s'occupait en même temps à la prévenir plus efficacement par l'administation des antivénériens généraux; administration peu prolongée, il est vrai, mais qui doit cependant être portée à près du double de ce qu'on se croit généralement obligé de faire dans une blennorrhagie ordinaire.

Le traitement des végétations syphilitiques doit être celui des infections consécutives, et par conséquent proportionné à l'ancienneté des symptômes, à leur complication et à la nature des accidens primitifs auxquels on peut les attribuer. Il en sera amplement traité au mot *syphilis*. Ici, je crois suffisant de faire connaître comment se comportent les végétations pendant ce traitement général, et d'indiquer d'ailleurs, avec tous les détails nécessaires, le traitement local qui leur convient.

Quelquefois ces tumeurs se décolorent, se flétrissent et tombent spontanément pendant l'administration des remèdes antisyphilitiques généraux; mais ce cas est rare: le plus communément elles n'en sont influencées en aucune manière, et elles subsisteraient indéfiniment, malgré la destruction du virus qui les a fait naître, si on ne les attaquait par des applications topiques.

Le traitement local des végétations peut se réduire à l'emploi d'agens thérapeutiques pris, suivant la circonstance particulière, dans l'une ou l'autre des six classes ci-dessous: 1° applications simplement stimulantes plus ou moins actives; 2° caustiques proprement dits; 3° cautère actuel; 4° ligature; 5° arrachement; 6° excision.

1° Les applications stimulantes consistent en de simples plumasseaux de charpie, couverts de cérat mercuriel, d'onguent napolitain double, de pommade oxygénée ou d'onguent citrin, saupoudrés parfois avec de la poudre de sabine, d'autres fois avec le calomel; en des lotions d'eau salée, d'eau de Goulard très-chargée, d'eau de chaux, de solution de sulfate de zinc, de liqueur de Van-Swiéten plus ou moins étendue, ou d'eau phagédénique. Ces moyens suffisent quelquefois pour faire disparaître ces symptômes syphilitiques. Quand ils sont sans effet, ce qui arrive souvent lorsque les végétations n'ont pas une certaine mollesse, on remédie quelquefois à l'état de sécheresse que présentent alors ces tumeurs, en les couvrant pendant quelques jours, dans la vue de les humecter et de les assouplir, avec des cataplasmes émolliens ou une couche épaisse d'axonge ou autre corps gras; après quoi on revient aux topiques stimulans. Dans le cas où ces précautions sont insuffisantes, on peut employer des moyens plus énergiques.

2° Les caustiques qu'on met le plus communément en usage sont les solutions très-chargées de sublimé, vingt grains pour une livre d'eau, par exemple; le nitrate de mercure étendu d'eau; le sulfate acide d'alumine calciné; le nitrate d'argent; le sulfate de cuivre; l'arsenic; les alcalis; les acides minéraux concentrés et le muriate d'antimoine. Ils conviennent plus particulièrement lorsque les végétations sont peu proéminentes, ou qu'elles sont situées dans des cavités assez profondes pour qu'on ne puisse espérer d'atteindre avec les ciseaux la portion de peau ou de membrane muqueuse à laquelle elles adhèrent. On les emploie aussi dans le cas où la base d'une de ces tumeurs n'a pas été complétement enlevée par l'excision, afin de prévenir toute récidive. Enfin, j'en ai fait aussi usage pour arrêter une hémorrhagie trop abondante à la suite de cette même opération, imprudemment exécutée par le malade lui-même, jeune étudiant en droit, chez lequel le tamponnement avait été infructueux. Il fallut cautériser fortement avec le nitrate d'argent. Les caustiques en poudre doivent s'appliquer de manière à n'intéresser que la végétation elle-même, sans compromettre les parties saines environnantes. Le procédé le plus simple pour y parvenir est de saupoudrer abondamment avec la substance corrosive un plumasseau mince, enduit de cérat, qu'on taille exactement de la grandeur de la végétation. Après l'avoir placé, on le recouvre d'un autre plumasseau beaucoup plus étendu, mais sans addition du caustique, et qui s'applique exactement sur les parties voisines de tout ce qui déborde la végétation. Sans cette précaution, on s'exposerait à déterminer de vives inflammation de la verge ou de toute autre partie affectée, ce qui n'est pas toujours exempt de danger. Quand on se sert de la potasse concrète, il faut la réduire en poudre, si l'on veut l'appliquer d'après ce procédé; autrement, on la fixe sur la végétation, au moyen de deux emplâtres de diachylon, dont l'un est fenêtré, comme il est d'usage pour faire un cautère ou pour ouvrir un bubon. Par les mêmes raisons, on doit apporter beaucoup d'attention dans l'emploi des caustiques liquides. Les excroissances végétatives qui présentent des masses un peu considérables peuvent être touchées avec un petit pinceau de charpie ou de cheveux; mais pour celles qui sont moins volumineuses, on doit n'employer qu'une faible tige de bois, par exemple, une allumette, aiguisée par un de ses bouts, afin de n'en prendre que par gouttelettes. Du reste, on fera toujours bien, dans cette application, de défendre les parties voisines contre l'action du remède, en les couvrant de linges mouillés, et en les lavant ensuite à grande eau.

Les caustiques ne sont pas, à beaucoup près, les meilleurs moyens à mettre en usage pour détruire les végétations; quelquefois ils agissent trop fortement, occasionent des inflammations violentes, et par suite des phimosis et des paraphimosis très-fâcheux; dans d'autres cas, ils sont insuffisans, et l'on est obligé d'enlever, après coup, avec l'instrument, le reste des excroissances qu'ils n'ont pu détruire.

3° Le cautère actuel s'applique plus particulièrement sur certaines masses de végétations placées à l'anus et au périnée, au moyen d'un fer rougi à blanc, présentant la forme d'une olive ou d'un champignon plus ou moins large, et toujours proportionné à l'étendue de ces excroissances. Cette opération répugnant singulièrement à la plupart des malades, on peut aisément et avantageusement la remplacer par une autre méthode, et surtout par l'excision.

4° La ligature, dont l'appareil est beaucoup moins effrayant, peut convenir contre les végétations à pédicule grêle, et quand elles sont peu nombreuses; ce qui, comme on le voit, en limite l'emploi à un bien petit nombre de circonstances. Un autre motif qui rend ce procédé souvent insuffisant est la grande difficulté qu'on éprouve, dans son application, pour comprendre dans l'anse de fil la base de la petite tumeur; d'où il résulte qu'en l'adoptant, on a beaucoup plus à redouter les récidives qu'en suivant toute autre marche. Le seul cas qui paraisse de nature à rassurer sous ce rapport est celui dans lequel, après un traitement général méthodique, les végétations sont flétries, et n'offrent plus cette couleur rouge et cet aspect vivace qui annoncent la disposition à repulluler.

La ligature s'opère avec un fil de soie ou de lin ciré, présentant un ou plusieurs brins, suivant le volume du pédicule sur lequel on doit agir. On le fixe au moyen du double nœud, appelé *nœud du chirurgien*, qu'on serre chaque jour davantage, jusqu'à ce que la tumeur se soit détachée. Quand, après cette chute, on reconnaît qu'il reste encore une portion du pédicule, il faut, pour s'opposer à la reproduction de l'excroissance, l'exciser, ou tout au moins la toucher fortement avec la pierre infernale.

5° L'arrachement est, en général, un mauvais moyen pour se débarrasser des végétations. Je l'ai pourtant vu employer par quelques chirurgiens, mais surtout par des malades, dans les cas où ces tumeurs étaient en petit nombre, et allongées en forme de porreau. Cette espèce, il est vrai, est la seule qui soit susceptible d'être enlevée de la sorte avec quelque espoir de succès; mais, indépendamment de ce que ce procédé est douloureux, on peut encore lui reprocher de ne pas suffisamment garantir du retour du mal; car il expose plus que tout autre à laisser subsister le petit tubercule de la peau ou de la membrane muqueuse qui lui sert ordinairement de base, lequel peut se développer de rechef, et donner naissance à une nouvelle végétation.

6° Le moyen par excellence, celui de tous qui est sujet à moins d'inconvéniens, et qui peut être employé dans le plus grand nombre de circonstances, est l'excision. Par elle on enlève bien exactement tout ce qu'il est inutile de laisser subsister de la tumeur, sans craindre, pour la plupart des cas, d'aller au delà de ce que la nature du mal indique d'une manière rigoureuse. Cette opération doit être pratiquée toutes les fois qu'à la fin d'un traitement antivénérien méthodique, proportionné au degré et à l'ancienneté de l'infection générale, les végétations persistent, malgré l'emploi des topiques stimulans dont il a été parlé au n° 1. Ce conseil, relatif à l'époque précise à laquelle on doit attaquer directement les végétations, mérite d'être pris en grande considération; et, quelle que soit d'ailleurs la méthode qu'on se propose d'employer pour les détruire, il sera prudent de n'en commencer l'application qu'à la fin de l'administration des remèdes antivénériens, afin de leur laisser, avant d'y procéder, le temps de neutraliser ou d'éliminer le principe morbifique répandu dans l'économie. Suit-on une marche différente, c'est-à-dire se hâte-t-on d'enlever ces excroissances dès le début, comme je l'ai vu faire trop souvent, on s'expose à en voir reparaître de nouvelles avant même que le traitement intérieur soit terminé.

L'excision se pratique le plus ordinairement avec des ciseaux courbes sur leur plat, parce qu'ils permettent mieux qu'aucun autre instrument de ménager les parties environnantes, et d'enlever pourtant avec la végétation la portion de la peau ou de la surface muqueuse à laquelle elle est attachée. La perte de substance qui en résulte est tout-à-fait nécessaire dans cette circonstance; car son omission exposerait à voir repulluler le mal à l'endroit même où il existait primitivement. C'est surtout quand il s'agit d'opérer sur des parties concaves et anfractueuses, comme dans le vagin, derrière la couronne du gland et sur les côtés du filet, que cet instrument est préférable à tout autre. Sur les surfaces saillantes ou même planes, les ciseaux plats, droits ou courbes sur leurs bords, peuvent souvent le remplacer. On se sert également alors du scalpel ou du bistouri convexe. Mais, dans tous les cas, sans aucune exception; il faut apporter le plus grand soin à ce qu'en opérant, une certaine traction soit exercée sur l'excroissance, afin que la peau sur laquelle sa base est implantée soit comprise dans la section, jusqu'au tissu cellulaire sous-cutané. En agissant ainsi, on se préserve, autant que possible, des récidives. Lorsque les parties profondes du vagin, le museau de tanche, le voile du palais, et quelques autres régions, sont le siége des excroissances, les ciseaux dont on se sert ont les branches rapprochées, très-longues, et les lames diversement courbées, suivant la position de ces tumeurs. Si, à raison de la nature ou de la configuration des parties sous-jacentes, on n'avait pas osé pénétrer assez profondément dans l'épaisseur du derme, et qu'on eût été obligé de laisser subsister de petites indurations filiformes comparables à des racines, la méthode la plus convenable, pour s'opposer à une rechute, qui serait certainement fort à craindre dans cette supposition, est d'appliquer aussitôt, pendant quelques minutes, la pierre infernale sur les petites plaies qui résultent de l'excision.

On doit peu s'inquiéter des hémorrhagies qui surviennent

après cette légère opération; il est même toujours utile de laisser dégorger pendant quelque temps les parties, avant d'arrêter l'écoulement du sang par un moyen quelconque. D'ailleurs, de simples ablutions d'eau froide suffisent le plus souvent pour atteindre ce but; et, dans les cas très-rares où il en est autrement, on y parvient encore sans peine, en rendant ces lotions plus ou moins styptiques par l'addition du vinaigre, de l'alun ou de l'eau de Rabel. Un autre moyen non moins simple, et qu'on trouve toujours fort efficace dans ce cas, c'est l'application seule du pansement ordinaire, qui consiste à couvrir les petites plaies de plumasseaux ou de bourdonnets de charpie sèche, et de les contenir par un bandage approprié.

Les ulcérations qui subsistent quelquefois après l'ablation ou la chute des excroissances et végétations syphilitiques ne méritent pas non plus une attention bien sérieuse de la part du médecin ; elles se cicatrisent pour l'ordinaire assez promptement; mais quand, après quelque temps, elles ne paraissent pas avoir une tendance assez rapide vers cette terminaison, on les touche légèrement avec le nitrate d'argent, et la guérison se fait ensuite très-peu attendre.

Il n'est pas sans utilité de prévenir, avant de terminer cet article, que les végétations, lors même qu'on les a enlevées par le moyen de l'instrument tranchant, et avec toute l'attention possible de la part de l'opérateur, ne laissent pas que d'avoir une grande propension à repulluler. On se tromperait gravement si on se croyait autorisé à regarder ces nouvelles excroissances comme une preuve certaine qu'il existe encore chez le sujet le moindre reste de la diathèse syphilitique qu'on pensait avoir complétement détruite; elles sont purement locales, et doivent être traitées comme telles, toutes les fois qu'elles reparaissent, par les moyens dont je viens de faire l'énumération.

(LAGNEAU.)

EXERCICE, s. m., *exercitatio*. Ce mot peut s'appliquer à tous les organes de l'économie animale, et exprimer l'action de chacun d'eux ; mais on restreint plus souvent son acception, et on l'emploie pour désigner l'action des organes de la locomotion, et les mouvemens imprimés à tout le corps par des moyens quelconques. Les divers exercices, pris dans ce sens, et considérés sous le rapport de l'hygiène, forment une partie importante de cette science, et seront traités au mot GYMNASTIQUE.

EXÉRÈSE, s. f., *exeresis*, de ἐξ, ἐκ, préposition qui

marque la séparation, et de αἱρέω, emporter; terme générique par lequel on désigne toutes les opérations qui consistent à extraire, enlever ou retrancher du corps humain tout ce qui est inutile ou nuisible; telles sont l'amputation, l'extirpation, l'extraction, l'évulsion, etc.

EXFOLIATIF, adj., *exfoliativus, desquamatorius*, qui enlève par feuilles ou par écailles; qui opère ou facilite l'exfoliation. On avait donné le nom d'*exfoliatifs* à certains médicamens topiques que l'on regardait comme propres à accélérer l'exfoliation : tels étaient l'alcohol, l'essence de térébenthine, la teinture de myrrhe et d'aloës, l'eau mercurielle, etc. (*Voyez* NÉCROSE.) — On appelle *trépan exfoliatif* un instrument qu'on adaptait à l'arbre du trépan, et dont on se servait autrefois pour amincir les portions d'os frappées de nécrose, dont on voulait hâter l'exfoliation. (J. CLOQUET.)

EXFOLIATION, s. f., *exfoliatio, desquamatio*. On nomme ainsi la séparation, par feuilles ou lamelles, d'un tendon, d'une aponévrose, d'un ligament, d'un cartilage, et spécialement d'un os. L'exfoliation des os, qu'on nomme aussi nécrose, sera examinée à ce dernier mot. — Lorsque les tissus qui renferment peu ou point de vaisseaux sanguins sont mis à découvert dans les plaies, ou se trouvent isolés des parties voisines par quelque autre cause, il arrive fréquemment que la réaction inflammatoire ne peut s'y développer, et qu'ils sont attaqués de gangrène. La grande quantité de gélatine qui entre dans la composition de ces tissus blancs, fibreux ou cartilagineux, semble, en effet, ralentir l'exercice de leurs propriétés vitales, comme on l'observe pour les os surchargés de phosphate de chaux. Si des tendons ou des cartilages dénudés restent exposés au contact de l'air, bientôt leurs lames les plus superficielles se dessèchent, sont frappées de mort, et la gangrène s'étend parfois dans toute leur épaisseur. Les parties vivantes sous-jacentes réagissent contre les portions mortifiées, comme elles le feraient contre un corps étranger. Elles deviennent le siége d'une inflammation éliminatoire, se couvrent de bourgeons charnus et suppurans : une ligne de démarcation s'établit entre elles et les portions exfoliées; celles-ci se détachent peu à peu, et finissent par se séparer complétement. Quand les aponévroses s'exfolient, elles se séparent ordinairement dans toute leur épaisseur, sous forme de lambeaux membraneux, mollasses, irréguliers, d'une couleur grise foncée, blanche terne, ou tirant sur le brun. Si la maladie porte sur des tendons grêles et secs, comme ceux des fléchisseurs ou des extenseurs des doigts et des orteils, ils se séparent ordinairement aussi dans toute leur épaisseur, et sortent peu à peu de la plaie, sous forme de longs filamens grisâtres, imbibés de pus, qui offrent assez de ténacité, bien qu'ils soient extrêmement mous. On peut vérifier fréquemment ces exfoliations, dans les cas de panaris qui pénètrent dans les gaînes tendineuses. Les tendons sont-ils épais, et reçoivent-ils manifestement entre leurs fibres des vaisseaux sanguins, l'exfoliation n'est le plus souvent que partielle, et les lames sous-jacentes à la portion mortifiée se couvrent de bourgeons charnus, et concourent à la formation de la cicatrice; celle-ci se confond avec celle de la peau, et lui adhère intimement. On observe cette exfoliation partielle dans les plaies avec dénudation du tendon d'Achille ou du tendon des muscles extenseurs de la jambe. On ne la voit que fort rarement pour les tendons secs; cependant je l'ai observée chez une jeune fille, pour les tendons des muscles extenseurs des orteils, qui avaient été dénudés par un érysipèle phlegmoneux développé sur le dos du pied, et compliqué de mortification complète d'une grande partie des tégumens de cette région. Les tendons ne s'exfolièrent que superficiellement; après la cicatrisation, les mouvemens d'extension des orteils furent conservés.

L'exfoliation des ligamens est analogue à celle des tendons. Elle arrive assez fréquemment dans les plaies des articulations, lorsque l'inflammation, après s'être développée dans les parties molles extérieures et la membrane synoviale, envahit les organes fibreux qui assujétissent les surfaces osseuses. Les cartilages, en s'exfoliant, se séparent par plaques irrégulières, grisâtres, mollasses, chagrinées à leur surface. Ces exfoliations se remarquent dans diverses maladies des articulations, après les ulcérations qui se développent sur la cloison des fosses nasales, et en détruisent la portion cartilagineuse. En général, les portions de cartilages exfoliées sont long-temps avant de se détacher, et sortent par petits fragmens avec le pus qui les entraîne au dehors.

L'exfoliation complète des tendons est toujours une maladie grave, en cela qu'elle entraîne l'immobilité des parties auxquelles ces cordes fibreuses allaient s'insérer. Quand l'exfoliation n'est que partielle, les mouvemens peuvent être conservés, comme dans le cas que j'ai cité précédemment. L'exfoliation des aponévroses expose les muscles à former hernie à l'endroit où ces membranes ont été détruites. L'ankylose complète, ou du moins une grande gêne dans les mouvemens, est la suite de l'exfoliation des ligamens et des capsules fibreuses des articulations. Une fois que l'exfoliation s'est opérée dans les organes fibreux ou dans les cartilages, l'art ne possède aucun moyen d'arrêter ou d'accélérer sa marche. Une partie des préceptes qui seront donnés relativement à l'exfoliation des os, est applicable à celle des parties molles. *Voyez* les mots GANGRÈNE, NÉCROSE et PLAIE. (J. CLOQUET.)

EXHALAISON, s. f., *exhalatio ;* émanation de matières qui se dégagent sous forme de gaz ou de vapeur, des corps organiques ou inorganiques. *Voyez* ÉMANATION et MIASME.

EXHALANS (vaisseaux), *vasa exhalantia ;* vaisseaux que l'on a supposé être les voies de l'exhalation ou perspiration, sorte de sécrétion dont le produit est sous forme de vapeur ou d'*halitus.*

La sécrétion, et l'exhalation qui n'en est qu'une variété, étant des faits certains et évidens, on a cherché par quelles voies les matières sortaient du système vasculaire. Sans les avoir vues on les a décrites sous le nom de vaisseaux exhalans ou sécrétoires.

Les vaisseaux exhalans ont été admis par Haller, Hewson, Sœmmerring, Bichat, M. Chaussier, etc., comme des vaisseaux très-simples, paraissant être des productions très-déliées et très-courtes des artériolles capillaires, répandues dans les membranes tégumentaires externes et internes, dans les membranes séreuses et dans le tissu cellulaire.

D'autres anatomistes, au contraire, comme Mascagni, Prochaska et M. Richerand, admettent l'opinion que c'est par des pores latéraux disposés organiquement, que se fait la sécrétion ou l'exhalation.

Hunter admettait même que c'est, comme la transsudation cadavérique, par la porosité que la sécrétion a lieu. Hewson et Bichat ont beaucoup combattu cette opinion.

Cependant les voies réelles de l'exhalation sont tout-à-fait inconnues. Ce que l'on sait seulement à cet égard, c'est que, dans le vivant, des fluides sortent, sous forme de vapeur, de tous les points du système circulatoire, et surtout des vaisseaux capillaires, et que plusieurs se manifestent sous la forme liquide, ou même plus ou moins concrète; c'est que, dans le cadavre, les injections fines, en passant des artères dans les veines, sourdent à l'extérieur, tant à la surface de la peau et de la membrane muqueuse, que dans les follicules muqueux et sébacés, et dans les conduits excréteurs des glandes; et suintent à l'intérieur du corps, soit à la surface libre des membranes séreuses et synoviales, soit dans la substance muqueuse ou cellulaire qui constitue la masse solide du corps. Mais jamais, et nulle part, on n'a vu les voies de la sécrétion ou de l'exhalation; on n'a point vu de ramuscules se détachant des réseaux capillaires, et se terminant par une extrémité ouverte. Il est très-probable que c'est à travers la substance solide et poreuse du corps, que se fait l'exhalation comme l'inhalation. Cependant la sécrétion ou l'exhalation est un phénomène organique et vital tout différent de la transsudation cadavérique, et influencé par diverses circonstances inhérentes à l'organisme, comme le démontre la diversité des humeurs sécrétées.

Le nom de vaisseaux exhalans ou sécrétans ne peut désigner que les voies inconnues par lesquelles sortent du système circulatoire les molécules qui forment la matière des sécrétions tant intérieures qu'extérieures. (A. BÉCLARD.)

EXHALATION, s. f., *exhalatio*, mot formé de *ex*, de, et de *halare*, jeter, répandre, et par lequel on désigne l'espèce de *sécrétion* opérée par les vaisseaux *exhalans*. Les sécrétions, ou les produits forts divers formés aux dépens des principes puisés dans le sang par un grand nombre d'organes distincts, diffèrent notablement, en effet, entre elles, suivant qu'elles s'opèrent par les glandes, organes d'une structure plus ou moins compliquée, les follicules muqueux ou cutanés, ou bien, enfin, les simples *exhalans*, vaisseaux ténus et déliés, continus aux artères, et qui s'ouvrent sur les diverses surfaces membraneuses et dans les aréoles du tissu cellulaire. Ces dernières sécrétions, nommées encore par M. Chaussier du nom de *perspiration*, ne différant pas, au fond, de toute autre sécrétion, c'est à ce dernier mot seulement que nous croyons devoir en traiter, afin d'éviter d'inutiles répétitions. Les exhalations forment, comme on le verra, l'ordre important des *sécrétions perspiratoires*, auquel se rattache au grand nombre de phénomènes. *Voyez* SÉCRÉTION.

(RULLIER.)

EXHUMATION, s. f., *exhumatio*; action d'extraire un cadavre du lieu de sa sépulture. Divers motifs peuvent déterminer à entreprendre cette opération : ainsi, le corps d'un individu déjà inhumé peut être l'objet de recherches judiciaires; ou il s'agit de transférer un cadavre d'une sépulture dans une autre, ou bien d'évacuer des cimetières, des caves sépulcrales. Dans ces différens cas, c'est à l'hygiène publique à donner les règles propres à éloigner les dangers auxquels ces sortes de travaux peuvent exposer et les individus qui y sont employés, et ceux qui habitent au voisinage des lieux où se font les exhumations. Mais, comme ce sujet touche immédiatement à tout ce qui concerne la sépulture des hommes, nous préférons le traiter dans le même article où nous présenterons les considérations d'hygiène publique relatives à cette dernière. *Voyez* INHUMATION, SÉPULTURE.

EXOINE ou EXOÈNE, s. f., de *ex*, préposition qui marque la négation, et de *idoneus*, apte; selon d'autres, de *exonerare*, décharger. L'exoine, ou certificat d'exemption, n'est qu'une sorte de rapport fait, par un médecin, sur l'état d'une personne appelée par la loi à remplir certaines fonctions, ou devenue l'objet de quelque action judiciaire, et par lequel il est attesté que cet état la met dans l'impossibilité d'exécuter ce qui lui est prescrit, ou qu'elle se trouve dans la circonstance indiquée comme cause légale d'exemption. L'exoine est provoquée plus souvent par la partie intéressée que par l'autorité; elle reconnaît à peu près les mêmes règles que le rapport, dont elle ne diffère guère que par l'importance et le but. *Voyez* RAPPORT. (R. D.)

EXOMPHALE, s. f., *exomphalus*, *exumbilicatio*, de ἐξ, dehors, et de ὀμφαλὸς, le nombril. On a donné ce nom aux hernies qui s'échappent par le nombril, ou passent par des ouvertures accidentelles voisines de cet anneau fibreux. *Voyez* HERNIE.

EXOPHTHALMIE, s. f., *exophthalmia*, *ophthalmoptosis*, *ptosis bulbi oculi*, de ἐξ, dehors, et de ὀφθαλμὸς, œil. On donne ce nom à la sortie de l'œil, hors de la cavité orbitaire. Il ne faut pas confondre cette maladie, dans laquelle le globe de l'œil est déplacé et poussé hors de l'orbite, avec la saillie plus ou moins considérable que cet organe forme entre les paupières dans l'hydrophthalmie, le staphylôme, etc. Relativement à ses causes, l'exopthalmie présente trois espèces distinctes qui doivent être étudiées séparément, et qui n'ont de commun entre elles que le déplacement de l'œil. Elle peut dépendre, en effet, 1° de blessures de l'œil et des parties voisines; 2° du développement de diverses tumeurs dans l'orbite; 3° du relâchement des parties qui fixent l'œil au fond de cette cavité.

La première espèce d'exophthalmie, qu'on pourrait nommer *traumatique* ou *procidence* de l'œil, se montre après les coups violens portés sur la région oculaire, à la suite de blessures faites aux parties molles de l'orbite, par des instrumens assez étroits pour passer entre la base de cette cavité et le globe de l'œil, comme un bâton pointu, un fleuret, une baguette de fusil. Dans ces différens cas, le déplacement de l'œil est dû à l'épanchement du sang dans le tissu cellulaire de l'orbite, et au gonflement inflammatoire qui survient dans les parties blessées; l'œil, chassé en avant, écarte les paupières, vient faire saillie au-devant d'elles, et quelquefois même paraît pendre sur la joue, ainsi que Covillard, Lamswerde et Spigel en rapportent des observations; la conjonctive, les paupières sont fortement ecchymosées, la pupille plus ou moins déformée, la vue considérablement troublée ou abolie.

Dans l'exophthalmie traumatique, le déplacement de l'œil s'opère promptement; quelquefois il a lieu immédiatement après l'accident. Le plus souvent aussi cet organe peut être facilement réduit, et reprendre au bout d'un certain temps son mouvement et la faculté de voir, à moins que les muscles et le nerf optique n'aient été déchirés et en grande partie détruits, ce qu'on observe après des plaies qui pénètrent au fond de l'orbite et sont faites par des corps assez volumineux et mousses, tels que des balles et autres projectiles. Il est souvent très-difficile de reconnaître toute l'étendue du désordre dans cette maladie, et d'établir un pronostic certain sur sa terminaison. On a des exemples dans lesquels toutes les parties molles de l'orbite semblaient profondément blessées et la perte de l'œil assurée, et qui se sont néanmoins terminés favorablement. D'autres part, des plaies très-étroites des paupières, accompagnées d'une exophthalmie légère, ont eu les plus graves résultats, et ont entraîné la perte de l'œil ou même celle des blessés. Quelquefois, en effet, l'instrument vulnérant n'intéresse que légèrement l'œil et ses parties accessoires, mais perce la voûte orbitaire, s'enfonce dans les lobes du cerveau, et détermine des accidens consécutifs mortels: j'ai été témoin de plusieurs faits de ce genre. D'autres fois il perce le sinus maxillaire ou pénètre dans les fosses nasales, et peut s'y briser.

Dans cette espèce de la maladie, il faut replacer l'œil dans l'orbite. La réduction s'opère assez facilement avec la main;

elle est en général d'autant plus aisée qu'on l'entreprend plus tôt. Quand elle ne se fait d'abord qu'incomplètement, il ne faut pas exercer sur les parties déplacées de trop fortes pressions, car plus tard elle s'opère d'elle-même, et l'œil finit par reprendre peu à peu sa situation naturelle. Avant de chercher à replacer l'œil, il faut s'assurer si le corps étranger qui a produit la blessure n'est pas resté en tout ou en partie dans la cavité orbitaire, afin d'en faire d'abord l'extraction. On réapplique les fragmens osseux, s'il y en a, et les lambeaux des paupières, sur les parties dont ils se sont séparés. Il faut maintenir le tout dans une situation convenable avec quelques bandelettes agglutinatives et un bandage médiocrement serré; employer le traitement antiphlogistique le plus actif; modérer la violence de l'inflammation par des saignées générales et locales, les applications émollientes, l'abstinence d'alimens, les boissons rafraîchissantes prises en abondance, etc. Richter, dans ces cas, recommande les topiques résolutifs. Quand le nerf optique, les muscles qui l'entourent, ont été déracinés, la vue est perdue à jamais. Cependant, il faut encore réduire l'œil plutôt que de l'enlever, afin d'éviter la difformité et de pouvoir y adapter un œil d'émail. Quand la désorganisation des parties est telle, que l'œil ouvert et vidé ne tient plus à la cavité orbitaire que par quelques lambeaux, on doit en faire l'extraction : lorsqu'à la suite de la réduction de l'œil, il se forme un abcès dans le tissu cellulaire de l'orbite, on doit l'ouvrir et remplir chacune des indications particulières qui pourraient se présenter. Quelquefois ce n'est que très-lentement que la vue se rétablit après la guérison de l'exophthalmie; quand elle ne revient pas, les moyens qu'on emploie contre cette terminaison fâcheuse de la maladie, et qui sont ceux recommandés dans l'amaurose, échouent le plus ordinairement.

La seconde espèce d'exophthalmie, qu'on pourrait nommer *symptomatique*, dépend de la présence de tumeurs de diverse nature qui se développent dans l'orbite, remplissent cette cavité, et poussent l'œil devant elles. Ces tumeurs sont le plus ordinairement enkystées ou graisseuses; d'autres fois ce sont des exostoses, des abcès, des polypes, des fongus hématodes, des cancers, etc.; à mesure qu'elles prennent de l'accroissement, l'œil est poussé en avant, et ordinairement dévié en dehors ou en dedans, en haut ou en bas, suivant la position qu'elles occupent dans l'orbite; l'œil soulève et distend les paupières, dont les plis disparaissent; ces membranes s'élargissent, deviennent très-obliques et convexes, perdent en grande partie leur mobilité, et ne peuvent plus recouvrir le globe oculaire dans le dernier degré de la maladie. Continuellement exposé au contact de l'air et des corpuscules qui s'y trouvent suspendus, l'œil ne tarde pas à s'enflammer et à devenir le siége d'ulcérations et de taches blanchâtres qui amènent la cécité. Il ne peut être ainsi déplacé sans que ses muscles et le nerf optique ne soient considérablement allongés et tiraillés. Aussi ses mouvemens deviennent de plus en plus difficiles; la pupille ordinairement s'élargit ou se déforme. Le malade est affecté de diplopie, sa vue s'affaiblit peu à peu, et finit par se perdre.

Le traitement de cette espèce d'exophthalmie consiste à combattre la maladie principale, dont elle n'est qu'un symptôme. Les tumeurs enkystées de l'orbite sont plus ou moins volumineuses: elles sont remplies ordinairement d'une humeur séreuse incolore ou jaunâtre; quelquefois elles renferment un liquide glaireux ou une substance grasse, dont la couleur et la consistance varient. Il faut les découvrir, les disséquer, et en faire l'extraction en prenant toutes les précautions qu'exigent l'importance et la délicatesse des parties voisines. Le plus souvent, avant d'être complétement isolées, elles se rompent, ou bien on est obligé de les ouvrir à cause de leur volume, et le liquide qu'elles contiennent s'échappe: dans ce cas, il faut continuer la dissection du kyste, et l'enlever entièrement afin de procurer une guérison radicale et d'empêcher la récidive de l'affection. Cette opération est très-délicate et exige beaucoup de dextérité et de connaissances de la part du chirurgien. Les tumeurs graisseuses qui se développent dans l'orbite offrent la structure des lipômes. (*Voyez* ce mot.) Elle naissent pour la plupart, selon Travers, entre les muscles droits de l'œil, passent entre le globe oculaire et le pourtour de l'orbite, et prennent une forme oblongue. Dès que la conjonctive est incisée, le tissu adipeux qui les forme se présente immédiatement, et il devient facile de les saisir avec une érigne, de les attirer au dehors, et d'en faire l'extraction. Dans les cas où l'œil est chassé par une induration du tissu cellulaire, on peut employer avec succès le traitement mercuriel à l'intérieur et en frictions. Quand ces moyens ne réussissent pas, on est obligé d'en venir à l'extirpation de l'œil.

Les exostoses de la cavité orbitaire peuvent naître de la surface de tous les os qui entrent dans sa formation; quand elles sont situées à la partie antérieure de l'orbite, on peut les enlever. Dans quelques cas, on a conseillé de découvrir la tumeur par une incision, et d'appliquer dessus différens caustiques ou même le cautère actuel, afin de détruire le tissu malade, et d'en procurer l'exfoliation; mais il vaut mieux, en général, enlever ces tumeurs avec l'instrument tranchant; quand elles sont profondément cachées dans l'orbite, on doit essayer le traitement mercuriel, et si elles résistent, on peut quelquefois les enlever après avoir extirpé l'œil. On a vu, dans quelques cas, des tumeurs très-dures de l'orbite, qu'on avait regardées comme des exostoses, disparaître spontanément, et l'œil reprendre sa place et le libre exercice de ses fonctions. W. Lawrence en a observé un cas fort remarquable sur une jeune dame. Quand c'est un abcès de la cavité orbitaire qui produit l'exophthalmie, il faut l'ouvrir sur l'un des côtés de l'œil ou au-dessous : à mesure que le pus s'écoule, les parties se rétablissent spontanément dans leur position naturelle.

On possède plusieurs exemples d'exophthalmies produites par le développement de tumeurs dans les sinus frontaux. Langenbeck eut occasion d'extraire du sinus frontal d'une jeune fille, une grosse hydatide qui avait repoussé en avant la paroi externe du sinus, et tellement déprimé l'arcade orbitaire, que le globe de l'œil était dévié en bas jusqu'au niveau du bout du nez. Après que le sinus eut été ouvert, et l'hydatide enlevée, il restait dans le frontal une cavité de deux pouces et demi de profondeur. M. Lawrence a vu, à l'infirmerie établie à Londres pour le traitement des maladies des yeux, un cas d'exophthalmie produite par une collection d'hydatides dans l'orbite. La tumeur fut ouverte, les hydatides extraites, et la maladie complétement guérie.

Quand l'exophthalmie est produite par un polype des fosses nasales ou du sinus maxillaire, par l'hydropisie ou les collections purulentes de cette dernière cavité, il faut extraire ces tumeurs, ou évacuer le liquide dont l'accumulation est la cause de la maladie.

L'exophthalmie est-elle causée par un fongus de la dure-mère, qui a percé la voûte orbitaire : l'affection est au-dessus des ressources de l'art. (*Voyez* FONGUS.) J'ai vu un cas d'exophthalmie produite chez une femme qui mourut à l'hôpital Saint-Louis, d'un cancer de la glande lacrymale; la tumeur avait le volume d'une noix : on aurait pu facilement en faire l'extirpation.

Après l'extraction des tumeurs de l'orbite, l'œil reprend sa place, et la faculté de voir peut se rétablir, dans les cas où cet organe avait été déplacé et privé de la vision, même pendant plusieurs années. Langenbeck rapporte l'observation d'une exophthalmie produite par un stéatome de l'orbite : la pupille avait conservé sa forme régulière et ses mouvemens, bien que la vue fût entièrement perdue. Après l'extraction de la tumeur, la vision se rétablit si parfaitement, que le malade pouvait distinguer les plus petits objets.

L'extirpation des tumeurs de l'orbite n'est pas toujours sans danger, à raison du voisinage du cerveau et des communications qui existent entre la dure-mère et les parties accessoires de l'œil. Dans quelques cas, les malades ont succombé aux accidens cérébraux qui se sont déclarés après l'opération.

M. Travers rapporte un cas fort remarquable d'exophthalmie. Le globe de l'œil avait été poussé peu à peu en haut et en dehors, et ses mouvemens étaient fort gênés par le développement de deux tumeurs érectiles dans le fond de l'orbite. On n'aurait pu enlever les tumeurs sans extirper l'œil. M. Travers, sachant qu'on peut diminuer le volume de certaines tumeurs, et les faire même disparaître complétement, en diminuant la quantité de sang qu'elles reçoivent, essaya d'employer ce moyen pour le cas dont il s'agit. Il pratiqua la ligature de l'artère carotide correspondante. Le succès le plus complet couronna son entreprise : les tumeurs de l'orbite s'affaissèrent; la malade fut débarrassée de plusieurs incommodités graves qu'elle éprouvait avant d'avoir été opérée, et l'exophthalmie disparut complétement. M. Dalrymple, chirurgien à Norwich, a pratiqué la même opération avec un plein succès, dans un cas absolument semblable au précédent.

La troisième espèce d'exophthalmie, beaucoup plus rare que les deux précédentes, a même été révoquée en doute par quelques auteurs : elle paraît dépendre du relâchement et de l'allongement des parties molles qui fixent l'œil au fond de l'orbite. Verduc en rapporte une observation fort curieuse, en ce que la maladie paraissait et disparaissait spontanément à de courts intervalles. Celui qui en etait incommodé était un jeune peintre qui vint un jour à l'assemblée de l'abbé de la Roque, pour consulter les médecins qui avaient coutume de se trouver à ses conférences. Tous ceux qui se trouvaient présens furent étrangemens surpris, en voyant que l'œil descendit de l'orbite et y rentra plus de six fois en moins d'une demi-heure. Verduc pense que la toux, l'éternument, les efforts, les vomissemens peuvent produire la chute de l'œil; mais, comme il n'existe pas d'observation bien authentique à l'appui de cette assertion, on peut au moins la mettre en doute. Quel traitement devrait-on employer dans un cas semblable, s'il se présentait? On a conseillé l'application d'un bandage propre à retenir l'œil dans sa situation naturelle, et à favoriser le raccourcissement de ses muscles. (J. CLOQUET.)

EXOSTOSE, s. f., *exostosis*, de ἐξ, en dehors, et de ὀστέον, os. Doués de la même organisation que les parties molles, les os sont, comme elles, susceptibles de s'enflammer, de se gonfler, et de donner naissance à des tumeurs de différente nature. De ces tumeurs, les unes sont osseuses en tout ou en partie : on les nomme *exostoses;* les autres sont fibreuses, cancéreuses, stéatomateuses : elles seront décrites aux articles OSTÉO-SARCOME, SPINA VENTOSA. *Voyez* ces mots.

Les exostoses offrent de nombreuses différences sous le rapport des os qu'elles attaquent, de leur nombre, de leur forme, de leur volume, de leur situation, de leur nature et de leurs causes. Elles peuvent se développer sur tous les os, mais affectent de préférence ceux du crâne, les os longs des membres, et surtout ceux qui sont superficiellement placés, comme la clavicule, le tibia, la mâchoire inférieure, le sternum, les côtes. Elles se rencontrent plus souvent aux extrémités qu'à la partie moyenne des os longs, tels que le fémur, l'humérus, le radius et le cubitus. Les os courts en sont rarement affectés, bien qu'on les observe parfois aux vertèbres, aux os du carpe et du tarse. Les dents, formées d'un tissu très-dense, dont la vitalité est obscure, peuvent aussi donner naissance à des exostoses volumineuses. J'en ai vu deux cas : dans le plus remarquable, la tumeur, développée sur une dent molaire, était tuberculeuse, très-dure, et avait le volume d'une noisette.

Dans quelques cas, presque tous les os du squelette éprouvent un gonflement et un accroissement de densité considérable; ils se couvrent d'exostoses sur différens points de leur surface, de sorte que la maladie paraît générale, et porter à la fois sur tout le système osseux. Le muséum de la Faculté de médecine de Paris renferme un squelette sur lequel la plupart des os sont gonflés, déformés et couverts d'exostoses.

Le volume et la forme des exostoses sont très-variables : ces tumeurs sont petites, d'une grosseur moyenne, ou bien elle se développent davantage, et peuvent devenir aussi volumineuses que la tête. Celles du crâne sont en général petites et circonscrites; cependant elles peuvent, aussi, acquérir un volume énorme, comme celles des membres. Le plus souvent ces tumeurs sont limitées à une portion de la surface de l'os au delà de laquelle elles font une saillie variable. Leur forme est ordinairement arrondie, leur surface lisse ou légèrement mamelonnée; leur base est large ou rétrécie en forme de pédicule. Il en est de très-allongées, qui représentent des espèces d'apophyses styloïdes ou de rayons osseux. On observe assez souvent ces dernières aux environs des os fracturés dont la consolidation est vicieuse, vers l'extrémité tronquée des os après les amputations, ou dans le voisinage des articulations malades. Quelques-unes sont rugueuses et hérissées de pointes à leur surface. Elles s'élèvent insensiblement à la surface de l'os, ou bien celui-ci est généralement tuméfié, comme on le voit souvent pour le fémur, le tibia et plusieurs autres os longs. Dans ce dernier cas, les surfaces articulaires ne changent pas d'étendue, quoique l'extrémité correspondante de l'os ait acquis un volume énorme.

Relativement à leur siége, les exostoses sont, les unes *extérieures*, et les autres *intérieures* : les premières se développent en dehors de l'os, du côté du périoste; les secondes se forment en dedans, soit vers le canal médullaire, ou du côté de la cavité que plusieurs os plats constituent par leur réunion.

L'exostose générale des os n'est pas fort rare; elle semble résulter d'une sorte d'hypertrophie ou d'un gonflement de toute la substance de l'os, qui devient spongieuse ou très compacte : on l'observe assez souvent dans les os du crâne, qui peuvent acquérir de la sorte jusqu'à un pouce et demi d'épaisseur. J'ai présenté à l'ancienne Faculté de médecine la tête d'un jeune homme mort, à l'hôpital de Bordeaux, d'un gonflement général des os du crâne et de la face. Dans quelques endroits, les pariétaux, l'occipital, les temporaux, offraient jusqu'à un pouce et demi d'épaisseur. J'ai constaté que, dans ces cas, les lamelles minces qui forment ordinairement le tissu diploïque étaient très-gonflées, et représentaient autant de granulations osseuses, arrondies, réunies par des filamens ténus; ce qui donnait au diploé une parfaite ressemblance avec le tissu spongieux qu'on trouve dans le prolongement du museau du poisson scie. Le tissu compact de ces os était comme boursoufflé et transformé en tissu celluleux.

Quand un os long éprouve une exostose générale, en même temps que son volume s'accroît à l'extérieur, son canal médullaire diminue de largeur, s'efface peu-à-peu, et quelquefois disparaît entièrement.

Dans les *exostoses extérieures*, la tumeur est formée aux dépens de la lame compacte qui entoure l'os, tandis que la lame interne demeure le plus souvent étrangère à la maladie. On trouve fréquemment toute la table externe d'un des os plats du crâne occupée par une exostose volumineuse, la table interne étant saine et exempte de tout gonflement.

Dans quelques cas, toute la circonférence du fémur ou de l'humérus exostosé acquiert un volume énorme, tandis qu'à l'intérieur on n'observe aucune altération dans la forme ni les dimensions du canal médullaire.

Les *exostoses intérieures* ont été confondues par quelques auteurs avec les fongus cancéreux de la membrane médullaire ou du tissu spongieux des os; elles sont bien distinctes de ces dernières affections, en cela qu'elles n'offrent pas les symptômes ni les altérations pathologiques qu'on retrouve dans les tumeurs cancéreuses et dans celles qui constituent l'*ostéo-sarcome* en particulier. Néanmoins on doit convenir qu'il se développe quelquefois dans les os des tumeurs qui ont des caractères mixtes, qui tiennent à la fois de l'exostose et de l'ostéo-sarcome, de sorte qu'on ne sait à laquelle de ces deux maladies on doit plutôt les rapporter.

Les exostoses de la table interne des os se développent en dedans, et compriment les organes renfermés dans la cavité osseuse. Ainsi, pour les os longs, si l'exostose occupe toute la surface interne, le canal médullaire diminue de largeur, et finit par s'effacer complétement, sans que l'os augmente sensiblement de volume à l'extérieur, seulement il devient très-lourd, à raison de la masse plus considérable de sa substance compacte, et de la densité plus grande qu'elle prend ordinairement dans ce cas. Je possède un fémur qui a conservé son volume ordinaire; il est aussi pesant que s'il était en ivoire; le canal médullaire est presque effacé, et tout son tissu est éburné. Si l'exostose interne d'un os long est bornée, elle végète et se développe dans le canal médullaire, qu'elle peut oblitérer complétement dans une portion de son étendue; la moelle alors disparaît au niveau de la tumeur osseuse. J'ai vu deux cas de ce genre d'exostose dans le canal médullaire du fémur. Quand les exostoses sont placées à la face interne du crâne ou du canal vertébral, dans l'intérieur du bassin, elles compriment les organes renfermés dans ces cavités, et se développent souvent sans que les os offrent d'altérations à l'extérieur, soit dans leur forme, soit dans leur texture.

La structure des exostoses offre de grandes différences : elles sont quelquefois formées de fibres divergentes, de rayons osseux, entre lesquels est déposée une matière calcaire en apparence inorganique. D'autres fois elles offrent une texture celluleuse, et résultent de l'assemblage d'une foule de lames et de lamelles, laissant entre elles des aréoles dont la forme et l'étendue varient. Dans l'état frais, ces aréoles sont remplies d'une substance dont la nature est toujours différente de celle de la moelle. Tantôt c'est une matière grise, comme squirrheuse ou blanchâtre et fibreuse; tantôt une substance granuleuse ou cartilagineuse, fragile, ou élastique, semblable à celle qu'on rencontre dans les engorgemens scrofuleux. Ces tumeurs ont été désignées généralement sous le nom d'exostoses *laminées* ou *celluleuses*. Quelques exostoses représentent une sorte de sphère creuse ou de coque, dont les parois sont rugueuses, d'inégale épaisseur, et dont la cavité est pleine d'une matière molle, comme fongueuse, ou d'une masse cartilagineuse, remplie de fragmens irréguliers de phosphate de chaux disséminés dans son épaisseur. Dans cette variété de la maladie, qu'il ne faut point confondre avec l'ostéo-sarcome, bien qu'il y ait de la ressemblance entre ces deux affections, les lames extérieures de l'os s'étendent et s'écartent pour permettre à la tumeur de se développer. Quelquefois ces lames paraissent être d'abord absorbées et remplacées plus tard par de nouvelles plaques résultant d'une ossification accidentelle, ou d'un simple dépôt de phosphate de chaux.

Certaines exostoses offrent un tissu tellement serré et compact, qu'elles sont plus dures et plus pesantes que l'ivoire, dont elles ont l'apparence; on les nomme *exostoses éburnées*. Il est impossible le plus souvent d'apercevoir aucune fibre dans ce tissu éburné, et les vaisseaux capillaires sanguins, qui, dans l'état ordinaire, pénètrent la substance compacte des os, semblent ne point y exister. J'ai assisté à l'ablation d'une exostose éburnée, placée derrière l'apophyse mastoïde, chez une jeune fille; la tumeur fut divisée avec la scie en plusieurs sens; il ne se fit pas le plus léger suintement sanguin sur les parties divisées de la tumeur, ainsi qu'on l'observe quand on coupe des os sains.

On trouve des exostoses composées à la fois de plusieurs tissus morbides; on y rencontre par place les substances éburnée et laminée; dans d'autres parties, elles présentent du cartilage accidentel, un tissu fibreux, ou une substance pultacée, molle, crayeuse ou gélatineuse. Il n'est pas rare d'y trouver des excavations remplies de pus ou de putrilage. La surface des exostoses est unie ou inégale et couverte de crêtes, de pointes osseuses, de prolongemens stalactiformes, qui semblent se développer au milieu des parties molles voisines, en obéissant, en quelque sorte, aux lois de la cristallisation.

Dans quelques cas, on a trouvé des hydatides dans la cavité des exostoses, et on a regardé ces vers vésiculaires comme la cause de la dilatation et de la tuméfaction de l'os. M. Ast. Cooper rapporte un exemple remarquable d'exostose du tibia, causée par des hydatides. M. Keate a publié dernièrement aussi l'observation d'une tumeur osseuse développée sur le front, et dont la cavité était remplie d'hydatides. Il est aussi difficile d'expliquer la formation des hydatides dans le tissu des os que dans les autres organes. Les exostoses extérieures sont les mieux connues: quand elles ne dépendent pas uniquement de la dilatation du tissu osseux, elles ont leur siége entre l'os et le périoste, et paraissent produites par un état inflammatoire spécial de ces deux organes. Si on examine la maladie dans son développement, on voit d'abord que le périoste se gonfle, et qu'il se fait entre lui et la surface de l'os une sécrétion de cartilage qui le soulève;

plus tard, du phosphate de chaux est déposé dans cette substance cartilagineuse; et, à mesure que l'ossification s'opère, il se fait un nouveau développement de cartilage, jusqu'à ce que la maladie soit devenue stationnaire, et l'ossification complète : il y a donc un rapport frappant entre le développement de beaucoup d'exostoses et les phénomènes ordinaires de l'ostéose.

Quand on examine la tumeur, on voit, 1° qu'elle est entourée, dans la plupart des cas, par un périoste épaissi, opaque, comme fibro-cartilagineux. 2° Au-dessous du périoste, on trouve une couche plus ou moins épaisse de cartilage, et, plus profondément de la substance osseuse. On a pensé que le phosphate de chaux était déposé dans les exostoses par la surface de l'os. On ne saurait admettre cette opinion, du moins pour tous les cas. J'ai disséqué deux exostoses dans lesquelles la substance osseuse de la tumeur était séparée de la surface de l'os par une couche de cartilage; dans l'une, il y avait même une cavité rugueuse, et humectée d'un liquide gluant, entre elle et la surface de l'extrémité supérieure du tibia, de sorte qu'elle jouissait d'un peu de mobilité. Dans ce cas, bien évidemment l'ossification de la tumeur avait été produite par le périoste. Dans un degré plus avancé de la maladie, le tissu de la tumeur se confond si intimement avec celui de l'os, qu'on ne peut plus les séparer, ni apercevoir de distinction entre eux.

Les causes des exostoses sont de différente nature. L'une des plus fréquentes est le virus vénérien. Les exostoses qu'il produit sont toujours les symptômes d'une syphilis constitutionnelle; il est fort rare qu'elles se manifestent dans les premiers temps de l'infection. Les scrofules occasionent aussi très-fréquemment des exostoses qui sont pour la plupart peu consistantes et renferment une matière pultacée dans leur intérieur. Il n'est pas encore démontré que le rhumatisme, le cancer, puissent donner lieu à ce genre de maladie; on observe quelquefois, dans le scorbut, des tumeurs osseuses aux mâchoires, et surtout à l'inférieure. Elles sont spongieuses, très-fragiles et abreuvées de sang. La goutte occasione fréquemment aux environs des articulations des dépôts de matières calcaires et des gonflemens dans les os voisins, qu'on peut regarder comme une variété de l'exostose. Une irritation fixée pendant long-temps dans le voisinage d'un os peut produire un gonflement général de sa substance, ou des végétations osseuses plus ou moins volumineuses à sa surface; on observe assez souvent des espèces d'exostoses sur le tibia et le péroné des personnes qui portent depuis long-temps aux jambes des ulcères rebelles, compliqués d'une tuméfaction générale du membre. Quelquefois les exostoses paraissent dépendre des seuls progrès de l'âge; tels sont ces nodus osseux qu'on observe sur le corps des vertèbres chez les vieillards, et qui en déterminent l'ankylose. D'autres fois l'exostose se manifeste après un coup, une contusion, et, dans ce cas, a été nommée *idiopathique* par quelques auteurs. La facilité avec laquelle les exostoses se forment chez quelques individus ne saurait être expliquée que par l'existence d'une cause générale dont la nature est, à la vérité, souvent très-obscure. La contusion légère d'un os chez la plupart des personnes ne produira aucun effet remarquable, tandis que chez d'autres elle déterminera la formation d'une exostose. Ast. Cooper a vu une exostose se former chez un jeune homme, à la suite d'un coup reçu sur le cinquième os du métacarpe. Un de mes malades, né de parens sains et lui-même d'une bonne constitution, porte deux exostoses, l'une au frontal, et l'autre au tibia. Ces tumeurs sont indolentes, et se sont développées peu à peu à la suite de contusions. Cet individu n'a jamais eu d'affection syphilitique. Le célèbre Abernethy rapportait dans ses cours l'observation d'un jeune garçon de Cornwal, qui avait une telle prédisposition aux exostoses, que le moindre coup déterminait aussitôt chez lui la formation de semblables tumeurs. Chez ce malade, le ligament occipital était ossifié et empêchait les mouvemens du cou; les bords de l'aisselle étaient aussi ossifiés, de sorte qu'il était manchot. Il présentait aussi un grand nombre d'exostoses sur les différentes parties de son corps.

Les exostoses ont une marche aiguë ou chronique. Dans le premier cas, la tumeur s'accroît promptement et, souvent en peu de temps, acquiert un volume considérable. Son développement est alors précédé et accompagné de douleurs aiguës que n'augmente pas la pression, et qui ne diminuent que peu ou point par l'emploi de l'opium, soit à l'intérieur, soit à l'extérieur. Ces douleurs sont si vives que les malades éprouvent des symptômes fébriles, perdent entièrement le sommeil, et sont dans un état continuel de souffrance et d'agitation. L'exostose aigue est presque toujours de nature laminée ou fongueuse. Il est difficile de concevoir la rapidité de son développement et l'intensité des douleurs qui l'accompagnent, quand on réfléchit à la densité des os, à la lenteur de leur nutrition, et au peu d'énergie de leurs propriétés vitales.

Le développement de l'exostose compacte ou éburnée n'est ordinairement accompagné que de douleurs légères. Quelquefois même il a lieu sans que les malades en soient avertis par aucun sentiment douloureux. La tumeur s'accroît très-lentement, et peut parvenir à un grand volume, sans produire aucun trouble dans l'économie.

Quand l'exostose est vénérienne, elle attaque surtout les os compacts et superficiels, comme ceux du crâne, le tibia, la clavicule, le sternum, le radius ou le cubitus. Elle est précédée par des douleurs qui s'étendent d'abord dans toute la longueur de l'os affecté, et sont plus vives la nuit que le jour, surtout quand le malade est échauffé par la chaleur du lit. Ces douleurs ostéocopes se fixent ensuite sur le point de l'os où se fait le développement de la tumeur. Lorsque la maladie est de nature scrofuleuse, ou se manifeste après une violence extérieure, les douleurs sont moins vives ou nulles. Dans ces cas, il arrive souvent aussi que les douleurs n'existent que dans les premiers temps de l'apparition de l'exostose, qui devient indolente et continue de croître fort lentement.

Les exostoses se présentent sous l'apparence de tumeurs dures, non élastiques, sans changement de couleur à la peau, de forme et de volume variables, indolentes ou peu douloureuses au toucher, immobiles et fortement adhérentes à l'os sous-jacent. Quand elles se développent à l'intérieur des cavités ou qu'elles sont très-profondément situées et recouvertes par des parties molles épaisses, on ne peut constater leur existence qu'à l'ouverture du cadavre : on a pu seulement pendant la vie soupçonner leur présence d'après la nature des accidens qu'elles ont produits.

Les exostoses sont-elles petites, elles n'occasionent que peu de dérangemens dans les parties molles environnantes. Quand, au contraire, elles prennent un grand accroissement, à mesure qu'elles se développent, elles repoussent et compriment les organes voisins; les muscles sont aplatis et décomposés; les lames du tissu cellulaire s'appliquent les unes contre les autres, augmentent de densité, et se convertissent parfois en membrane fibro-celluleuse ; les nerfs sont comprimés et deviennent le siége de vives douleurs. Les vaisseaux sanguins et lymphatiques sont déviés, rétrécis, parfois oblitérés; de là, la gêne qu'éprouve la circulation du sang et de la lymphe dans les parties placées au-dessous de la tumeur, l'infiltration de la partie inférieure des membres dans les exostoses volumineuses de l'humérus et du fémur. Quelquefois, sans être très-volumineuses, ces tumeurs produisent de graves dérangemens dans l'exercice de certains organes. Ainsi, on a vu des exostoses d'un volume médiocre, placées près des articulations, gêner ou empêcher entièrement leurs mouvemens ; des exostoses du pubis produire de graves rétentions d'urine, ou mettre un obstacle invincible à l'accouchement. Dans d'autres cas, la tumeur développée dans l'orbite a produit l'exophthalmie, la perte de la vue ; de petites exostoses à l'intérieur du crâne, en comprimant le cerveau, ont été cause de paralysie, de convulsions, d'épilepsie et d'accidens mortels. J'ai disséqué le cadavre d'un homme mort d'une paraplégie qui avait résisté à tous les moyens usités en pareil cas : la maladie était produite par une exostose des lames de la dixième vertèbre dorsale. La tumeur très-compacte, du volume d'une balle de calibre, oblitérait le canal vertébral, et avait tellement comprimé la partie correspondante de la moelle, qu'elle était en quelque sorte réduite à ses seules membranes. J'ai présenté à la Faculté de médecine un autre cas remarquable d'exostoses trouvées sur le cadavre d'une vieille femme morte à l'hôpital Saint-Louis. Deux exostoses éburnées naissaient de la partie postérieure des pubis, avaient détruit la paroi antérieure de la vessie et se trouvaient à nu dans la cavité de cette organe, de sorte que pendant la vie, on aurait très-bien pu les prendre pour des pierres urinaires adhérentes. Dans un cas rapporté par Ast. Cooper, une exostose provenant de la sixième ou septième vertèbre cervicale, comprimait l'artère sous-clavière, et avait fait disparaître les pulsations dans les artères du bras correspondant. Le même auteur parle d'une exostose cartilagineuse de la mâchoire inférieure qui s'étendait si loin en arrière, qu'elle pressait l'épiglotte sur l'ouverture supérieure du larynx, et détermina une suffocation mortelle. Un homme vint à la consultation à l'hôpital Saint-Louis, pour une gêne considérable qu'il éprouvait dans la voix, la déglutition, et les autres fonctions de la bouche et du pharynx. La maladie était produite par une exostose du corps des vertèbres cervicales, qui poussait en avant le voile du palais, et s'était avancé jusqu'au niveau du l'isthme de l'arrière-bouche.

Le pronostic des exostoses varie suivant l'espèce de la maladie et les circonstances qui l'accompagnent. L'exostose chronique, indolente, éburnée, est moins fâcheuse que celle dont la marche est aiguë, et qui est douloureuse et de nature fongueuse. Dans le premier cas, en effet, quand le malade est sain d'ailleurs, et que des organes importans ne sont point comprimés, la tumeur peut rester stationnaire et durer pendant toute la vie sans de graves inconvéniens. Dans le second, au contraire, sa marche rapide, l'impression fâcheuse et profonde qu'elle occasione sur toute l'économie, les symptômes de la fièvre hectique qu'elle finit par amener, obligent presque toujours d'avoir recours à l'amputation, seul moyen de sauver le malade, quand cette opération est praticable. Selon Ast. Cooper, les exostoses extérieures du crâne sont très-dures, peu douloureuses, tandis que celles qui viennent du diploé sont plus molles, plus vasculaires et produisent de vives douleurs. Il regarde ces dernières comme étant de mauvaise nature, et comme déterminant souvent des affections de la dure-mère et du cerveau, en se développant vers la cavité du crâne. Les exostoses qui sont récentes et dans lesquelles l'organisation de l'os est encore visible, sont susceptibles de résolution par un traitement méthodique, surtout quand elles sont scrofuleuses ou vénériennes.

Les exostoses sphériques, creuses, dont la cavité est remplie de fongosités, sont en général seulement douloureuses dans le commencement de leur formation; plus tard, presque toujours, elles deviennent indolentes : leur parois sont si minces et si fragiles, qu'elles peuvent être facilement fracturées; souvent aussi elles s'ulcèrent et fournissent du pus ou de la matière ichoreuse. On leur donne alors le nom d'*exostoses suppurées*. Cet état des exostoses est fort grave, surtout quand la tumeur est volumineuse et s'étend profondément dans l'os. Quand les exostoses suppurent, les parties molles voisines et la peau qui les couvre s'enflamment et s'ulcèrent; il s'établit des ouvertures par lesquelles le pus sort en abondance, en entraînant souvent avec lui des portions d'os nécrosées ou cariées. Ces ouvertures donnent passage à des fongosités mollasses et indolentes, qui s'élèvent de la tumeur; peu à peu elles se resserrent et deviennent fistuleuses; la suppuration, dont la quantité est en rapport avec l'étendue de la maladie et le désordre des parties voisines, épuise le malade, et finit par le faire périr avec tous les symptômes de la fièvre hectique. Quand les exostoses n'affectent qu'une portion limitée d'un os, et qu'elles sont superficielles, elles sont moins fâcheuses que dans des circonstances opposées, parce qu'on peut les attaquer par une opération.

L'exostose se termine quelquefois par nécrose. La portion tuméfiée de l'os meurt et se détache par un mécanisme semblable à celui de la séparation des séquestres; les malades peuvent guérir ainsi par les seules forces de la nature. Malheureusement cette terminaison est rare et ne peut être qu'imparfaitement favorisée par les applications topiques qu'on fait sur la tumeur.

L'ignorance dans laquelle on est sur la nature et les causes des exostoses, explique l'incertitude et l'imperfection des moyens qu'on emploie pour les combattre : à l'exception des exostoses syphilitiques, il n'en est aucune pour lesquelles on ait une méthode de traitement bien déterminée. Quelques chirurgiens, considérant les exostoses comme inorganiques et formées par de simples dépôts de phosphate de chaux, pensent qu'elles ne peuvent être dissoutes par les seules forces des vaisseaux absorbans. Cette opinion n'est point exacte; les exemples de résolution complète d'exostoses, même volumineuses, sont trop fréquens pour qu'on puisse l'admettre.

Le traitement des exostoses doit être considéré à la fois sous les rapports médical et chirurgical. Quand on ignore la cause de la maladie, il faut employer les moyens dont l'expérience a constaté l'efficacité, et essayer l'usage des mercuriaux, des antiscrofuleux ou antiscorbutiques suivant le cas. Quelles que soient la cause et la nature de l'affection, on peut ordinairement diminuer les douleurs qu'éprouvent les malades, en faisant sur la tumeur des applications opiacées, en la couvrant de cataplasmes émolliens et narcotiques. On peut aussi, dans l'intention de calmer l'inflammation, baigner la partie malade dans des décoctions émollientes, ou appliquer des sangsues en nombre proportionné à l'étendue de la tumeur et à la violence des douleurs dont elle est le siége. Cependant, il ne faut pas trop compter sur ces applications; quelquefois elles ne produisent aucun effet ou n'amènent qu'un léger amendement dans l'état des symptômes. Quand la tumeur est indolente, ou que les douleurs ont diminué par quelqu'un des procédés ci-dessus indiqués, il faut employer les topiques résolutifs, tels que les emplâtres de savon, de mercure, de ciguë, le vigo *cum mercurio*, les linimens volatils camphrés, les bains sulfureux ou alcalins. J'ai vu, à l'hôpital Saint-Louis, plusieurs cas d'exostoses scrofuleuses, dans lesquelles ces derniers moyens ont produit d'excellens effets. Parmi tous ces médicamens, les plus efficaces sont ordinairement les préparations mercurielles, administrées à l'intérieur ou appliquées en topiques, même dans les cas où l'affection n'est pas de nature syphilitique.

On a donné à plusieurs malades des limonades faites avec les acides nitrique ou muriatique, dans l'intention de dissoudre le phosphate de chaux des exostoses. Je ne sache pas qu'on ait jamais obtenu de résultats satisfaisans de semblables tentatives. On doit s'estimer heureux dans bien des cas, lorsqu'au moyen de l'un des traitemens indiqués, on est parvenu à diminuer un peu le volume de la tumeur, à la rendre stationnaire et indolente. Les chirurgiens anglais paraissent avoir employé avec succès l'application prolongée des vésicatoires sur les exostoses pour en diminuer le volume. Ast. Cooper recommande à la fois dans ces cas les sangsues et les vésicatoires, dont on entretient la suppuration avec une pommade mercurielle.

Quand une exostose est indolente et ne cause que de la difformité, il ne faut entreprendre aucune opération pour en débarrasser le malade; car, le plus souvent, la maladie serait moins dangereuse que les procédés chirurgicaux employés pour la combattre. On a cherché à détruire les exostoses par la cautérisation faite avec les caustiques ou le fer rouge; presque toujours ces applications déterminent de graves accidens; aussi on y a généralement renoncé. Néanmoins, après l'ablation d'une exostose fongueuse par l'instrument tranchant, l'application du cautère actuel peut être utile pour empêcher la tumeur de repulluler. Ast. Cooper rapporte une observation intéressante dans laquelle une exostose de la mâchoire fut traitée avec succès par ce procédé.

Quand les exostoses causent de la douleur ou d'autres dérangemens dans la santé des malades, il faut les enlever avec la scie, la gouge et le maillet, si toutefois leur position superficielle et leurs rapports avec les parties voisines le permettent. Lorsqu'elle sont très-étendues et situées aux membres, il est presque toujours préférable d'avoir recours à l'amputation.

Quand on veut enlever une exostose, il faut d'abord fendre crucialement les parties molles qui la recouvrent, disséquer les lambeaux, et découvrir sa base, autant qu'on le peut, avec le bistouri; puis employer une scie mince et bien tranchante, dont la grandeur et la forme doivent être accommodées à la nature du cas pour lequel on opère. Si les tégumens sont altérés, il faut circonscrire la tumeur par deux incisions semi-elliptiques. On doit se servir, tantôt d'une scie à lame flexible, tantôt d'une scie à lame étroite montée à manche, ou bien à lame circulaire. MM. Jeffray de Glasgow, Hey, Machell de Londres, Graefe de Berlin et d'autres chirurgiens, ont inventés divers instrumens de ce genre pour scier les exostoses. C'est à l'opérateur de trouver l'instrument le plus convenable pour le cas particulier qui en réclame l'emploi. Si la tumeur est fort volumineuse, on peut d'abord l'attaquer sur plusieurs points de son étendue, et la détruire en partie avec le trépan perforatif, ou bien la scier de son sommet à sa base, et la partager ainsi en plusieurs portions qu'on coupe ensuite séparément. Lorsqu'on est forcé de se servir de la gouge ou du ciseau, on doit fixer solidement la partie sur laquelle on opère, pour éviter les ébranlemens douloureux, et faire agir ces instrumens très-obliquement, afin qu'ils coupent autant en sciant qu'en pressant. Dès que la tumeur est détachée, on emporte, avec la rugine ou les tenailles incisives, les portions encore malades de l'os; puis on applique le cautère actuel pour détruire jusqu'aux restes de l'affection. L'exostose enlevée, la portion sous-jacente de l'os se couvre de bourgeons charnus qui deviennent la base d'une bonne cicatrice. (JULES CLOQUET.)

EXPANSIBILITÉ, s. f.; force ou faculté vitale d'*expansion*. On nomme, en effet, de ce nom la cause particulière des mouvemens organiques qui s'opèrent, dans l'état sain, par l'expansion, la turgescence ou la *dilatation active* dont jouissent en commun diverses parties, d'ailleurs très-différentes entre elles par leur structure et leurs usages.

Cette force motrice, opposée dans ses effets, comme son nom l'indique, au mode de mouvement dépendant de la contractilité, a été regardée comme une faculté distincte par plusieurs physiologistes; d'autres, sans la méconnaître positivement, l'ont à peine indiquée; un grand nombre, enfin, l'ont entièrement passée sous silence, en attribuant à d'autres causes les phénomènes divers qui s'y rapportent. Pour nous, nous rangeant à l'avis des premiers, nous pensons que l'examen des actions spéciales sur lesquelles elle repose ne permet ni d'en méconnaître ni d'en contester l'existence.

Si donc nous recherchons, dans l'action des organes, des exemples du mode de mouvement qui nous occupe, le premier, et l'un des plus frappans, nous est offert par la *dilatation du cœur*. Plusieurs, et notamment Bichat, croient, en effet, depuis Péchlin (*de Fabricâ et usu cordis*, art. XII.), que c'est activement, et non par un simple relâchement, suite de sa contraction, que cet organe s'ouvre et se *gonfle* en durcissant pour recevoir le sang qu'il *aspire* dès lors, en quelque sorte; et nous nous sommes nous-mêmes assurés que sa dilatation continue, indépendamment de tout abord de ce fluide dans ses cavités, comme on le voit sur un cœur détaché de ses vaisseaux, et qu'on vient d'arracher de la poitrine d'un animal. Or, ni l'élasticité du cœur, ni les prétendues fibres *dilatatrices* de cet organe, imaginées par Hamberger, ne pouvant donner une raison suffisante de ce fait, il rentre dès lors dans les attributs de l'*expansibilité*.

Le second exemple d'expansibilité nous est offert par l'*épanouissement de l'iris*, mouvement qui rétrécit la pupille, et que produit, sauf un très-petit nombre d'exceptions observées par Winslow et Felice Fontana, l'impression stimulante de la lumière sur la rétine. L'on regardera cette expansion comme le mode actif d'action de l'iris, si l'on réfléchit que la contraction qui lui est opposée a lieu par la diminution d'intensité des excitans de la vision, et n'est jamais plus grande que dans les cas de faiblesse ou de paralysie de la sensibilité. Les vains efforts faits jusqu'ici, d'ailleurs, pour saisir le mécanisme de cette expansion, nous autorisent de reste à la rapporter à la cause de premier ordre que nous lui assignons.

L'expansibilité vitale ressort particulièrement encore du phénomène de l'*érection*, soit qu'on l'examine dans la turgescence connue que présentent la verge et le clitoris, dans l'état d'aptitude à l'acte de la reproduction, soit qu'étendant le domaine de cette action, on l'envisage encore, chez la femme en particulier, dans l'épanouissement du mamelon, le gonflement du pudendum, le redressement des trompes utérines, et la coaptation de leur extrémité frangée à l'ovaire, nécessaire à l'impregnation et au transport du germe. Ne peut-on pas se demander encore jusqu'à quel point l'*utérus*, associé à cet orgasme presque universel de l'appareil génital, ne s'épanouit pas, et ne s'ouvre pas lui-même pour recevoir, par une véritable *aspiration*, ce qui peut être donné à l'homme de fournir dans l'acte de la fécondation?

L'expansibilité manifeste encore ses phénomènes, soit vers la peau, soit vers le tissu cellulaire sous-cutané. C'est ainsi que la face entière se gonfle et s'épanouit dans les affections heureuses, que les lèvres se rapprochent, se serrent et s'épaississent dans le désir vif et concentré, particulièrement chez les jeunes femmes; que le cou grossit et se tuméfie subitement dans la colère, les cris et quelques grands efforts; que cette même partie, la plupart des régions de l'abdomen et d'autres encore prennent un accroissement subit, souvent considérable et plus ou moins passager dans diverses affections nerveuses, et notamment l'hystérie.

L'expansibilité concourt probablement encore, comme plusieurs l'ont pensé, à l'exercice actif des sensations, du goût, de l'odorat et du tact, au moyen de l'épanouissement des papilles *érectiles*, consacrées à chacun de ces sens, et qui paraissent s'allonger alors de manière à devenir plus éminemment accessibles à l'agent de la sensation. Cette même force favoriserait-elle d'ailleurs l'absorption, en agissant sur les suçoirs ou radicules inhalans, de manière à ce qu'étendus et dilatés, ils se plongeassent dans le sein des liquides sur lesquels se passe leur action? L'expansibilité, animant les vaisseaux capillaires sanguins, y deviendrait-elle, enfin, la source de ces accroissemens rapides de circulation, qui rougissent et gonflent à vue d'œil dans une foule de circonstances, et pour quelques instans, telle ou telle partie du corps, et notamment le visage, les oreilles, et la plupart des origines des membranes muqueuses? Sans nous engager à répondre affirmativement à ces questions, nous nous contenterons de faire remarquer, relativement à la dernière, que ce qui se passe instantanément alors peut mettre sur la voie de la théorie des congestions sanguines et humorales, des hémorrhagies et de l'inflammation, affections diverses qu'expliquerait bien mieux, à notre sens, l'accroissement accidentel et *plus ou moins fixe* et prolongé de l'expansibilité des vaisseaux capillaires, que ce qu'on a dit plus communément de l'exaltation de leur contractilité. Mais ce serait sortir ici de notre sujet, que de développer cette idée qui appartient aux articles consacrés à l'inflammation et à l'irritation morbides.

On a cru devoir attribuer à l'expansibilité plusieurs phénomènes que nous avons omis à dessein, parce qu'ils ne paraissent pas se rapporter à ce principe d'action. C'est ainsi que Barthez admet que c'est à l'expansibilité de leur tissu que les animaux microscopiques doivent les accroissemens de volume qu'ils prennent lorsqu'ils se pénètrent d'eau et d'humidité; mais cette conjecture que rien n'étaie nous semble d'autant moins admissible, que plusieurs autres causes peuvent expliquer le changement de forme et de dimensions de ces animalcules encore si peu connus. Il attribue encore à cette force le hérissement de la crinière des animaux, et le redressement des cheveux de l'homme sur sa tête, observés dans la colère et l'effroi; mais ce phénomène tient évidemment à la simple contraction du panicule charnu, placé au-dessous de la surface de la peau correspondante à l'implantation des cheveux ou des crins. Barthez range encore dans la classe des mouvemens d'expansion l'allongement des muscles, qui succède à leur contraction, et il en fait ce qu'il nomme l'*élongation;* mais l'expansion musculaire ainsi désignée, seulement admissible pour le cœur, n'existe pas dans les muscles ordinaires; ceux-ci, souples et mous après leur contraction, s'étendent passivement en effet, et reviennent ainsi à leur dimension première, en vertu de leur seule élasticité. M. Roux (*Coup d'œil sur les sympat.*), qui a émis quelques idées sur l'expansibilité, y rapporte la dilatation des poumons dans le phénomène de l'inspiration; mais ce mouvement passif nous semble le résultat physique et nécessaire de l'élasticité des voies aériennes, mise en jeu par le poids de l'air atmosphérique qui les remplit et les distend. Nous étendrons, enfin, ces réflexions à l'idée de Dumas, renouvelée de celle des anciens qu'il invoque, et qui tend à établir que les artères et les veines, l'estomac, les intestins, la vessie, et généralement tous les organes creux et extensibles, s'ouvrent ou s'épanouissent spontanément, afin de recevoir les substances et les fluides destinés à les remplir. Mais les réflexions que suggère la structure de ces parties, et l'observation attentive donnée à leur mode de dilatation, prouvent, de reste, que leur ampliation résulte du simple abord de l'agent qui les distend, et qu'elle rentre dès lors dans les phénomènes de l'extensibilité de tissu.

L'expansibilité vitale, qui n'appartient à aucune structure organique particulière, et qu'on retrouve encore dans quelques productions accidentelles, comme certaines tumeurs variqueuses, les hémorrhoïdes, quelques taches de la peau, etc., a reçu différens noms; c'est ainsi qu'elle constitue le *vis propria* de M. Blumenbach, la *dilatabilité active* par laquelle nous-mêmes l'avions autrefois désignée, avec le plus grand nombre; que le nom d'*érectilité*, qui exprime l'un de ses principaux phénomènes, lui a été donné par M. le professeur Dupuytren, et que Barthez en fait sa prétendue force d'*élongation.*

Les usages de cette force sont, comme on peut en juger par ce qui précède, étendus et variés; mais ils sont tellement différens entre eux, qu'ils ne peuvent devenir l'objet d'aucune considération générale, digne d'intérêt. Nous croyons donc devoir borner ici l'étude de l'expansibilité, sur laquelle il reste, sans contredit, encore plusieurs points de doute et d'obscurité, mais que le temps et de nouveaux travaux devront éclaircir ou faire cesser. (RULLIER.)

EXPANSION, s. f., *expansio*; ce mot désigne, en anatomie, une partie qui se détache d'un tendon, d'une aponévrose, ou, en général, d'une membrane: de là les expressions *expansion aponévrotique, tendineuse, fibreuse*, etc. (A. B.)

EXPECTANT, adj., *expectans*; qui a rapport à l'expectation; qui observe la méthode d'expectation: *médecine expectante, médecin expectant.*

EXPECTATION, s. f., *expectatio*, de *expectare*, attendre. On donne, en médecine, le nom d'expectation à la méthode thérapeutique qui consiste à observer la marche des maladies, à éloigner les causes qui ont pu les produire, et celles qui pourraient les entretenir, et à n'employer de remèdes actifs que dans les cas où l'observation a appris que la marche naturelle de l'affection tend à une issue funeste; en un mot, à laisser agir entièrement la nature, lorsque seule elle peut amener la guérison. Les avantages et les inconvéniens de cette méthode, ainsi que des méthodes dites *agissante, active, perturbatrice*, qui lui sont opposées, seront considérés à l'article THÉRAPEUTIQUE. (R. D.)

EXPECTORANT, adj. pris substantivement, *expectorans*. On donne ce nom à tous les moyens thérapeutiques qui favorisent l'expectoration ou l'expulsion des matières contenues dans le larynx, la trachée-artère et les bronches. Ces matières varient beaucoup par leur nature; dans l'état sain, elles sont formées seulement par la sécrétion des membranes muqueuses des voies aériennes, l'exhalation pulmonaire et l'air invisqué dans le mucus; mais, dans l'état de maladie, plusieurs substances étrangères, telles que le sang, le pus, la matière tuberculeuse, etc., peuvent se trouver mélangées, dans différentes proportions, à l'humeur sécrétée par les bronches, qui présente elle-même beaucoup de caractères différens, suivant la nature et le degré de la maladie. Quelles que soient, au reste, les différences des matières contenues dans les bronches et les poumons, elles sont plus ou moins facilement expectorées par les secousses de la toux et les contractions des poumons et des bronches réunis aux mouvemens d'expiration, pourvu toutefois que les poumons soient encore doués d'un certain degré d'énergie, et que les matières expectorées soient assez abondantes et assez consistantes; mais, lorsqu'elles sont en très-petite quantité, trop fluides ou trop visqueuses, que les bronches sont remplies d'un flux séreux très-abondant, ou que les poumons manquent de ressort, l'expectoration est alors quelquefois très-difficile, et exige les efforts réunis des secousses de la toux et de la contraction des muscles expirateurs soumis à la volonté, et les muscles inspirateurs et expirateurs peuvent être quelquefois eux-mêmes frappés d'un certain degré d'inertie ou dans un état de convulsion qui s'oppose beaucoup à l'expectoration.

L'expectoration est le résultat d'un mouvement composé, produit par les secousses de la toux et la contraction des bronches et des poumons avec le concours des muscles expirateurs; et ces mouvemens s'exercent sur des matières très-différentes dans des circonstances très-variables, et sous l'influence de conditions quelquefois entièrement opposées. On conçoit par conséquent qu'il ne peut y avoir aucun médicament particulier, propre à provoquer l'expectoration dans tous les cas, et que les moyens avec lesquels on peut atteindre ce but sont nécessairement très-variables, suivant la nature différente de la maladie qui fournit l'expectoration, et suivant les circonstances individuelles ou étrangères à l'individu, qui influent sur le malade. Ainsi, tantôt c'est dans la classe des toniques ou des excitans que nous trouverons le moyen de favoriser l'expectoration ; tantôt, au contraire, dans celle des émolliens et des vomitifs : nous distinguerons donc des expectorans émolliens, toniques, excitans, vomitifs et narcotiques.

Expectorans émolliens.—Dans tous les cas de catarrhe aigu, de pneumonie, de pleurésie accompagnée de fièvre et de douleurs, les principaux expectorans sont les boissons adoucissantes et mucilagineuses, qui tendent à affaiblir l'irritation pulmonaire, et tous les moyens relâchans, qui peuvent diminuer la congestion sanguine du poumon, tels que la diète et les saignées. Les émolliens et la diète lactée ne sont pas moins recommandables pour favoriser l'expectoration dans plusieurs catarrhes et pneumonies chroniques.

Expectorans toniques. — Lorsque la phthisie pulmonaire est arrivée à son dernier degré, que le malade est affaibli, que le poumon, en partie hépatisé ou parsemé de cavernes, n'est plus perméable à l'air que dans quelques parties seulement, la médecine palliative réclame encore du médecin de favoriser l'expectoration jusqu'au dernier moment ; et, dans ce cas, les moyens qui relèveront ses forces, et les toniques les plus puissans, sont ceux qui sont préférables ; parmi les toniques, le quinquina sous différentes formes, et les analeptiques les plus doux, comme les gelées, les sucs de viande, sont les meilleurs expectorans qu'on puisse employer.

Expectorans excitans.—Si, dans un catarrhe chronique, chez un sujet faible, âgé ou peu irritable, l'expectoration, quoique abondante, se fait difficilement, on a recours alors avec succès aux infusions excitantes des plantes labiées, aux loochs kermétisés, aux médicamens scillitiques sous différentes formes : on peut aussi, à peu près dans les mêmes circonstances, exciter l'expectoration à l'aide du soufre, des sulfures alcalins et des eaux qui dégagent de l'acide hydrosulfurique. Les inspirations excitantes d'un air atmosphérique vif et pur ou chargé artificiellement de matières balsamiques, peuvent, suivant les circonstances, favoriser l'expectoration, en relevant les forces et l'énergie pulmonaire affaiblies par l'âge ou la maladie. Les rubéfians et les épispastiques, par leurs propriétés excitantes, deviennent de puissans expectorans dans tous les cas de prostration et d'atonie de l'appareil pulmonaire. Dans le croup et le catarrhe suffocant, quelques excitans spéciaux sont souvent très-utiles pour déterminer le décollement des fausses membranes, ou modifier la nature du mucus qui afflue dans les bronches. C'est alors que le calomel, l'oxymel scillitique et les inspirations d'éther ou de vinaigre, sont quelquefois employés avec succès comme expectorans. Dans quelques cas de dyspnée, où les muscles inspirateurs sont agités de mouvemens convulsifs ou spasmodiques, et où la respiration ne peut s'exercer qu'avec une extrême difficulté, comme dans les catarrhes compliqués d'hystérie ou d'asthme, le musc, le castoréum et les teintures fétides, employés sous toutes les formes, deviennent de véritables expectorans.

Expectorans vomitifs. — Tous les praticiens savent depuis long-temps que, dans la plupart des affections catarrhales, pulmonaires, chroniques ou aiguës, les vomitifs sont un moyen puissant de déterminer l'expectoration quand les moyens antiphlogistiques ont été convenablement administrés; c'est surtout dans la coqueluche et dans la seconde période du croup, que ces moyens sont particulièrement utiles; ils ne sont pas moins recommandables comme expectorans dans les pneumonies bilieuses, par la secousse utile qu'ils impriment aux organes gastro-intestinaux, et secondairement aux bronches elles-mêmes.

Expectorans narcotiques. — Quoique, en général, les narcotiques diminuent l'expectoration, il est certains cas cependant où leur action peut être de quelque utilité, pour la rendre plus facile. Dans les catarrhes secs avec toux fréquente et douleur dans la poitrine, les narcotiques, en général, et surtout les opiacés, seuls ou associés aux émolliens, diminuent l'irritation, ramènent le sommeil, et favorisent évidemment, par ces effets, l'expectoration, qui devient alors plus abondante et moins séreuse.

(GUERSENT.)

EXPECTORATION, s. f., *expectoratio, anacatharsis*; de *ex*, hors, et de *pectus, pectoris*, poitrine. On désigne ainsi l'action par laquelle les matières contenues dans les bronches, la trachée-artère et le larynx sont expulsées de ces conduits, et portées dans la bouche, pour être ensuite ordinairement rejetées par le mouvement d'expuition. L'expectoration est volontaire ou involontaire; dans le premier cas, elle consiste en une expiration rapide et prolongée, la glotte étant plus ou moins fermée, et l'ouverture postérieure de la bouche étant rétrécie par le rapprochement des piliers du voile palatin, et par l'élévation de la base de la langue. L'air acquiert ainsi plus de force d'impulsion, par son mouvement dans un conduit étroit, et chasse les matières qui s'y rencontrent. L'expectoration involontaire est déterminée par la toux. (*Voyez* ce mot.)

L'expectoration n'étant que l'excrétion des matières sécrétées ou rassemblées dans les canaux aérifères, ne fournit guère, dans les maladies, d'autres signes que ceux qui sont tirés de la nature des crachats. (*Voyez* ce mot.) Elle est plus ou moins facile, suivant que les crachats sont plus ou moins visqueux. Elle se supprime lorsque la sécrétion n'a plus lieu, et les signes fâcheux qu'on déduit de cette circonstance dépendent de la suppression de la sécrétion, déterminée par un accroissement de l'irritation. Cependant l'expectoration peut, dans quelques cas, être considérée indépendamment de la nature et de l'abondance des matières qui doivent être expectorées. Ainsi, la faiblesse extrême du malade peut rendre difficiles, ou même impossibles, les efforts par lesquels se fait l'excrétion des crachats; mais il existe alors d'autres symptômes qui annoncent le danger. En général, l'expectoration difficile et accompagnée de douleurs est de mauvais augure dans les maladies aiguës des organes de la respiration. Chez les très-jeunes enfans, l'expectoration se fait très-difficilement, et ajoute beaucoup au danger de leurs affections. La sécrétion des crachats et l'expectoration, que l'on confond quelquefois, peuvent être provoquées ou facilitées par des moyens divers et quelquefois tout-à-fait opposés, suivant l'état morbide des organes. Les médicamens dont on fait le plus communément usage dans ces cas sont connus sous le nom d'*expectorans*. (*Voyez* ce mot.)

(R. D.)

EXPÉRIENCE, s. f., *experientia*. Dans les sciences physiques et physiologiques, ce mot s'applique spécialement aux épreuves raisonnées auxquelles on se livre, dans le dessein de découvrir le mécanisme des opérations de la nature. L'expérience diffère de l'observation en ce que cette dernière ne consiste qu'en un examen attentif des phénomènes naturels, dépourvu de toute action de la part de l'observateur, tandis que l'expérience suppose nécessairement des procédés industriels, calculés à l'avance pour éclairer la solution d'un problème donné : par ce moyen d'investigation, on tend en général à isoler les phénomènes lesuns des autres pour mieux en apprécier les causes et les effets.

Le chancelier Bacon a démontré que l'expérience et l'observation sont les deux seules bases solides de toutes nos connaissances; mais ce ne fut que long-temps après la mort de ce grand homme que la méthode qu'il avait cherché à introduire dans l'étude des sciences a été suivie généralement. On commença alors à abandonner l'ancien usage de raisonner *à priori* sur les lois de la nature, et l'on se mit à observer et à expérimenter. Le succès a justifié cette marche nouvelle; on a fait des expériences sur la pesanteur de l'air, sur la lumière, sur l'électricité, sur la composition des corps, etc.; et c'est en suivant cette voie lente, mais sûre, que la physique et la chimie sont parvenues à remplacer de vieilles erreurs par les vérités les plus importantes et les moins prévues. La physiologie a compté aussi, depuis Haller, un grand nombre d'habiles et d'heureux expérimentateurs; mais leur tâche est plus difficile encore que celle des physiciens et des chimistes, par la raison que les phénomènes de l'organisation sont beaucoup plus compliqués, et par conséquent plus difficiles à étudier que ceux des corps inorganiques. Les hommes recommandables qui se livrent à ce genre de recherches ont besoin de posséder des connaissances très-étendues en anatomie et en physiologie, beaucoup d'adresse et de dextérité, mais surtout un esprit ingénieux et investigateur, capable de leur suggérer les moyens les plus convenables pour parvenir à la solution du problème qu'ils se sont eux-mêmes proposé. Tout cela serait insuffisant encore, s'ils n'étaient doués d'une raison supérieure et d'un jugement sain, afin d'apprécier à leur juste valeur chacun des phénomènes qu'ils observent, et de n'en tirer que des conséquences rigoureuses. Ici le chemin est glissant et l'erreur bien facile. Que d'expériences ont détruit d'autres expériences, et anéanti des résultats qui paraissaient certains! Mais les unes et les autres ont eu, malgré cela, leur genre d'utilité: les esprits sévères et logiques, dépourvus quelquefois de la faculté d'expérimenter par eux-mêmes, ont jugé avec impartialité les expériences d'autrui, et les ont fait entrer avec plus ou moins de bonheur dans la théorie de la science. C'est ainsi que les facultés diverses de l'intelligence humaine peuvent être dirigées utilement vers un même but.

Dans la médecine pratique les expériences ne sont pas d'une

moindre importance, mais elles ne sauraient avoir pour objet que les différentes méthodes thérapeutiques et les propriétés des divers médicamens : tout le reste est du domaine de la simple observation. L'expérience, ainsi restreinte dans son application, n'en offre guère moins de difficultés. Quelle sagacité ne faut-il pas pour déterminer avec justesse ce qui, dans les nombreux phénomènes d'une maladie, dans les variations de sa marche, dans l'amélioration de ses symptômes, l'accélération ou le ralentissement de son cours, doit être attribué à l'action des remèdes, et ce qui est le résultat spontané des circonstances accidentelles ou des mouvemens naturels ! Combien de médicamens dont les avantages ont paru d'abord constatés par des expériences et qui se sont trouvés être de nulle valeur après un examen plus réfléchi ! On en citerait mille exemples : les difficultés de ce genre sont telles, qu'elles nous laissent même dans l'incertitude sur la préférence à accorder à tel ou tel système de traitement. Jamais on ne sortira complétement de ce dédale qu'au moyen d'expériences comparées très-précises, et lorsque les observateurs, renonçant aux expressions générales par lesquelles ils témoignent ordinairement que tel traitement a été avantageux et que tel autre a été nuisible, consentiront enfin à n'être pas crus sur parole, et à communiquer au public tous les faits particuliers sur lesquels leur conviction personnelle est fondée. Alors seulement on pourra, au moyen d'un simple calcul arithmétique, renouvelé pour toutes les épreuves du même genre faites dans un esprit de système différent, balancer les résultats des diverses méthodes de traiter une même maladie, et se faire une opinion raisonnée sur celle qu'il convient de préférer. Mais combien de difficultés et d'embarras nouveaux n'offrirait point encore ce mode de recherches expérimentales, et que d'obstacles à surmonter avant qu'on puisse leur accorder une juste et entière confiance ! Il est inutile de présenter ici ces détails ; ils sont connus de tous les praticiens.

On donne aussi le nom d'*expérience* à l'habitude qu'acquièrent, avec le temps, les médecins de voir et de traiter les maladies ; et l'on suppose que, plus est grand le nombre de celles qu'ils ont traitées, plus ils doivent inspirer de confiance. Il y a dans cette opinion, comme dans beaucoup d'autres, un mélange d'erreur et de vérité. Sans doute il est indispensable d'avoir vu un certain nombre de malades pour être capable d'exercer avec discernement la médecine ; mais il n'est pas moins nécessaire d'avoir fait de bonnes études médicales, de posséder toutes les connaissances acquises jusqu'à ce jour, et surtout un jugement sûr et prompt, qui constitue ce qu'on appelle le tact en médecine, et qui est, jusqu'à un certain point, un don naturel. Le public se trompe donc grossièrement quand il accorde sa confiance à un médecin par la seule raison qu'étant très-âgé il est sensé avoir vu beaucoup de malades, et avoir acquis par-là beaucoup d'expérience. Sans doute c'est un grand avantage que ce genre d'expérience lorsqu'elle est en même temps éclairée et raisonnée, et qu'elle ne veut pas demeurer étrangère aux progrès de l'art ; mais, par malheur, trop confiante en elle-même elle dédaigne ordinairement tout secours étranger, et finit souvent par dégénérer en aveuglement et en routine. Zimmermann a fait un long Traité où toutes ces questions sont débattues avec la prolixité germanique, mais toujours avec esprit. On le consultera avec avantage, quoique ce ne soit pas un livre parfait. *Voyez* les mots MÉDECIN et TACT. (COUTANCEAU.)

EXPERT, s. m. On donne, en médecine légale, ce nom au médecin qui est chargé de faire un rapport juridique. *Voyez* MÉDECINE LÉGALE, RAPPORT. (R. D.)

EXPIRATEUR, adj. ; épithète applicable aux muscles qui servent à l'expiration. (A. B.)

EXPIRATION, s. f., *expiratio*. C'est la sortie de l'air des poumons, et l'un des deux mouvemens alternatifs qui constituent la respiration. *Voyez* ce mot.

EXPLORATION, s. f., *exploratio*. On se sert souvent, en médecine, de ce mot, pour exprimer l'examen, les recherches auxquels on se livre pour découvrir les signes d'une maladie (*Voyez* DIAGNOSTIC, AUSCULTATION, PERCUSSION, etc.), ou la cause de la mort. *Voyez* CADAVRE.

EXPRESSION, s. f., *expressio* ; opération de pharmacie, par laquelle on extrait, au moyen de la pression, les sucs que contient une substance. Au figuré, l'expression est la manière dont les sensations quelconques se peignent dans tout notre extérieur, principalement dans les traits de la face. *Voyez* FACE, HABITUDE DU CORPS, PATHOGNOMIQUE, etc.

EXPULSIF, adj., *expellens*, *expulsorius*, *expulsivus*, de *expellere*, chasser. On désigne ainsi les bandages que l'on applique dans le but de comprimer une cavité, de manière à en chasser les liquides qu'elle contient, ou à empêcher qu'il ne s'y rassemble d'autre fluide. *Voyez* BANDAGE.

EXSANGUE, EXSANGUIN, adj., *exsanguis;* qui est privé de sang. On désigne ainsi les personnes qui ont perdu une grande quantité de ce liquide par quelque hémorrhagie ou quelque saignée très-abondante.

EXSPUITION, s. f., *expuitio*, de *ex*, et de *sputum*, crachat; action par laquelle on rejette hors de la bouche les matières qui y sont parvenues ou qui s'y sont accumulées. Pour cela, ces matières sont rassemblées, par les mouvemens des joues et de la langue, au-devant de celle-ci, qui, en se recourbant et s'appuyant sur les arcades dentaires, interrompt la communication entre la bouche et la cavité formée par la disposition des lèvres, et dans laquelle est déposé le crachat. La langue alors se porte en arrière, et un courant rapide d'air entraîne les matières. L'exspuition est rare ou fréquente, suivant que des matières déposées ou rassemblées dans la bouche y donnent lieu plus ou moins souvent. Cependant quelquefois l'habitude de ce mouvement fait qu'on le répète plus fréquemment qu'il n'en est besoin; c'est ce qui constitue le *crachottement.* L'exspuition se fait difficilement chez les enfans très-jeunes : c'est une raison d'inviter les personnes qui les entourent dans leurs maladies, à explorer souvent l'intérieur de la bouche et à extraire avec les doigts les mucosités qu'ils ne peuvent pas rejeter. (R. D.)

EXSUDATION, s. f., *exsudatio*, de *ex*, et de *sudare*, couler, suer. On désigne ainsi le suintement d'une humeur quelconque qui se rassemble sur quelque surface en gouttelettes, de même que la sueur; dans ce sens, exsudation est donc synonyme d'*exhalation.* D'autres fois on prend ce mot, ou du moins le nom latin qui lui correspond (*exsudatio*) pour synonyme d'*ephidrose. Voyez* ce mot. (R. D.)

EXSTROPHIE (anat., path.), s. f., *exstrophia*, de ἐκστρέφω, ou de ἐκ et de στρέφω, tourner, renverser. J'ai décrit sous ce nom et sous celui d'*extroversion*, qui est son synonyme, le vice de conformation dans lequel certains organes creux paraissent être retournés ou renversés. Cette expression s'applique surtout à la déviation organique que beaucoup d'auteurs ont décrite sous le nom de *prolapsus vesicæ;* mais cette prétendue monstruosité n'est ni un prolapsus ni une extroversion. *Voyez* MONSTRUOSITÉ. (J. BRESCHET.)

EXTASE, s. f., *extasis*. Dans le langage vulgaire, ce mot exprime un sentiment de ravissement extrême et inattendu, de volupté vive, avec inaction plus ou moins complète des sens extérieurs et des mouvemens volontaires. L'habitude de la méditation, la vue contemplative et ascétique, ont quelquefois jeté dans une sorte de rêverie voluptueuse avec insensibilité extérieure, qui s'est renouvelée à la fin sans la cause qui l'avait d'abord fait naître. Dans la catalepsie, l'hystérie, l'hypocondrie, le somnambulisme, et certains paroxysmes des affections aiguës du cerveau, on observe souvent un état de semi-perte de connaissance, qu'on qualifie quelquefois d'*extatique;* mais cet état est loin d'être mêlé d'un sentiment de plaisir. (GEORGET.)

EXTEMPORANÉ, adj., *extemporaneus*. On désigne ainsi les médicamens composés que les pharmaciens préparant au moment même où ils en reçoivent la formule, et où ils doivent être administrés aux malades.

EXTENSEUR, s. m. et adj., *extensor*, de *extendere*, étendre; se dit des muscles qui portent une partie dans l'extension. Ceux qui suivent ont particulièrement reçu ce nom.

EXTENSEUR COMMUN DES DOIGTS, *épicondylo-sus-phalangettien commun*, Ch.; placé dans la couche superficielle de la région antibrachiale postérieure; allongé, simple supérieurement, quadrifide inférieurement; il s'insère sur l'épicondyle, sur l'aponévrose antibrachiale, sur trois cloisons fibreuses qui lui sont communes avec les muscles second radial, petit supinateur, extenseur propre du petit doigt; de là, les fibres charnues se portent en bas et un peu en dedans comme le muscle lui-même, qui se termine par une aponévrose large, épaisse, née dans son épaisseur, et devenue libre d'abord en arrière : cette aponévrose se divise en quatre tendons, unis long-temps par leurs bords, et passant, réunis en faisceau et revêtus par une membrane synoviale, sous le ligament annulaire postérieur du carpe, dans une coulisse large du radius. Au-dessous de cette coulisse, ces tendons divergent, quoique toujours réunis par des aponévroses minces, et les trois derniers par des brides fibreuses; se portent sur les quatre derniers doigts; s'unissent, au-dessous des articulations métacarpo-phalangiennes, avec ceux des lombricaux et des interosseux; s'élargissent et forment une membrane dense qui couvre les phalanges, et qui se divise en trois languettes derrière l'articulation des première et seconde phalanges : la languette moyenne se fixe sur la partie postérieure et supérieure de la seconde phalange; les deux latérales convergent, se réunissent, et se fixent sur le dos de la phalange unguéale.

Ce muscle peut étendre les phalanges des quatre derniers doigts les unes sur les autres; les doigts sur le métacarpe, et la main sur l'avant-bras, ou réciproquement.

EXTENSEUR DU PETIT DOIGT, *épicondylo-sus-phalangettien du petit doigt*. Placé dans la même couche que le précédent, à la région antibrachiale postérieure, il s'insère sur l'épicondyle, sur l'aponévrose de l'avant-bras, et sur trois cloisons fibreuses qui lui sont communes avec les muscles extenseur commun des doigts, cubital postérieur et petit supinateur. Il se dirige, de là, un peu en dedans, donne naissance à un tendon qui glisse sous le ligament annulaire postérieur du carpe, dans un canal fibreux tapissé par une membrane synoviale, situé au niveau de l'articulation radio-cubitale inférieure; puis gagne le petit doigt, et se confond bientôt avec le tendon de l'extenseur commun qui lui appartient. Il concourt à l'extension du petit doigt et de la main.

GRAND EXTENSEUR DU POUCE, *cubito-sus-phalangettien*. Placé dans la couche de la région antibrachiale postérieure, ce muscle allongé, semi-penniforme, s'insère sur la face postérieure du cubitus, sur le ligament interosseux; puis se porte obliquement en dehors; se termine bientôt par un tendon né dans son intérieur, et qui reçoit obliquement les fibres charnues par son bord antérieur. Il passe sous le ligament annulaire postérieur du carpe, dans une coulisse oblique du radius; croise la direction des tendons des muscles radiaux externes, qu'il recouvre; se porte sur le dos du pouce; s'unit au tendon de son court extenseur; reçoit deux prolongemens fibreux des tendons du court abducteur et court fléchisseur de ce doigt; et se fixe, en s'élargissant, sur la phalangette du pouce. Il étend les phalanges du pouce sur l'os du métacarpe, et celui-ci sur le carpe; il concourt aussi à l'extension de la main en totalité.

COURT EXTENSEUR DU POUCE, *cubito-sus-phalangien du pouce*. Placé en dehors du précédent, dans la même couche musculaire, obliquement dirigé en bas et en dehors, ce muscle s'insère très-peu sur le cubitus, principalement sur le ligament interosseux et le radius; il est caché, à son origine, dans une sorte de gouttière musculaire, formée par le rapprochement du grand abducteur et du grand extenseur du pouce; il donne naissance bientôt à un tendon qui passe, avec celui du grand abducteur, dans un canal osseux et fibreux, sur la partie externe du radius; puis s'aplatit, s'unit au tendon du précédent, et s'implante en arrière et en haut de la première phalange du pouce. Excepté ce qui regarde la dernière phalange de ce doigt, il a les mêmes usages que le précédent.

EXTENSEUR PROPRE DE L'INDEX, *cubito-sus-phalangettien de l'index*. Semblable aux deux précédens, moins oblique, placé au même endroit, il s'insère sur le cubitus et le ligament interosseux; descend en dehors; donne naissance à un tendon qui reçoit la plupart des fibres par sa face antérieure; passe dans la gaîne de l'extenseur commun; puis se place en dehors du tendon de l'extenseur commun, qui se porte à l'index et s'unit à lui. Il concourt à l'extension de l'index et de la main.

EXTENSEUR DU GROS ORTEIL, *péronco-sus-phalangettien du pouce*. Occupant la région jambière antérieure, aplati transversalement en haut, caché d'abord par le rapprochement des muscles jambier antérieur et extenseur commun des orteils, ce muscle s'insère sur la face interne du péroné et sur le ligament interosseux; de là, ses fibres se dirigent en bas et en avant, et se rendent sur le bord postérieur du tendon, qui se porte en dedans sous le ligament annulaire du tarse, dans une coulisse spéciale, se dirige vers le gros orteil, bientôt s'aplatit beaucoup, et s'insère à la phalange unguéale. Il étend le gros orteil et le pied, en relevant son bord interne.

EXTENSEUR COMMUN DES ORTEILS (*Long*), *péronéo-sus-phalangettien commun*. Plus volumineux, de même forme que le précédent, et placé dans la même région; il s'insère sur la tubérosité externe du tibia, sur la face antérieure du péroné, sur le ligament antérieur de l'articulation péronéo-tibiale supérieure, sur le ligament interosseux, l'aponévrose tibiale et deux cloisons fibreuses qui le séparent du jambier antérieur et des péroniers latéraux; de là, les fibres charnues se rendent, les supérieures verticalement, les inférieures obliquement, sur un tendon qui règne sur leur partie antérieure; se divise bientôt en trois portions, puis en quatre, lesquelles passent sous le ligament annulaire antérieur du tarse, dans une coulisse revêtue d'une membrane synoviale très-humide; puis divergent sur le dos du pied; arrivent sur les quatre derniers orteils, où la dernière reçoit un prolongement fibreux du court péronier latéral, et les trois premières s'unissent au bord interne des tendons du pédieux; tous ces tendons, fortifiés plus loin par ceux des lombricaux et des interosseux, forment une membrane qui recouvre le dos des orteils et se comporte comme celle de l'extenseur commun des doigts. Ce muscle étend les phalanges des orteils et ceux-ci sur le métatarse; il peut aussi étendre le pied sur la jambe. (A. BÉCLARD.)

EXTENSEUR COMMUN DES ORTEILS (*Court*). *Voy.* PÉDIEUX.

EXTENSIBILITÉ, s. f., *extensibilitas*; qualité de ce qui est extensible; propriété commune, comme la rétractilité, à tous les TISSUS. (A. B.)

EXTENSION, s. f., *extensio*, de *extendere*, étendre; action d'étendre ou de redresser les parties qui ont été fléchies: se dit aussi de la situation où se trouvent les parties ainsi étendues. L'extension est un des mouvemens d'opposition dont les articulations sont susceptibles; tantôt, comme on le voit au coude, au genou, elle se borne à ramener sur une même ligne droite les os qui se meuvent; tantôt, comme au poignet, à la colonne vertébrale, elle les incline en sens inverse de celui de la flexion, quoiqu'à un moindre degré; dans quelques cas enfin, comme à l'articulation du pied, elle ne peut, au contraire, être portée au point de confondre les axes des leviers qui se meuvent. (A. B.)

En chirurgie, le mot extension s'applique à l'opération par laquelle on tire en sens opposé un membre luxé ou fracturé, pour ramener les surfaces articulaires à leur situation naturelle, ou affronter les fragmens de l'os brisé. On a donné plus spécialement le nom d'extension, dans ce dernier sens, à l'effort que l'on fait sur la partie inférieure du membre, et qui est opposé à celui par lequel on en retient la partie supérieure, et qu'on nomme *contre-extension*. *Voyez* FRACTURE, LUXATION. (J. C.)

EXTÉNUATION, s. f., *extenuatio*. On désigne ainsi quelquefois la diminution excessive des forces, l'amaigrissement au dernier degré. *Voyez* AMAIGRISSEMENT, PHTHISIE, etc.

EXTINCTION, s. f., *extinctio*. Ce mot, en chimie et en pharmacie, s'applique aux opérations par lesquelles on réduit la chaux vive à l'état d'hydrate, par l'addition d'une petite quantité d'eau, ou l'on divise le mercure, en le triturant avec quelque corps gras, jusqu'à la disparition des globules métalliques. En pathologie, on se sert quelquefois des expressions *extinction de voix*, pour désigner l'aphonie plus ou moins complète. *Voyez* APHONIE.

EXTIRPATION, s. f., *extirpatio*, de *ex*, et de *stirps*, *stirpis*, origine, racine; opération de chirurgie par laquelle on enlève en totalité une tumeur développée au milieu des tissus organiques, ou une partie quelconque, devenue le siége de quelque affection incurable. C'est ainsi qu'on fait l'extirpation d'une tumeur cancéreuse, d'un polype, d'une loupe, d'un kyste, etc. L'opération varie nécessairement, suivant la nature de la maladie, et suivant le siége qu'elle occupe. *Voyez* KYSTE, LOUPE, MAMELLE, POLYPE, etc.

EXTRACTIF. s. m. On avait donné, dans ces derniers temps, le nom d'extractif à un prétendu principe immédiat des végétaux, qu'on regardait comme faisant la base des *extraits*. On avait été même jusqu'à lui imposer des caractères. Considéré sous ce rapport, l'extractif devait être une matière soluble dans l'eau, colorée, d'une saveur amère, quelquefois âcre. L'extractif devait être précipité de ses dissolutions par plusieurs solutions métalliques, et principalement par l'acétate de plomb, le muriate d'étain, le sulfate d'albumine : il devait absorber l'oxygène et devenir insoluble. Il pouvait se fixer sur les étoffes, au moins à l'aide d'un mordant : selon Fourcroy, l'extractif dans les végétaux n'était point renfermé dans des vaisseaux particuliers, mais il accompagnait la plupart des autres principes immédiats. Du reste, Fourcroy, qui a le plus insisté sur l'extractif, n'a donné aucun procédé pour l'avoir pur. L'opinion de Fourcroy sur l'extractif n'est plus admise; on ne considère plus cette matière comme un principe immédiat des végétaux : on la regarde comme un mélange de substances diverses et variables. Les travaux de MM. Vauquelin, Chevreuil et Pelletier mettent cette vérité hors de doute. *Voyez* EXTRAIT (PELLETIER.)

EXTRACTION, s. f., *extractio*, *evulsio*; opération qui consiste à tirer au dehors, avec la main seule ou avec le secours d'instrumens, des corps étrangers introduits ou développés dans nos organes, ou bien quelques-unes de nos parties dont la présence est devenue une cause de difformité ou d'accidens.

En traitant des *corps étrangers*, nous avons déjà indiqué la plupart des préceptes généraux et particuliers relatifs à leur extraction. Au mot *évulsion*, nous avons parlé de l'arrachement des cils, des poils, des ongles. Cet article sera consacré à l'*extraction des dents* et aux autres opérations relatives à l'exérèse, que l'on pratique sur elles.

L'état pathologique d'une dent et la nécessité de son extraction étant bien reconnus, on doit avant d'y procéder donner au malade une situation solide pour lui, commode pour l'opérateur, et faire choix des instrumens convenables.

La situation du malade, la plus convenable pour cette opération, est celle dans laquelle il est assis sur un fauteuil solide, à dossier élevé et légèrement renversé en arrière.

Les instrumens que l'on a imaginés pour l'extration des dents sont très-nombreux. On les trouve représentés, ainsi que les modifications que plusieurs dentistes leur ont fait subir, dans les ouvrages de Garangeot, Scultet, Fauchard, Mahon, Bourdet, Gariot, Bell, Fox, Laforgue, etc. On peut les rapporter tous aux cinq genres suivans :

1° Les différentes espèces de *daviers* ou pinces droites, courbes, coudées, dont les mors épais ou minces et allongés sont garnis de dentelures pour saisir les dents avec plus de solidité. Toutes les pinces agissent sur la dent ou sur la portion de dent à extraire par deux points opposés qu'ils compriment plus ou moins suivant le degré de force avec lequel leurs mors sont rapprochés ; et si le degré de constriction est trop considérable, on risque de briser les dents que l'on cherche à extraire. Un avantage de ces instrumens, c'est que, prenant le plus souvent leur point d'appui dans la main du chirurgien, ils n'exercent aucune contusion sur les gencives, aucune pression sur les dents voisines. On s'en sert particulièrement pour l'extraction des dents incisives, canines, petites molaires, et pour achever l'extraction des dents ébranlées ou luxées avec la clef ou le pélican. Les pinces sont aussi d'un grand secours pour l'extraction des portions de racine cachées par les gencives.

2° Les instrumens qui, au moyen d'un crochet saisissent la dent, soit en dedans, soit en dehors, et tendent à la renverser dans le sens opposé, en prenant leur point d'appui sur le bord alvéolaire, vis à-vis la dent à extraire. A ce genre se rapportent le levier à deux branches, connu sous le nom de *tirtoir*, et la *clef anglaise* ou de *Garangeot*, dont le crochet n'offre qu'une courbure. La tige de la clef anglaise était autrefois droite dans toute sa longueur ; construite de cette manière, on ne pouvait s'en servir que difficilement pour l'extraction des dents grosses molaires ; on a remédié à cet inconvénient, en courbant la tige en dehors, vers l'extrémité qui supporte le crochet. On peut adapter à la clef des crochets de différentes grandeurs, et qu'il faut fixer avec une vis, dans une direction différente, suivant la mâchoire et le côté de la mâchoire sur lequel on opère. Les clefs plus compliquées dans leur construction, et connues sous les noms de *clef à pivot* et de *clef à noix*, présentent cet avantage que l'on peut donner au crochet toutes les directions, et même le placer suivant l'axe de la tige sans le dévisser, ce qui permet de l'appliquer sur les dents incisives. La clef à noix offre plus de solidité que celle à pivot. On peut déployer une grande force avec les clefs, sans produire de secousses, mais elles offrent toutes un inconvénient, c'est qu'elles prennent leur point d'appui sur la gencive et sur l'alvéole, vis-à-vis de la dent que l'on extrait; d'où il résulte que la gencive est nécessairement contuse. En se servant de la clef, on ne peut guère éviter de briser l'alvéole du côté vers lequel on renverse la dent; et si, pendant l'opération, on ne prend et on ne soutient pas le point d'appui assez bas, on éprouve de la difficulté à renverser cette dent, et on est exposé à la casser, parce que l'alvéole, comprimée en dehors, ne peut obéir à l'effort qui tend à la faire céder dans ce sens; si on la prend trop bas, on brise l'os maxillaire. On se sert ordinairement de la clef pour l'extraction des dents petites molaires, des premières grosses molaires, et des racines de ces dents sur lesquelles on peut faire agir le crochet.

3° Les instrumens qui saisissent la dent au moyen d'un crochet, et qui prennent leur point d'appui sur d'autres dents seulement, ou bien sur d'autres dents et sur le bord alvéolaire : ici se rangent le *pélican ordinaire* ou à demi-roue, qui prend son point d'appui sur d'autres dents; le pélican, dont le point d'appui est formé, comme l'ont conseillé Bucking et M. Dubois-Foucou, d'une plaque de métal légèrement concave, ovale, longue d'un pouce, large de huit à dix lignes, garnie de peau et articulée avec la tige qui la supporte au moyen d'une charnière. Cette plaque prend son point d'appui en même temps sur les dents et sur les gencives. Son étendue, sa forme, ses garnitures, empêchent qu'on n'ébranle les dents, qu'on ne meurtrisse les gencives et le bord alvéolaire. Les crochets de ce pélican peuvent, à volonté, être rapprochés ou éloignés du point d'appui au moyen d'une vis de rappel, placée dans l'épaisseur de la tige de l'instrument, et parallèlement à son axe. On adapte à cet instrument des crochets coudés, pour l'extraction des dents de sagesse. Les pélicans agissent dans une direction presque horizontale; ils déplacent les dents en les renversant obliquement. Tous les dentistes admettent que, lorsqu'on ne sait point s'en servir habilement, on est exposé à ébranler et à renverser des dents saines; quelques praticiens, et notamment Lafargue, conseillent de ne jamais l'employer; plusieurs autres lui trouvent de grands avantages, surtout pour l'extraction des dernières grosses molaires, et pour celle des dents dont les gencives sont enflammées, gonflées et très-douloureuses. On emploie aussi, dans ces différens cas, la clef à crochet courbé en Z ou en manivelle; elle ne prend pas son point d'appui vis-à-vis la dent à extraire, mais au-devant d'elle. Il en est de même de la clef perfectionnée par Spence et décrite par Fox, construite de telle manière que le crochet peut être placé au niveau du panneton ou chevet, au-devant de lui, et derrière lui.

4° Les *différens leviers simples*, droits ou courbes, connus sous le nom de *poussoir*, de *ciseau*, de *pied-de-biche*, de *langue-de-carpe*, de *crochets* montés sur un manche. On se sert de ces instrumens pour extraire des racines ou des portions de racine, en les renversant en dedans ou en dehors, ou en les soulevant. On a renoncé à faire agir les poussoirs et ciseaux en frappant sur leur manche avec une masse de plomb, ce qui pouvait occasioner des ébranlemens douloureux dans la tête. Ces instrumens n'agissent que sur un des côtés de la racine des dents; ils doivent, en général, prendre leur point d'appui dans la main du chirurgien, et, en opérant, celui-ci doit éviter de les faire agir par secousses et avec violence, ce qui l'exposerait à blesser les gencives, la langue ou les joues.

5° Je range dans ce dernier genre les instrumens proposés par Charpentier, Simpson, Aitken, Bell, pour extraire les dents verticalement. Ces instrumens ne peuvent surmonter que difficilement la résistance du périoste alvéolaire et les obstacles qui résultent de la divergence ou de la convergence des racines. Quelques-uns de ces instrumens ont en outre l'inconvénient d'appuyer douloureusement sur les dents voisines qui leur servent de point d'appui. Ils ne sont point employés en France, et on n'a pas non plus adopté l'usage de l'instrument de Mortet, décrit dans sa thèse soutenue à l'École de Médecine de Paris, en l'an XI, et dans laquelle il a cherché à réunir la clef anglaise et le davier.

Manuel opératoire. — Le malade étant assis, comme nous l'avons dit précédemment, le chirurgien, s'il s'agit d'extraire une dent incisive, une dent canine, saisit avec une pince droite cette dent, au niveau de son collet, sans endommager la gencive; il serre assez fortement pour que l'instrument ne glisse pas, mais avec précaution cependant, pour ne pas briser la dent. Il l'ébranle ensuite lentement par de légers mouvemens de rotation à droite et à gauche, et il achève de l'extraire en la tirant perpendiculairement.

Lorsque les dents sont tellement cariées, que l'on craint de les briser avec la pince, on les extrait avec le pélican à crochet étroit : on opère de la même manière pour les surdents.

On extrait ordinairement les petites molaires et les premières grosses molaires avec la clef. L'instrument est tenu de la main droite; on applique l'extrémité du crochet, dont la grandeur doit être proportionnée au volume de la dent, sur la face interne du collet de cette dent, le plus bas possible, et le panneton ou chevet sur la face externe de la gencive, vis-à-vis l'extrémité de la racine. Quelques dentistes interposent entre le panneton et la gencive un morceau de papier plié en plusieurs doubles, ou bien une plaque de métal, pour empêcher que la gencive ne soit meurtrie. On fait alors exécuter à la clef un demi-tour par un mouvement lent et gradué. Fox recommande de tâcher de terminer l'extraction de la dent dans une direction perpendiculaire. Si la dent n'est que luxée, on achève de l'extraire avec une pince droite ou courbe.

On peut aussi employer le davier courbé pour extraire les premières dents molaires, surtout quand elles sont déjà vacillantes, ou que leurs racines ne paraissent ni très-volumineuses, ni très-divergentes. On les saisit avec cet instrument le plus profondément possible, en appuyant, avec le pouce, sur le dos du bec convexe; puis on les ébranle doucement par de légers mouvemens, et on finit par les retirer perpendiculairement. Plusieurs dentistes se servent du tirtoir pour ôter ces dents, en prenant le point d'appui en dehors, vis-à-vis le sommet de la racine de la dent.

L'extraction des dents de sagesse offre assez souvent d'assez grandes difficultés, qui peuvent résulter, pour ces dents des deux mâchoires, du peu de saillie de leur couronne, de la destruction d'une grande partie de leur couronne par la carie, de la petitesse de l'ouverture de la bouche, de la difficulté de l'ouvrir largement. En outre, les dents de sagesse de la mâchoire inférieure sont quelquefois masquées en dehors par la partie antérieure de l'apophyse coronoïde, et par le processus miloïdien externe, lorsqu'il est très-saillant et très-épais, tandis que les dents correspondantes de la mâchoire supérieure, lorsque la bouche est ouverte, se trouvent chez certains sujets, tellement rapprochées du sommet de l'apophyse coronoïde, qu'on ne peut prendre un point d'appui sur le bord alvéolaire vis-à-vis de leurs racines. C'est pour ces raisons qu'on a conseillé de renverser ces dents de dehors en dedans avec la clef, ou avec le tirtoir à crochet coudé de Mouton, que l'on fait agir comme le pélican, en prenant le point d'appui vers la quatrième molaire. Souvent ces dents n'ont qu'une racine peu longue, et alors on peut assez aisément les extraire avec la langue-de-carpe, que l'on enfonce entre elles et la quatrième molaire, le plus près possible de la gencive; puis, par un mouvement de levier qui prend son point d'appui sur cette dernière dent, on achève l'opération. Lorsque l'ouverture de la bouche est grande, et que la dernière dent se trouve isolée, l'opération est ordinairement très-facile, avec le même instrument. Si l'on se propose de renverser la dent en dehors, on se sert de la clef à crochet à manivelle, ou de celle de Spence, ou bien on emploie le pélican. Pour le faire agir méthodiquement, on place son crochet entre la gencive et la face lingnale du collet de la dent; la demie roue ou la plaque qui forme le point d'appui doit appuyer en dehors sur les dents seulement, si le pélican est à roue, sur les dents et sur les gencives, s'il est à plaque, à huit à dix lignes plus en avant que le crochet. On imprime ensuite à l'instrument un mouvement composé, par lequel la tige de l'instrument est ramenée lentement vers la ligne médiane, en même temps que le crochet est tiré en dehors. Aussitôt que la dent est ébranlée ou à demi luxée, il convient d'achever son extraction avec une pince, pour éviter de briser le bord alvéolaire. Il est également prudent de séparer la dent de la gencive avant d'appliquer l'instrument, pour ne pas en enlever une portion en opérant.

L'extraction des racines des dents peut se faire, suivant leur volume, leur saillie et leur degré d'adhérence, avec la clef, le pélican à crochet aigu et étroit, le crochet simple aigu, le pied de biche, la langue de carpe, les pinces allongées. On repousse ces racines en dehors ou en dedans, ou bien on ne fait que les soulever. Il est quelquefois nécessaire, pour faciliter l'opération, d'inciser la gencive pour mettre ces racines à découvert, et même d'entamer la paroi externe de l'alvéole.

Immédiatement après l'extraction d'une dent, l'alvéole et la gencive versent une petite quantité de sang dont l'écoulement contribue à calmer la douleur, et à prévenir l'inflammation. Le sang ne tarde pas à s'arrêter spontanément, ou à la suite de lotions faites avec de l'eau pure ou avec de l'eau légèrement vinaigrée. On doit rapprocher avec les doigts les bords écartés de la gencive, conseiller un gargarisme rafraîchissant, et recommander au malade d'éviter les influences qui pourraient produire une fluxion.

Les accidens que l'on observe pendant et après l'extraction des dents sont primitifs et consécutifs. Nous allons les passer successivement en revue, en exposant succinctement les moyens d'y remédier.

Accidens primitifs. A. *Fracture de la dent.* — On parvient ordinairement à l'éviter en saisissant les dents profondément; en les renversant vers le côté où elles sont inclinées; en plaçant le crochet sur le côté de la dent le moins altéré par la carie, et en opérant avec lenteur. Au moment où l'on s'aperçoit que la fracture a lieu, il est quelquefois possible d'enfoncer de nouveau le crochet de l'instrument le long de la racine, et de l'extraire, sans que le malade se doute de cette manœuvre. Si on la juge impossible, il faut examiner si, sans produire de désordres, on peut faire l'extraction avec une pince ou avec un levier simple, et y procéder sans délai. Cette opération paraissant devoir être trop douloureuse ou impraticable, il convient d'abandonner la racine, et de s'attacher à prévenir les accidens inflammatoires.

B. *Fracture et extraction, avec la dent, d'une petite portion de l'os maxillaire.* — Cet accident est fréquent, et résulte le plus souvent de la convergence ou de l'extrême divergence des racines, ou bien de leur intime adhérence à l'alvéole. Les dentistes ont coutume de cacher cet accident aux malades; et il est d'ailleurs de peu d'importance. Quand il a lieu, il faut s'assurer s'il ne reste pas quelque esquille détachée et piquant la gencive, pour en faire aussitôt l'extraction.

C. *Fracture d'une grande portion du bord alvéolaire.* — On a des exemples nombreux de cet accident, occasioné ordinairement par des efforts trop brusques et trop violens d'extraction.

Il faut tâcher de replacer ces pièces d'os, de les maintenir replacées, et insister sur le traitement antiphlogistique local et général. Le sinus maxillaire peut être ouvert dans cet accident: l'ouverture tantôt se ferme, et tantôt reste fistuleuse.

D. *Le détachement d'une grande portion de gencive.*—On le prévient en cernant les dents que l'on doit extraire, et qui paraissent très-adhérentes aux gencives. Le traitement est le même que dans le cas précédent.

E. *L'ébranlement ou même la luxation de plusieurs dents*, suite assez fréquente de mauvaises manœuvres exécutées avec le pélican, a lieu aussi quelquefois quand les dents sont très-rapprochées. Bell recommande, dans ce cas, de limer les côtés de la dent que l'on se propose d'extraire. On remédie à cet accident en ramenant doucement les dents luxées dans leur direction: il est quelquefois nécessaire de les assujettir avec une plaque de plomb recourbée; dans tous les cas, le malade doit s'abstenir, pendant quelque temps, de mâcher avec elles des alimens solides.

F. *L'extraction simultanée de plusieurs dents adhérentes immédiatement par leurs racines*, ou *par l'intermède d'une substance fibreuse.* M. Duval rapporte deux exemples de ce genre d'accident, dans ses opuscules sur l'art du dentiste: l'art ne peut y remédier.

G. *L'extraction d'une dent saine prise pour une dent malade.* — Il convient, dans ce cas, de replacer immédiatement cette dent, si elle n'a qu'une racine, ou si les racines sont parallèles, et de se comporter ensuite comme dans le cas de luxation. J'ai vu réussir cette opération sur un jeune médecin.

H. *L'hémorrhagie.* — Cet accident n'est pas rare, et il n'a lieu quelquefois que plusieurs heures après l'opération. Le sang peut provenir de la gencive, du fond de l'alvéole, d'une racine rompue, d'une fracture de l'alvéole. L'écoulement du sang est quelquefois occasioné et entretenu par la présence d'une esquille irrégulière. Dans quelques circonstances, l'accident reconnaît pour cause l'état fongueux, scorbutique des gencives. Les lotions styptiques; le tamponnement avec de la charpie ou de l'agaric imbibé du même liquide, le tamponnement avec une boule de cire ramollie, l'extraction des esquilles, enfin la cautérisation avec le fer rouge, tels sont les moyens principaux qui ont été employés, et entre lesquels on choisira le plus convenable pour chaque cas particulier. On rend le tamponnement plus efficace en maintenant les deux mâchoires rapprochées au moyen d'une fronde.

I. *Blessures des joues, de la langue, du palais, par l'instrument servant à l'opération.* — Cet accident résulte quelquefois du peu de sûreté de la main du chirurgien; mais le plus souvent il est la suite de mouvemens inconsidérés exécutés par le malade, et déterminés par la frayeur ou par la douleur. Lorsqu'un malade retire la tête avec violence, ou qu'il saisit brusquement la main de l'opérateur, il faut abandonner l'instrument pour ne pas produire de blessures, et attendre que le malade soit plus tranquille pour recommencer l'opération.

J. *Luxation de la mâchoire.* — On en a plusieurs exemples, et on doit réduire la luxation immédiatement après avoir terminé l'extraction de la dent.

K. *Convulsions. Syncopes.* — Ces accidens sont ordinairement de courte durée, et cessent spontanément. *Voyez* ces mots.

Les accidens consécutifs sont le gonflement inflammatoire des gencives et des joues; des abcès plus ou moins volumineux; des nécroses d'une portion du bord alvéolaire; des fistules entretenues par ces nécroses. Les moyens antiphlogistiques sont exclusivement indiqués pour prévenir et combattre ces accidens à leur origine. On ouvre les abcès, et on pratique l'extraction des portions d'os nécrosées, devenues mobiles; bientôt après, les fistules se cicatrisent.

Nous rangeons au nombre des opérations d'extraction ou d'exérèse, qui se pratiquent sur les dents, celles qui ont pour but d'en enlever une portion avec la *lime*, et celles qui consistent à les débarrasser des concrétions qui s'attachent à leur surface.

On lime les dents pour séparer celles qui se touchent, et qui menacent de se carier; pour raccourcir une dent trop longue; pour détruire une carie commençante; pour faire disparaître des aspérités résultant d'une fracture.

Le malade doit être assis, et avoir la tête appuyée; l'opérateur se place à son côté droit, et il tient la lime comme une plume à écrire. Avec les doigts de la main gauche il écarte les lèvres, assujettit la mâchoire, éloigne la langue, et soutient la dent sur laquelle il agit. Les mouvemens imprimés à la lime doivent être doux, légers, sans secousses. Si elle s'engage, on la dégagera lentement, et on la trempera fréquemment dans l'eau fraîche pour l'empêcher de s'échauffer. On se sert d'une lime garnie d'aspérités sur ses deux faces pour séparer deux dents trop rapprochées, et également menacées de carie. Lorsqu'on lime la couronne d'une dent sur l'un de ses côtés, il faut s'arrêter avant d'arriver au collet, afin que la dent limée ne change pas de direction, et conserve toujours un point d'appui latéral. Quand on a séparé deux dents, et que cette séparation n'a pas suffi pour détruire toute la carie, il faut, avec une lime plus mince, détruire cette carie, en faisant agir l'instrument un peu obliquement aux dépens de la face postérieure de la dent. Si la carie est trop profonde, on achève de la détruire par la cautérisation. Si on veut raccourcir une dent trop longue de plusieurs lignes, il faut le faire en plusieurs fois et à des intervalles assez éloignés pour éviter de rendre cette dent douloureuse. Cette opération rend quelquefois les dents sensibles à l'impression du froid et du chaud, ou les agace pendant plusieurs jours : ces sensations désagréables se dissipent d'elles-mêmes.

L'opération qui consiste à nettoyer les dents, lorsque les lotions et l'emploi méthodique de la brosse et des poudres dentifrices n'ont pu empêcher la formation des concrétions calcaires sur leur surface, exige l'emploi de plusieurs instrumens, tels que de très-petits scalpels, en forme de canif à lame étroite, légèrement recourbée, des grattoirs à un et à deux tranchans, des rugines aplaties, d'autres rugines triangulaires et quadrangulaires. Le tranchant de tous ces instrumens doit être solide et assez épais pour ne pas se briser et ne pas entamer les dents. Lorsque les concrétions sont dures, volumineuses, adhérentes, il faut les diviser en plusieurs fragmens avec la pointe d'un grattoir, avant de chercher à les extraire. Lorsque le tartre est très-abondant, et que les gencives sont engorgées, douloureuses, il convient de ne point l'enlever en totalité dans un seul jour. En exécutant cette opération, il faut enlever non-seulement les concrétions qui recouvrent la couronne des dents, mais encore celles qui se sont formées entre leur collet et la gencive, et qui finissent par les déchausser et les ébranler. Lorsque les dents sont ébranlées, il faut les soutenir en les nettoyant, pour ne pas les ébranler davantage. On tient ordinairement les instrumens comme une plume à écrire, et on les fait agir, soit comme un levier de premier genre, soit en ratissant légèrement les surfaces incrustées. Pendant et après l'opération, on fait laver fréquemment la bouche du malade avec de l'eau tiède pure, ou avec de l'eau légèrement aromatisée. (MARJOLIN.)

EXTRACTO-RÉSINEUX. Lorsqu'on admettait l'existence des extractifs, on avait appelé extracto-résineux une modification de ce prétendu principe, modification dans laquelle il semblait se rapprocher des résines, par sa nature et ses propriétés. (PELLETIER.)

EXTRAIT, s. m., *extractum*. On nomme ainsi le produit de l'évaporation d'un suc végétal ou d'un liquide dans lequel on a fait macérer, infuser ou bouillir une plante verte ou sèche, ou quelqu'une de ses parties. On a étendu ce nom à quelques préparations analogues, tirées du règne animal. On donne ordinairement aux extraits une consistance telle, qu'on puisse les malaxer, et les mettre sous forme de pilules; cependant il est des cas où on les dessèche complétement. Dans cet état, on les nommait autrefois *sels essentiels*, préparés selon la méthode de Lagaraie. On les désigne maintenant d'une manière plus convenable en les appelant simplement *extraits secs*.

Les extraits ont été l'objet d'un travail spécial de Rouelle; ce père de la chimie en France les avait divisés en extraits *muqueux*, extraits *savonneux*, extraits *résineux*. Il plaçait parmi les premiers tous ceux dans lesquels le principe muqueux semblait prédominer; les extraits résineux étaient ceux dans lesquels des matières résineuses entraient en proportions remarquables, tandis que, sous le nom d'extraits savoneux, il comprenait tous les extraits formés de substances à la fois solubles dans l'eau et l'esprit-de-vin. L'épithète de *savoneux*, qu'il avait donnée à ces derniers, provenait de ce que leur solution dans l'eau avait la propriété de mousser par l'agitation, à la manière de l'eau de savon. Depuis Rouelle, on a proposé un grand nombre de classifications des extraits; nous ne croyons pas devoir nous y arrêter, parce qu'aucune n'est vraiment satisfaisante. Leurs auteurs ont, pour la plupart, judicieusement pensé qu'une bonne classification des extraits devait être basée sur la connaissance de leur composition; mais cette idée heureuse aurait dû les déterminer à se livrer à des travaux chimiques, tendant à constater la nature des extraits, avant de publier aucune classification générale. C'est, il est vrai, ce qu'avait commencé à faire M. Braconnot, avec le talent qui lui est connu; mais ce chimiste s'est encore trop pressé de généraliser ses résultats.

S'il est impossible de classer les extraits suivant leur nature, du moins quant à présent, cependant, pour faciliter l'exposition des détails dans lesquels on doit entrer lorsqu'on traite des extraits dans les pharmacopées ou les manuels de pharmacie, on peut réunir ces préparations en divers groupes, et établir parmi elles une sorte de classification méthodique, entièrement artificielle. Ainsi, on pourrait diviser les extraits, 1° d'après le règne qui les a fournis, en extraits végétaux et animaux; 2° d'après leur consistance, en extraits mous et en extraits secs; 3° d'après le menstrue qui a servi à les obtenir, en extraits aqueux, vineux, alcoholiques, et même éthérés; 4° d'après les opérations auxquelles on a recours pour les préparer, en extraits par *expression*, par *macération*, par *infusion*, par *décoction*, etc.

La composition des extraits varie suivant les végétaux qui les fournissent; car les extraits consistant dans la réunion des principes immédiats solubles des végétaux dont ils proviennent, doivent différer suivant le nombre et les proportions de ces principes dans chaque végétal. Bien plus, plusieurs matières insolubles, lorsqu'elles sont pures, acquièrent de la solubilité par leur union avec d'autres substances, et le cas opposé se rencontre aussi fréquemment. On aurait donc l'analyse exacte d'un végétal, qu'il faudrait encore étudier les réactions de ces divers principes pendant la préparation de l'extrait, pour avoir une idée exacte de sa composition. Nous n'entrerons point dans le détail des manipulations auxquelles se livrent les pharmaciens pour préparer les extraits; nous dirons cependant en quelques mots que l'on a recours à la macération, à l'infusion et à la décoction, quand on agit sur des végétaux secs. La macération et l'infusion sont, dans presque tous les cas, préférables à la décoction, qui demande l'emploi d'un degré de chaleur auquel déjà plusieurs principes immédiats s'altèrent ou forment des combinaisons nouvelles. L'évaporation du menstrue doit également se faire, autant que possible, à une douce chaleur, et, sur la fin, au bain-marie. Quelquefois même on dessèche les extraits au soleil ou à l'étuve, en les étalant sur des assiettes; cette méthode est peut-être un peu longue, mais ses résultats sont très-avantageux. On peut aussi avec succès employer l'évaporation à la vapeur. Avec des appareils appropriés : elle est peu dispendieuse. On trouve, chez M. Moultefarine, mécanicien à Paris, des appareils faits sur les dessins de M. Darcet; ce sont des capsules à doubles fonds, entre lesquels circule de la vapeur d'eau comprimée et fournie par une chaudière à soupape. Je m'en suis servi avec avantage dans beaucoup d'opérations de chimie pharmaceutique, et particulièrement dans la préparation des extraits. Il serait à désirer que cette méthode fût généralement adoptée.

Lorsqu'on veut obtenir les extraits des plantes fraîches, il faut avoir recours à l'expression et à l'évaporation de leur suc. Il est ici une observation importante à faire : ces sucs contiennent toujours une matière albumineuse, qui, par l'application de la chaleur, se coagule, et entraîne avec elle la matière colorante verte. Cette combinaison d'albumine coagulée et de chlorophylle doit être séparée de la liqueur par la filtration à la chausse. Sans cette précaution, on aurait un extrait grumeleux, nullement homogène, et difficile à conserver. Il est cependant des cas où l'on veut que l'extrait contienne cette matière qu'on désigne improprement sous le nom de *fécule verte;* par exemple, dans l'extrait de ciguë préparé d'après la méthode de Stork. Dans ce cas, il faut toujours opérer la coagulation de *la fécule*, et la séparer de suite de la liqueur. On continue alors l'évaporation, et, quand l'extrait est amené à consistance de miel, on le retire du feu, et on y *réincorpore* la fécule verte. On termine l'opération en amenant l'extrait en consistance pilulaire, à la chaleur du bain-marie. Si l'on n'avait pas eu le soin d'enlever d'abord la fécule verte, elle se serait racornie et entièrement altérée par la chaleur. En opérant comme nous l'avons dit, on a un extrait très-homogène et d'une couleur verte.

Les extraits alcoholiques se préparent ordinairement par l'évaporation au bain-marie des teintures des végétaux sur lesquels on opère. Ces teintures se font ordinairement avec de l'alcohol à 24°. Les exceptions sont indiquées par le Codex. Les extraits alcoholiques peuvent varier suivant la force de l'alcohol : s'il est faible, l'extrait contiendra plus de matières *muqueuses;* s'il est fort, l'extrait sera plus chargé de matières *résinoïdes*. Les propriétés de l'extrait pourront donc varier dans ces deux cas : la différence qui existe entre l'énergie de l'extrait alcoholique de noix vomique fait avec de l'alcohol à 32°, comparé à celui fait avec de l'alcohol à 22°, est un exemple frappant de notre assertion. (PELLETIER.)

EXTRAVASATION, EXTRAVASION, s. f., *extravasatio*, de *extrà*, hors, et de *vasa*, vaisseaux. On désigne ainsi l'infiltration ou l'épanchement de certains liquides qui, par une cause quelconque, sortent des vaisseaux ou des réservoirs destinés à les contenir. *Voyez* ECCHYMOSE, ÉPANCHEMENT, INFILTRATION, etc. (R. D.)

EXTRÉMITÉ, s. f., *extremitas*. Ce mot n'est un peu détourné, en anatomie, de son acception ordinaire, que lorsqu'on appelle les membres *extrémités supérieures* et *inférieures*, bien que les supérieurs ne soient pas placés à une extrémité du tronc. (A. B.)

EXTROVERSION, s. f., de *extrà*, et de *versus*, renversement en dehors. Cette expression, employée pour désigner ce que beaucoup de pathologistes appellent *prolapsus vesicæ*, a été proposée et employée par M. le professeur Chaussier, comme synonyme d'*exstrophie*. *Voyez* ce mot et l'article MONSTRUOSITÉ. (G. BRESCHET.)

EXULCÉRATION, s. f., *exulceratio*; ulcération superficielle.

EXUTOIRE, s. m., de *exuere*, dépouiller. Ce nom a été introduit en médecine dans le courant du siècle dernier; il a d'abord été employé par Jacques Leroi dans son ouvrage intitulé : *Essai sur l'usage et les effets de l'écorce de garou, ou Traité des exutoires*. Il exprimait ainsi d'une manière générique toutes les suppurations artificielles qu'on entretient à l'aide du vésicatoire, du séton, du cautère ou de l'écorce de garou. L'acception de ce mot a été généralement adoptée; mais on a ensuite altéré sa signification primitive, en lui donnant une trop grande extension. Ainsi quelques écrivains ont désigné sous le nom d'*exutoires* tous les rubéfians; d'autres même n'ont pas craint de considérer comme tels les bains, et les vêtemens de laine appliqués sur la peau, parce qu'ils attirent également les humeurs vers cet organe. Pour ramener l'expression d'*exutoire* à sa signification primitive, nous pensons qu'on ne doit donner ce nom qu'aux ulcérations superficielles ou profondes, produites et entretenues par l'art : aussi, d'après cette définition, les phlyctènes, déterminées par un vésicatoire volant ou un sinapisme, ou tout autre moyen, quoique donnant lieu pendant quelques jours à une exsudation séreuse et à une légère inflammation cutanée, ne seront point des exutoires, à moins que le médecin n'y entretienne à dessein une suppuration pendant un temps plus ou moins long.

1° *Des différentes espèces d'exutoires.* — On peut pratiquer des exutoires par des moyens physiques ou à l'aide d'agens chimiques et médicamenteux. Les suppurations entretenues par la présence de corps étrangers introduits dans la peau à l'aide d'incisions; celles qu'on obtient par suite d'escarres produites au moyen du fer rouge ou par les différentes espèces de moxa, ou à l'aide des liquides bouillans, appartiennent à la division des exutoires par causes physiques.

Les agens chimiques ou médicamenteux avec lesquels on peut déterminer des ulcérations cutanées sont beaucoup plus nombreux, et sont pris parmi les minéraux, les végétaux ou les animaux. Les acides concentrés nitrique et sulfurique, la potasse caustique pure, les cendres alcalines, l'ammoniaque seule ou associée à des corps gras sous forme de pommade, l'oxyde d'arsenic amalgamé avec différentes substances et sous forme de pâte dite *arsenicale*, le tartre émétique, le chlorure d'antimoine et l'hydrochlorate de deutoxyde de mercure, appartiennent à la division des substances minérales. Parmi les végétaux, on remarque particulièrement les bulbes de quelques alliacées, tels que l'ail, l'ognon, la scille, les racines d'hellébore, les tiges et les feuilles des clématites, de la chélidoine, de la plupart des euphorbes, celles du rhus toxicodendron, les écorces de la plupart des daphnés, les feuilles de matricaire, d'absinthe, de rhue, les tiges et les feuilles de sabine, et toutes celles qui contiennent une huile essentielle âcre, ou d'autres principes irritans, les graines de moutarde, le cévadile, les poivres, la noix d'acajou et plusieurs autres fruits. Enfin, parmi les substances animales, les meloës, les milabres et les cantharides surtout, sont employés pour provoquer différentes espèces d'exutoires.

Chacune de ces substances a une manière d'agir qui lui est particulière; quelques-unes d'entre elles, telles que les clématites, les daphnés, les euphorbes, la matricaire etc., enflamment seulement la peau par degrés, et y produisent une rougeur érysipélateuse avec de très-petites vésicules remplies de sérosité, qui se déchirent ensuite, et donnent lieu à des ulcérations superficielles assez semblables à des dartres humides; d'autres, comme l'émétique, déterminent l'éruption de grosses pustules plates, assez analogues à celles du vaccin, et auxquelles succèdent des ulcérations douloureuses, qui laissent des traces profondes à la surface du derme. Tantôt plusieurs de ces agens thérapeutiques soulèvent l'épiderme, et forment à la surface de la peau des espèces de vessies pleines de sérosité, telles que les cantharides, l'ammoniaque; enfin, certains agens chimiques, comme la potasse caustique ou la moutarde, longtemps appliquées sur la peau, détruisent profondément le derme d'outre en outre, quoique d'une manière différente encore du feu et du moxa. Malgré toutes ces variétés dans la manière d'agir de ces différentes substances, on peut toutefois les rapporter à deux différences principales, où l'épiderme seulement est soulevé, et le derme ulcéré superficiellement, comme dans les brûlures au second degré, où le derme est cautérisé en entier, et percé d'outre en outre, jusqu'au tissu sous-cutané. Nous distinguerons donc des exutoires superficiels, tels que ceux qui résultent de l'action du garou et des cantharides, et des exutoires profonds, qui sont produits par l'application de la potasse caustique, du fer rouge et du moxa, ou qui sont pratiqués à l'aide de l'incision.

2° *Des effets des exutoires en général.* — Ils sont ou locaux, ou généraux. Les effets locaux primitifs sont surtout relatifs aux moyens qui ont été mis en usage, et à la promptitude avec laquelle ils peuvent agir. Tous ceux qui déterminent une vésication ou une cautérisation très-prompte, comme l'eau bouillante, les vésicatoires, les sinapismes purs, le fer rouge, le moxa, s'accompagnent d'une douleur vive qui secondairement détermine une réaction générale plus ou moins prononcée, et de la fièvre; mais nous ne devons pas considérer ici ces effets primitifs généraux, qui appartiennent à la manière d'agir des irritans cutanés, et en particulier à l'action des vésicatoires (*voy.* ce mot); nous ne devons nous occuper, en parlant des exutoires, que des effets secondaires de ces ulcérations artificielles.

Les effets locaux secondaires diffèrent dans les exutoires superficiels et profonds. Les premiers laissent suinter une humeur séreuse plus ou moins abondante, ou un pus liquide, et s'accompagnent d'une douleur plus ou moins vive, en raison des moyens irritans qu'il est nécessaire d'employer pour entretenir cette suppuration. Les seconds fournissent, en général, un pus plus épais, plus analogue à celui du tissu cellulaire; et cette suppuration peut être entretenue plus facilement chez la plupart des individus, à l'aide des pois ou des corps étrangers qu'on y introduit, sans qu'il soit ordinairement nécessaire d'y ajouter aucune pommade irritante. Il est à remarquer toutefois que les exutoires profonds, pratiqués avec les caustiques ou le feu, fournissent, en général, une suppuration plus abondante, de meilleure qualité, et sont plus faciles à entretenir que ceux qui sont établis par l'incision seulement.

Il résulte de la nécessité où l'on est d'employer des pommades excitantes pour favoriser la suppuration des exutoires superficiels, qu'ils produisent, en général, chez la plupart des individus, une irritation plus vive et un prurit souvent incommode; cette irritation entretient autour des exutoires superficiels une rougeur érysipélateuse et un engorgement des ganglions lymphatiques voisins. Les exutoires profonds, au contraire, comme les cautères, les sétons, et les ulcères qui succèdent aux moxa, déterminent une fluxion locale plus profonde, une suppuration plus abondante, et les irritations consécutives qui les accompagnent quelquefois, sont des engorgemens sous-cutanés tels que des furoncles ou des phlegmons; mais, comme en général ils irritent moins que les exutoires superficiels, ils provoquent moins souvent l'engorgement des ganglions voisins.

Lorsqu'on veut augmenter les effets de la fluxion locale produite par les exutoires, et par conséquent l'influence secondaire qui en est le résultat, on peut réunir les deux sortes de moyens qui leur appartiennent; on recouvre les incisions ulcérées des sétons, ou les cautères garnis de pois, avec un morceau de sparadrap irritant; cette application, en s'opposant à l'évaporation du pus qui s'écoule, et en irritant la peau, détermine autour de l'ulcère une éruption de petits boutons, ou une simple excoriation de l'épiderme, qui ajoute l'irritation et le prurit de l'exutoire superficiel à la suppuration plus profonde des cautères.

Quant aux effets généraux des exutoires, ils sont relatifs à la division que nous avons admise dans ces moyens thérapeutiques. Les exutoires superficiels déterminent presque constamment une légère excitation générale, au moins dans les premiers temps, et elle est toujours en raison de l'irritation locale. L'influence excitante qu'ils exercent dépend de l'absorption des principes irritans qu'on est obligé d'employer pour entretenir la suppuration. On n'en peut douter quand on voit l'action des pommades qui contiennent des cantharides sur la vessie, et les éruptions consécutives que produit la pommade stibiée sur le scrotum. Lorsque l'excitation générale des exutoires superficiels est portée assez loin pour causer de l'agitation et de l'insomnie, ils n'agissent plus alors véritablement comme exutoires; ils rentrent dans la classe des irritans généraux, et doivent être supprimés. Les exutoires profonds n'offrent pas les mêmes inconvéniens, parce qu'ils ne déterminent point d'absorption de substances irritantes. Cependant, chez quelques individus, la douleur locale que causent les cautères et les sétons est, dans certains cas, tellement insupportable, que l'on est obligé de renoncer chez eux à ces moyens thérapeutiques.

Les exutoires sont dans un rapport constant avec l'état général de l'individu. Lorsque les fonctions s'exécutent bien, la suppuration est abondante, de bonne qualité, et est sans douleur; mais, dès que l'économie reçoit la plus légère atteinte, ou qu'il survient un simple accès de fièvre, les exutoires se gonflent, deviennent douloureux et saignans, la suppuration s'altère, diminue de quantité, et le pus acquiert une odeur et des qualités différentes. J'ai même observé particulièrement sur un individu, que chaque fois qu'il ouvrait des cadavres, le pus de son cautère contractait alors la même odeur que celle des émanations gazeuses, qui s'échappent ordinairement par l'anus, quand on a été exposé à ces exhalaisons cadavériques. La sécrétion particulière des exutoires peut donc, dans certains cas, entraîner les principes nuisibles qui ont été absorbés. Les exutroires, comme on l'a très-bien dit, sont donc des organes sécréteurs nouveaux, ajoutés à l'individu, et qui doivent d'autant mieux servir d'émonctoires pour les humeurs qui doivent être rejetées au dehors, que ces organes sécréteurs sont presque toujours dans un état morbide. On ne peut donc pas séparer, dans les effets généraux des exutoires sur l'économie animale, l'irritation qu'ils déterminent de la sécrétion qui en est l'effet; et la révulsion qu'ils exercent dépend non-seulement de l'état fluxionnaire qu'ils produisent, mais aussi de l'évacuation purulente qu'ils entretiennent. C'est à cette révulsion qu'il faut attibuer les bons effets des exutoires, pour prévenir les retours si fréquens d'une foule d'affections inflammatoires, telles que les angines, les ophthalmies, etc. On conçoit en effet que, dès que la plus petite altération commençante excite l'irritation des exutoires, chacune de ces irritations réagit alors d'une manière plus ou moins puissante sur le reste de l'organisme, produit une révulsion nouvelle, analogue à celle qui résulterait d'une application récente, quoique plus faible; mais en outre chaque pansement renouvelle et entretient l'irritation locale; et c'est ainsi que l'on peut se rendre compte des effets des exutoires comme moyens prophylactiques dans plusieurs maladies.

Il est très-vraisemblable que c'est en agissant à peu près de la même manière que les exutoires diminuent aussi les affections chroniques. Quoique ces maladies paraissent continues, l'observation prouve qu'elles sont composées, comme les maladies aiguës, d'une suite de petites exacerbations journalières, ou qui reviennent à quelques jours d'intervalle; et chaque exacerbation, en imprimant une irritation locale à l'exutoire, provoque une série de réactions de la part de l'ulcère irrité, qui tendent à combattre et à diminuer les congestions qui existent vers les autres organes. Il est certain, au reste, que les exutoires qui produisent de bons effets présentent toujours quelques légères traces d'excitation; ceux qui sont indolens, et qui ne suppurent pas, sont sans action. Quelque théorie qu'on établisse, au reste, pour expliquer l'action des exutoires, leur action révulsive n'en est pas moins constante. Elle s'affaiblit, à la vérité, à la longue; et, plus l'exutoire est ancien, moins il est sensible à l'impression des causes morbides, et plus la réaction qu'il produit est faible. Aussi est-il nécessaire de renouveler les exutoires lorsqu'il est utile de les entretenir long-temps. On ne peut, d'ailleurs, se dissimuler que les exutoires n'agissent vraiment comme prophylactiques que lorsque les atteintes portées à l'économie animale sont légères et purement locales, mais que leur réaction est nulle pour s'opposer aux causes générales des endémies ou des épidémies. Aussi, tout ce qu'on a dit des moyens prophylactiques des exutoires dans les maladies contagieuses ne paraît appuyé sur aucune expérience concluante.

3° *De l'emploi thérapeutique des exutoires.* — Les exutoires sont un des moyens les plus puissans de la thérapeutique, dans les maladies des hommes et des animaux. On les emploie comme moyens curatifs, palliatifs et prophylactiques. Les vésicatoires étant les seuls exutoires superficiels dont on se serve dans les maladies aiguës, dans lesquelles ils agissent alors comme excitans, nous renverrons à l'article VÉSICATOIRE ce qui appartient aux propriétés générales primitives de cet exutoire. Nous ne le considérons ici que dans ses propriétés générales et secondaires, comme ulcère chronique de la peau.

On a recommandé l'usage des exutoires dans presque toutes les maladies chroniques : c'est, en effet, dans ces maladies qu'ils sont principalement avantageux; mais on en a beaucoup abusé en les prodiguant dans une foule de névroses, où ils sont généralement plus nuisibles qu'utiles, et en les appliquant dans plusieurs maladies organiques, qui ne peuvent en rien être modifiées par leur action. Que signifient, par exemple, les exutoires dans les hydropisies enkystées, qui sont, pour ainsi dire, comme isolées et placées hors du système général de l'absorption? Quel succès peut-on espérer des moyens révulsifs des exutoires dans des tumeurs enkystées, indolentes, de quelque nature qu'elles soient? Ce n'est que lorsque les affections morbides sont soumises à l'influence constante de la vie, et aux mouvemens généraux d'action et de réaction qu'on peut attendre quelques effets des exutoires, puisque c'est de ces mouvemens mêmes que dépend, comme nous l'avons vu, leur action particulière. L'application des exutoires est principalement du domaine de la thérapeutique des phlegmasies chroniques. On emploie ceux qui sont superficiels dans les phlegmasies chroniques des membranes muqueuses ou séreuses, et dans celles de la peau. L'expérience a prouvé que les exutoires profonds étaient plus utiles dans les altérations des organes parenchymateux; et, parmi cette classe d'exutoires, ceux qui sont produits avec le caustique ou le fer produisent des effets plus marqués. On a vanté avec raison leurs bons effets dans la phthisie pulmonaire commençante, et la nature semble elle-même nous indiquer leur utilité, quand on considère que cette maladie se manifeste si fréquemment par suite de la répercussion des maladies cutanées, ou de la suppression des fistules ou des ulcères, et que chez les scrofuleux, qui sont, en général, plus disposés à la phthisie pulmonaire que les autres individus, cette maladie organique ne marche jamais plus rapidement que lorsque les ulcères qui sont à la peau se cicatrisent ou cessent de suppurer.

Les exutoires ne sont pas moins recommandables dans beaucoup de maladies cutanées qu'il serait souvent dangereux de combattre sans cette précaution. C'est particulièrement chez les enfans que ce précepte est applicable; la plupart des dartres et des teignes ne doivent jamais être traitées localement, chez eux, sans avoir soin d'entretenir, pendant quelque temps un exutoire. L'oubli de ce moyen thérapeutique détermine assez fréquemment chez eux, ou des récidives de la maladie, ou tantôt des ophthalmies et des colites interminables, ou, ce qui est encore plus fâcheux, des affections tuberculeuses dans différens organes.

Pour que la médecine puisse retirer tous les avantages possibles des exutoires dans les maladies chroniques, il est nécessaire de ne pas s'écarter de certaines lois générales, qui sont le résultat de l'expérience; ces moyens thérapeutiques ne peuvent être utiles dans les maladies chroniques, que lorsqu'il n'y a pas de fièvre, ou qu'elle est très-légère : si elle a la marche des fièvres hectiques, qu'elle s'accompagne de sueurs et d'un dépérissement rapide, tous les exutoires, en épuisant le malade, accéléreront infailliblement sa mort. Ce serait donc commettre un faute grave que d'employer ce moyen au dernier degré de la maladie.

Le temps convenable pour l'application des exutoires varie suivant chaque maladie; mais cependant c'est, en général, celui où la réaction a été suffisamment combattue par les antiphlogistiques. Il est nécessaire, pour tirer tout le parti possible des exutoires, de choisir le lieu qui est le plus convenable pour leur application. Il est préférable, en général, d'après les règles de la dérivation, de les établir d'abord sur un lieu assez éloigné du siége du mal, si la maladie n'est pas très-ancienne et n'est pas portée à un trop haut degré. Dans le cas contraire, il vaut mieux placer l'exutoire le plus près possible du lieu malade. Lorsque la cause de l'affection morbide dépend de la répercussion d'une dartre ou d'un ulcère supprimé, l'expérience prouve qu'on obtient souvent un effet plus efficace en plaçant l'exutoire sur le siége même de la maladie primitive. Il n'est pas moins important de faire attention aux rapports sympathiques qui paraissent exister entre les extrémités supérieures et le thorax, et les extrémités inférieures et les organes sous-diaphragmatiques. On sait aussi que les exutoires, placés sur le même côté du corps qui est affecté, peuvent agir d'une manière plus efficace que ceux qui sont appliqués du côté opposé, à cause de la liaison sympathique qui existe entre tous les organes situés d'un même côté de la ligne médiane. *Voyez* DÉRIVATION.

Toutes les fois qu'un exutoire a été appliqué pour dissiper des altérations qui existaient depuis long-temps, ou pour s'opposer au retour d'affections morbides qui se reproduisaient fréquemment depuis plusieurs années, il est nécessaire qu'il soit entretenu jusqu'à ce que la cause pour laquelle on l'avait placé soit détruite, et la constitution individuelle modifiée; et, si même cette cause ne pouvait pas céder complétement aux moyens thérapeutiques, les exutoires doivent être conservés toute la vie, avec la précaution de les changer de place, par les raisons que nous avons indiquées plus haut. Dans les cas contraires, on peut les supprimer plus tôt ou plus tard, après la guérison complète de la maladie, suivant les circonstances.

Lorsque les exutoires s'accompagnent d'une irritation locale modérée, mais qui se renouvelle souvent, il est prudent, même quand la maladie pour laquelle on les aurait placés aurait complétement cessé, de les conserver, dans la crainte de troubler de nouveau l'économie animale par leur suppression. Mais, si les exutoires sont complétement indolens ou ne suppurent pas, leur suppression peut avoir lieu sans inconvénient.

Quand on juge convenable de supprimer un exutoire, il est nécessaire de le faire par degré et lentement en diminuant d'étendue l'ulcération superficielle ou profonde. Il est prudent aussi de remplacer l'excrétion qu'on supprime, soit en augmentant celle du canal intestinal par quelques laxatifs, dont on prolongera l'action pendant plusieurs jours, au lieu d'administrer, comme on le fait ordinairement, un ou deux purgatifs, soit encore (ce qui me paraît bien préférable) en excitant l'action de la peau par l'usage de plusieurs bains. (GUERSENT.)

FACE, s. f., *facies*, *vultus*, πρόσωπον; le devant de la tête, ou le *visage*. Étendue du front au menton, et d'une oreille à l'autre, renfermée dans un ovale plus ou moins allongé. Suivant les sujets, la face offre plusieurs particularités de conformation qui dépendent principalement de la présence des organes des sens qui entrent dans sa composition; sa partie la plus élevée est aussi en rapport avec la conformation du crâne et du cerveau, et sa partie inférieure appartient au commencement de l'appareil digestif. Elle est donc l'assemblage d'un grand nombre de parties n'ayant presque de commun que leur situation dans une même région. C'est de la configuration propre et des proportions de ces parties que résultent les *traits* et la PHYSIONOMIE.

Considérée anatomiquement, la face présente, outre les tégumens et le tissu cellulaire communs, et les parties propres aux organes qu'elle contient, des muscles, des vaisseaux sanguins et lymphatiques, des nerfs.

La peau de la face se distingue par son peu d'épaisseur, le grand nombre de ses vaisseaux et de ses nerfs, ses follicules abondans, les poils qui la couvrent en plusieurs endroits. Le tissu cellulaire sous-cutané est, en général, serré et plus ou moins graisseux; il est lâche et dépourvu de tissu adipeux aux paupières. L'adhérence de la peau est, en général, plus grande, et la graisse moins abondante vers la ligne médiane, comme au nez, aux lèvres, au menton, tandis que c'est l'inverse sur les côtés, aux joues particulièrement : dans ce dernier sens, le tissu cellulaire est plus lâche en bas, au niveau de la mâchoire inférieure, qu'en haut, vers la pommette. Entre les muscles et autour d'eux, on trouve presque toujours une certaine quantité de tissu adipeux : ce tissu abonde particulièrement entre le muscle masseter et le buccinateur. Dans quelques points, les fibres musculaires se fixent immédiatement au derme de la peau, ce qui rend celle-ci très-adhérente.

Les muscles de la face, quoique très-nombreux, forment un plan peu épais, et qui n'offre que dans quelques endroits des couches superposées. Ils diffèrent beaucoup par leur direction, leur forme, leur étendue; en sorte que leur arrangement n'a rien de régulier, et serait difficile à décrire d'une manière générale. Presque tous tiennent à des os par une extrémité seulement, et se terminent par l'autre aux organes des sens ou au contour de l'ouverture de la bouche. Immédiatement placés sous la peau, la plupart froncent cette membrane en se contractant, et lui impriment des rides, passagères d'abord, mais dont les traces persistent à la longue. Au front, ces muscles sont, de chaque côté, le FRONTAL, ou la partie antérieure de l'occipito-frontal, et le SOURCILIER. Plus bas, on trouve, vers la ligne médiane, le PYRAMIDAL et le TRANSVERSAL du nez, et latéralement l'ORBICULAIRE des paupières. Au niveau des os maxillaires et des arcades dentaires, sont situés, à la partie moyenne, les muscles myrtiformes ou ABAISSEURS des ailes du nez, l'ORBICULAIRE des lèvres, la houppe ou le RELEVEUR du menton, et, de chaque côté, l'ÉLÉVATEUR COMMUN de l'aile du nez et de la lèvre supérieure, l'ÉLÉVATEUR PROPRE de cette lèvre, les grand et petit ZYGOMATIQUES, le CANIN, le BUCCINATEUR, le triangulaire ou ABAISSEUR de l'angle des lèvres, et le carré du menton ou ABAISSEUR de la lèvre inférieure. Ces derniers muscles latéraux sont disposés, les uns à côté des autres, en manière de rayons, tout autour de l'ouverture des lèvres : seulement le canin est hors de rang et derrière l'élévateur propre de la lèvre supérieure, et le carré est caché en partie par le triangulaire. Outre ces muscles, qui sont ceux de la face proprement dits, des fibres du peaucier, le masseter, une portion du temporal, quelques musles de l'oreille, appartiennent encore, par leur situation, à cette région de la tête.

Les vaisseaux principaux de la face sont l'artère et la veine faciales ou labiales, branches de l'artère CAROTIDE externe et de la veine JUGULAIRE interne. Le tronc de l'artère est un peu plus profond, et situé plus en dedans que celui de la veine; l'un et l'autre sont plongés dans le tissu adipeux. Comme ces vaisseaux se rapprochent beaucoup de la ligne médiane en haut, la partie latérale supérieure de la face a, en outre, des vaisseaux propres, qui sont l'artère et la veine faciales transverses, fournies par l'artère et la veine TEMPORALES. De plus, le menton reçoit l'artère et la veine submentales, provenant des faciales, avant que celles-ci ne soient arrivées à la face, ainsi que les vaisseaux mentonniers ou dentaires inférieurs des MAXILLAIRES INTERNES, à leur terminaison. Ces derniers troncs donnent aux parties situées au niveau de l'os maxillaire supérieur, les vaisseaux sous-orbitaires; le front et le voisinage de l'orbite reçoivent différens rameaux de l'artère et de la veine ophthalmiques, ainsi que des vaisseaux temporaux superficiels; enfin, les muscles masseter et buccinateur ont des vaisseaux qui leur sont uniquement destinés, les massetérins et buccaux provenant des maxillaires internes. De fréquentes anastomoses unissent tous ces vaisseaux, et en forment un réseau qui couvre toute la face. Les vaisseaux lymphatiques suivent à peu près les vaisseaux sanguins dans leur distribution, et aboutissent aux ganglions lymphatiques sous-maxillaires, et à ceux qui sont placés derrière l'angle de la mâchoire; ils traversent des ganglions situés sur le buccinateur et au-devant de l'oreille.

Parmi les nerfs de la face, la plupart correspondent aux vaisseaux sanguins, quoiqu'ils ne suivent pas exactement la même marche : tels sont les sous-orbitaire, mentonnier, frontal, nasal, lacrymal, massetérin, buccal, que fournissent les trois branches de la cinquième paire de nerfs ou du TRIFACIAL. Un seul, la portion dure de la septième paire, ou le nerf FACIAL, offre une disposition différente, quoiqu'il corresponde aux vaisseaux du même nom par l'étendue de sa distribution, et aux faciaux transverses par son trajet. Les filets de ce nerf s'unissent en beaucoup d'endroits à ceux du trifacial : ces derniers ont aussi entre eux quelques communications.

La face présente, chez l'enfant, des caractères particuliers qui résultent principalement de la disposition des parties osseuses, et surtout de l'absence des dents, mais qui dépendent aussi un peu des parties molles. Ainsi, les muscles sont peu développés, et, au contraire, le tissu graisseux prédomine : de là les traits peu prononcés, la rondeur des joues, que l'on remarque à cet âge. Chez le vieillard, la face prend une expression tout opposée; non-seulement la maigreur et la prédominance des muscles rendent les traits plus saillans, mais encore la peau se couvre de rides qui s'ajoutent à ceux-ci, et qui résultent, soit de l'action musculaire elle-même, soit du relâchement de cette membrane, trop large en certains endroits, et y formant des plis.

Dans la femme, la face conserve en partie, quant à la rondeur des formes et au peu de saillie des traits, les caractères de l'enfance, le tissu cellulaire restant prédominant. Au reste, suivant les individus, la face offre une foule de différences, non-seulement dans la forme et le degré de développement de ses diverses parties, comme du nez, de la bouche, etc., mais aussi dans l'état de ses muscles et de son tissu adipeux. Elle est diversement conformée dans les différentes races, et fournit plusieurs de leurs caractères distinctifs.

Les animaux qui se rapprochent le plus de l'homme, comme les singes, sont les seuls qui aient une face proprement dite; dans les autres, l'allongement des mâchoires et la diminution du crâne font que la tête ne se termine plus en devant par un plan, mais par une extrémité plus ou moins prolongée, qui constitue le *museau* des quadrupèdes.

Indépendamment des fonctions propres aux organes qui concourent à la former, la face sert, par ses divers mouvemens, à l'expression des passions; ce qui constitue la PROSOPOSE.

FACE (dans le squelette). On appelle *face*, en ostéologie, toute la partie antérieure et inférieure de la tête. On la divise en mâchoire supérieure et mâchoire inférieure : celle-ci est formée par un seul os, le maxillaire inférieur; la première comprend les os maxillaires supérieurs, ceux du nez, des pommettes, du palais, les unguis, les cornets inférieurs et le vomer; l'une et l'autre sont garnies de dents. Réunis entre eux, ces os forment un tout très-irrégulier et en quelque sorte tronqué; ce n'est que lorsqu'ils sont joints au crâne, et par conséquent dans une tête entière, que la face est complète. On y distingue alors plusieurs cavités, les orbites, les fosses nasales, les fosses zygomatiques, et des régions externes, savoir: une antérieure, une postérieure, deux latérales, une inférieure : aucune de ces parties ne pouvant être décrite indépendamment du crâne, nous renvoyons à l'article TÊTE l'examen de leur conformation, ainsi que des différences qu'elles présentent, selon les âges, le sexe, etc., en un mot, tout ce qui est relatif à la face considérée dans son ensemble.

Le mot FACE exprime encore, en anatomie, comme dans le langage ordinaire, la superficie des objets, et est souvent employé dans les descriptions, pour désigner les différens côtés d'un organe, joint à une épithète qui indique leur situation.

(A. BÉCLARD.)

FACE (séméiotique). La face fournit au médecin des signes

de la plus haute importance pour le diagnostic et le pronostic des maladies; mais, comme les modifications qu'elle offre se présentent à l'œil du médecin avec celles qui sont fournies par les autres parties extérieures du corps, nous pensons qu'il est utile de réunir dans un même article de cet ouvrage ce qui est réuni dans la nature, et nous renvoyons au mot *habitude du corps*. (CHOMEL.)

FACETTE, s. f., petite face, se dit des surfaces articulaires des os, lorsqu'elles sont de peu d'étendue et à peu près planes. (A. B.)

FACIAL, adj., *facial*, qui appartient ou qui a rapport à la face. On donne cette épithète à un grand nombre de parties différentes.

ANGLE FACIAL. On nomme ainsi un angle formé par la réunion de deux lignes idéales, dont l'une descend du point le plus saillant du front au bord des dents incisives supérieures, tandis que l'autre s'étend du conduit auriculaire à ce dernier point, et dont le degré d'ouverture, en faisant apprécier les proportions respectives du crâne et de la face, peut indiquer d'une manière approximative le développement de l'intelligence individuelle. *Voyez* TÊTE.

ARTÈRE FACIALE, *arteria facialis*. Elle naît de la carotide externe, au-dessous du muscle digastrique, et se distribue à toute la face par des branches qu'on appelle *palatine inférieure*, *sous-mentale*, *labiales supérieure* et *inférieure*, et *dorsales du nez*. *Voy.* CAROTIDE.

NERF FACIAL, *nervus facialis*. On donne aujourd'hui généralement ce nom à un nerf que beaucoup d'anciens anatomistes nommaient *portion dure de la septième paire*, dont la véritable origine est très-difficile à distinguer, et que l'on ne peut faire venir d'un endroit reculé de la moelle vertébrale.

Il devient apparent immédiatement derrière le bord postérieur de la protubérance annulaire, dans son angle de réunion avec le corps restiforme, à une ligne en avant du nerf acoustique.

Il forme d'abord un cordon aplati, très-blanc, mou, non enveloppé par le névrilème, et adhérant pendant quelque temps, par son côté supérieur, au pédoncule du cervelet. Quelques filamens très-déliés s'y réunissent alors, et semblent s'être détachés du nerf acoustique; leur rapport avec ce dernier nerf est rarement évident; mais toujours ils forment une origine distincte entre celles des deux nerfs eux-mêmes.

Après être devenu libre, le nerf facial se revêt de névrilème, et continue à se porter en dehors, en haut et en avant, appliqué dans une sorte de gouttière creusée sur le nerf acoustique, avec lequel il pénètre dans le conduit auditif interne, et qu'il abandonne ensuite pour passer dans l'aquéduc de Fallope; il parcourt ce canal dans toute son étendue, et en sort par le trou stylo-mastoïdien, pour se répandre sur la face.

Au niveau de l'*hiatus Fallopii*, le filet supérieur du nerf vidien vient s'appliquer d'arrière en avant contre le nerf facial, sans s'anastomoser véritablement avec lui. Un peu plus loin, il s'en détache un filet très-ténu, qui va se perdre dans le muscle interne du marteau, en passant par une petite ouverture pratiquée dans l'os. A la paroi postérieure de la caisse du tympan, un autre filet, encore plus petit, traverse la base de la pyramide, et va se jeter dans le muscle de l'étrier. Encore plus bas, le rameau supérieur du nerf vidien s'en sépare de nouveau, descend parallèlement à lui pendant quelque temps, se réfléchit en haut et en dehors, et s'introduit dans la caisse du tympan par une ouverture située au-dessous de la pyramide : alors ce rameau prend le nom de *corde du tympan*.

En sortant par le trou stylo-mastoïdien, le nerf facial fournit le *rameau auriculaire postérieur*, qui se réfléchit sur l'apophyse mastoïde, pour monter derrière le pavillon de l'oreille, et aller se perdre dans les muscles et les tégumens du voisinage, en s'anastomosant avec les filets du plexus cervical; le *rameau stylo-hyoïdien*, qui envoie un ou deux filets s'anastomoser avec ceux du ganglion cervical supérieur, et qui en jette plusieurs dans les muscles implantés sur l'apophyse styloïde du temporal, et enfin le *rameau sous-mastoïdien*, qui traverse le ventre postérieur du muscle digastrique, et se bifurque, pour s'anastomoser, d'une part, avec le nerf glosso-pharyngien, et, de l'autre, avec le nerf laryngé supérieur du pneumo-gastrique.

Après avoir fourni ces trois rameaux, le tronc du nerf facial s'engage dans l'épaisseur de la glande parotide, et se divise en deux branches; l'une, supérieure ou *temporo-faciale*, qui fournit des rameaux à la tempe et à presque toute la face (*Voyez* BUCCAL, MALAIRE et TEMPORAL); l'autre, inférieure ou *cervico-faciale*, qui se distribue à la partie inférieure de la face et à la région antérieure et supérieure du cou. *Voyez* SUS-MAXILLAIRE et SOUS-MAXILLAIRE.

Telle est la distribution la plus habituelle du nerf facial, auquel des anastomoses multipliées ont fait donner par plusieurs auteurs le nom de *nerf petit sympathique.*

VEINE FACIALE, *vena facialis.* Cette veine, sous le nom de *veine préparate* ou *frontale*, commence entre la peau et le muscle frontal, descend verticalement vers le grand angle de l'œil, prend le nom d'*angulaire*, et passe obliquement par la face pour venir s'ouvrir dans la veine jugulaire interne, après avoir reçu toutes les branches correspondantes à celles de l'artère faciale. *Voyez* JUGULAIRE. (HIP. CLOQUET.)

FACULTÉ, s. f., *facultas;* puissance de faire, possibilité d'action, de modification. Nous n'entrerons pas ici dans le développement des distinctions métaphysiques établies entre plusieurs expressions qui ont un sens analogue à celui de faculté; ce dernier, employé dans beaucoup de cas comme synonyme de propriété, s'applique généralement à tous les corps de la nature, et sert à exprimer le résultat de leur structure ou de leur organisation, qui les rend aptes à manifester telle ou telle action, à éprouver telle ou telle modification, sous une influence donnée. On confond souvent et mal à propos les facultés ou propriétés avec les forces, qui sont les causes réelles ou supposées d'un plus ou moins grand nombre d'effets. Ainsi, dans les sciences physiques, on admet comme cause motrice le phénomène le plus général qu'on puisse observer; et cette cause, connue seulement par les modifications régulières qu'elle subit dans certaines conditions et qui constituent ses lois, sert à expliquer les phénomènes secondaires dont elle a été déduite, et à en prévoir d'autres analogues. Telles sont l'attraction et l'affinité moléculaire: ces forces doivent être distinguées de la mobilité, de la divisibilité, de l'élasticité, de la ductilité, des diverses sortes d'électricité, etc., ou facultés que possèdent les corps d'une manière plus ou moins générale, d'être mis en mouvement, d'être divisés, de revenir à leur figure naturelle par la cessation d'une cause extérieure qui leur en a fait momentanément changer, etc., etc. La même distinction doit être établie dans les forces admises par quelques physiologistes pour rendre compte des actions vitales, et dans les facultés ou propriétés qui désignent seulement l'aptitude des corps vivans à la manifestation de ces actions. La contractilité, la sensibilité, ou facultés de se raccourcir, de communiquer au cerveau diverses impressions, facultés inhérentes à certains tissus, ne peuvent donc pas être mises sur la même ligne que la force médicatrice, l'autocratie de la nature, le principe vital, la force vitale de quelques modernes, qui, d'ailleurs, en créant ces causes générales des actes de l'organisme, n'ont fait que reproduire inutilement les qualités occultes des anciens. La dénomination de *propriété* a été particulièrement adoptée dans ces derniers temps pour désigner les facultés les plus générales des corps vivans ; et, restreignant l'application du mot *faculté,* on a compris seulement sous le nom de facultés intellectuelles et morales, ou de l'esprit et de l'âme, les phénomènes les plus relevés de l'économie humaine, ceux que les philosophes ont rapportés à l'entendement et à la volonté. C'est de ces phénomènes seuls qu'il sera question ici. (R. D.)

FACULTÉS DE L'ESPRIT ET DE L'AME, FACULTÉS INTELLECTUELLES, AFFECTIVES ET MORALES. — On appelle ainsi les facultés les plus élevées de l'homme, auxquelles cet être doit toutes ses idées, toutes ses affections, toutes ses passions, tout ce qui fonde ce qu'on appelle en lui le *moral.* A l'article ENCÉPHALE, nous avons prouvé que ces facultés n'étaient pas le produit exclusif de l'âme, mais que celle-ci ne les engendrait que par l'intermède du cerveau; que par conséquent cette partie nerveuse en était le siége et la condition matérielle. A ce même article, nous avons fait voir que nos connaissances physiologiques sur ce point important de l'histoire de l'homme se bornaient presque à cette généralité; et que, tout en devant être convaincu que le cerveau agit pour la production des phénomènes intellectuels et moraux, et qu'il existe des rapports entre le caractère de ces phénomènes et la structure de cet organe, nous ignorons en quoi consistent et l'action à laquelle cette partie nerveuse se livre, et ces rapports. Il en est résulté qu'on n'a pu étudier les actes intellectuels et moraux qu'en eux-mêmes, et en faisant abstraction des mouvemens cérébraux occultes auxquels ils sont dus. C'est ce qu'ont fait les *idéologues*, les *moralistes*, les *philosophes ;* et nous allons donner, comme nous l'avons promis à ce même article que nous venons de rappeler, une courte exposition de leurs idées à cet égard.

Le moral de l'homme, étudié en lui-même, comprend deux

sortes de facultés bien différentes par leur but et le genre de sensation, le caractère d'entraînement qui leur est propre; savoir : les *facultés intellectuelles*, par lesquelles nous fondons toutes les connaissances que nous avons de nous-mêmes et de toute la nature, et faisons les diverses idées qui en sont pour nous la représentation; et les *facultés affectives*, qui consistent en des sentimens intérieurs, des penchans par lesquels nous sommes mis en rapport avec ce qui nous entoure, et sollicités à agir en de certaines directions. *Entendement* et *intellect*, d'une part; *affections de l'âme* et *passions*, de l'autre; *qualités de l'esprit* et *qualités du cœur;* tel est en effet le partage qui a été généralement établi, dans le moral de l'homme, par tous les philosophes, si l'on en excepte M. Gall.

1°. *Entendement* ou *intellect*. Sous ce nom on comprend l'ensemble des facultés par lesquelles nous acquérons toutes les notions que nous possédons. Mallebranche le définissait la capacité de recevoir des idées; et les philosophes se sont proposés, à son égard, la solution d'un double problème, savoir : l'indication des facultés élémentaires qui le composent, et la connaissance du mode dans lequel ces facultés s'enchaînent et opèrent pour constituer l'édifice actuel de nos connaissances.

Relativement au premier point, presque tous les philosophes ont professé la pluralité des facultés intellectuelles; et, par exemple, ont spécifié, dans notre entendement, des facultés de *perception*, de *mémoire*, de *jugement*, d'*imagination*, de *raisonnement*, etc. Il est certain que quiconque s'interroge soi-même peut distinguer dans l'acte de sa pensée beaucoup d'opérations diverses, comme *percevoir*, *se souvenir*, *juger*, *imaginer*, etc. Qui ne sent la différence qu'il y a entre *percevoir* une impression, par exemple, qui est le fait de la *perception*, et se retracer le souvenir de cette impression, qui est le fait de la *mémoire*? Qui peut confondre l'acte par lequel nous saisissons le rapport qui lie une chose à une autre, qui est ce qu'on appelle *juger*, et l'acte par lequel nous éprouvons la détermination d'agir dans une direction quelconque, qui est ce qu'on appelle *vouloir*. Or les philosophes ont fait de chacun de ces actes particuliers, qu'ils distinguaient dans leur entendement, autant de facultés intellectuelles primitives; et ils ont cru d'autant plus devoir le faire, que ces actes leur paraissaient souvent avoir des degrés différens d'énergie; la mémoire, par exemple, pouvant être plus ou moins active que le jugement, et *vice versâ*. En un mot, ils ont établi la pluralité des facultés de l'esprit. Ce principe une fois posé, il ne s'agissait alors que d'indiquer quelles sont les facultés élémentaires qui, par leur ensemble, fondent l'entendement; mais, à cet égard, les dissidences des auteurs sont extrêmes.

Sans remonter aux idées des anciens sur les *âmes sensitive* et *végétative*; à celles d'Aristote qui distinguait, comme facultés exclusives dans l'âme de l'homme, ce qu'il appelait l'*intellect patient*, l'*intellect agent*, l'*intellect spéculatif* et l'*intellect pratique*; pour nous en tenir aux modernes, Bacon, admettant d'après les anciens deux âmes dans l'homme : une *sensitive* qui préside à la vie et aux opérations du corps, et qui a pour facultés le *mouvement volontaire* et la *sensibilité*, et une *raisonnable* qui est l'agent du moral; mettait les facultés primitives de celle-ci au nombre de six, l'*entendement*, la *raison*, la *mémoire*, l'*imagination*, l'*appétit* et la *volonté*. Descartes, au contraire, ne reconnaissait que quatre facultés élémentaires : la *volonté*, l'*entendement*, l'*imagination* et la *sensibilité*. Hobbes admit deux facultés principales, celle de *connaître* et celle de *se mouvoir*; et dans la première, qui n'est que ce que nous appelons *entendement*, il signala quatre facultés élémentaires : *sensibilité*, *imagination*, *mémoire* et *raisonnement*. Bonnet admit six facultés de l'âme, qu'il disposa dans l'ordre suivant : *entendement*, *volonté*, *liberté*, *sentiment*, *pensée* et *action*. De Brosses n'en reconnut que trois, *volonté*, *intelligence* et *mémoire*. Selon Vauvenargues, *imaginer*, *réfléchir* et se *ressouvenir*, forment toute la pensée. Selon Diderot, tout, dans l'intellect, se réduit à la *mémoire des signes* ou des *sons*, et à l'*imagination* ou mémoire des *formes* et des *figures*. Enfin, une opinion presque générale est qu'il y a dans l'esprit quatre facultés premières qui sont la source de toutes nos connaissances; savoir, la *perception*, la *mémoire*, le *jugement* et l'*imagination*.

Condillac est surtout, parmi les idéologues modernes, celui dont les idées sur la question qui nous occupe ont eu le plus de succès. Rejetant la doctrine des idées innées que Descartes avait si long-temps soutenue; professant qu'il n'est aucune de nos idées qui ne soit acquise par la réunion des opérations des sens et de l'esprit, il admet en celui-ci un assez grand nombre de facultés primitives, la *sensation*, l'*attention*, la *comparaison*, le *jugement*, la *réflexion*, l'*imagination*, le *raisonnement*. La *sensation* est la faculté de l'esprit qui donne la perception d'une impression sensitive quelconque. L'*attention* est cette faculté de sensation appliquée exclusivement à un objet déterminé; c'est, comme le nom l'indique, la tension de l'esprit sur un objet spécial. La *comparaison* est la faculté de sensation appliquée à deux objets à la fois. Le *jugement* est la faculté par laquelle l'esprit perçoit les rapports quelconques qui existent entre des objets comparés. Le *raisonnement* est cette autre faculté qu'a l'esprit de parcourir une suite de jugemens qui s'enchaînent et se déduisent les uns des autres. La *réflexion*, comme le nom l'indique, est la faculté qu'a l'esprit de revenir sur lui-même, sur ses propres produits, pour en vérifier la justesse et leur appliquer de nouveau sa puissance. Enfin, l'*imagination*, à laquelle Condillac rattache la *mémoire*, est la faculté qu'a l'âme de se représenter à volonté toutes les impressions, et de reproduire elle-même tous les produits de ses opérations. Quant à l'ordre selon lequel s'enchaînent ces facultés, la *sensation* est d'abord mise en jeu; ensuite, si, parmi les perceptions qui lui sont dues, il en est une dont on ait une conscience plus vive, qui fixe à elle seule l'âme, c'est le produit de l'*attention*; après, vient la *comparaison*, qui n'est qu'une double attention; la comparaison, alors, entraîne irrésistiblement à sa suite le *jugement*; si, d'un jugement, l'on passe à un autre que l'on déduit, on *raisonne*; si l'esprit revient sur ses divers produits, il *réfléchit*; enfin, si l'âme réveille spontanément ses perceptions diverses, l'*imagination* agit. Toutes ces facultés dérivent irrésistiblement les unes des autres; toutes ont leur origine dans la première, la sensation; et toutes ne sont que cette sensation première, qui a été successivement transformée.

De nos jours, MM. de la Romiguière et Destutt-Tracy ont proposé quelques modifications au système philosophique de Condillac. Le premier conteste que la sensation soit la faculté originelle de toutes les autres, et présente comme telle l'attention: l'âme, dit ce philosophe, n'est que passive tant qu'elle ne fait que recevoir des sensations; et elle ne commence à agir que lorsqu'elle s'applique à un objet déterminé, c'est-à-dire qu'elle entre en *attention*. Selon ce savant, l'entendement ne se compose que de trois facultés: l'*attention*, qui la première est mise en jeu, et est celle par laquelle l'esprit applique sa puissance à un objet quelconque; la *comparaison*, qui est celle par laquelle l'esprit considère, voit en même temps, à la fois, deux ou plusieurs objets, et qui n'est, conséquemment, qu'une double attention; et enfin le *raisonnement*, qui fait coordonner les rapports que la comparaison a fait remarquer, et qui n'est qu'une double comparaison. M. de la Romiguière reproche à Condillac d'avoir mis au rang des facultés leurs produits mêmes; comme le jugement, qui est le résultat forcé de la comparaison; la mémoire, qui n'est que la trace que laisse irrésistiblement après elle toute perception; l'imagination, qui n'est qu'une dépendance du raisonnement.

M. Destutt-Tracy réduit aussi le nombre des facultés primitives de l'esprit : il n'en admet que quatre, la *perception*, la *mémoire*, le *jugement* et la *volonté*; mais ces quatre facultés s'enchaînent irrésistiblement, et ne sont jamais séparées. C'est la perception qui agit la première; mais, par cela seul qu'on a éprouvé une ou plusieurs perceptions, on en conserve la *mémoire*, on porte sur elles différens *jugemens*, et l'on ressent, à leur occasion, des *désirs*, une *volonté*. Tout cela se succède, sinon à notre insu, au moins indépendamment de notre volonté; et c'est ainsi qu'on doit entendre cet axiome de Condillac, que *toutes les opérations de l'esprit ne sont que la sensation première transformée.* Pour M. Destutt-Tracy, l'*attention* n'est pas une faculté élémentaire, elle n'est que l'exercice actif des facultés intellectuelles. Il en est de même de la *réflexion* et du *raisonnement*, qui ne sont qu'un emploi sagement combiné de ces facultés; de la *comparaison* et de l'*imagination*, qui l'une et l'autre rentrent dans le jugement.

Nous ne nous ferons pas juge de toutes ces dissidences, nous nous en reconnaissons incapables; nous dirons seulement que s'il y a espoir de les faire cesser quelque jour et de connaître avec précision le nombre des facultés primitives de l'entendement, ce n'est qu'en associant aux méditations sur l'idéologie proprement dite les recherches sur l'organisation du cerveau; mais nous reviendrons là-dessus ci-après. Arrivons au second problème que se sont proposé les philosophes, et voyons comment ils conçoivent la formation de toutes les notions intellectuelles que nous possédons.

Platon supposait innées dans l'esprit des notions sur la nature des choses, ce qu'il appelait des *essences*, des *types*, dont les êtres réels étaient des copies, et d'après lesquels on devait juger ces êtres réels plus que par les sens. Descartes professa la même doctrine sous le nom d'*idées innées*. Au contraire, Bacon, Condillac, niant l'existence de ces idées et notions innées, disant que l'entendement pouvait être, à la naissance, comparé à une table rase, établirent que l'esprit acquérait, formait toutes les idées qu'il possède aujourd'hui, consécutivement aux impressions des sens. Seulement ces philosophes donnèrent dans un extrême opposé, en exagérant, non plus l'influence de l'organe intellectuel intérieur, mais celle des objets extérieurs qui en sont les excitans. La vérité est entre ces deux théories : nos notions intellectuelles sont dues au concours de l'action des sens et des facultés intellectuelles; les premiers recevant des impressions des corps extérieurs, et les transmettant à l'esprit; et celui-ci se faisant consécutivement les idées par lesquelles il se représente les corps et leurs diverses qualités. Remarquons en effet, avec Condillac, que nous ne voyons les corps qu'au moyen des idées que nous nous en faisons; nous ne voyons rien de l'univers que nos pensées.

La science est hors d'état d'expliquer comment une idée succède, par le travail du cerveau, à une impression sensitive; et probablement elle ignorera toujours le mécanisme par lequel se produit ce phénomène, le plus élevé de la nature vivante : mais le fait est certain. L'esprit ne se fait d'abord que des idées *individuelles ;* celles des corps extérieurs le sont elles-mêmes dans l'origine; ensuite, il arrive à faire des idées *abstraites* et des idées *concrètes* ou *collectives*. Relativement aux premières, les philosophes ont été long-temps embarrassés pour indiquer le mécanisme de leur formation. Prouver qu'il y a des corps, un univers, que tout ce qui nous apparaît n'est pas une illusion, leur a paru un problème difficile à résoudre. Il est certain, en effet, que les sens ne nous donnent pas par eux-mêmes cette notion; en vain Condillac a voulu accorder cette prérogative au toucher; M. Destutt-Tracy a observé judicieusement que ce sens ne peut pas plus que les autres, et ne consiste, comme eux, qu'en une affection du moi. La notion des corps extérieurs est évidemment une œuvre de l'esprit. Or, comment avons-nous cette notion? c'est ce qui a arrêté beaucoup de philosophes; et la plupart ont, sinon nié l'existence des corps, au moins déclaré que cette existence ne pouvait pas être philosophiquement démontrée. Voici comment M. Destutt-Tracy résout ce premier problème de philosophie : lorsque consécutivement à une volonté, nous nous mouvons, une sensation, dit ce savant, nous avertit de cet exercice d'une de nos facultés; si un corps extérieur vient à empêcher notre mouvement, la sensation cesse aussi, et nous avertit que notre mouvement n'a plus lieu. Or, si, avec la volonté de continuer notre mouvement, nous sentons cependant qu'il est arrêté, nous devons en inférer que c'est par un obstacle qui est hors de nous, autre que nous, et, dès lors, nous reconnaissons qu'il y a des corps : *action voulue et sentie*, d'une part, *résistance* de l'autre; tel est, dit ce philosophe, le lien entre les êtres sentans et les êtres sentis, ce qui nous conduit à savoir qu'il y a des corps.

Quant aux idées autres que les individuelles, l'esprit a le double pouvoir de considérer, tantôt une seule qualité d'un corps pour s'en faire une idée spéciale, tantôt plusieurs qualités, plusieurs corps pour se les représenter dans une idée. Il se fait ainsi beaucoup d'idées qui n'ont pas dans la nature de corps qui leur correspondent, mais qui sont les moyens par lesquels il se représente toutes les qualités des corps et tous les rapports qu'il observe entre eux. C'est là ce qu'on appelle des idées *abstraites* et des idées *concrètes* ou *collectives*. Par exemple, quand l'esprit considérant seule la qualité qu'a un corps de faire une impression sur le sens du goût, en fait l'idée de *sapidité*, il a fait une *abstraction*, mot qui désigne fort bien le mode selon lequel il a opéré. Lorsqu'au contraire, considérant toutes à la fois les qualités communes aux animaux, il en fait l'idée concrète d'*animal*, il a fait une opération inverse de la précédente. Or ce mode de procéder de l'esprit lui est continuel : il va sans cesse en divisant et en composant, et en se faisant des idées pour chacun des points qu'il considère. Ainsi, il précise chacun des attributs des corps en même temps qu'il signale les rapports de toutes choses, descendant d'un côté, par l'action d'abstraire, aux dernières particularités, s'élevant de l'autre, par l'action de concraire, aux plus hautes généralisations. L'esprit, en effet, n'applique pas ce procédé aux premières idées individuelles seulement, mais il y soumet toutes ses idées abstraites et concrètes elles-mêmes, et cela à l'infini; de sorte qu'il trouve toujours matière à former une idée, ou plus générale, ou plus spéciale.

Mais, pour que ce travail de l'esprit puisse se faire, ou au moins se poursuivre un peu loin, il faut une condition : c'est que l'esprit attache à chacune de ses idées un signe. Sans ce secours, ces idées seraient aussitôt oubliées que formées, et l'on resterait dans une éternelle enfance. C'est ce qui est, par exemple, des animaux qui n'ont pas de langage artificiel, ou qui en ont un peu étendu, et qui d'ailleurs sont privés peut-être de cette précieuse faculté d'abstraire et de concraire. Mais si au contraire, on dénomme chaque idée à mesure qu'elle est faite, et qu'on la conserve en une langue, ou parlée, ou figurée, ou écrite ; cette idée devient comme un être réel que l'esprit peut se représenter sans cesse, et sur laquelle il peut de nouveau opérer. *Condillac* a fort bien démontré que sans les langues on ne pourrait pas, non-seulement communiquer ses pensées, mais en avoir.

Telle est l'histoire de l'entendement. L'homme est, sous ce rapport, au premier rang. Les autres animaux ont reçu primitivement de la nature, à proportion qu'ils sont moins intelligens, les moyens naturels qui importent à leur conservation. L'homme, au contraire, semble, sous tous ces rapports, avoir été oublié par elle : il souffre de la température du milieu dans lequel il vit ; ses sens ne lui donnent pas primitivement toutes les lumières dont il a besoin ; forcé de dompter les animaux pour assurer sa subsistance, ayant au moins à se défendre de leurs attaques, il n'a aucunes armes naturelles qui puissent lui servir dans ce double but, etc. Mais il a une intelligence pour suppléer à ce qui lui manque; par elle, il pénètre les causes des phénomènes de la nature et fait servir ceux-ci à ses besoins ; il se rend maître de tous les agens naturels, et les fait agir à son profit : c'est ainsi qu'il fixe le feu ; que, pour suppléer à la faiblesse de son odorat. Il emprunte celui du chien qu'il oblige à chasser pour lui. L'univers est vraiment un vaste champ qu'il exploite pour son utilité. Il y a plus : non-seulement il imagine beaucoup d'applications pratiques utiles à son bien-être physique, mais il s'élève aux causes des choses, embrasse leurs nombreux rapports, parcourt leur ordre d'enchaînement, de succession, et fonde ainsi les sciences.

2° *Facultés affectives, affections de l'âme, passions.* — On appelle ainsi tous les actes de notre psycologie qui, étrangers à toute faculté de connaître, consistent en divers sentimens et penchans, et qui, nous liant à tout ce qui nous entoure, sont les mobiles de notre conduite, et surtout de nos rapports sociaux et moraux. Tels sont les instincts des sexes, de l'amour maternel; le sentiment de la pitié, en vertu duquel l'homme, destiné à une vie sociale, est porté à prodiguer des secours à son semblable qui souffre. Ce sont de véritables sensations internes, mais d'un ordre plus élevé que les sensations internes physiques de la faim et de la soif, et qui, tandis que ces dernières guidaient dans les besoins physiques, guident dans les rapports sociaux et moraux. Aussi ces facultés affectives, qui fondent ce qu'on appelle les *besoins du cœur*, les *besoins moraux*, sont-elles des *plaisirs* quand on les satisfait, des *peines* quand on leur résiste; et on ne les a appelées *passions* que parce que dans ce dernier cas, et lorsqu'elles sont extrêmes, elles sont pour l'homme une douleur. A l'article *encéphale* nous avons prouvé que c'était à tort qu'on avait voulu en placer le siége dans les divers organes de la vie intérieure, et qu'il fallait aussi les rapporter au cerveau. Il s'agit aussi d'en spécifier le nombre et l'enchaînement; car le dogme de leur pluralité a encore été plus universellement admis que celui des facultés de l'entendement.

D'abord, de même que les philosophes avaient réuni toutes les facultés intellectuelles en un seul groupe qu'ils avaient appelé *entendement*; de même ils ont réuni toutes les facultés affectives sous le nom de *volonté*. Condillac, par exemple, en explique ainsi la formation : Toute sensation ayant le caractère de plaisir ou de douleur, aucune n'étant indifférente, par cela seul qu'une sensation est éprouvée, l'âme est provoquée à agir en une direction quelconque; cette tendance est d'abord peu prononcée, n'est qu'une sorte de *malaise*; mais elle augmente progressivement, devient *inquiétude*, ce qui veut dire difficulté qu'a l'âme de rester dans la même situation; puis *tourment*, *désir*, *passion*, et enfin *volonté* déterminée d'exécuter un acte quelconque. Cette filiation, selon nous, manque de justesse : il n'y a rien de commun entre les passions et la volonté; celle-ci est le produit d'un jugement porté entre plusieurs motifs; et les premières sont de véritables sentimens intérieurs, remplissant au moral l'office des sensations internes au physique, et éclatant de même indépendamment de notre volonté.

En second lieu, de même que les idéologues avaient voulu faire dériver d'une faculté première, de la *sensation* ou de l'*attention*, toutes les autres facultés de l'esprit; de même les moralistes ont placé la source et l'origine de toutes les facultés affectives dans une faculté principale, qu'ils ont dit être l'*amour de soi*, l'*amour-propre*, c'est-à-dire le sentiment intérieur en vertu duquel chacun tient d'abord à soi et veille à sa conservation, à son bien-être; ils ont dit que toutes étaient des retours de cet amour de soi sur lui-même.

En troisième lieu, signalant un très-grand nombre d'affections particulières, on a cherché à les classer, et chacun l'a fait différemment. Les uns, prenant pour base le caractère agréable ou pénible de l'émotion qui les constitue, les ont partagées en *agréables* et en *pénibles*. D'autres ont dit que toutes étaient, ou des *affections d'amour*, ou des *affections de haine*. La plupart, ayant égard à leurs résultats sur la société, en ont fait trois classes, les *vertueuses*, les *vicieuses* et les *mixtes*. Les premières sont celles qui ont des résultats utiles pour la société; comme les *amours filial*, *paternel*, *conjugal*, qui fondent les familles; la *bonté*, la *pitié*, la *générosité*, qui, portant les hommes à se secourir, rendent plus facile l'état social; l'*amour du travail*, les *sentimens de l'honneur*, de la *justice*, qui, évidemment, ont le même but, en constituant autant de garanties sociales. Les passions vicieuses sont, au contraire, celles qui nuisent à l'homme en particulier, et à la société en général, comme la *colère*, la *vengeance*, la *haine*, l'*envie*, dont les effets sont si souvent funestes, et à celui qui éprouve ces sentimens, et à ceux contre lesquels ils sont dirigés. Enfin, les passions mixtes sont celles qui sont tour à tour utiles ou nuisibles, selon l'emploi que l'on en fait, selon qu'on en use ou qu'on en abuse; comme l'*amour des richesses*, qui, dans une mesure convenable, n'est que prudence et moyen d'assurer son indépendance, mais qui, porté à l'excès et devenu avarice, empêche de jouir des biens de la vie, et séquestre de la société des richesses qui devraient y fructifier. Nous objecterons à cette classification qu'il n'y a aucune passion exclusivement vertueuse ou vicieuse: toutes sont mixtes, c'est-à-dire que bonnes dans une mesure, elles sont nuisibles dans une autre; il n'en est aucune qui, examinée en elle-même, n'ait son utilité, comme il n'en est aucune dont on ne puisse abuser: toutes sont des penchans utiles, mais qu'il faut régulariser et diriger par la raison.

Selon M. de la Romiguière, ce groupe de facultés qu'il désigne, comme les autres philosophes, par le nom de *volonté*, se réduit à trois, qui sont, pour la volonté, ce que les facultés d'attention, de comparaison et de raisonnement étaient pour l'entendement; savoir : le *désir*, qui est la direction des facultés vers l'objet dont on sent le besoin; la *préférence*, qui est ce désir, mais fixé à un objet déterminé; et enfin la *liberté*, qui consiste à vouloir ou à ne vouloir pas après délibération. Il est trop évident que ce philosophe s'est arrêté ici à des généralités, sans descendre à particulariser les facultés affectives primitives, ce qui était le problème à résoudre.

On a partagé encore les passions en *animales* et *sociales*, selon qu'elles ne servent que l'homme physique, ou qu'elles sont relatives à l'homme en société. A ces dernières se rapportent tous les besoins sociaux, qui sont si divers, selon les degrés de civilisation auxquels une société d'hommes est parvenue. Enfin on les a divisées en *animales* et *humaines*, selon qu'elles sont communes aux animaux et à l'homme, ou exclusives à ce dernier; classification importante, en ce qu'elle spécifie ce qui constitue l'humanité. A ces dernières appartiennent les sentimens *religieux* et *moraux*, auxquels l'homme doit les notions de l'existence de Dieu et du juste et de l'injuste : par les uns, il est lié à son Dieu et porté à lui rendre hommage; par les autres, il combat son propre intérêt, par suite de ce qu'il croit dû aux autres : ce qu'on appelle la *conscience* n'est que l'inspiration de ces nobles penchans, qui applaudissent quand on a suivi leur heureux et utile entraînement, et qui font, au contraire, des reproches intérieurs quand on les a violés.

Si l'analyse de l'entendement était loin d'être parfaite, celle des qualités de notre cœur est peut-être encore moins avancée. On n'a pas encore spécifié quelles sont, dans ce nombre infini de sentimens divers qui peuvent éclater dans notre âme, les facultés affectives réellement primitives. S'il y a espoir d'y parvenir quelque jour, ce n'est encore qu'en s'appuyant sur l'organisation du cerveau. Toutefois il est sûr que l'homme est encore ici le premier des animaux. D'abord, parmi les qualités affectives qu'il possède, aucune n'est assez impérieuse pour dominer les autres, et commander irrésistiblement les actions qui en sont l'accomplissement; toutes s'équilibrent assez pour que l'homme puisse tour à tour écouter l'une et écouter l'autre; d'où il résulte que cet être a la *liberté*. En second lieu, nul animal n'a autant de facultés affectives que lui, ni à un degré de sensibilité aussi exquis; ce qui fait que sa *liberté* est la plus étendue possible. Enfin, il est le seul qui ait des facultés affectives morales, et qui, conséquemment, ait une *liberté morale;* seul il comprend, parmi les motifs qui le déterminent, des motifs d'équité, des motifs vraiment moraux. Ajoutons que son *intelligence* lui fait mieux juger la valeur, les conséquences de toutes ses déterminations. Les animaux, sans doute, ne sont pas sans liberté : mais, d'abord, il y a moins d'équilibre entre les facultés qui les sollicitent, et souvent une prédomine; en second lieu, ces facultés sont en moindre nombre, et, par conséquent, leur liberté est plus restreinte; en troisième lieu, leur intelligence est moins capable de peser les conséquences de leurs diverses actions; enfin, n'étant jamais mus que par le sentiment de la personnalité ou par des attachemens, n'ayant pas de facultés affectives morales, ils ont bien la liberté, mais non la liberté morale. Du reste, cette prééminence n'était pas moins nécessaire à l'homme que celle de son intelligence. La nature l'a destiné à vivre en société; elle devait, par conséquent, lui donner les sentimens intérieurs que réclame la vie sociale; comme la *pitié*, qui nous fait secourir nos semblables; la *notion du juste et de l'injuste*, qui est une garantie pour chacun; l'*instinct religieux*, qui nous lie à Dieu, et est pour nous l'annonce de l'immortalité à laquelle nous sommes appelés.

Telles sont, à quelques différences près, les idées des philosophes et des moralistes sur les facultés intellectuelles et morales; et nous devons avouer que ces idées, tout en consacrant les principaux traits de la nature morale de l'homme, sont bien loin d'avoir la précision que nous présente la science sur d'autres points. Ainsi que nous l'avons déjà exprimé deux fois dans le cours de cet article, parce que cette proposition nous paraît de la plus haute importance, s'il est un moyen de sortir de ce vague qui ne peut satisfaire des physiologistes sévères, c'est de prendre pour base de tous travaux philosophiques l'organisation du cerveau. Le cerveau, en effet, est l'organe des facultés intellectuelles et morales; certainement sa structure est en raison du nombre et du caractère de ces facultés : s'il y a vraiment des facultés primitives, une structure cérébrale spéciale doit correspondre à chacune d'elles; et n'est-il pas évident que, si l'on parvenait à découvrir la structure cérébrale propre qui appartient à chaque faculté primitive, il ne serait pas plus possible de douter de la spécialité de celle-ci, que de la spécialité des sens externes pour chacun desquels il existe des organes distincts? Jusqu'à présent, M. Gall est le seul physiologiste qui ait travaillé dans cette direction; et c'est par quelques considérations sur sa doctrine philosophique que nous allons terminer cet article.

Au mot *encéphale*, nous avons dit qu'il supposait le cerveau multiple et composé de plusieurs systèmes nerveux distincts, présidant chacun à une faculté intellectuelle ou affective spéciale. Il a porté le nombre de ces systèmes ou organes cérébraux à vingt-sept; c'était par conséquent admettre le même nombre de facultés intellectuelles et affectives primitives. En voici le rappel : les instincts de la *propagation*, de l'*amour maternel*, de l'*amitié*, de la *défense de soi-même*, du *meurtre*, de la *rixe*, de la *propriété*, de l'*orgueil*, de la *vanité*, de la *circonspection*, de l'*éducabilité*, des *localités;* le sens des *personnes*, des *mots*, des *couleurs*, des *tons*, des *nombres;* les facultés du *langage artificiel*, de la *mécanique*, de la *sagacité comparative*, de l'*esprit métaphysique*, de l'*esprit de saillie*, du *talent poétique*, de l'*imitation*, de la *fermeté;* enfin, le sentiment de la *bonté*, et l'*instinct religieux*. Les dix-neuf premiers lui sont communs avec les animaux; les huit derniers lui sont exclusifs. M. Spurzheim, collaborateur de M. Gall, en admet encore onze autres : les instincts du *séjour*, de l'*ordre*, du *temps*, de la *justice*, de l'*espérance*, de la *surnaturalité;* les sens de l'*individualité*, de l'*étendue*, de la *configuration*, de la *consistance* et de la *pesanteur*.

Certainement si chacune de ces facultés avait, de toute évidence, une partie spéciale dans le cerveau, affectée à sa production; si chacune avait, dans cette masse nerveuse, son organe propre et distinct, comme le dit M. Gall: la démonstration serait rigoureuse, ces diverses facultés seraient bien réellement primitives; et il resterait à M. Gall à prouver que chacune siége bien dans la partie cérébrale qu'il lui assigne pour organe. Mais malheureusement il n'en est pas ainsi : le cerveau, au moins sous le rapport dont il est question ici, semble être une masse homogène; la distinction physique des organes ou systèmes nerveux qu'on suppose en lui n'est pas apparente; on ne la fait reposer le plus souvent que sur des différences de volume peu marquées, et par conséquent contestables; et ainsi l'argument tiré de l'organisation n'a pas toute la valeur dont il est susceptible. M. Gall est obligé de le soutenir par des considérations psycologiques ; il appuie, d'autre part, celles-ci sur l'organisation ; et c'est sur le concours de ces deux ordres de faits qu'il fonde sa doctrine. Toutefois c'est un premier essai fait dans une sage direction, dans la seule direction qui puisse faire résoudre le problème, et, à ce titre, nous devons y applaudir et en donner un court développement dans cet ouvrage.

D'abord, à ne juger des facultés présentées comme primitives par M. Gall que philosophiquement, et sans appel à l'organisation cérébrale, comme il en était de celles proposées par les autres philosophes, elles paraissent être aussi réelles. Peut-on nier l'instinct puissant qui sollicite les sexes à se rapprocher, celui de l'amour maternel, celui de l'amitié ? Les sentimens de la défense de soi-même, de l'orgueil, de la vanité, de la ruse, ne sont-ils pas également évidens ? Il y a beaucoup plus de ressemblance entre M. Gall et les autres philosophes et moralistes, qu'on ne pourrait le croire au premier aspect ; et, sauf que ce physiologiste prétend de plus s'appuyer sur l'organisation, ce qui est à vérifier, la différence ne réside souvent que dans les noms qu'il donne aux facultés primitives. Ainsi, sa faculté de l'*éducabilité* est ce qu'on appelle généralement intelligence, ou faculté d'apprécier les circonstances extérieures, d'en garder le souvenir, afin de régler sa conduite d'après leur caractère. La faculté de la mécanique est celle qui inspire à quelques animaux l'art de se construire des habitations, des terriers, et qui, à un haut degré de développement chez l'homme, est la source de l'architecture. Les sens des tons, des couleurs, des nombres, sont les facultés qui font associer, d'après certaines lois, les tons, les couleurs, les nombres, et qui sont la source de la musique, de la peinture, des mathématiques. Il en est de même du talent poétique ; Boileau n'a-t-il pas parlé de l'astre qui seul fait les poëtes ? Certes, il serait peu philosophique de s'étonner de voir ranger parmi les facultés primitives de l'esprit, ce qui fait les beaux arts dont Dieu a fait un de nos attributs. Il en est de même des facultés de sagacité comparative et de l'esprit métaphysique, auxquels l'homme doit de coordonner ses connaissances, et d'en faire des corps de sciences. Par l'une, en effet, il saisit tous les rapports qui existent entre les faits et les choses ; et, par l'autre, conduit irrésistiblement à pénétrer le pourquoi de chaque chose, à rattacher chaque effet à sa cause ;

il généralise, et va sans cesse en établissant des lois et des principes. Nous en dirons encore autant du sens des *mots* et de la faculté du *langage artificiel*, que, certes, l'homme devait posséder, puisque nous avons vu que, sans un langage, il ne pouvait employer et utiliser les facultés de son esprit. Enfin, tous les philosophes n'ont-ils pas consacré dans notre psycologie le sentiment de la bonté et l'instinct religieux, ces facultés si éminemment sociales; la première, en nous faisant aimer nos semblables pour eux-mêmes; la seconde, en nous révélant l'auteur de la nature, et nous liant à lui par un sentiment d'amour encore plus heureux? Je ne vois guère que les facultés des localités, de la propriété, et de l'instinct carnassier ou du meurtre, qui se distinguent beaucoup des autres facultés admises par les philosophes. Or, la première n'est que cet instinct réel, en vertu duquel les animaux reconnaissent et retrouvent les lieux, quelque distans qu'ils soient; la seconde est cet autre instinct qui dispose chacun à considérer comme à soi ce qu'il a acquis d'une manière quelconque; et la troisième est ce qui sollicite plusieurs animaux à en tuer d'autres, instinct qui est trop général pour n'être pas primitif, et qui devait nécessairement entrer dans la psycologie des animaux carnassiers, par exemple. Si nous avions pu entrer dans quelques développemens à l'occasion de chacune de ces facultés, on aurait vu que réellement on a philosophiquement autant de raisons pour les constituer facultés primitives de notre psycologie, que toutes les autres facultés proposées par les philosophes et moralistes.

Mais combien la croyance en faveur de ces facultés ne sera-t-elle pas augmentée, si, à ces raisons, s'ajoute un argument pris dans l'organisation cérébrale! Serait-il possible que des propositions jugées vraisemblables, en procédant philosophiquement seulement, devinssent ridicules par cela seul qu'on les appuierait en outre sur l'organisation? Il y aurait en cela une trop évidente absurdité. Or, M. Gall dit avoir reconnu par beaucoup d'observations de cerveaux d'animaux et d'hommes, que chacune de ces facultés a une partie cérébrale pour organe propre; il a vu cette partie cérébrale exister ou manquer dans les animaux, selon que ceux-ci avaient ou n'avaient pas dans leur psycologie la faculté qui en est l'effet; il a vu chaque partie cérébrale être, dans les animaux et dans les hommes, dans un rapport de volume proportionnel à l'énergie et à l'activité de la faculté. Je sais bien qu'il s'agit ici de détails anatomiques infiniment petits, par conséquent peu apparens, et dès lors contestables; mais, d'abord, pour être délicats, ils peuvent néanmoins être réels et importans; en second lieu, pour être difficilement recueillis, et à cause de cela susceptibles d'induire en erreur, ils ne constituent pas moins une lumière de plus à ajouter à celles que donnait la psycologie seule; enfin, pour en apprécier la valeur, il faut, si l'on veut être juste, répéter toutes les observations sur lesquelles M. Gall les appuie, afin d'en reconnaître la fausseté ou la justesse. Ainsi que nous l'avons dit au mot *encéphale* : cette obligation est certainement une des causes pour lesquelles les esprits seront encore long-temps dans le doute sur la réalité ou l'inanité de la doctrine que nous exposons.

Toutefois, M. Gall ne s'est pas contenté de rendre physiologique son système philosophique, en rattachant à l'organisation du cerveau chacune des facultés primitives qu'il admet; il cherche à expliquer les différences qui existent entre lui et les autres philosophes; et cette partie de sa doctrine n'est pas la moins digne d'être mentionnée. Ainsi, il est beaucoup de créations des idéologues qui ne sont pas conservées par lui, comme l'*instinct*, l'*intelligence*, la *volonté*, la *liberté*, la *raison*, la *perception*, la *mémoire*, le *jugement*, etc.; c'est que, selon lui, ces prétendues facultés primitives ne sont pas telles, mais seulement des généralisations de l'esprit, ou des attributs communs des véritables facultés primitives. Tandis que, dans l'étude de la nature physique, les savans ont distingué avec soin des qualités générales et des qualités spéciales, et ont reconnu que ces dernières seules fondent la nature propre des corps; en métaphysique, dit M. Gall, on s'en est tenu aux qualités générales; par exemple, on a dit : *penser, c'est sentir.* Sans doute la pensée est un phénomène de sensibilité; mais c'est un acte sensitif d'une certaine espèce; s'en tenir là, ce n'est qu'exprimer une généralité, et qui vous laisse aussi ignorant de ce qu'est la pensée que vous le seriez d'un mammifère ou d'un oiseau, en disant que ce sont des animaux. Comme, pour connaître ces animaux, il faut en spécifier les qualités; de même, pour connaître la pensée, il faut spécifier l'espèce de sensation qui la constitue.

D'une part, dit M. Gall, plusieurs des facultés présentées comme primitives par les philosophes ne sont que des généralisations de l'esprit : l'*instinct*, par exemple, l'*intelligence*, la *volonté*, la *liberté*, la *raison*, etc. L'instinct, en effet, est une expression générale indiquant une impulsion intérieure quelconque, et par conséquent il y a autant d'instincts que de facultés fondamentales. L'intelligence est également une expression générale, désignant une faculté de connaître; et de même qu'il y avait beaucoup d'instincts, il y a aussi plusieurs espèces d'intelligences. De là le tort qu'ont eu les philosophes de les spécialiser, en disant que l'instinct est le partage des animaux, et l'intelligence l'attribut de l'homme, comme si les animaux n'avaient pas tous, à un certain degré, de l'intelligence, et si beaucoup des facultés de l'homme n'étaient pas des instincts. La volonté n'est pas davantage une faculté fondamentale; résultat du concours d'action de plusieurs facultés, elle n'est qu'un jugement porté entre plusieurs motifs : il y a autant de désirs que de facultés, mais il n'y a qu'une seule volonté, qui est le produit de l'action simultanée des forces intellectuelles. Cela est si vrai, que la volonté est souvent en opposition avec les désirs. Il en est de même, enfin, de la liberté et de la raison : l'une rentre dans ce que nous venons de dire de la volonté; et l'autre, la raison, n'est que le jugement porté par les facultés intellectuelles et affectives supérieures : il ne faut pas, en effet, la confondre avec l'intelligence; beaucoup d'animaux sont intelligens, l'homme seul est raisonnable.

D'autre part, ajoute M. Gall, ce qu'on a appelé dans l'entendement *perception*, *souvenir*, *mémoire*, *jugement*, *imagination*, sont des attributs communs de toutes les facultés intellectuelles, et ne peuvent conséquemment être considérées comme des facultés primitives. Chaque faculté a sa perception, sa mémoire, son jugement, son imagination; et par conséquent il y a autant d'espèces de perceptions, de mémoires, de jugemens, d'imaginations, qu'il y a de facultés intellectuelles primitives. Cela est si vrai, qu'on peut avoir de la mémoire, du jugement, sur un point, et n'en point avoir sur un autre. La mémoire des tons, par exemple, est autre que celle des langues; et tel qui a l'une peut fort bien n'avoir pas l'autre. Ne distingue-t-on pas l'imagination du poëte, celle du musicien, du philosophe? En un mot, toute faculté perçoit la notion à laquelle elle a trait, c'est-à-dire a sa *perception*; toute conserve et renouvelle le souvenir de cette notion, c'est-à-dire a sa *mémoire*; toute est disposée à agir sans y être provoquée du dehors, quand son organe a un grand développement ou une grande activité intrinsèque, ce qui fonde l'*imagination ;* toute enfin exerce avec plus ou moins de perfection sa fonction, d'où résulte le *jugement.* Celui-ci n'est, en effet, que l'exercice parfait de la faculté intellectuelle d'après les lois innées que la nature a assignées à l'objet auquel elle a trait, et conséquemment chaque faculté a le sien. M. Gall en dit autant de l'*attention*, qui n'est que le mode actif d'exercice des facultés fondamentales, et qui, par conséquent, étant un attribut de toutes, ne peut être dite une faculté primitive.

Enfin, quant à ce que les moralistes ont appelé *passions, affections*, d'abord M. Gall dit que le mot *passion* est mauvais pour indiquer une faculté primitive, et ne doit désigner que le plus haut degré d'activité d'une faculté quelconque. Toute faculté demande à être mise en jeu; et, selon le degré d'activité qu'elle présente, elle est un *désir*, un *goût*, un *penchant*, un *besoin*, une *passion.* Il peut donc y avoir autant de passions qu'il y a de facultés : et, en effet, ne dit-on pas la passion *de l'étude*, celle *de la musique*, comme on dit la passion *de l'amour*, celle de l'*ambition? Possibilité, goût, penchant, besoin, passion*, ne sont que des degrés de chaque faculté, et peuvent par conséquent se dire de toutes. M. Gall blâme de même le mot *affection*, qui ne doit, selon lui, exprimer que les modifications que peuvent présenter les facultés primitives, en raison du mode selon lequel les affectent les influences du dehors et celles du dedans. Tandis que la passion était pour M. Gall un mode de *quantité*, si l'on peut parler ainsi; l'affection est un mode de *qualité.* D'abord, il est de ces modes affectifs qui sont communs à toutes les facultés, ceux de *plaisir* et de *peine*, par exemple : toute faculté peut être occasion de plaisir ou de souffrance. Ensuite il est d'autres affections qui sont spéciales à quelques facultés, comme la *prétention*, qui est, dit-il, une affection du sens de l'orgueil; le *repentir*, une affection du sens moral. Enfin, tandis que des affections sont *simples*, c'est-à-dire ne portent que sur une seule faculté, la *colère*, par exemple, qui, selon lui, est une affection simple de l'instinct de la défense; il en est qui sont *composées*, c'est-à-dire qui résultent du concours de plusieurs facultés, comme la *honte*, qu'il dit être une affection des facultés primitives du *sens moral* et de la *vanité*. Cette dernière partie de la doctrine de M. Gall est sans doute ingénieuse, mais elle suppose résolu le problème qui est en question, c'est-à-dire la connaissance des véritables facultés primitives et des parties cérébrales qui en sont les agens. Ainsi que nous l'avons dit au mot *affection*, il sera souvent difficile de distinguer une faculté morale primitive de ce qui ne sera qu'une modification de cette faculté : la spécification de la partie cérébrale, et par conséquent l'organisation, est encore ce qui peut seul guider ici.

Tel est l'état des connaissances actuelles sur les facultés intellectuelles et morales de l'homme. Ces facultés, déjà si éminentes par les résultats qui leur sont dus, se distinguent encore en ce que leur jeu s'accompagne de phénomènes expressifs irrésistibles qui en deviennent une manifestation extérieure, et de troubles dans toute l'économie plus ou moins considérables. Mais on parlera des premiers aux mots *gestes* ou *langage*, et des seconds aux mots *exercice*, *passions*. (ADELON.)

FAIBLESSE, s. f., *imbecillitas*, *debilitas*; diminution dans la puissance d'action d'un organe ou de tout l'organisme; diminution des forces. *Voyez* ADYNAMIE, ASTHÉNIE, ATONIE, FORCES.

On a particulièrement et plus ou moins improprement appliqué le nom de *faiblesse* à divers états morbides, dont quelques-uns seraient difficiles à caractériser. Ainsi, on a appelé *faiblesse de la vue*, l'AMBLIOPIE; *faiblesse d'estomac*, la DYSPEPSIE, la GASTRALGIE; et l'on désigne quelquefois la DÉFAILLANCE, la SYNCOPE, par la dénomination de *faiblesse*. (R. D.)

FAIM, s. f., πεῖνα, λιμὸς, *fames*; sentiment plus ou moins importun qui nous sollicite ou nous presse de prendre des alimens, et qui ne cesse que lorsque nous avons satisfait au besoin qui l'excite.

La faim appartient à la classe des sensations internes, c'est-à-dire de celles dont le stimulus ou l'aiguillon agit au dedans de nous. Elle a son siége dans l'estomac, car c'est là que nous la rapportons, et là encore que doivent pénétrer les alimens qui la font cesser.

La faim présente deux degrés ou deux modifications distinctes; l'appétit, par lequel elle débute le plus communément, et dont nous nous sommes déjà occupés, et la faim proprement dite, et dont il s'agit maintenant. Pour ce qui est de l'état maladif, né du défaut de réparation prolongé, et que quelques-uns ont examiné sous le titre de *faim devenue maladie*, nous négligerons, à dessein, de nous en occuper ici, attendu que, tout-à-fait étranger à la faim, et n'ayant qu'une simple coïncidence avec ce sentiment, il constitue l'*abstinence* ou l'*inanition*. Or, c'est à ces deux mots qu'il convient de tracer l'histoire de cette lésion générale de l'économie. L'animal qui succombe alors au défaut d'alimens, ne *meurt pas de faim* en effet, comme on le dit par un abus de langage, mais il meurt d'inanition, c'est-à-dire de l'état universel de pénurie qui provoque et entretient la faim.

La faim, que chacun peut décrire d'après sa propre observation, cause, dès son début, un malaise, comme un tiraillement ou un sentiment de vide, *sui generis*, qui se fait ressentir à l'épigastre, occupe l'estomac, et paraît particulièrement fixé au *cardia* : n'y obéit-on pas, il persévère, s'accroît, et devient, pendant un certain temps, de plus en plus impérieux et difficile à supporter. Il diminue et cesse même ordinairement de lui-même, après une ou deux heures; mais ce calme apparent n'est pas de longue durée; et la faim, ainsi suspendue, se réveille bientôt après avec une nouvelle énergie : elle ne s'apaise que lorsque nous prenons, enfin, des alimens. Les retours de la *faim* sont périodiques; ils se montrent subordonnés à l'activité de l'estomac, et suivent de près, dans l'état de santé, la vacuité de cet organe.

Les expériences faites sur les animaux durant le jeûne et plus ou moins pressés par la faim, ainsi que les observations faites sur l'homme lui-même, frappé de mort au milieu des mêmes circonstances, ont montré que l'estomac est alors vide d'alimens et plus ou moins contracté ou revenu sur lui-même. Il est de tout point, d'ailleurs, quant à l'état de ses diverses membranes, de ses vaisseaux sanguins, de ses rapports avec les parties voisines, notamment les épiploons, le foie, la rate et le diaphragme, absolument dans la même disposition que celle que nous avons déjà indiquée dans le paragraphe de notre article DIGESTION, consacré à la *déplétion* de ce viscère, et que par cette raison, nous nous dispenserons de reproduire ici. *Voyez* DIGESTION.

Mais, indépendamment de ces phénomènes immédiats et *locaux* de la faim, ce sentiment en détermine un grand nombre d'autres, tant *directs* que *sympathiques*. C'est en effet ainsi, en ce qui regarde les premiers, que le sang, que ne renouvelle pas dans ses principes et sa quantité un chyle réparateur, s'appauvrit, laisse la circulation languissante, le cœur sans énergie, le pouls faible et lent; que la respiration, moins complète et moins étendue, est interrompue par des bâillemens fréquens, propres à suppléer à son insuffisance; que la peau, notamment le visage et les extrémités, pâlissent; que ces parties et le corps entier se refroidissent, ou du moins résistent mal à l'abaissement, même faible, de la température environnante. Les exhalations et les sécrétions, notamment les perspirations pulmonaire et cutanée, sont singulièrement diminuées. La gorge manque d'humectation, la salive s'épaissit et prend très-promptement un goût désagréable, fort et comme salé. Chez la femme, la faim diminue la quantité des menstrues, et, dans l'état de nourrice, elle tarit en peu de temps les sources du lait. Elle enlève, dans les deux sexes, le désir de l'acte reproducteur, et elle prive l'homme en particulier de ses conditions nécessaires.

Au milieu de la langueur des fonctions nutritives, l'absorption seule présente, par son accroissement d'activité, une exception remarquable et connue. Cette action à laquelle le chyle manque, d'autant plus avide alors d'autres matériaux, puise sur toutes les surfaces extérieures, pulmonaire et cutanée, en même temps que dans le sein des organes eux-mêmes, tous les principes propres à entretenir et à renouveler la composition du sang. C'est d'après ce fait qu'on ne peut s'exposer sans danger, comme on sait, à l'influence des miasmes contagieux pendant la faim ou le jeûne, et que la thérapeutique fait avec raison choix du même état, comme le plus propre à favoriser l'introduction dans l'économie, des substances qui pénètrent par la voie de la peau.

Quant aux phénomènes *sympathiques* produits par la faim, ce sentiment, qui réveille en quelque sorte et provoque l'action du goût et de l'odorat, diminue l'aptitude qu'ont les autres sens à recevoir l'impression de leurs stimulans divers. Une sorte de fatigue nous oblige incessamment de fermer les yeux à la vue des plus beaux objets, et notre oreille au meilleur discours et au plus agréable concert. Toute notre attention, en quelque sorte concentrée sur *le cri de l'estomac* pour les alimens, nous rend le travail de l'esprit des plus pénibles, ou même entièrement impossible. La faim, qui pervertit et trouble l'imagination, rend, comme on le dit, le *cerveau vide*, et n'enfante que de *vains songes*. De là, sans doute, la dénomination de *songes-creux*, qui n'est probablement pas une simple métaphore, et par laquelle on flétrit les *faméliques* auteurs des faibles productions, nées sous l'influence du sentiment qui nous occupe. Les animaux affamés sont querelleurs et méchans; ils se montrent même alors souvent dangereux; et l'homme lui-même qui éprouve le besoin de manger, et dont l'heure des repas est différée, en devient au moins triste et silencieux. Toute sa raison ne peut le plus souvent l'empêcher de se montrer impatient, de mauvaise humeur, et véritablement difficile à vivre, ce qui ne cesse que lorsqu'il a mangé.

Paresseux de penser, l'homme qui a faim le devient encore davantage de parler. Il ne peut causer sans fatigue; s'il lit, le son de sa voix baisse sensiblement, ses paroles se traînent et perdent leur accent. Son chant, dépourvu d'expression, manque encore, à la fois, de force et d'étendue.

Du côté des mouvemens volontaires, il ne se sent, comme on le dit, ni bras ni jambes, garde le repos; tout excercice lui est pénible, et il ne saurait soutenir le travail. *Ubi fames, laborandum non est*, comme l'avait déjà judicieusement exprimé le père de la médecine. L'homme éprouve souvent alors un sentiment de faiblesse si marqué, qu'il produit l'évanouissement, ou du moins qu'il le fait craindre, et cela indépendamment d'un besoin réel de réparation de l'économie, car le plus léger aliment, une gorgée de boisson fortifiante, suffisent, comme on sait, pour le rétablissement instantané des forces. La faim éloigne le sommeil; elle le rend léger, pénible, et l'interrompt par des rêves auxquels elle donne d'ailleurs souvent un caractère particulier. Trenk, mourant de faim durant sa détention, ne rêvait, d'après son récit, que festins et repas splendides.

La faim *varie* d'après un grand nombre de circonstances. Ce sentiment est dans l'enfance très-impérieux, très-vif et très-fréquemment renouvelé, ce qu'expliquent bien, à cet âge, l'activité de la réparation organique, et de plus celle de l'accroissement général du corps. Elle conserve toute son énergie chez le jeune homme; elle diminue chez l'adulte, plus encore dans la maturité de l'âge, et elle semble s'éteindre chez le vieillard, dans lequel elle se convertit en une sorte de *besoin*, qui ne se reproduit qu'à de longs intervalles, comme après douze et même vingt-quatre heures; elle est d'ailleurs alors en rapport avec la lenteur des digestions et la prédominance de la désassimilation. Les sexes modifient-ils la faim? On dit communément que celle de l'homme est plus forte; mais ce sentiment l'emporte sans contredit chez la femme par sa vivacité, par la promptitude de ses retours et par ses anomalies. On sait que l'approche des menstrues l'augmente le plus communément; que la grossesse, lorsqu'elle est déjà avancée, et même quelquefois dès son principe, a sur elle la même influence, et qu'il en est encore ainsi de la lactation.

Les tempéramens, les peuples, les climats, les saisons de l'année, apportent de grandes variétés dans l'état de la faim; mais la plupart de celles-ci dérivant, en quelque sorte, des modifications que les mêmes circonstances impriment à la digestion, nous croyons devoir renvoyer à leur égard à l'article DIGESTION, paragraphe consacré aux variétés de cette fonction. (tom. VII, p. 30.) Nous noterons cependant ici, comme un fait d'*idiosyncrasie* assez commun, le cas particulier de ceux qui, quoique digérant très-bien, et parfaitement nourris, n'éprouvent cependant jamais ni faim ni appétit, et mangent uniquement, ainsi qu'ils le disent, *par raison*, ou dans le seul but de se soutenir. Nous rappellerons encore que l'*habitude* règle, en quelque sorte, la faim, et qu'elle exerce sur l'époque de ses retours une influence si réelle et si marquée, que l'on a faim précisément à telle ou telle heure, une, deux ou trois fois par jour, si c'est ainsi qu'on a, depuis un certain temps, fixé l'époque et le nombre de ses repas.

Les *causes occasionelles* de la faim se trouvent dans les circonstances les plus plus propres à la produire : c'est ainsi que l'on range, avec raison, parmi elles, la vacuité de l'estomac, le temps plus ou moins long qui s'est écoulé depuis que nous avons fait usage d'alimens; les qualités plus ou moins stimulantes de ces derniers, des boissons, des assaisonnemens, et spécialement encore l'usage des médicamens amers, toniques et aromatiques, de l'eau froide, de la glace et des boissons gazeuses et acidules. Les exercices, la danse, l'équitation, la chasse, la pêche et les jeux, la plupart des travaux qui n'excèdent pas la mesure des forces; d'autres causes sympathiques encore, telles que le contentement de l'âme, les distractions agréables, la respiration du grand air le matin et par un temps plus ou moins froid, l'usage modéré des plaisirs de l'amour, l'état de convalescence, etc., etc., se rangent naturellement encore au nombre des premières conditions du développement de la faim. Toutes les circonstances opposées détruisent manifestement, au contraire, ce sentiment; et, parmi ces dernières, nous citerons particulièrement la surcharge de l'estomac par les alimens, l'inopportunité et la trop grande fréquence des repas, les alimens grossiers, indigestes, plus ou moins fades et douceâtres, ceux qui sont altérés ou putrides, notamment les œufs pouris, expérimentés par Bellini, les boissons tièdes et mucilagineuses, les opiacés, l'inaction, le sommeil prolongé, d'où probablement est né l'adage populaire, *qui dort dîne*, les affections tristes de l'âme, la respiration d'un air humide et chaud non renouvelé, le vice de la masturbation, et enfin l'excès des plaisirs vénériens. On sait encore, touchant les maladies, que l'absence de la faim est un de leurs caractères le plus constant, et que le retour de ce sentiment se montre comme le signe certain d'une véritable convalescence.

Non contens d'avoir apprécié les phénomènes et les causes occasionelles de la faim, les physiologistes se sont encore efforcés d'en pénétrer le *mécanisme*, ou d'en découvrir la cause *immédiate* et *cachée*. C'est ainsi que Sthal, renouvelant l'idée de Platon, veut que ce soit l'âme qui, attentive au besoin de réparation qu'entraînent incessamment les mouvemens organiques, suscite et développe le sentiment qui nous fait connaître les substances capables d'y satisfaire. Mais on sent, d'avance, que tout le vague attaché à une pareille explication équivaut à un aveu complet de notre ignorance. D'autres ont successivement invoqué la plupart des changemens qu'apporte l'état de jeûne dans l'estomac ou les parties voisines de cet organe. 1° C'est ainsi qu'au sentiment des uns, la faim résulte du frottement des parois de l'estomac, qu'on suppose avoir lieu pendant sa vacuité, et qui déterminerait l'agacement des houpes nerveuses de sa membrane interne. Mais on sait que ce frottement, qui n'existe que dans les animaux gallinacés, ou ceux pourvus d'un estomac musculeux, est impossible dans l'homme et dans tous les animaux à estomac membraneux; cette cause est donc illusoire. 2° On a, invoqué la compression des troncs nerveux de l'estomac, et notamment des nerfs pneumo-gastriques; mais on ne conçoit pas que la contraction et le retour sur elles-mêmes des parois de ce viscère, produits dans son plus grand état de vacuité, puissent déterminer une pareille compression. 3° Quelques-uns ont mis en avant le tiraillement du diaphragme, que le foie, qui cesserait d'être soutenu par l'estomac vide, produirait, en obéissant à sa propre pesanteur. Ils s'étayaient d'ailleurs du fait connu, qui montre qu'on calme assez ordinairement la faim en se serrant le ventre avec plus ou moins de force. Mais cette cause n'est pas réelle, car, à mesure que l'estomac se vide et se rétrécit, les parois élastiques du ventre, qui cessent d'être distendues, reviennent sur elles-mêmes, et soutiennent ainsi le foie dans sa position ordinaire. On sait d'ailleurs que la faim survient également chez l'homme couché, situation dans laquelle le foie ne peut en rien tirailler le diaphragme ; et, quant à la constriction du ventre, qui apaise la faim, elle ne saurait agir comme on le suppose, mais bien en imprimant un changement de direction à la sensibilité des parties comprimées. 4° Le changement de la circulation gastrique, déterminé par la plicature des vaisseaux de l'estomac et des épiploons : cette cause, indiquée par Lieutaud, ne paraît pas réelle depuis que les expériences de Bichat ont prouvé que les flexuosités des artères n'exerçaient aucune influence sur le cours du sang dans ces vaisseaux. Si moins de sang arrive alors à l'estomac, et si le foie, la rate et les épiploons en reçoivent davantage, ce qui paraît réel, ce n'est pas par cette cause mécanique, mais bien par l'influence des modifications différentes apportées dans l'excitabilité de ces divers organes. 5° L'acrimonie du suc gastrique, développée par son séjour dans l'estomac, pendant le jeûne, opinion appuyée sur un fait d'érosion de la tunique interne de l'estomac, observé par Hunter dans un sujet mort d'inanition, ne peut résoudre la difficulté. Rien ne prouve, en effet, cette prétendue acrimonie du suç gastrique; si elle existait, ses effets seraient constans; et il n'arrive pas, comme on sait, que la faim se développe chez les malades soumis à une diète plus ou moins rigoureuse. On sait d'ailleurs que la grande acidité que la digestion imprime aux humeurs gastriques ne produit ordinairement aucune sensation ; et très-peu d'auteurs pensent enfin, quoi qu'on en ait dit, que ce soit à l'activité digérante du suc gastrique qu'il soit raisonnable d'attribuer les altérations observées sur l'estomac lui-même. 6° La présence de la bile dans l'estomac, idée fondée sur ce qu'on trouve ordinairement un peu de bile dans cet organe lorsqu'il est vide; sur le fait constaté par Vésale de l'ouverture immédiate d'une division du canal cholédoque dans l'estomac d'un forçat très-vorace, et enfin sur quelques remarques d'anatomie comparée, qui paraissent avoir constaté que l'insertion des voies biliaires se fait très-près de l'estomac dans plusieurs animaux remarquables par leur *gloutonnerie*. Cependant aucune de ces raisons n'a prévalu, et cette opinion, contre laquelle on objecte principalement l'inappétence occasionée par l'état bilieux, a été généralement rejetée. 7° Reste enfin, au nombre des causes de la faim, attribuées à quelque état local de l'estomac, la lassitude de ce viscère, imaginée par Bichat, et qui résulterait de la contraction de sa membrane musculeuse prolongée au delà d'un certain temps. Mais pourquoi ce sentiment de lassitude ne surviendrait-il pas toutes les fois que l'estomac demeure privé d'alimens? et, s'il existait pour l'estomac, ne serait-il pas naturel qu'il se manifestât dans l'état de vacuité des organes creux d'une structure analogue, et notamment de la vessie? Or, rien de semblable ne survient, par exemple, vers ce dernier organe, ni après l'émission de l'urine, ni dans le cas de la diminution, et même de la suppression de ce liquide.

Toutes ces causes locales, qui sont mécaniques ou chimiques, à l'exception de la dernière, méritent en commun le reproche de ne pouvoir en rien motiver le rapport déterminé ou tout spécial du sentiment de la faim pour les alimens. Aucune n'explique d'ailleurs comment la faim naît sympathiquement, se trouve modifiée par l'habitude, détruite ou distraite par une simple affection morale, une forte contention d'esprit. On sait, en effet, que l'homme en proie à quelque passion, occupé par des affaires qui l'absorbent, perd tout appétit, et n'éprouve le besoin de manger qu'en récupérant sa tranquillité; que les enfans, dominés par les jeux, laissent passer l'heure des repas, et que, si la faim qui nous presse n'est pas satisfaite aux heures accoutumées, elle disparaît le plus souvent de telle sorte que nous ne pouvons manger alors, sans risquer d'être incommodés.

C'est d'après la plupart de ces réflexions que Dumas avance que la faim, étrangère à toutes les circonstances locales qui précèdent, a sa cause générale et nécessaire dans un état spécial de l'ensemble du système nerveux, ainsi que le démontre d'ailleurs sa parfaite analogie avec tous les autres phénomènes de la sensibilité. Mais, étendant davantage encore sa théorie, ce physiologiste prétend que la faim dérive immédiatement de la pénurie des sucs nutritifs; et par suite de l'accroissement d'activité qui en résulte dans le système absorbant, et notamment dans les vaisseaux lymphatiques de l'estomac, ses expériences lui ayant prouvé que cette dernière action est portée au point d'altérer la surface de ce viscère, dans les animaux qu'on laisse succomber faute de nourriture. Mais, en convenant que l'opinion de Dumas est, sous quelques rapports, plus rationnelle que celle de ses devanciers, nous ne pouvons taire cependant qu'elle ne soit elle-même, au fond, qu'une nouvelle hypothèse. Dumas ne nous apprend pas, en effet, comment la pénurie des sucs nutritifs vient modifier l'ensemble du système nerveux : il admet d'ailleurs cette pénurie gratuitement, car, certes, elle n'existe pas encore chez un individu bien nourri, et souvent quatre à cinq heures après un repas copieux, lorsque déjà cependant la faim vient à se renouveler : souvent encore la pénurie peut être évidente, comme dans l'émaciation, l'atrophie, une foule de maladies, et cependant la faim est entièrement nulle. Les alimens et certaines boissons font cesser immédiatement la faim, sans avoir pu remédier encore à l'état de la nutrition. On ne conçoit pas, enfin, pourquoi l'état de pénurie du fluide nutritif étant universel, ne serait cependant ressenti que vers l'estomac exclusivement. On se convainc d'ailleurs, en réfléchissant à l'ensemble de cette théorie, et surtout aux expériences sur lesquelles Dumas prétend l'appuyer, que ce physiologiste a partout confondu à tort le sentiment de la faim avec l'état morbide du corps que nous nommons *inanition*, et qui résulte de l'absence prolongée de nourriture.

Nous croyons, de ce qui précède, pouvoir conclure que, malgré tous les travaux des médecins pour éclairer la doctrine de la faim, son mécanisme et son mode de production sont encore inconnus.

La faim, sentiment énergique, enduré avec peine, et que nous satisfaisons avec plaisir, nous fait, sous ce double rapport, vivement sentir notre existence; elle est pour tout animal l'instinct qui veille à sa conservation, et qui l'avertit de pourvoir à son entretien. Intimement liée avec la digestion, la faim précède l'exercice de cette fonction, et elle s'en montre comme le thermomètre. Ses rapports avec les sensations du goût et même de l'odorat sont évidens; par elle tous les alimens sont bons, et elle justifie, particulièrement à l'égard du goût, la justesse du proverbe connu, *il n'est sauce que d'appétit.* Elle se montre, des mets, en effet, le meilleur assaisonnement.

L'anorexie, l'inappétence et la nausée, la boulimie ou faim canine, le pica et le malacia, sont autant de lésions de la faim, auxquelles nous renvoyons, et qui dénotent la diminution, l'augmentation et la perversion de ce sentiment. *Voyez* chacun de ces mots. (RULLIER.)

FAINE, s. m. On donne ce nom au fruit du hêtre. *Voyez* HÊTRE. (A. R.)

FAISCEAU, s. m. *fascis, fasciculus*; amas de plusieurs choses jointes ensemble. On désigne ainsi, en anatomie, l'assemblage d'un certain nombre de fibres de même nature : *faisceau musculaire, aponévrotique, nerveux*, etc.

FALCIFORME, adj., *falciformis.* On a, en anatomie, appliqué cette épithète à divers replis membraneux ou à d'autres parties auxquelles on a cru trouver de la ressemblance avec le fer d'une faux. A propos du péritoine, nous parlerons du prétendu *ligament falciforme du foie*, et, en décrivant les méninges, nous aurons occasion d'indiquer les *sinus falciformes* ou *longitudinaux de la dure-mère*. *Voyez* MÉNINGES, PÉRITOINE, SINUS. (HIPP. CLOQUET.)

FALSIFICATION, s. f., *falsificatio.* D'après la distinction que nous avons établie au mot *adultération*, nous ne considérerons dans l'article falsification que les altérations que la cupidité a introduite dans les préparations pharmaceutiques. C'est un fait dont nous avons malheureusement trop d'exemples, que malgré la confiance que méritent en général MM. les pharmaciens et les droguistes, cette classe respectable est souvent déshonorée par quelques individus qui ne craignent pas d'abuser de la confiance qu'ils doivent inspirer, pour tromper les médecins et les malades. Entraînés par l'appât du gain, ils altèrent les préparations officinales et magistrales, soit en soustrayant, en totalité ou en partie, d'une préparation composée les substances qui ont le plus de prix, soit en mélangeant les substances médicamenteuses qu'on leur demande avec d'autres médicamens analogues, mais inférieurs; soit même en substituant complétement une préparation à une autre. Ces soustractions, ces mélanges et ces substitutions peuvent être, à la vérité, quelquefois sans inconvéniens, mais, dans beaucoup d'autres circonstances, il peut en résulter de graves conséquences, que le coupable n'a pas prévues, qu'il ne pouvait même apprécier, parce qu'on peut connaître d'une manière générale les effets d'un médicament, et n'avoir pas tous les élémens nécessaires pour juger des accidens auxquels il peut donner lieu dans tel ou tel cas particulier, ou des effets utiles qu'il peut produire dans tel autre. Qu'un pharmacien substitue dans une potion de l'eau distillée de laitue à de l'eau de pourpier, ou qu'il remplace cet excipient ou tout autre par de l'eau pure, s'il n'a pas dans le moment l'eau distillée qu'on lui demande, il ne commet sans doute point une action très-coupable, surtout s'il n'attache aucun motif d'intérêt à cette substitution, et il ne peut nuire par-là en aucune façon au malade, parce que ces excipiens ne font pas en général partie essentielle et active du médicament; mais s'il remplace une potion purgative composée avec la manne et le séné, ou de la casse et de la rhubarbe de Chine, par une décoction de jalap édulcorée avec le miel ou du sirop de nerprun, et qu'il fasse payer ces potions le même prix, il commet d'abord un vol manifeste, mais en outre il peut, par cette substitution dangereuse, déterminer chez un malade irritable et nerveux une entérite très-grave. Je cite cet exemple entre plusieurs autres, parce que c'est un des plus communs au milieu même de la capitale; c'est donc au médecin, dont les nobles fonctions ne se bornent pas seulement à secourir les malades de ses conseils, mais encore à veiller à l'administration de tout ce qui peut être utile à leur rétablissement, de soumettre à un examen attentif les préparations dont ils font usage. Peut-être même serait-il plus convenable, pour prévenir de pareils inconvéniens, de faire faire chez le malade tout ce qui peut être préparé chez lui aussi bien que chez le pharmacien, après avoir toutefois vérifié les qualités et les doses des substances qu'on emploie.

Les falsifications que la cupidité a fait subir à la plupart des préparations pharmaceutiques sont si nombreuses, qu'il faudrait, pour les faire connaître toutes ici, un espace beaucoup plus considérable que celui qu'il nous est permis de remplir. Je me bornerai donc seulement à indiquer ici quelques-unes des falsifications les plus communes, afin d'éveiller l'attention des jeunes praticiens sur cet objet important.

On falsifie ordinairement les préparations pharmaceutiques les plus communes qui se débitent dans toutes les officines; il n'y aurait presque aucun avantage pour le marchand à altérer les substances qu'on emploie rarement. Une des substances dont on fait un grand usage, et qui est le plus souvent falsifiée, est le petit-lait : cette boisson, douce et gélatineuse lorsqu'elle est convenablement préparée, est souvent préparée, dans les meilleurs pharmacies, avec un gros de sucre de lait en dissolution dans une livre d'eau, à laquelle on ajoute quelques gouttes de sirop de nerprun, pour donner à la solution la petite teinte jaune-verdâtre que doit avoir le sérum qu'on retire du lait. On fait aussi quelquefois dissoudre dans la solution gélatineuse deux à trois grains de sous-carbonate de potasse et un peu de sucre, afin de donner à ce petit-lait factice la saveur saline et un peu sucrée qu'il doit avoir. On imite parfaitement, par ce moyen, le sérum du lait, de manière à s'y méprendre; cependant la saveur de cette solution de sucre de lait n'est pas à beaucoup près aussi agréable que celle du petit-lait ordinaire; il n'a d'ailleurs aucune de ses propriétés adoucissantes et rafraîchissantes; on s'assure, au reste, très-facilement de cette supercherie en versant quelques gouttes d'acide gallique ou d'une forte solution de tannin dans ce petit-lait factice, qui, ne contenant point de gélatine, ne précipite pas, par ce moyen, comme le véritable sérum.

Les sirops sont peut-être, de toutes les préparations pharmaceutiques, celles qui sont le plus fréquemment falsifiées. Les pharmaciens peu achalandés, surtout dans les petites villes, n'ont le plus souvent qu'une seule espèce de sirop, avec laquelle on prépare presque instantanément tous les autres. Le sirop de violettes, qui est le plus cher, est souvent remplacé de différentes manières : tantôt on se sert d'une forte infusion de fleurs de pensée double cultivée, qu'on aromatise avec de l'iris, pour communiquer au mélange l'odeur de la violette. On falsifie aussi ce sirop d'une manière beaucoup plus fâcheuse et nuisible, avec une solution de tournesol aromatisée de la même manière avec l'iris. Ces sirops sont moins bleus que le véritable sirop de violettes : leur couleur tire un peu sur le rouge ; la saveur du premier est presque aussi mucilagineuse que celle du sirop de violettes ordinaire ; et il se comporte à peu près de la même manière par l'action des réactifs ; mais le sirop fait avec le tournesol est beaucoup plus irritant et facile à reconnaître, parce qu'il rougit au moyen des acides, et se verdit pas l'action des alcalis.

Le sirop antiscorbutique, qu'on prépare avec le sirop de miel et l'alcoholat de cochléaria, est trois fois moins cher que celui qui est composé à la manière du Codex ; mais il pèse sur l'estomac, et irrite plutôt cet organe qu'il ne le stimule. Il offre d'ailleurs les inconvéniens des sirops fabriqués avec le miel.

Les vins médicinaux, et surtout les vins de quinquina, sont quelquefois falsifiés avec l'extrait de gentiane dissous dans le vin, mais cette préparation est loin de remplir la même indication thérapeutique que le médecin se proposait avec le quinquina lui-même. On altère aussi l'extrait sec de quinquina en ajoutant à l'extrait de gentiane de la gomme arabique, parce qu'il est cassant et brillant comme l'extrait de quinquina. Il est facile de reconnaître qu'il n'existe pas de quinquina dans toutes ces préparations, parce qu'elles ne précipitent ni l'émétique ni le sulfate de fer en noir, et enfin ne fournissent aucun des caractères qui appartiennent à l'acide gallique.

Les sirops d'ipécacuanha et les pastilles d'ipécacuanha ne contiennent souvent que de l'émétique, et cette substitution peut être souvent très-nuisible pour quelques individus qui ne peuvent supporter les plus petites doses de ce médicament. En faisant dissoudre ces pastilles ou ces sirops émétisés dans l'eau, on pourra s'assurer qu'ils contiennent de l'émétique, si cette solution fournit un précipité blanc cailleboté par l'addition de quelques gouttes d'acide gallique.

Les onguens et les pommades qu'en emploie le plus fréquemment sont aussi très-souvent altérés. L'onguent mercuriel ne contient quelquefois qu'une très-petite proportion de mercure, et est alors préparé avec du noir de fumée trituré dans de l'axonge. Les pommades vésicantes, dites de garou, sont presque toutes fabriquées avec de l'huile ou de l'axonge saturées d'une forte solution de cantharides, et colorées de différentes manières. L'onguent populeum n'est souvent aussi que de l'axonge coloré avec une matière verte quelconque.

Toutes ces falsifications, dont il serait facile d'augmenter beaucoup la liste, n'ont jamais lieu sans doute dans les pharmacies les plus recommandables; mais il suffit que, dans quelques cas, le médecin puisse les craindre, pour qu'il doive examiner avec un grand soin toutes les préparations pharmaceutiques qu'il prescrit, et s'assurer de la fidélité avec laquelle elles sont exécutées. (GUERSENT.)

FANON, s. m., *lectulus*, *ferula*, *thorulus stramineus*; attelle d'une forme particulière, que l'on employait autrefois pour maintenir les fragmens en contact dans les fractures des membres. Le plus ordinairement, les fanons représentaient des cylindres de paille, de moyenne grosseur, au centre desquels on plaçait une baguette de bois, et que l'on entourait d'une ficelle ou d'un ruban fort serré. On couvrait aussi, dans certains cas, ces fanons avec de la toile. Les fanons, à raison de leur forme arrondie, roulent et se déplacent facilement lorsqu'ils sont appliqués : on a renoncé à leur usage, pour se servir des attelles. (*Voyez* ce mot.) On appelait aussi *faux fanons* des pièces de linge pliées en plusieurs doubles, roulées à plat sur leurs deux extrémités, et que l'on plaçait entre le membre fracturé et les fanons. On a substitué avec avantage aux faux fanons, les coussins remplis de balles d'avoine. On appelle *drap fanon*, un drap ou une grande pièce de toile que l'on étend au-dessous du membre fracturé, et dans les extrémités de laquelle on roule les attelles latérales. *Voyez* FRACTUTE. (J. CLOQUET.)

FARD, s. m., mot employé pour désigner certaines substances dont on fait usage pour adoucir la peau et embellir le téint. Les principaux fards sont le sous-nitrate de bismuth (*voyez* BISMUTH); la dissolution alcoholique de benjoin, précipitée par l'eau; le rouge de carthame (*voyez* CARTHAMITE); l'huile de talc; le blanc d'Espagne; les oxydes de plomb, d'étain et de mercure; le vermillon, le rouge de santal, d'orcanette et de cochenille. Tout le monde connaît les inconvéniens attachés à l'application de pareilles substances sur la peau. *Voyez* COSMÉTIQUE. (ORFILA.)

FARINE, s. m. *farina*. On désigne ainsi la poudre que l'on obtient en écrasant plusieurs espèces de graines des plantes céréales et légumineuses, de la pomme de terre, etc.; toutefois, le mot *farine*, employé seul, indique que l'on entend parler de la farine de froment; et, lorsqu'il s'agit des poudres fournies par d'autres végétaux, on désigne ceux-ci : ainsi on dit *farine d'orge*, *d'orchis*, *de graine de lin*, etc.

FARINE DE FROMENT. Elle contient, suivant M. Proust, sur 100 parties, 74, 5 d'amidon, 12, 5 de gluten, 12 d'extrait muqueux sucré, 1 de résine. Nous avons vu, dans plusieurs expériences, que 100 parties de fleur de farine parfaitement desséchée contenaient, terme moyen, 28 parties de gluten non desséché ou 5 parties et demie de la même substance desséchée; nous avons reconnu en outre qu'elle renfermait une grande quantité de fécule, du sucre gommeux, de l'albumine, du phosphate de chaux et du *son*. On l'analyse par le procédé suivant : on la chauffe pendant quinze ou vingt minutes, à la température de 35° à 40°, pour la priver de son humidité; on l'agite continuellement, avec un tube, dans la capsule qui la contient, et on ne la retire du feu que lorsqu'elle ne se pelotonne plus, et qu'elle n'adhère plus au tube; ainsi desséchée, elle a perdu de 8 à 16 pour 100 de son poids. On en fait une pâte ductile au moyen de l'eau, et on l'abandonne à elle-même pendant deux heures; alors on la place sur un tamis de crin assez serré, préalablement mouillé, et on la malaxe sous un filet d'eau, qui dissout l'albumine et le sucre gommeux, entraîne la fécule et le son, et passe à travers le tamis; on la recueille dans un vase, qui est placé au-dessous; le *gluten* reste sur le tamis ou entre les mains de l'opérateur : on s'aperçoit qu'il est pur, lorsqu'il ne rend point laiteuse l'eau dans laquelle on le malaxe. Dans cet état, on lui enlève l'humidité surabondante en le comprimant, et on le pèse : il porte alors le nom de gluten *non desséché*. Il suffit de le laisser pendant douze ou quinze jours dans une étuve pour qu'il soit parfaitement *desséché*. Si la farine n'était pas de bonne qualité, et que le gluten fût peu consistant, il y en aurait une partie qui passerait à travers le tamis. On pense assez généralement qu'il en est ainsi, lors même que l'on agit sur de la farine de première qualité, parce que l'amidon que celle-ci fournit est recouvert d'une couche grise que l'on a considérée comme étant du gluten; nous croyons que l'on a été induit en erreur, et que ce prétendu gluten n'est autre chose que du son.

Le liquide qui a passé à travers le tamis de crin tient en suspension la fécule et le son, aussi est-il laiteux; on le passe à travers un tamis de soie qui retient le son, et laisse passage au liquide féculent; on laisse reposer celui-ci à une température de quelques degrés au-dessus de zéro, et la fécule ne tarde pas à se précipiter sous forme d'une poudre d'un blanc éclatant.

Le liquide, privé de fécule et de son, est filtré et évaporé; pendant cette dernière opération, la matière animale, que nous avons dit être de l'albumine, et que certains chimistes regardent comme du gluten dissous, se coagule. On filtre pour la séparer, et on continue à évaporer jusqu'à consistance sirupeuse. On traite le sirop par l'alcohol, qui ne dissout que le sucre. Le résidu contenant de la gomme, l'albumine coagulée et le phosphate de chaux, traité par l'eau distillée, cède la gomme qu'il renferme, en sorte qu'il se trouve réduit à de l'albumine et à du phosphate de chaux.

La farine de froment est blanche ou d'un blanc jaunâtre; elle est douce au toucher, à peine sapide, et susceptible d'attirer promptement l'humidité de l'air et de s'altérer. Mise sur des charbons ardens, elle se décompose à la manière des substances azotées, et répand l'odeur de pain grillé. Mêlée à l'eau, et abandonnée à elle-même, elle se pourit. Nous ne reviendrons pas sur les altérations qu'on peut lui faire subir, et qui ont été traitées à l'article *aliment;* nous dirons seulement que l'on distingue dans le commerce trois qualités principales de farine, et que la plus estimée est inodore, sèche, d'un jaune clair, pesante, d'une saveur analogue à celle de la colle fraîche, et susceptible de former une petite pelotte, lorsqu'on la comprime dans la main, etc. On désigne sous le nom de *farine piquée* celle qui offre des taches grises, jaunâtres ou noires. Ces dernières taches sont le résultat de l'altération de la farine, tandis que les autres dépendent d'une certaine quantité de son. *Voyez* ALIMENT, pour les farines d'orge, de seigle, d'avoine, etc. (ORFILA.)

FASCIA; mot latin qui signifie *bande*, et dont on s'est servi pour dénommer plusieurs aponévroses. On appelle depuis longtemps aponévrose *fascia-lata*, ou simplement *fascia-lata*, c'est-à-dire bande large, l'aponévrose d'enveloppe de la cuisse; et plusieurs feuillets aponévrotiques qui avoisinent les ouvertures par lesquelles se font les hernies, ont été désignés, dans ces derniers temps, par les noms de *fascia superficialis*, *fascia transversalis*, et *fascia iliaca*, expressions que l'usage a consacrées, quoiqu'il fût peut-être plus convenable de les remplacer par des noms français ayant le même sens.

FASCIA-LATA (aponévrose). C'est la plus forte des aponévroses d'enveloppe; elle recouvre tous les muscles de la cuisse, et a la même forme que ce membre. On l'appelle encore *aponévrose crurale*. En haut, elle se fixe au bassin de la manière suivante : 1° au niveau du pli de l'aîne, elle s'unit au bord de l'aponévrose du muscle grand oblique de l'abdomen, qui constitue l'arcade crurale par toute son épaisseur, depuis l'épine iliaque antérieure et supérieure jusqu'au milieu de cette arcade, et seulement par un feuillet mince, superficiel dans le reste de son étendue, tandis que, par une lame profonde, plus forte, elle s'attache à la crête du pubis, depuis l'éminence iléo-pectinée jusqu'à l'épine de cet os, en se continuant sous l'arcade crurale avec l'aponévrose iliaque ; à son point d'union avec l'arcade elle adhère aux lames les plus profondes du *fascia superficialis*, qui semblent n'en être qu'une expansion. 2° Elle s'insère à la lèvre externe de la crête iliaque, depuis l'épine antérieure et supérieure jusqu'à la ligne courbe supérieure de l'ilium, sur laquelle elle se prolonge, mais n'est, dans presque toute son étendue, qu'une aponévrose propre au muscle moyen fessier, à laquelle s'attachent aussi quelques fibres charnues du grand fessier : ce n'est qu'à la hauteur de l'épine et de la partie la plus antérieure de la crête qu'elle descend jusqu'à la cuisse. 3° Elle s'implante en dedans sur les ligamens de la symphyse du pubis, sur cet os lui-même et sur l'ischium. 4° Elle naît, en arrière, du tissu cellulaire qui recouvre le sacrum, le coccyx, et de celui de la marge de l'anus, mais dans ce sens ne commence réellement qu'à la cuisse, le grand fessier n'ayant pour enveloppe qu'une toile celluleuse, d'où elle tire son origine. Du côté du genou, l'aponévrose crurale se termine en se confondant avec l'aponévrose de la jambe, avec le tendon du muscle triceps et ses expansions, et en se fixant aux tubérosités des condyles du fémur.

Le *fascia-lata* a une plus grande épaisseur à la partie externe de la cuisse qu'en avant et en arrière, et surtout en dedans. Les deux lames qu'il présente dans la région inguinale se confondent à peu de distance au-dessous de l'arcade crurale, mais en laissant entre elles, en dedans, un intervalle par lequel passe la veine saphène, et en bas un autre que traversent les vaisseaux cruraux. Ces vaisseaux et le CANAL CRURAL occupent l'espace qui existe entre ces deux feuillets. Le feuillet superficiel se prolonge inférieurement autour de la veine saphène, et le profond autour des vaisseaux cruraux. L'aponévrose crurale offre également deux lames en dehors et en haut, au niveau de son muscle tenseur; la lame profonde se confond supérieurement avec la capsule de l'articulation coxo-fémorale, et la superficielle atteint seule le bassin. La surface externe de cette aponévrose donne naissance à une foule de lames secondaires, qui se répandent autour des vaisseaux et des nerfs superficiels, et à des filamens fibreux qui s'unissent à la peau. Sa surface interne ne tient aux organes subjacens que par un tissu cellulaire lâche, si ce n'est en arrière et en dehors, où une lame continue à sa partie externe se fixe à la ligne âpre du fémur, entre le muscle triceps crural et la courte portion du biceps, en formant là une sorte d'aponévrose inter-musculaire, sur laquelle s'insèrent des fibres du dernier de ces muscles, et qui, avec la partie externe de l'aponévrose, semble constituer une gaîne spéciale au vaste externe.

La structure et les usages de l'aponévrose *fascia-lata* ne diffèrent point de ceux des autres aponévroses d'enveloppe. Sa force est en rapport avec le nombre des muscles qu'elle maintient en place; elle peut comprimer directement ces muscles et aider ainsi leur action lorsqu'elle est tendue par le grand fessier et par son muscle tenseur; cette tension a particulièrement lieu en dehors, au niveau du vaste externe.

FASCIA-LATA (muscle du). *Voyez* TENSEUR DE L'APONÉVROSE CRURALE.

FASCIA-ILIACA. *Voyez* ILIAQUE (aponévrose).

FASCIA-SUPERFICIALIS. On a désigné sous ce nom un feuillet cellulo-fibreux qui recouvre la région de l'aine et la partie inférieure de l'abdomen, d'où il se prolonge vers les parties génitales externes; comme il est surtout important à considérer relativement aux hernies inguinales, sa description se lie naturellement à celle de l'anneau du canal *inguinal*. *Voyez* ce mot.

FASCIA-TRANSVERSALIS. C'est une expansion fibreuse qui se détache de l'arcade crurale et du tendon du muscle droit, et entre pour beaucoup dans la formation du canal inguinal. *Voyez* INGUINAL.

(A. BÉCLARD.)

FASCIOLE, s. f., *fasciola*. Les helminthologistes ont donné ce nom à un genre d'animaux entozoaires, reconnaissables à leur corps mou, déprimé, sans articulations distinctes, avec deux orifices arrondis, l'un antérieur et terminal pour la bouche, et l'autre au tiers antérieur environ de la face inférieure du corps, probablement pour les organes de la génération.

Les fascioles n'ont encore été trouvées que dans l'intérieur d'animaux vertébrés, et beaucoup plus souvent dans les oiseaux et dans les poissons que dans ceux des autres classes. La plupart habitent le canal intestinal, la vessie, ou les voies aériennes; mais l'espèce la plus célèbre, celle qu'on connaît généralement sous le nom de douve, *fasciola hepatica*; a été rencontrée quelquefois dans la vésicule du fiel et dans les conduits biliaires de l'homme, et très-fréquemment dans le foie, le duodénum et les canaux hépatiques ou cholédoques des animaux ruminans, du cheval, du cochon, de l'âne et du lièvre. C'est elle qui cause, aux moutons nourris dans des pâturages froids et marécageux, la maladie connue des hippiatres sous la dénomination de *pourriture*.

Cet ntozoaire a le corps ovale, aplati, quelquefois de plus d'un pouce de longueur sur six lignes de largeur. *Voyez* POURRITURE et VERS. (HIPP. CLOQUET.)

FATUISME et FATUITÉ, *fatuitas*. Ces deux expressions sont quelquefois employées comme synonyme de *démence*, pour désigner l'espèce de *folie* principalement caractérisée par l'affaiblissement des facultés intellectuelles. *Voyez* FOLIE. (G.)

FAUSSE COTE, *costa spuria*; nom des côtes qui ne s'articulent point avec le sternum. *Voyez* CÔTE.

FAUSSE COUCHE, s. f.; expression employée vulgairement comme synonyme d'*avortement*. Quelques personnes pensent qu'elle devrait signifier l'expulsion des diverses corps dont la présence dans l'utérus simule la grossesse, et constitue ce qu'on appelle *fausse grossesse*. Cette expression doit être bannie complétement du langage médical. (DESORMEAUX.)

FAUX, s. f. *falx*. En raison de l'instrument dont ils semblent rappeler la figure, certains replis membraneux ont été ainsi nommés par les anatomistes. C'est dans ce sens que l'on dit la *faux du cerveau*, la *faux du cervelet*, la *grande et la petite faux du péritoine*. *Voyez* MÉNINGES et PÉRITOINE. (H. CLOQ.)

FAUX GERME, s. m.; expression inexacte par laquelle on désigne une masse développée dans l'utérus, et résultant de la dégénérescence du produit de la conception. Cette expression est synonyme de *mole*. *Voyez* ce mot. (DESORMEAUX.)

FAVEUX, adj., *favosus*. On désigne par cette épithète les

affections cutanées qui ont pour caractère le développement de pustules appelées *favus*. *Voyez* ce mot.

FAVUS, s. m.; mot par lequel les latins désignaient la cellule, le rayon, le gâteau où les abeilles déposent le miel. Une analogie apparente entre certaines pustules et les cellules de ces insectes leur a fait donner le nom de *favus* ou de *pustules faveuses*. Elles sont plus larges que celles qu'on appelle *achores*; leur base est légèrement enflammée et souvent irrégulière; elles contiennent une humeur très-visqueuse, et finissent par se couvrir d'une croûte jaune semi-transparente, qui imite grossièrement l'aspect et la forme des cellules des abeilles. Les pustules faveuses forment le caractère principal d'une phlegmasie cutanée qui a reçu différens noms : *porrigo favosa*, Bateman; *scabies capitis favosa*, Plenck; *tinea favosa*, Haly Abbas, Astruc et Sauvages. Bateman pense que la *teigne faveuse* de M. Alibert doit être rapportée à une autre variété, *porrigo lupinea*, Bateman; *tinea lupinea*, Astruc et Sauvages; *scabies capitis lupinea*, Plenck. D'après Ætius, Alexandre de Tralles, Paul d'Égine et Oribase, les médecins grecs regardaient comme deux variétés d'une même espèce de pustules; l'ἀχὼρ et le κήριον, *favus*, des Latins; ils assignent à ce dernier des dimensions plus considérables. Galien donne le nom de *favus* ou de κήριον aux ulcères dont la surface, criblée d'un grand nombre de trous, laisse suinter une matière semblable à du miel. Celse l'emploie dans une autre acception, comme synonyme de *miliaris*. *Voyez* PORRIGO, TEIGNE. (P. RAYER.)

FÉBRICITANT, adj., *febricitans*, *febriens*, qui a la fièvre.

FÉBRICULE, s. f., *febricula*. On désigne ainsi un degré modéré de fièvre, une fièvre hectique légère. *Voyez* FIÈVRE.

FÉBRIFUGE, adj. et pris subst., *febrifugus*, *antifebrilis*, *antipyreticus*, *alexipyreticus*; qui fait cesser la fièvre. Quelque opinion qu'on adopte sur la nature des fièvres continues, on ne peut admettre de médicamens qui combattent avec succès ces affections dans toutes les circonstances. Aussi la dénomination de *fébrifuge* n'est-elle généralement appliquée qu'aux remèdes qui jouissent, dans le plus grand nombre de cas, de la propriété d'arrêter le cours des fièvres intermittentes; maladies qui présentent pour caractère commun le phénomène de la périodicité. Tant que l'on ne connaîtra pas d'une manière précise ce qui constitue le caractère propre des fièvres intermittentes, et tant que certains médicamens réussiront particulièrement à faire cesser leurs accès, sans pouvoir être remplacés par d'autres médicamens analogues, on sera forcé de s'abstenir de toute explication, et de considérer comme *spécifiques* les remèdes qui, seuls et le plus souvent, ont de l'efficacité. C'est ce qui a évidemment lieu pour les fièvres intermittentes. Le quinquina est, jusqu'à présent, le fébrifuge le plus puissant que l'expérience ait fait connaître. On a attribué, d'après des observations pour la plupart peu concluantes, la même propriété à un grand nombre de substances dont les unes se rapprochent plus ou moins du quinquina par leur mode général d'action, et dont les autres n'ont aucun rapport avec ce médicament. Telles sont les écorces de marronier d'Inde, de cerisier, d'aristoloche, de tulipier, de chêne, de frêne, d'orme; l'écorce d'orange, les racines de gentiane, de chicorée sauvage, de bardane, les fleurs de camomille, de petite centaurée; les éthers, l'huile animale de Dippel, le musc, le castoreum, le camphre, l'ammoniaque, l'opium, les carbonates et hydrochlorates d'ammoniaque, de potasse, les sulfates de cuivre, de zinc, de fer; les préparations antimoniales; les arséniates de potasse et de soude; les eaux minérales, etc., etc. *Voyez* les articles consacrés à ces diverses substances, et surtout l'article FIÈVRE INTERMITTENTE. (R. D.)

FÉBRILE, adj., *febrilis*, qui a rapport à la fièvre, qui est de la nature de la fièvre : *affection, mouvement, symptômes, accès, pouls fébriles*, etc. *Voyez* FIÈVRE.

FÉCAL, adj., *fæcalis*, de *fæx, fæcis*, lie, résidu; matières fécales. *Voyez* EXCRÉMENT.

FÈCES, s. f., *fæces*. Les pharmaciens donnent ce nom au dépôt que fournit un liquide trouble lorsqu'on le laisse en repos. On se sert quelquefois de ce mot en physiologie, pour désigner le résidu de la digestion, les matières excrémentitielles. *Voyez* EXCRÉMENT.

FÉCONDATION, s. f., *fecundatio;* action par laquelle les corps organisés reçoivent ou communiquent le principe qui détermine la reproduction de leur être. *Voyez* GÉNÉRATION.

FÉCONDITÉ, s. f., *fecunditas;* faculté qu'ont les corps organisés de se reproduire. *Voyez* GÉNÉRATION.

FÉCULE, s. f. Ce mot, séparé de toute épithète, semble plutôt devoir exprimer une manière d'être ou une forme commune à plusieurs substances végétales, qu'une matière particulière. Toute substance végétale composée de particules plus ou moins arrondies, isolées ou peu adhérentes entre elles, peu ou point soluble dans l'eau, sans saveur très-marquée, peut être considérée comme une fécule, quelle que soit leur sa nature. Mais si l'on vient à ajouter au mot fécule une épithète, alors on spécialise cette expression, et l'on peut la faire servir à indiquer des principes immédiats déterminés ou des mélanges dans lesquels dominent quelques-uns de ces corps : ainsi, par *fécule verte* des plantes, on entend la matière verte suspendue dans les sucs exprimés des végétaux, et composée ordinairement de chlorophylle, de résine, de cire, de *matière azotée*; par *fécule bleue*, on entend l'indigo non purifié; par *fécule amylacée*, l'amidon plus ou moins pur que fournissent certaines racines, certaines semences, etc.

Le mode d'extraction des fécules est assez simple : on les obtient ordinairement en contusant et exprimant les végétaux pour en obtenir les sucs, qui, passés à travers une toile ou au tamis, dont les mailles retiennent les parties charnues ou fibreuses, laissent par le repos déposer la *fécule*. D'autres fois on râpe la partie du végétal dont on veut obtenir la *fécule*, et on lave la *pulpe* au-dessus d'un tamis ou d'une toile dont le tissu ne doit pas être trop serré; l'eau de lavage entraîne la *fécule*, et la laisse ensuite se déposer. C'est par ce moyen que l'on obtient les *fécules* de pomme de terre, de bryone, etc. Les fécules retirées des racines sont ordinairement de nature amylacée, et, lorsqu'elles ont été lavées à grande eau, ne sont souvent que de l'amidon presque pur. Lorsque le lavage à grande eau n'a pas eu lieu, l'amidon retient des substances qui lui sont étrangères et qui modifient ses propriétés. La fécule de bryone, par exemple, retient, lorsqu'elle a été peu lavée, un principe âcre qui la rend purgative; les fécules d'arum, de colchique, sont dans le même cas.

D'après la nature diverse des fécules, on ne peut rien dire de positif sur leurs propriétés chimiques et médicales, et l'on est forcé de renvoyer aux articles qui traitent des divers principes immédiats qui entrent dans leur composition. On peut consulter les articles FARINE, AMIDON, GLUTEN, etc., où l'on trouvera ce que nous n'aurions pu faire entrer ici, sans nous exposer à répéter ou à mal classer les faits que nous avons à relater.

(PELLETIER.)

FEINTES (maladies). On désigne ainsi, en médecine légale, les affections dont certains individus se supposent atteints, dont ils simulent les symptômes, afin de se soustraire à quelque charge, ou d'obtenir ce que cet état réel de maladie réclame. *Voyez* DÉCEPTION. (R. D.)

FEMMES (maladies des), *morbi mulierum*, *muliebres*. Si l'on compare la femme à l'homme sous les points de vue anatomique, physiologique et pathologique, on remarque, 1° qu'elle est pourvue d'une série d'organes destinés à remplir des fonctions relatives à la part pour laquelle elle concourt à la reproduction; 2° qu'elle offre, dans l'ensemble de son organisation et de ses fonctions, des différences essentielles; 3° que, d'une part, elle est exposée à des maladies qui lui sont propres, tandis que, d'autre part, parmi les maladies qui sont communes aux deux sexes, il en est un certain nombre qui attaquent plus fréquemment les femmes, soit à raison des différences dont je viens de parler, soit à cause des modifications que l'exercice des fonctions sexuelles imprime à toute l'économie, soit par l'influence du genre de vie que l'état de société leur impose, soit par l'effet de quelques professions particulières qui leur sont presque exclusivement réservées. Aussi quelques pathologistes, tels que G. Van-Dœveren, ont-ils divisé les maladies des femmes en *universelles* ou *communes*, et *particulières* ou *propres*.

C'est à l'article *sexe* que l'on pourra comparer l'homme et la femme sous tous les rapports, et que l'on pourra déduire d'une manière lumineuse, de cette comparaison, les causes de l'opportunité plus ou moins grande que l'un ou l'autre sexe offre à contracter les diverses maladies, l'influence du sexe sur la marche de ces maladies, leur terminaison et leur traitement; présenter enfin les considérations générales qui ont trait aux *maladies universelles des femmes*. L'influence spéciale des diverses fonctions propres à la femme sera examinée aux articles qui traitent de ces fonctions. (*Voyez* ACCOUCHEMENT, COUCHES, GROSSESSE, LACTATION, MENSTRUATION.) Il me reste à parler ici des maladies *particulières* ou *propres*.

Roderic à Castro a divisé ces maladies en celles qui sont communes à toutes les femmes, celles qui sont particulières aux veuves et aux vierges, celles qui ont rapport à la génération, celles qui sont relatives à l'accouchement et aux couches. D'autres, comme Mercado, Van-Swiéten et Van-Dœveren, les ont classées d'après les diverses circonstances de la vie de la femme, ou plutôt suivant l'ordre des fonctions spéciales qui se développent successivement chez elle. C'est ainsi qu'ils ont admis les maladies des *vierges* ou des *filles*, des *femmes mariées*, des *femmes grosses*, des *femmes en couches*, des *nourrices*, des *femmes sur le retour ou à l'époque de la cessation des règles*. (*Morbi virginum, mulierum nuptarum, gravidarum aut prægnantium, parturientium, puerperarum, lactantium, effœtarum seu vetularum.*) L'ordre adopté par Astruc n'est pas fort différent. M. Vigarous fait dériver toutes les maladies qui attaquent exclusivement le sexe des lésions plus ou moins vives, plus ou moins profondes de la matrice. Pour établir la différence de ces lésions, il considère la matrice, 1° comme organe excréteur; 2° comme organe vital, ayant, par le moyen des sympathies, des connexions très-fortes avec les autres organes; 3° comme viscère situé dans le bas-ventre, et sujet à divers déplacemens; 4° comme organe destiné à recevoir, à nourrir, à développer et à exclure le fœtus. De ces quatre points de vue principaux, il déduit quatre ordres généraux de lésions: ces ordres se subdivisent en sections et chapitres. Le quatrième ordre renferme aussi les maladies qui sont relatives à la lactation. M. Capuron range les maladies des femmes sous trois chefs principaux, suivant qu'elles sont relatives à la *menstruation*, à la *génération*, à la *lactation*. M. Gardien, décrivant successivement les organes de la femme et leurs fonctions, décrit dans le même ordre les lésions de ces organes, les dérangemens des fonctions et les maladies qui en résultent. On aperçoit, au premier coup-d'œil, les défauts de ces classifications, qui rapprochent les unes des autres des maladies qui n'ont de commun que l'époque où elles se développent, ou assignent à une époque des affections qui se manifestent aussi dans d'autres circonstances. Mais ces défauts sont tellement inhérens à la matière, que personne jusqu'à présent n'a réussi à les éviter. Je doute qu'on y réussisse mieux à l'avenir. Cette manière de classer les maladies suivant l'ordre des fonctions a l'avantage de fournir des aperçus utiles sur quelques points de leur étiologie et de leur thérapeutique. D'ailleurs il me semble qu'il ne faut pas, en général, apporter trop d'importance à la distribution des objets, pourvu qu'ils trouvent tous leur place. Une distribution régulièrement méthodique est encore moins utile dans un ouvrage de la nature de celui-ci. Toutes les maladies *particulières* des femmes s'y trouveront indiquées et classées sommairement, en traitant des organes et des fonctions auxquels elles se rapportent, et elles sont décrites dans des articles particuliers. *Voyez* DÉVIATIONS ORGANIQUES, MAMELLES, UTÉRUS, etc., ACCOUCHEMENT, COUCHES, DYSTOCIE, GÉNÉRATION, GROSSESSE, LACTATION, MENSTRUATION. (DÉSORMEAUX.)

FÉMORAL, adj., de *femur*, cuisse; qui a rapport à la cuisse.

FÉMORALE OU CRURALE (artère); c'est la portion fémorale du tronc CRURAL. Elle mesure par sa longueur à peu près les deux tiers supérieurs de la hauteur de la cuisse; elle est obliquement placée, de sorte que, d'abord antérieure, elle devient ensuite interne. Elle est immédiatement recouverte, antérieurement et en haut, par le feuillet superficiel du fascia-lata et les ganglions inguinaux. Cinq travers de doigt au-dessus de l'arcade crurale, elle est croisée obliquement par le muscle couturier, de manière à correspondre successivement à son bord interne, à la face postérieure, et un peu à son bord externe. Tout-à-fait inférieurement, elle est cachée par un feuillet aponévrotique mince, à fibres transversales, qui se porte du vaste interne au grand adducteur. En arrière, cette artère s'appuie sur la branche horizontale du pubis et le muscle pectiné, par l'intermédiaire du feuillet profond du fascia-lata, sur les muscles adducteurs, les deux premiers surtout, et inférieurement sur la veine crurale. Son côté externe est en rapport, en haut, avec les muscles psoas, iliaque et le nerf crural, par l'intermédiaire de l'expansion fibreuse du petit psoas, au milieu avec le vaste interne qui la sépare du fémur, sur lequel on la comprime facilement; en bas, elle est contiguë au même muscle et au nerf saphène interne; en dedans, elle est côtoyée par la veine crurale dans la partie supérieure de l'espace inguinal; mais de très-bonne heure elle se dirige obliquement en arrière; de sorte qu'à la partie moyenne de la cuisse elle est placée en arrière et en dedans, et se trouve tout-à-fait postérieure inférieurement. Le pectiné, le premier adducteur et le couturier ont aussi avec elle ici quelques rapports

Les branches de l'artère fémorale sont internes, externes, antérieures et postérieures.

Les branches internes sont nombreuses; elles se distribuent aux tégumens, après avoir percé l'aponévrose, et vont aussi dans les muscles correspondans, mais, du reste, varient beaucoup dans leur trajet, à l'exception des honteuses externes, *scrotales* ou *vulvaires*, (Chauss.) Celles-ci, au nombre de deux, l'une superficielle, l'autre profonde, se dirigent en dedans : la première perce promptement l'aponévrose crurale ; l'autre marche longtemps au-dessous d'elle ; toutes deux se distribuent, chez l'homme, au scrotum, au dartos et à la peau de la verge ; chez la femme, au pénil et à la lèvre correspondante de la vulve ; elles envoient sur l'abdomen quelques petites branches.

Les branches externes sont en nombre variable ; elles se distribuent en général aux muscles triceps, droit antérieur, couturier, et à la peau. Une d'entre elles, plus volumineuse que les autres, a reçu le nom de *musculaire superficielle ;* elle se dirige en dehors et en bas entre le couturier et le droit antérieur, et bientôt se divise en plusieurs rameaux, dont les uns remontent vers la fesse, où ils s'anastomosent avec les rameaux de la fessière, tandis que les autres se perdent dans les muscles triceps, crural antérieur et couturier.

Les branches antérieures varient en nombre, comme les précédentes ; elles sont toutes petites, se distribuent à la peau et au couturier. L'une d'entre elles, *sous-cutanée abdominale*, remonte au-devant de l'arcade crurale, et se porte obliquement en haut et en dedans, à travers les lames du *fascia-superficialis*, auquel elle se distribue, ainsi qu'à la graisse et aux tégumens du bas-ventre. Elle s'anastomose avec l'épigastrique et la mammaire interne.

Parmi les branches postérieures, quelques-unes, très-petites, se portent au pectiné et aux adducteurs ; mais la seule remarquable est la musculaire profonde, *grande musculaire* (Chauss.), dont le volume égale presque celui de la fémorale, dont elle se sépare quatre travers de doigt au-dessous de l'arcade crurale. Elle est dirigée obliquement en bas et en arrière, immédiatement appliquée sur les adducteurs ; elle traverse inférieurement l'aponévrose du premier adducteur et le troisième, se divise en deux grosses branches, qui se perdent, l'une dans le biceps, l'autre dans le demi-membraneux, après avoir communiqué avec les artères articulaires supérieures. Près de son origine, la musculaire profonde fournit deux branches appelées *circonflexes externe* et *interne*, qui entourent l'articulation coxo-fémorale. L'externe fournit souvent la musculaire superficielle, ou bien est fournie par elle ; elle est dirigée transversalement en dehors, au-devant du col du fémur, derrière les muscles couturier et crural antérieur, et se divise en rameaux qui montent dans la fesse, pour communiquer avec les fessières, et en rameaux descendans, qui se perdent dans le triceps et le tenseur de l'aponévrose crurale. L'artère circonflexe interne se dirige en arrière et horizontalement, passe entre le pectiné et le tendon des muscles psoas et iliaque; contourne en dedans le col du fémur, en côtoyant le muscle obturateur externe, et se divise en deux branches, au-dessous du muscle carré crural: l'une, placée devant celui-ci, monte et va se perdre dans la cavité digitale du trochanter; l'autre, dirigée transversalement en dehors, se perd dans les muscles qui s'insèrent à la tubérosité de l'ischion; elle communique avec l'artère ischiatique et la fessière. Dans le reste de son trajet, la musculaire profonde fournit des branches dont le nombre varie, dont trois cependant sont plus volumineuses; ce sont les *perforantes*. Toutes trois, à part leur volume et leurs points d'origine, qui diffèrent, sont disposées de la même manière; elles se portent horizontalement en arrière, traversent les adducteurs près de leur insertion au fémur, et, parvenues à la partie postérieure de la cuisse, se divisent en deux branches, l'une ascendante, l'autre descendante, lesquelles se perdent dans les muscles postérieurs de la cuisse, et communiquent entre elles, en même temps que les supérieures s'anastomosent avec l'ischiatique et la fessière, les inférieures avec les rameaux articulaires de la poplitée. De là résulte une grande chaîne anastomotique très-utile pour le rétablissement de la circulation, lorsque l'artère fémorale a été liée. Une de ces artères fournit le rameau nourricier du fémur.

FÉMORALE (veine). Elle fait suite à la veine poplitée, et accompagne l'artère fémorale, située, par rapport à cette dernière, comme il vient d'être dit. Elle a des branches correspondantes à celles de l'artère, si ce n'est que, dans leurs divisions, il y a le plus souvent deux rameaux veineux pour un artériel. De plus, la veine fémorale reçoit la grande veine SAPHÈNE, qui n'a pas d'artère correspondante; et les branches honteuses externes et sous-cutanées abdominales, disposées un peu différemment des artères, se jettent dans celle-ci, au lieu d'aboutir au tronc lui-même. (A. BÉCLARD.)

FÉMUR, s. m., *femur, os femoris*. L'os de la cuisse est ainsi nommé du mot latin *femur*, cuisse. C'est le plus volumineux des os longs, et même de tous les os du corps. Courbé angulairement à la réunion de son corps avec son extrémité supérieure, légèrement contourné sur lui-même, de manière que son extrémité inférieure se porte en dedans, et la supérieure en dehors, il offre de plus, dans son corps, une courbure très-prononcée, saillante en devant. Il se joint, en haut, à l'os de la hanche, par une *tête* formant un peu plus d'une demi-sphère, et dont la surface, tournée en dedans, en avant et en haut, est interrompue au-dessous de son milieu par un enfoncement irrégulier. Le *col* qui supporte cette tête est assez long, aplati d'avant en arrière, plus épais et plus court en haut qu'en bas, et renflé à ses extrémités, particulièrement à celle qui se joint au corps; obliquement dirigé en bas et en dehors, il forme avec ce dernier un angle saillant en dehors, et s'y rapprochant davantage de l'angle droit, rentrant et beaucopp moins marqué en dedans; de plus, à cause de la torsion de l'os, ce col se dirige sensiblement en devant quand le fémur est dans sa situation naturelle, ce qui porte la tête dans le même sens. Le col du fémur est borné, du côté du corps, par le grand et le petit trochanters, et par deux lignes obliquement étendues de l'un à l'autre. Le grand trochanter est situé en dehors : c'est une éminence large, carrée, confondue par sa face interne avec le reste de l'os, excepté en arrière et en haut, où elle forme, en se recourbant de dehors en dedans, un enfoncement inégal appelé *cavité digitale* du grand trochanter. Le petit trochanter, situé en dedans et en arrière, beaucoup plus bas que le grand, est un tubercule pyramidal ayant son sommet tourné en arrière et en dedans, et recevant par sa base trois lignes saillantes, dont l'une naît du col, une autre du corps, et la troisième du grand trochanter. Celle-ci est une des lignes obliques qui entourent la base du col; elle fait une grande saillie de son côté, mais n'est point distincte de la partie voisine du corps; sa surface est assez unie et ne donne point attache, comme on le dit dans plusieurs traités d'anatomie, à la capsule de l'articulation coxo-fémorale, laquelle se fixe plus haut, au col même. L'autre ligne oblique est antérieure, tandis que la précédente borne le col postérieurement; elle est plus rapprochée de la tête que cette dernière, ce qui donne au col plus de longueur en arrière qu'en avant; elle consiste en une série d'inégalités souvent peu marquées, qui descend du grand trochanter vers le petit, sans atteindre celui-ci, et se continue avec une ligne semblable du corps : le ligament capsulaire s'y attache.

En bas, le fémur s'articule avec le tibia par deux condyles volumineux, dont la partie articulaire se prolonge fort loin en arrière, et qui sont séparés, dans se sens, par une grande échancrure très-inégale dans son fond, tandis qu'en avant, leurs surfaces se confondent et forment une sorte de poulie qui reçoit la rotule. Cette poulie est plus large et plus saillante en dehors qu'en dedans, le condyle externe se prolongeant plus loin en avant que l'interne, qui, au contraire, le dépasse en arrière. Ces condyles offrent encore d'autres différences : l'interne est ordinairement plus étroit et plus oblique que l'externe, il est comme recourbé sur lui-même ; il a plus de hauteur, de sorte que, lorsque tous deux reposent sur un plan horizontal, comme cela a à peu près lieu dans la situation naturelle du fémur, le corps de l'os se trouve oblique et incliné en dehors à sa partie supérieure. L'un et l'autre condyle est surmonté extérieurement d'une large tubérosité, située plus près de sa partie postérieure que de l'antérieure ; la tubérosité du condyle interne est plus saillante que celle de l'externe : celle-ci a au-dessous d'elle une coulisse tendineuse, large et fort courte.

Le corps du fémur, plus volumineux en haut, et surtout en bas, qu'au milieu, est arrondi supérieurement et un peu aplati inférieurement; dans toute son étendue, il offre trois faces et trois bords qui participent à la torsion générale de l'os; mais le bord postérieur seul est bien prononcé : on l'appelle *ligne âpre*, à cause de ses aspérités. Cette ligne a une certaine largeur, et offre deux *lèvres* distinctes, séparées par un interstice, et s'écartant encore plus en haut et en bas, de sorte que la ligne est réellement bifurquée à chaque extrémité. Les deux branches de la bifurcation supérieure vont, l'une au grand, l'autre au petit trochanter; la première, qui est externe, a plus de largeur et des aspérités plus marquées que la seconde : celle-ci se continue le plus souvent devant le petit trochanter avec la ligne oblique antérieure du col. Les branches de la bifurcation inférieure se séparent plus tôt, et sont plus écartées que les précédentes; elles finissent au-dessus de chaque condyle par des empreintes très-prononcées, et n'ont, si ce n'est dans ce point, que fort peu d'inégalités; la branche interne est même presque entièrement effacée vers son milieu; l'intervalle qui existe entre elles forme une surface large, aplatie, triangulaire, qui semble être une continuation de la face interne de l'os, et qui correspond au creux du jarret. Les deux autres bords du fémur sont arrondis; l'interne est un peu plus saillant que l'externe, surtout immédiatement au-dessous du col. Les faces sont assez lisses dans toute leur étendue.

Le tissu compact du fémur offre une apparence de fibres sur toute sa surface externe, et particulièrement au col; mais on ne la retrouve pas dans son intérieur. Le canal médullaire de cet os est très-grand, et présente une foule de lames larges qui se détachent de ses parois, ainsi que des filamens très-ténus entrecroisés : la forme de ce canal étant cylindrique, ses parois ont beaucoup plus d'épaisseur au niveau de la ligne âpre que dans tout autre point. Deux conduits nourriciers principaux existent ordinairement au voisinage de la ligne âpre ou sur cette ligne; l'un, qui est le plus petit, vers le milieu de la longueur de l'os, l'autre au-dessus: leur orifice est, en général, dirigé de bas en haut, quelquefois pourtant, surtout pour l'inférieur, en sens opposé. On voit, aux extrémités, un grand nombre de conduits nourriciers du second ordre, dont les orifices sont très-grands.

Le fémur se développe par cinq points d'ossification; savoir : un pour le corps, un pour la tête, deux pour les trochanters, et un pour les condyles. Le corps commence à se former vers sept semaines; à la naissance, il est entièrement osseux, mais n'offre point de courbure, quoique sa torsion soit déjà assez marquée. Le point osseux de l'extrémité inférieure paraît dans le neuvième mois; la supérieure est encore toute cartilagineuse à la naissance. La tête s'ossifie peu après cette époque, et les trochanters vers trois ou quatre ans. La soudure des épiphyses n'a lieu que lorsque l'accroissement est terminé; elle se fait plus tard pour l'extrémité inférieure que pour les trois points de l'extrémité supérieure, et plus tôt pour le petit trochanter que pour la tête, et pour celle-ci que pour le grand trochanter. Le col, très-peu développé à la naissance, forme un angle plus droit avec le corps, dans l'enfant que dans l'adulte, disposition qu'il reprend dans la vieillesse.

Dans la femme, le fémur est moins volumineux que dans l'homme, le corps moins courbé, le col moins long et plus oblique.

Le fémur donne à la cuisse sa forme et sa solidité; il représente, dans les mouvemens, un lévier du troisième genre, sur lequel agissent tous les muscles qui meuvent ce membre.

Dans la station, cet os transmet au tibia le poids du corps, qu'il reçoit du bassin, suivant une ligne droite, étendue de la tête de l'extrémité supérieure à l'intervalle des condyles de l'extrémité inférieure : cette ligne est verticale dans la station ordinaire, la tête du fémur se trouvant directement au-dessus des condyles, par suite de l'inclinaison du col en devant, qui détruit l'effet de la courbure du corps, et donne au fémur la forme d'une S. C'est à tort que l'on a avancé que la courbure du corps du fémur portait en devant la base du sustentation.

Le fémur est souvent affecté de fractures, qui offrent des différences notables suivant qu'elles affectent son corps ou ses extrémités, particulièrement son col. Sa tête est susceptible de déplacemens; son extrémité inférieure est beaucoup moins sujette à ce genre de lésion. La carie se développe fréquemment à son extrémité supérieure, et quelquefois à l'inférieure. Son corps est parfois le siége d'exostoses; il se courbe diversement dans le rachitis. Les autres maladies des parties dures sont plus rares dans cet os. (A. BÉCLARD.)

FENÊTRE, s. f., *fenestra;* nom donné à deux ouvertures situées à la paroi interne de la cavité du tympan, qui font communiquer le vestibule et la rampe interne du limaçon avec cette cavité, et qui sont distinguées par les noms de fenêtre ovale ou vestibulaire, et de fenêtre ronde ou cochléaire. *Voyez* OREILLE.

FENÊTRÉ, adj., *fenestratus.* On désigne ainsi les compresses et les portions de sparadrap qui présentent des ouvertures plus ou moins nombreuses et plus ou moins larges. Les compresses fenêtrées, ou percées d'un grand nombre de petits trous, ont pour but d'empêcher que la charpie ne pénètre dans les cavités ou n'adhère aux parties lésées, et de favoriser l'écoulement de la suppuration. On emploie les emplâtres agglutinatifs fenêtrés dans l'intention de borner l'action de la potasse caustique, lorsqu'on veut former un exutoire ou faire l'ouverture d'un abcès.

FENOUIL, s. m., *fœniculum dulce;* espèce du genre *Aneth.* *Voyez* ce mot. (A. R.)

FENTE, s. f., *fissura;* ouverture allongée et étroite, qui traverse un seul os, ou résulte d'un intervalle que plusieurs os laissent entre eux : telles sont les fentes glénoïdale, sphénoïdale, sphéno-maxillaire, etc. (A. B.)

FENU-GREC, s. m., *trigonella fœnum græcum,* L. Plante annuelle à fleurs papilionacées, de la famille des Légumineuses, qui croît naturellement en Égypte, en Barbarie, en Grèce, et jusque dans nos départemens méridionaux. Elle se reconnaît à ses feuilles composées de trois folioles obovales, obtuses, denticulées ; à ses fleurs jaunes, réunies à l'aisselle des feuilles supérieures, et surtout à ses gousses très-allongées, dressées, comprimées, terminées en une longue pointe à leur sommet. Toutes les parties de cette plante répandent une odeur extrêmement forte, qui a de l'analogie avec celle du mélilot, mais qui est moins agréable et plus exaltée. Ce principe odorant est très-durable, et se retrouve avec une intensité fort grande dans les individus de fenu-grec conservés depuis plusieurs années dans les herbiers. Cette plante est fort anciennement connue; les Grecs et les Romains l'estimaient beaucoup, et en soignaient la culture, soit comme fourrage, soit comme plante culinaire. Ses graines, qui sont irrégulièrement contournées et brunâtres, contiennent une quantité considérable de mucilage, qu'elles cèdent avec la plus grande facilité à l'eau bouillante. La décoction d'une once de graines de fenu-grec dans deux livres d'eau peut être employée avec avantage dans les ophthalmies inflammatoires, les gerçures, etc. On en prépare des lotions, des injections et des lavemens adoucissans, dont l'usage peut être utile dans différentes maladies inflammatoires, et en particulier dans la dysenterie. Les graines réduites en farine servent à préparer des cataplasmes émolliens et résolutifs. L'infusion de son herbe forme des lotions légèrement aromatiques et stimulantes, à cause du principe odorant dont elles se sont chargées. On ignore encore quelle est la nature de ce principe odorant du fenu-grec : il paraît dû à une huile essentielle, et peut-être à la présence d'une petite quantité d'acide benzoïque. (A. RICHARD.)

FER, s. m., *ferrum;* métal de la troisième classe (*voyez* MÉTAL), qui se trouve très-abondamment dans la nature : 1° à l'état natif, auprès d'Anemont, dans le département de l'Isère; à Kamsdorf en Saxe; au Brésil, au Pérou, au Mexique, au Sénégal, dans l'île de Bourbon, etc. Parmi les masses considérables de fer natif, découvertes jusqu'à ce jour, nous citerons particulièrement celle d'*Olumpa* (Amérique méridionale), dont le poids s'élevait à quinze cents myriagrammes. 2° A l'état d'oxyde (le minéral connu sous le nom de *fer magnétique*, d'*æthiops natif* et d'*aimant*, se rapporte à cette variété) on en voit des masses considérables en Suède, en Norwège; il existe aussi en Chine, aux îles Philippines, dans le royaume de Siam, en Corse, dans le Piémont, en Allemagne, en Bohême, en Amérique, etc. Les plus riches de toutes ces mines sont celles de Dannemora, à onze lieues d'Upsal. Le *fer hématite*, le *fer rouge*, l'*ocre rouge*, ne sont autre chose que du tritoxyde de fer; on les trouve abondamment dans un très-grand nombre de contrées. 3° A l'état de sulfure (*pyrite martiale*), cristallisé en prismes droits, rhomboïdaux, et beaucoup plus souvent en cubes et en octaèdres réguliers. 4° A l'état de chlorure : cette variété, rapportée pour la première fois du Vésuve par M. Robinson, a été trouvée depuis peu en Suède. Elle est assez rare. 5° A l'état de carbure (*plombagine* ou *percarbure*). 6° A l'état de sel: ainsi l'on rencontre l'arséniate, le sulfate, le phosphate, le carbonate et le tungstate de fer. Il existe aussi en Sibérie, en France, en Styrie et dans l'Amérique méridionale, un minéral désigné sous le nom de *chromate de fer*, qui paraît être un composé d'oxyde de fer et d'oxyde de chrome.

Le fer est solide, d'un gris bleuâtre, d'une structure granuleuse, un peu lamelleuse, malléable et très-ductile : on sait, en effet, qu'il peut être réduit en fils assez minces pour imiter les cheveux. Sa tenacité est très-considérable, car un fil de ce métal, qui n'aurait que deux millimètres de diamètre, ne peut être rompu qu'à l'aide d'un poids de 242 kil. 659. Il est très-dur, et répand une odeur sensible lorsqu'on le frotte. Sa pesanteur spécifique est de 7,788. Il jouit à un très-haut degré de la propriété magnétique. (*Voyez* AIMANT.) Le nickel et le cobalt, qui sont les seuls métaux qui partagent cette propriété avec le fer, sont beaucoup moins magnétiques que lui. Il n'entre en fusion qu'à la température de 130° du pyromètre de Wedgwood.

Mis en contact avec le gaz *oxygène* humide, à la température ordinaire, il se transforme en oxyde noir d'abord, puis en oxyde rouge. L'*air atmosphérique* humide lui fait subir la même altération, et en outre lui cède une partie de son acide carbonique, qui le fait passer à l'état de carbonate de tritoxyde (*safran de Mars apéritif*). Si, au lieu d'agir à froid, on chauffe le fer avec l'un ou l'autre de ces gaz, il s'empare de l'oxygène, brûle avec une flamme blanche très-vive, et passe successivement à l'état d'oxyde noir et d'oxyde rouge, si toutefois la température n'est pas rouge-blanc. Les battitures qui se détachent du fer que l'on a fait rougir et que l'on bat après, ne sont que de l'oxyde noir de fer. Outre ces deux oxydes, il en existe un autre que l'on ne peut pas obtenir par l'action directe du feu et de l'oxygène. (*Voyez* plus bas.) On s'accorde à admettre que l'*hydrogène* est sans action sur le fer ; cependant on remarque, en laissant sur de l'eau distillée du gaz hydrogène préparé avec ce métal, qu'il se forme à la surface du liquide une pellicule ferrugineuse. Tout porte à croire que le *bore* pourra s'unir à ce métal ; du moins est-il certain que Descostils a obtenu un borure ferrugineux en chauffant fortement dans un creuset brasqué un mélange de charbon, d'acide borique et de fer très-divisé et épaissi par de l'huile grasse.

Le *carbone* uni au fer en différentes proportions, constitue l'acier, la plombagine et les diverses variétés de fonte. (*Voyez* ACIER.) La *plombagine* ou la mine à crayon se trouve en France, en Espagne, en Bavière, en Angleterre, en Norwège, etc.; elle est solide, d'un gris noirâte, onctueuse au toucher, fragile, infusible, et laisse des traces bleuâtres sur les corps contre lesquels on la frotte ; elle est formée de huit à dix parties de fer, sur quatre-vingt-dix à quatre-vingt-douze parties de charbon. Mêlée à l'argile, on l'emploie pour faire des creusets, des crayons, etc. On unit directement le fer avec le *phosphore*, et l'on obtient un produit dont on ne fait aucun usage.

Le *soufre* peut se combiner avec ce métal en deux proportions. Le persulfure (*pyrite de fer*) est formé de 100 parties de fer, et de 114,2 de soufre : il est d'un gris jaunâtre, brillant, nullement magnétique ; chauffé avec le contact de l'air, il brûle en absorbant l'oxygène, et se transforme en gaz acide sulfureux et en tritoxyde rouge, à moins que la chaleur ne soit pas très-considérable, car il se transformerait alors en sulfate de fer et en acide sulfureux. On en fait usage dans certaines contrées pour préparer le soufre et le sulfate de fer (couperose verte). Le protosulfure, composé de 100 parties de métal et de 57,1 de soufre, se trouve dans la nature beaucoup plus rarement que le précédent ; il est jaune, brillant, attirable à l'aimant et indécomposable au feu ; l'air agit sur lui comme sur le persulfure. L'*iode* forme avec le fer un iodure brun, soluble dans l'eau, qu'il décompose pour passer à l'état d'hydriodate de fer vert : on l'emploie pour préparer l'hydriodate de potasse. *Voyez* POTASSE.

Il suffit de chauffer un fil de fer mis en contact avec du *chlore* gazeux, pour qu'il absorbe ce gaz, avec dégagement de calorique et de lumière ; il se forme un perchlorure jaune-brun, brillant, cristallisé, volatil, susceptible de passer à l'état d'hydrochlorate de peroxyde jaune, lorsqu'on le met dans l'eau : ce liquide est alors décomposé ; son oxygène s'unit au fer, tandis que l'hydrogène forme de l'acide hydrochlorique en se combinant avec le chlore. Il est composé, suivant M. Davy, de 100 parties de chlore, et de 54,08 de fer. On peut également obtenir un protochlorure de fer, gris, brillant, lamelleux, fixe, formé de 100 parties de chlore, et de 77,7 de métal.—L'*azote* n'exerce aucune action sur le fer.

Parmi les métaux, il en est un très-grand nombre qui peuvent s'unir avec le fer. Nous avons dit à l'article ÉTAIN que le fer-blanc n'était autre chose qu'une lame de fer étamé ; il suffit de l'allier au double de son poids d'*arsenic* pour obtenir un alliage d'un blanc grisâtre très-fragile, beaucoup plus fusible que le fer, et nullement magnétique. Le *sélénium* forme avec lui un alliage d'apparence métallique, d'un gris nuancé de jaune, et infusible.

L'*eau* est décomposée par le fer à une température rouge ; il se forme du deutoxyde noir, et il se dégage du gaz hydrogène. Cette décomposition n'a lieu qu'entre les limites du rouge obscur au rouge blanc ; elle est d'autant plus facile que la température est plus élevée. Lavoisier avait vu qu'en agitant de temps en temps, à la température ordinaire, un mélange de limaille de fer très-divisée et d'eau, ce liquide était également décomposé, et que l'on obtenait les mêmes produits. Des expériences récentes tendraient à faire croire que cette décomposition n'a lieu qu'autant que l'eau ou le fer sont impurs ; mais que, si l'oxydation est une fois commencée, elle peut continuer par la seule action de l'eau. Lorsqu'on abandonne à lui-même un mélange de fer et d'eau en contact avec l'air atmosphérique, le fer s'oxyde et se transforme en carbonate qui se dissout dans le liquide à la faveur d'un excès d'acide carbonique. On sait que l'on prépare de l'eau *ferrugineuse* ou *chalybée*, en faisant digérer de vieux clous dans l'eau aérée : or, cette eau tient du carbonate de fer en dissolution ; à plus forte raison l'eau acido-carbonique fournira-t-elle les mêmes résultats. Le gaz acide *carbonique*, chauffé avec du fer, est décomposé, et l'on obtient du gaz oxyde de carbone et du deutoxyde de fer.

L'acide *borique* est sans action sur ce métal, tandis qu'il décompose l'acide *phosphorique* à une température élevée. L'acide *sulfurique concentré* n'agit point sur lui à froid ; à chaud, il est décomposé et transformé en acide sulfureux ; l'oxygène de l'acide décomposé s'unit au métal qui, étant oxydé, forme du sulfate de fer avec la portion d'acide non décomposé. L'acide *sulfurique* faible dissout le fer avec effervescence, et donne naissance à du sulfate ; il se dégage du gaz hydrogène ; d'où il suit que l'eau a été décomposée, et que son oxygène s'est porté sur le métal. L'acide *nitrique* concentré exerce une vive action sur le fer à froid ; il se produit du peroxyde rouge de fer insoluble, du pernitrate soluble, du nitrate d'ammoniaque soluble, et il se dégage du gaz azote, du protoxyde et du deutoxyde d'azote (gaz nitreux) ; ce qui prouve que le fer a été oxydé aux dépens de l'oxygène de l'eau et d'une portion d'acide nitrique, puisque l'hydrogène de l'eau et l'azote de l'acide se sont réunis pour former de l'ammoniaque : à mesure que le gaz nitreux est en contact avec l'air, il se transforme en gaz acide nitreux jaune-orangé (vapeurs rutilantes). L'acide *nitrique* faible est décomposé par le fer, qui passe à l'état de deutoxyde soluble dans la portion d'acide non décomposé. L'acide *hydrochlorique* étendu d'eau agit sur le fer comme l'acide sulfurique faible ; le gaz acide hydrochlorique, chauffé avec ce métal, se décompose, et l'on obtient du gaz hydrogène et du chlorure de fer. On obtient aussi du gaz hydrogène et du sulfure de fer, en chauffant ce métal avec de l'acide *hydrosulfurique* gazeux.

On prépare le fer par plusieurs procédés : le plus souvent on grille les mines d'oxyde pour les débarrasser d'une grande partie du soufre et de l'arsenic ; on les fond après les avoir mêlées avec un fondant argileux, connu sous le nom d'*erbue*, ou avec un fondant calcaire, appelé *castine ;* le résultat de cette opération est la *fonte*, composée de fer et d'un peu de charbon, le *laitier*, plus léger que la fonte, et qui ne tarde pas à s'écouler, du gaz oxyde de carbone, et quelques autres produits volatils. On retire la fonte lorsqu'elle est en pleine fusion, et on procède à son *affinage*, c'est-à-dire à la séparation du carbone qu'elle contient. Pour cela, on l'entoure de charbon de bois, et on la fond dans un fourneau où l'air se renouvelle toujours, afin que l'oxygène transforme en gaz oxyde de carbone tout le carbone qu'elle renferme : alors le fer se présente sous forme de loupes, que l'on forge en le mettant sur une enclume, et le frappant avec un marteau, en le chauffant et en le battant de nouveau.

Les usages du fer sont innombrables ; aussi n'entreprendrons nous pas de les exposer ; il suffira de dire qu'il est le plus utile des métaux. Ses propriétés médicinales seront décrites plus bas, après avoir fait connaître les caractères des divers composés ferrugineux employés en médecine.

FER (oxyde de). On admet assez généralement trois oxydes de fer. — *Protoxyde*. Il n'existe jamais pur dans la nature : séparé des sels qui le contiennent, il est blanc à l'état d'hydrate, mais il absorbe l'oxygène de l'air avec une telle rapidité, qu'il passe de suite du blanc au vert, et du vert au jaune brun ; c'est là ce qui fait qu'il est impossible de l'obtenir sec, car il change d'état aussitôt qu'on essaie de le priver de l'eau qu'il renferme. Il est attirable à l'aimant, réductible par la pile électrique, indécomposable au feu, soluble dans l'ammoniaque, dans les acides sulfurique, hydrochlorique et nitrique faibles. Il est composé, suivant M. Gay-Lussac, de 100 parties de métal, et de 28,3 d'oxygène. On l'obtient en décomposant un sel de protoxyde de fer par la potasse ou par la soude, et en lavant le précipité avec de l'eau non aérée ; il doit être enfermé dans des flacons bouchés à l'émeri. — *Deutoxyde* (æthiops martial.) Il est d'un gris noirâtre quand il est en masse, tandis qu'il offre une couleur verte foncée, lorsqu'il est à l'état d'hydrate ; il est fortement attirable à l'aimant ; sa densité est de 5,1072. Il est fusible et indécomposable par l'action du feu ; la pile électrique le décompose en oxygène et en fer ; l'air atmosphérique et l'oxygène le font passer à l'état de tritoxyde à une température élevée, pourvu cependant que la chaleur ne soit pas rouge-blanc. Il est décomposé par le gaz hydrogène, qui met le fer à nu, depuis le rouge obscur jusqu'au rouge blanc ; l'eau ne le dissout point ; l'acide nitrique concentré le fait passer à l'état de tritoxyde, et le dissout, tandis que l'acide sulfurique, étendu de deux fois son poids d'eau, le dissout sans l'altérer. Il est soluble dans l'ammoniaque ; on l'obtient en faisant passer de la vapeur d'eau sur du fer métallique chauffé jusqu'au rouge-cerise. Il est composé, d'après M. Gay-Lussac, de 100 parties de métal et de 37,8 d'oxygène. Plusieurs chimistes nient l'existence de cet oxyde, qu'ils regardent comme étant formé de deux parties du suivant, et d'une partie de protoxyde; ils citent, à l'appui de cette opinion, des faits qui paraissent assez concluans. — *Tritoxyde de fer* (peroxyde, safran de mars astringent, rouge d'Angleterre, colcothar, etc.). Il est très-abondamment répandu dans la nature; sa couleur est d'un rouge violet; il est plus fusible que le fer, et se transforme en deutoxyde et en oxygène lorsqu'on le chauffe jusqu'au rouge blanc. Il ne subit aucune altération de la part de l'oxygène; la pile électrique le décompose; il n'est point magnétique: l'air atmosphérique lui cède de l'acide carbonique, et le fait passer à l'état de trito-carbonate. Il est décomposé par le soufre, qui lui enlève l'oxygène pour former de l'acide sulfureux, et il se forme du sulfure de fer. L'acide sulfurique concentré le dissout à l'aide de la chaleur, et donne un sulfate incolore, acide, contenant peu d'eau. On l'obtient, soit en chauffant le fer jusqu'au rouge cerise avec le contact de l'air, soit en décomposant les trito-sels de fer par la potasse, ou le protosulfate de fer par le feu, soit enfin en traitant le fer par l'acide nitrique, et en décomposant le nitrate à une chaleur rouge. Il est formé, suivant M. Gay-Lussac, de 100 parties de fer, et de 56 parties d'oxygène.

FER (sels de). Les trois oxydes de fer que nous venons de décrire peuvent se combiner avec certains acides, et donner naissance à des sels de protoxyde, de deutoxyde et de tritoxyde de fer.

Sels de protoxyde de fer.—Ceux qui sont solubles jouissent des propriétés suivantes: ils ont une couleur verdâtre; leurs dissolutions sont décomposées par les alcalis qui en précipitent le protoxyde d'une couleur blanche, passant rapidement au vert foncé et au rouge; l'ammoniaque dissout facilement ce protoxyde. Le prussiate de potasse et de fer précipite ces dissolutions en blanc; le précipité devient bleu aussitôt qu'il a le contact de l'air. Les hydrosulfates les précipitent en noir; le gaz nitreux les brunit. Le chlore les fait passer instantanément à l'état de deuto ou de trito-sels, en sorte qu'alors les alcalis les précipitent en vert ou en rouge, et le prussiate de potasse et de fer en bleu plus ou moins foncé.

Les *sels de deutoxyde de fer*, dissous dans l'eau, donnent, avec la potasse, la soude et l'ammoniaque, un précipité de deutoxyde hydraté vert, qui passe, avec le contact de l'air, à l'état de tritoxyde rougeâtre. Le prussiate de potasse et de fer y fait naître un précipité bleu moyennement foncé; les hydrosulfates les précipitent en noir; le gaz nitreux les brunit; le chlore les fait passer à l'état de trito-sels : l'*infusion* de noix de galle y produit un précipité d'un bleu violet très-intense. L'alcohol les décompose au bout d'un certain temps, et détermine la formation d'un sel de protoxyde qui cristallise, et d'un sel de tritoxyde qui reste en dissolution.

Les *sels de tritoxyde de fer*, solubles dans l'eau, ont une couleur rougeâtre en général; leur tritoxyde est précipité par la potasse, la soude et l'ammoniaque; le prussiate de potasse et de fer donne naissance à du bleu de Prusse d'une couleur très-foncée. Les hydrosulfates les précipitent en noir; le gaz nitreux et le chlore ne les altèrent point : l'*infusion* de noix de galle les précipite en violet noirâtre.

Les sels de fer employés en médecine sont :

Le *sous-protocarbonate*. Il existe dans la nature, 1° à l'état solide, uni à de la chaux, de la magnésie, de l'oxyde de manganèse et de l'eau, ou à quelques-unes de ces substances; 2° à l'état liquide dans certaines eaux minérales, où il est dissous à la faveur d'un excès d'acide carbonique. (*Voyez* EAUX MINÉRALES.) On l'obtient en décomposant le protosulfate de fer par du sous-carbonate de potasse, et en lavant le précipité avec de l'eau non aérée, ou bien en exposant à l'air un mélange d'eau et de limaille de fer. On l'emploie avec avantage pour extraire le fer et pour faire l'acier.

Protosulfate de fer (couperose verte, vitriol vert). Ce sel n'existe presque jamais pur dans la nature; celui que l'on désigne sous le nom de *couperose verte*, est un mélange de protosulfate et de sous-tritosulfate. On l'obtient dans les laboratoires, en faisant agir de l'acide sulfurique étendu d'eau sur de la tournure de fer bien décapée : le fer s'oxyde aux dépens de l'oxygène de l'eau, et l'hydrogène se dégage : on fait évaporer et cristalliser. On le conserve à l'abri du contact de l'air; il est alors sous forme de rhombes verts et transparens, terminés par un biseau partant de la plus grande diagonale du rhombe, d'une saveur styptique, analogue à celle de l'encre.

Soumis, dans un creuset, à l'action d'une chaleur peu forte, il éprouve la fusion aqueuse, se boursoufle, et blanchit à mesure que l'eau de cristallisation se dégage; il ne reste qu'une masse opaque. Si la température est plus élevée, cette masse de sulfate anhydre se décompose, et l'on obtient du gaz oxygène, du gaz acide sulfureux, un liquide brun composé d'acide sulfurique et d'acide sulfureux et du tritoxyde de fer; d'où il suit qu'une portion d'acide sulfurique a été décomposée, et que son oxygène s'est porté en partie sur le protoxyde de fer pour le faire passer à l'état de tritoxyde. C'est en suivant ce procédé que l'on obtenait autrefois l'acide sulfurique, qui portait, à cause de cela, le nom d'*huile de vitriol*. Le protosulfate de fer, exposé à l'air, s'effleurit; sa surface se recouvre de taches jaunâtres opaques, formées par du sous-trito-sulfate de fer; ce qui provient de ce que le protoxyde de fer a absorbé assez d'oxygène à l'air pour se transformer en tritoxyde. Deux parties d'eau froide suffisent pour dissoudre une partie de ce sel. L'eau bouillante en dissout plus que son poids : cette dissolution jouit de tous les caractères dont nous avons fait mention en parlant des sels de protoxyde de fer; en outre, elle donne avec l'eau de baryte un précipité blanc, composé de sulfate de baryte et de protoxyde de fer : or, il suffit de verser sur ce précipité quelques gouttes d'acide nitrique pur, pour dissoudre l'oxyde : le sulfate de baryte, insoluble dans l'eau et dans l'acide nitrique, reste sous forme d'une poudre blanche. Exposée à l'air, la dissolution de protosulfate de fer ne tarde pas à se décomposer, car le protoxyde absorbe l'oxygène, et il se forme du sous-tritosulfate jaune qui se précipite, et du tritosulfate rouge qui reste en dissolution : de là la nécessité de faire dissoudre ce sel dans l'eau qui a bouilli, et à l'abri du contact de l'air, lorsqu'on veut en faire usage en médecine. Mise en contact avec l'hydrochlorate d'or, il absorbe l'oxygène de l'oxyde d'or; ce métal se trouve réduit, et le protosulfate est transformé en deuto ou en trito-sulfate. La couperose verte est employée dans les arts pour faire l'encre, le colcothar (rouge d'Angleterre, tritoxyde de fer), le bleu de Prusse, les teintures en noir, en gris, etc. Il sert aussi à dissoudre l'indigo, à la préparation de l'or très-divisé, dont on fait usage pour dorer la porcelaine. Il a été prôné contre les fièvres intermittentes, etc., ainsi qu'on le verra plus bas.

Deuto-nitrate de fer. — Il n'existe pas dans la nature; il est d'un jaune verdâtre, et se transforme en oxyde rouge (safran de mars astringent) lorsqu'on le calcine, on s'en est quelquefois servi pour teindre le coton en jaune.

Trito-nitrate acide de fer. — Il est le produit de l'art; il est incristallisable et rougeâtre; on peut cependant l'obtenir incolore, en laissant pendant long-temps le deutoxyde de fer en contact avec un excès d'acide nitrique concentré; il est alors sous forme de prismes carrés, incolores, très-déliquescens et excessivement solubles dans l'eau. Lorsqu'on mêle le tritonitrate de fer rougeâtre avec une certaine quantité d'eau, et qu'on le traite par un excès de dissolution de sous-carbonate de potasse, il y a double décomposition et formation de nitrate de potasse soluble et de sous-trito-carbonate de fer, qui reste en dissolution à la faveur de l'excès de sous-carbonate de potasse. C'est au mélange de ces dissolutions, que l'on donnait autrefois le nom de *teinture martiale alcaline* de Stahl; cette teinture ne tarde pas à laisser déposer une grande partie du sous-carbonate de fer qui entre dans sa composition. On obtient le tritonitraté de fer, dont on fait usage en médeciue, en versant de l'acide nitrique concentré sur du fer; à la vérité, une grande partie d'oxyde formé ne se dissout pas dans l'acide nitrique.

Le *trito-hydrochlorate acide de fer* est le produit de l'art: il cristallise en aiguilles d'un jaune serin, déliquescentes: chauffé à l'état solide jusqu'au rouge, il fournit de l'acide hydrochlorique, et des paillettes qui se subliment et qui paraissent être du chlorure de fer. Si, au lieu de le chauffer seul, on le mêle avec du sel ammoniac solide, il se sublime un produit connu autrefois sous le nom de *fleurs martiales* (*ens Martis*), formé de sel ammoniac et d'une petite quantité de chlorure de fer.

(ORFILA.)

FER (thérap.). *Des propriétés immédiates du fer et des ferrugineux.*—Le fer pur et à l'état métallique n'offre point de propriétés appréciables, et n'est point employé en médecine; celles du protoxyde de fer, qu'il est difficile de conserver sans altération, sont inconnues; quant aux autres oxydes et à la plupart des sels ferrugineux, il n'agissent pas précisément de la même manière: la plupart se comportent comme des toniques, quelques autres sont de véritables astringens, et plusieurs sont évidemment doués de propriétés excitantes qui dépendent des substances avec lesquelles ils sont combinés.

PREMIÈRE SECTION. *Des ferrugineux toniques.* — Ceux qui appartiennent à cette division sont : (A) la limaille de fer, qui est en partie à l'état métallique, et en plus grande partie transformée en deutoxyde ou oxyde noir pendant la porphyrisation à laquelle on la soumet ; (B) le deutoxyde de fer, ou æthiops martial, préparé, soit par la méthode du professeur Vauquelin, soit par celle de Cavazelli ou toute autre méthode ; (C) *l'eau ferrée*, qu'il ne faut pas confondre avec l'eau rouillée, et qu'on obtient, soit en plongeant, à plusieurs reprises un fer rouge dans l'eau, ou en versant de l'eau aérée sur des morceaux de fer non rouillés : l'eau se charge, dans ces deux circonstances, d'une très-petite quantité de deutoxyde de fer, qui est tenu en dissolution à l'aide de l'acide carbonique contenu dans l'eau ; (D) le tritoxyde ou peroxyde de fer connu sous le nom de safran de mars astringent ou de colcothar ; (E) le sous-carbonate de tritoxyde de fer et ses variétés, telles que le safran de mars apéritif, la rouille, l'eau rouillée qu'on prépare en versant de l'eau aérée sur des morceaux de fer déjà recouverts de rouille ; enfin, les eaux ferrugineuses factices et les eaux ferrugineuses naturelles, telles que celles de Forges et de Gournai, etc., qui doivent en grande partie leurs propriétés à une certaine quantité de sous-carbonate de fer tenue en dissolution à l'aide de l'acide carbonique qui y est en excès.

Tous ces oxydes ou sels ferrugineux sont, en général, peu solubles dans l'eau, excepté lorsqu'elle est chargée d'acide carbonique : aussi les administre-t-on à l'intérieur, sous forme solide, soit en poudre, soit en pilules, soit en opiat, depuis la dose d'un à deux scrupules jusqu'à celle de plusieurs gros. Les Anglais donnent même quelquefois le sous-carbonate de fer, jusqu'à une once par jour. Quoiqu'il ne soit, sans doute, pas nécessaire de porter les ferrugineux jusqu'à cette dose, pour en observer de bons effets ; néanmoins il faut convenir, comme l'avait déjà remarqué depuis long-temps Cullen, qu'on n'obtient souvent pas de ces médicamens tout le succès qu'on a droit d'en attendre, parce qu'on les emploie, en général, à trop petite dose ; ces substances n'agissent sur l'économie animale que lorsqu'elles sont répandues en grande quantité sur toute la surface du canal intestinal, parce qu'elles ne sont pas, quoi qu'on en ait dit, très-dissolubles dans nos humeurs, et qu'on ne peut trop multiplier les points de contact afin que l'absorption soit plus abondante et plus facile.

Les ferrugineux toniques jouissent tous de propriétés assez semblables. Lorsqu'ils sont appliqués sous forme liquide à la surface de la peau, ils déterminent une légère astriction, pas aussi prompte cependant que celle des véritables astringens, mais qui néanmoins provoque, à la longue, le resserrement du tissu cutané, et même des parties sous-jacentes. Le bon effet de la boue des rémouleurs, qui est employée quelquefois à la surface des articulations distendues par des efforts violens, n'est dû qu'au sous-carbonate de fer réduit en poudre impalpable avec le grès auquel il est amalgamé. On favorise aussi la résolution des ecchymoses et des contusions avec des compresses d'eau ferrugineuse. Les oxydes ferrugineux simples ou carbonatés ont, en général, une saveur un peu âpre, astringente, métallique et terreuse : introduits dans l'estomac, ils raniment d'autant mieux l'action de cet organe qu'il est plus affaibli, et réveillent l'appétit, mais d'une manière lente et insensible ; ils déterminent le resserrement d'une portion plus ou moins étendue du canal intestinal, constipent, et colorent les excrémens en noir, de sorte que les péroxydes et les sous-carbonates de fer paraissent ramenés à l'état de deutoxyde par l'action des organes gastro-intestinaux. Quelques individus ne peuvent supporter une certaine dose de fer sans éprouver de la gastrodynie ou des coliques. On remédie à cet inconvénient en leur associant quelques amers et en particulier le quinquina. L'action tonique des ferrugineux se propage par degrés de l'appareil digestif aux organes de la circulation, et, si l'on continue leur usage chez des individus dont le pouls est faible et lent, et le teint pâle, on remarque que peu à peu le pouls se développe, devient plus fort et plus fréquent, et que le teint se colore. Si on insiste encore davantage, ils occasionent de la céphalalgie, de la pesanteur de tête, des épistaxis, des hémoptysies, des ménorrhagies ou d'autres hémorrhagies. C'est donc principalement sur les organes de la circulation, et surtout sur le sang lui-même, que les préparations ferrugineuses ont une action très-marquée. On ne peut douter qu'elles ne se combinent plus facilement avec ce liquide qu'avec les autres humeurs, puisque le sang en contient toujours dans l'état naturel, et que le fer est facilement absorbé par les veines mésentériques, comme le prouvent les expériences de Tiedmann et de Gmelin, puisqu'ils ont retrouvé le carbonate de fer dans le sang des veines splénique et hépatique sur les animaux auxquels ils avaient administré cette substance. On ne peut douter également que le fer ne parcoure tous les organes de la circulation, puisque les observateurs dont nous venons de parler l'ont retrouvé jusque dans les urines des animaux qu'ils avaient soumis à leurs expériences. Les ferrugineux communiquent leur action tonique aux organes lymphatiques, et favorisent la résorption de fluides épanchés, et sont souvent un moyen de combattre certaines hydropisies passives; ils tendent à diminuer le gonflement indolent des ganglions. L'action consécutive des ferrugineux sur les organes des sécrétions est beaucoup plus faible et moins apparente; cependant leurs bons effets dans les incontinences d'urine chez les enfans, prouvent que ces moyens toniques réagissent jusque sur les organes excréteurs.

DEUXIÈME SECTION. *Des ferrugineux astringens.* — Ils sont en petit nombre, tous à l'état salin, et très-dissolubles dans l'eau. Nous placerons dans cette section les sulfates de fer et les tartrates de fer et de potasse.

Les sulfates de fer, qu'on obtient par différens procédés (*voy.* la partie chimique), sont employés dans différens états, soit à l'état de proto-sulfate ou vitriol vert, soit à l'état de sous-trito-sulfate de fer jaune, qui se précipite après avoir absorbé l'air atmosphérique, soit enfin à l'état de trito-sulfate rougeâtre, qui reste en dissolution dans l'eau après avoir absorbé aussi une portion d'oxygène. Lorsqu'on administre donc une solution de proto-sulfate de fer dans l'eau aérée ou exposée à l'action de l'air, on ne donne réellement point le vitriol vert ou proto-sulfate de fer, mais bien les sous-trito-sulfate et trito-sulfate de fer. Le sel de mars de Rivière, qui n'est qu'un sulfate de fer crystallisé dans l'alcohol, ne diffère réellement pas du sulfate de fer ordinaire: l'alcohol n'entre pour rien dans la cristallisation.

Le tartrate de fer et de potasse, tartre martial soluble, se prépare en faisant bouillir deux parties de limaille de fer avec cinq parties de crème de tartre, dans sept parties d'eau environ, jusqu'à ce que le liquide ne soit plus acide; on filtre ensuite et on obtient, par le refroidissement et l'évaporation, un sel double, formé de tartrate de potasse et de fer, et crystallisé en petites aiguilles verdâtres d'une saveur fortement styptique. Il est très-soluble dans l'eau, indécomposable par la potasse, la soude et l'ammoniaque, et décomposable par l'acide hydrosulfurique, qui se combine avec l'oxyde de fer, et laisse précipiter le tartrate de fer redevenu presque insoluble. Les boules de Nanci sont un tartrate de fer et de potasse avec excès de tritoxyde de fer, combiné à la matière colorante du vin; on les prépare avec quatre parties de crème de tartre impur et deux parties de limaille de fer porphyrisée qu'on humecte avec de l'eau-de-vie pour en former une pâte liquide qu'on agite et qu'on chauffe jusqu'à 60° de Réaumur. On en forme ensuite des boules qu'on fait sécher après les avoir encore imprégnées d'eau-de-vie. L'alcohol, étant en entier évaporé dans cette préparation, n'ajoute rien aux propriétés du tartrate de fer.

Les sulfates et les tartrates de fer sont très-fortement astringens, et agissent sur nos organes extérieurement et intérieurement à la manière des astringens les plus actifs : on ne peut pas les employer, à beaucoup près, à aussi forte dose que les ferrugineux toniques. Le sulfate de fer surtout ne peut jamais être donné à l'intérieur, à la dose de plus d'un scrupule ou d'un demi-gros, et encore ne peut-on arriver à ce degré que d'une manière lente et insensible : à plus forte dose ce sel déterminerait une inflammation de l'estomac et deviendrait un véritable poison. Le tartrate de fer et de potasse, quoique moins astringent, et pouvant être administré à plus forte dose, agit néanmoins de la même manière.

TROISIÈME SECTION. *Des ferrugineux excitans.* — Les sels ferrugineux qui appartiennent à cette section sont : A. les fleurs martiales (*ens Martis*), formées par un mélange d'hydrochlorate d'ammoniaque et de chlorure de fer sublimé ; B. le protochlorure de fer, qu'on obtient en versant de l'acide hydrochlorique sur de la limaille de fer, évaporant la dissolution, et sublimant ensuite. Ce sel déliquescent ne s'emploie ordinairement qu'en dissolution dans l'éther alcoholisé, et prend alors le nom de teinture nervine de Bestucheff; C. la teinture de Mars tartarisée, qui n'est qu'une solution concentrée de tartrate de fer et de potasse, à laquelle on ajoute une petite portion d'alcohol ; D. le vin chalybé du Codex. Il est composé en faisant macérer à froid, dans deux livres de vin blanc, une once de limaille de fer porphyrisée. Dans cette opération, le vin est en partie décomposé ; il se dégage de l'hydrogène à mesure que l'oxygène de l'eau oxyde le métal, et il se forme du tartrate et du malate de fer en plus ou moins grande quantité, suivant que le vin est plus ou moins acide. Le vin chalybé de Parmentier est composé d'une once de teinture de mars tartarisée, sur deux livres de vin blanc; il offre un médicament toujours identique, ce qui n'a pas lieu dans le premier procédé; mais aussi cette espèce de vin est beaucoup plus irritante que le vin chalybé du Codex; E. enfin la teinture martiale alcaline de Stahl, qui est un mélange de nitrate de potasse et de sous-trito-carbonate de fer tenu en dissolution par un excès de sous-carbonate de potasse. Toutes ces substances salines ferrugineuses s'éloignent beaucoup des véritables ferrugineux par leurs propriétés excitantes, qui sont dues, soit à l'association d'un sel alcalin, soit au vin, à l'alcohol ou à l'éther, qui les tiennent en dissolution. Excepté le vin chalybé, qu'on donne depuis une once jusqu'à deux, on n'administre les autres ferrugineux excitans qu'à la dose de quelques grains ou de quelques gouttes qu'on fait dissoudre dans d'autres véhicules, sous forme de potion.

De l'emploi des ferrugineux dans les maladies.—Les substances ferrugineuses jouissent de propriétés immédiates analogues dans chacune des trois divisions que nous avons admises; mais celles qui appartiennent à une section ne peuvent être remplacées par celles d'une autre, parce que les toniques, les astringens et les excitans ne peuvent être employés dans les mêmes circonstances. Il est à remarquer cependant qu'il faut essayer successivement plusieurs préparations ferrugineuses avant de trouver celle qui est la plus convenable au malade, et que, lors même que l'usage de ces médicamens est bien indiqué, plusieurs peuvent échouer avant qu'on ait pu rencontrer la préparation qui est la plus appropriée à l'état du malade.

Les ferrugineux toniques sont ceux qui méritent, en général, la préférence; et, quand on a recours aux propriétés du fer en général, c'est presque toujours des moyens qui appartiennent à cette division qu'on fait usage. Ces préparations sont surtout recommandables dans toutes les maladies chroniques avec pâleur du sang, et principalement dans les cachexies chlorotiques. On les emploie aussi avec un grand succès dans les engorgemens chroniques du foie et de la rate avec bouffissure et infiltration des extrémités inférieures, qui succèdent aux fièvres intermittentes; c'est surtout chez les sujets faibles, étiolés, qui sont dans cet état d'anémie, décrit par le professeur Hallé, que les ferrugineux toniques sont puissamment utiles. On en éprouve de très-bons effets dans les leucorrhées et les gonorrhées chroniques, et dans certains flux diarrhéiques avec atonie du canal intestinal. Les ferrugineux toniques conviennent particulièrement aussi pour exciter et favoriser les menstruations difficiles chez les jeunes filles faibles et lymphatiques; mais ils seraient, au contraire, très-nuisibles dans les aménorrhées, chez les sujets pléthoriques et forts. C'est dans les mêmes circonstances que les eaux ferrugineuses de Gournai, de Forges, de Rouen, etc., peuvent être employées avec succès; celles qui contiennent du proto-sulfate de fer, comme celles de Passy, appartiennent à la division des astringentes, et sont plus irritantes que les précédentes.

On a beaucoup préconisé dans ces derniers temps le sous-carbonate de fer, comme antipériodique, dans l'asthme essentiel, et même dans le tic douloureux de la face. Thomas Brée est surtout celui qui l'a le plus employé dans la première maladie. Je n'ai eu qu'une seule occasion d'en faire usage dans l'asthme essentiel, qui est extrêmement rare, et il m'a paru justifier la haute opinion que le médecin anglais avait conçue de ses effets; mais il est important d'observer que ce moyen pourrait être nuisible dans les asthmes qui accompagnent si fréquemment les lésions organiques du cœur ou des gros vaisseaux : les ferrugineux sont, en effet, des moyens dangereux dans presque toutes les lésions organiques, mais particulièrement dans celles qui sont dépendantes du système de la circulation.

Les observations de plusieurs médecins anglais, et particulièrement celles de Steward, Crawford et de Todd-Thomson, ont constaté les heureux effets du sous-carbonate de fer dans les accès du tic douloureux de la face.

J'ai plusieurs fois employé le deutoxyde de fer ou oxyde noir dans les incontinences d'urine des enfans, qui dépendent d'une lésion des propriétés sensibles et contractiles de la vessie, et j'ai obtenu des succès, même lorsque cette maladie se prolonge jusqu'à l'âge adulte, en portant la dose du médicament jusqu'à plusieurs gros par jour, et je crois qu'on réussirait encore mieux en se servant du sous-carbonate de fer, qui est plus dissoluble.

Les ferrugineux astringens sont beaucoup plus rarement employés que les précédens, et parmi eux le proto-sulfate de fer est celui dont on fait le plus d'usage. On l'emploie extérieurement en lotions à la surface de certains ulcères atoniques ou dans les engorgemens indolens des gencives avec hémorrhagies passives; il ne peut être employé sans inconvéniens dans les hématémèses ou dans les hémoptysies, parce qu'il excite en général les mouvemens circulatoires. On a conseillé le sulfate de fer, comme antipériodique, dans les fièvres intermittentes : il diminue en effet les accès, en augmentant le resserrement fibrillaire des solides, quand les fièvres intermittentes ne sont liées d'ailleurs à aucune phlegmasie intestinale, qu'on emploie ce sel d'une manière constante dans l'apyrexie, et qu'on le suspend au moment de l'accès, comme on le fait dans l'administration du quinquina; mais ce moyen est insuffisant dans les fièvres intermittentes graves et de mauvais caractère.

Parmi les ferrugineux excitans, le vin chalybé surtout a été très-vanté dans les cas d'aménorrhée, qui réclament ordinairement l'usage des ferrugineux; les fleurs martiales et la teinture martiale solide ont été très-recommandées dans les engorgemens scrofuleux; cependant tous ces moyens plus ou moins excitans conviennent, en général, moins dans ces maladies que les simples toniques, parce qu'ils stimulent presque toujours trop fortement, et que la véritable indication à remplir dans tous ces cas est de fortifier sans déterminer d'irritation. (GUERSENT.)

FER-CHAUD; synonyme de pyrosis. *Voyez* ce mot.

FÉRINE, adj. f. On désigne ainsi la toux qui est sèche et opiniâtre. *Voyez* TOUX.

FERMENT, s. m., *fermentum*. On désigne ainsi les substances qui jouissent à un haut degré de la propriété d'exciter la fermentation dans les autres corps. *Voyez* FERMENTATION.

Les anciens pathologistes donnaient le nom de *fermens* à des principes qu'ils supposaient introduits ou développés dans l'économie animale, et auxquels ils attribuaient la faculté de produire certaines maladies, en excitant la fermentation des humeurs. *Voyez* HUMORISME.

FERMENTATION, s. f., *fermentatio*. Lorsque les matières organiques ne sont plus sous l'influence des forces vitales, les principes qui entrent dans leur composition réagissent les uns sur les autres suivant les circonstances dans lesquelles se trouvent ces matières, et donnent lieu à de nouveaux produits. Cette réaction est accompagnée de divers phénomènes ; les matières se tuméfient, se gonflent, bouillonnent si elles sont liquides ; du calorique se développe, et souvent des gaz se dégagent ; c'est à cet ensemble de phénomènes plus ou moins sensibles que l'on a donné le nom de fermentation.

Quelques auteurs définissent la fermentation, un *mouvement spontané qui s'excite dans les corps, et qui donne naissance à de nouveaux produits*. Cette définition n'est pas absolument juste : le mouvement qui quelquefois n'est pas sensible est le résultat et non la cause des nouveaux produits qui se forment.

Les produits de la fermentation sont différens suivant la nature des substances mises à fermenter ; quelquefois la même substance donne lieu à des produits différens suivant les circonstances dans lesquelles elle se trouve placée. En général, on signale trois produits principaux de la fermentation : l'alcohol, l'acide acétique et l'ammoniaque. Ces trois produits principaux sont chacun accompagnés de plusieurs autres, et peuvent se développer consécutivement, mais jamais simultanément pour la même sorte de matière ; et les phénomènes qui accompagnent leur formation, ainsi que les circonstances qui la déterminent, sont entièrement différens. On peut donc établir trois espèces de fermentations la : *fermentation spiritueuse*, caractérisée par la production de l'alcohol ; la *fermentation acide*, caractérisée par la formation de l'acide acétique, et peut-être par le développement de l'acide lactique ; la *fermentation putride*, enfin, est celle dans laquelle se développent des produits fétides et ammoniacaux.

Quelques auteurs ont admis et admettent encore la *fermentation saccharine* et la *fermentation panaire*. La première est caractérisée par la production du sucre dans des matières qui n'en contenaient pas auparavant ; mais, comme le fait observer M. Chevreul, les exemples que l'on cite tendent plutôt à faire rejeter qu'à faire admettre cette sorte de fermentation. En effet, on ne peut appeler fermentation l'acte pendant lequel se forme du sucre dans les graines céréales entassées et légèrement humectées : c'est une véritable *germination*. La maturation des fruits détermine aussi la formation ou le développement du sucre ; mais ici on ne doit voir encore qu'une végétation continuée, même dans les fruits séparés de l'arbre qui les portait ;

Toutefois, si l'on continue à vouloir admettre la fermentation saccharine, il faudra la restreindre au changement de l'amidon, et peut-être de la gomme en matière sucrée, par l'effet d'un laps de temps plus ou moins long, lorsque ces matières dissoutes dans l'eau (l'amidon à l'état d'empois) sont exposées à une certaine température, selon les belles observations de M. Th. de Saussure; mais ici il ne paraît pas y avoir production de gaz ni mouvement. Du reste, la conversion de l'amidon en sucre paraît due à la fixation de l'eau ou de ses élémens dans l'amidon; effet que l'on produit plus rapidement par l'intermède de l'acide sulfurique, comme nous l'avons déjà indiqué à l'article AMIDON. On pourra, pour avoir plus de détails sur cet objet, consulter le Mémoire de M. de Saussure. (Annales de physique et de chimie, tome XI.) La *fermentation panaire*, c'est-à-dire la fermentation qui fait *lever la pâte*, lorsque l'on fait le pain, n'est pas une fermentation particulière; c'est uniquement la réunion de la fermentation alcoholique qu'éprouvent les parties sucrées de la farine, et de la fermentation acide qui se développe dans ses autres *principes;* fermentations qu'on arrête par la cuisson. Dailleurs, à l'article PAIN, nous aurons soin d'exposer les phénomènes de la *panification*. Il ne nous reste donc pour le moment qu'à traiter de la fermentation spiritueuse et de la fermentation acide, car nous renvoyons au mot PUTRÉFACTION ce que nous aurions à dire sur la fermentation putride, qu'on peut regarder comme une des périodes de la putréfaction.

FERMENTATION SPIRITUEUSE. Cette fermentation, aussi nommée *vineuse* ou *alcoholique*, est caractérisée par la production de l'alcohol. Un seul principe immédiat des végétaux, le sucre, est susceptible de l'éprouver; mais, comme ce principe se rencontre dans une foule de substances végétales, il en résulte qu'un grand nombre de matières végétales sont susceptibles de subir la fermentation alcoholique. En vain a-t-on objecté qu'on prépare des liqueurs spiritueuses avec des matières qui ne contiennent pas de sucre, ou qui n'en contiennent point proportionnellement à la quantité d'alcohol qu'elles produisent; il est facile de démontrer que ces matières commencent à former du sucre avant de produire de l'alcohol : tel est le cas de l'amidon dans plusieurs circonstances, et particulièrement dans la préparation de l'alcohol de pommes de terre, obtenu par la fermentation de la partie féculente de cette racine tubéreuse *cuite à la vapeur.*

En dernier résultat, on peut donc toujours considérer le sucre, dans ses divers états, comme la *matière* de la fermentation alcoholique ; toutefois le sucre seul ne pourrait jamais former de l'alcohol, même dans les circonstances les plus favorables, s'il n'était pas réuni à une autre matière à laquelle on a donné le nom de *ferment;* mais il suffit d'une très-petite quantité de celle-ci pour déterminer, dans les conditions requises, la fermentation d'une grande masse de sucre. Ce ferment est une substance particulière qu'on rencontre dans toutes les matières susceptibles de fermenter de la fermentation alcoholique, sans addition et sans contact de l'air ; les sucs des fruits ne le contiennent point tout formé, mais recèlent une matière qui, par le contact de l'air, se convertit en ferment, en absorbant l'oxygène. La *levure* de bière contient beaucoup de ferment.

La nécessité de la présence du ferment pour déterminer la fermentation alcoholique dans les matières sucrées est facile à faire sentir. Qu'une solution de sucre dans de l'eau soit placée dans les conditions les plus favorables à la fermentation alcoholique sans addition de levure ou de tout autre corps contenant du ferment ou les élémens de cette substance, cette solution se moisira, s'aigrira même, mais ne produira point d'alcohol; qu'on dissolve, d'un autre côté, cinq parties de sucre dans vingt à vingt-cinq parties d'eau; qu'on y ajoute une partie de levure de bière, et qu'on abandonne le tout à une température de 20 à 25°, bientôt on verra s'établir un mouvement dans la liqueur ; des bulles, d'abord très-petites, apparaissent, adhèrent aux particules de la levure, les entraînent à la partie supérieure du liquide. Là, les bulles crèvent ; la levure, spécifiquement plus pesante, se précipite pour être bientôt enlevée par de nouvelles bulles gazeuses. Ces phénomènes, d'abord peu sensibles, acquièrent en quelques heures leur *maximum* d'intensité, et enfin cessent totalement. Si alors on distille la liqueur, on obtient une certaine quantité d'alcohol.

Si l'on opère dans des vaisseaux appropriés, dans l'appareil de Voulf, par exemple, on peut recueillir le gaz qui se dégage; il est alors facile de s'assurer qu'il est formé d'acide carbonique, dont la quantité est toujours proportionnelle à celle du sucre employé et converti en alcohol. Cette expérience prouve encore que la présence de l'air n'est pas nécessaire pour la conversion du sucre en alcohol par l'intermède du ferment.

Il n'était pas facile de rendre compte de ce qui se passait pendant la fermentation alcoholique, et dans la conversion du sucre en alcohol. Il fallait tout le génie de Lavoisier et de Gay-Lussac pour entrevoir comme le premier, et pour démontrer comme le second tout ce qui se passe dans ce cas. M. Gay-Lussac a démontré que, pendant la fermentation alcoholique, le sucre se convertissait entièrement en acide carbonique et en alcohol; de telle sorte que les quantités d'alcohol et d'acide carbonique obtenues représentent sensiblement la quantité de sucre employé, et que celui-ci se convertit en alcohol, en perdant un volume de carbone et un volume d'oxygène, qui s'unissent et se condensent en un volume d'acide carbonique. Dans ces calculs, on ne tient pas, il est vrai, compte des produits fournis par le ferment, parce qu'il n'y a pas deux parties de ferment employées sur cent parties de sucre. Il n'en est pas moins certain que le ferment joue un grand rôle dans la fermentation, quoique ce rôle ne soit pas très-connu. Il paraît cependant probable que le ferment, très-avide d'oxygène, enlève une petite quantité de ce principe au sucre, et détruit ainsi l'équilibre qui existe entre les élémens qui composent ce corps : cet équilibre rompu, ces élémens réagissent les uns sur les autres pour donner lieu à de nouveaux produits dans l'ordre et les quantités indiqués par M. Gay-Lussac. C'est du moins ce que l'on doit inférer des belles recherches que M. Thénard a faites sur la levure; mais cet effet, d'où dépend principalement la fermentation, n'a lieu que dans le cas où la température est de 15 à 30°. Il faut aussi que le sucre soit dissous ou la matière sucrée étendue dans une certaine quantité d'eau; ces conditions sont absolument nécessaires. En effet, on sait que les matières desséchées ne fermentent jamais; on sait aussi que l'abaissement de température empêche la fermentation de se développer, ou la suspend dans sa marche; elle n'a plus lieu, ou du moins elle est à peine sensible au-dessous de 10°; elle est impossible à 0.

Le contact de l'air n'est pas nécessaire à la fermentation alcoholique des matières qui contiennent du sucre et du ferment tout formé; mais, d'après les expériences de M. Gay-Lussac, il paraît que dans les fruits le ferment n'existe pas encore, qu'il ne se trouve là qu'une substance susceptible d'en fournir en absorbant l'oxygène de l'air. Ainsi du suc de raisin obtenu en écrasant du raisin sous une cloche pleine de mercure, et en prenant toutes les précautions nécessaires pour qu'il ne s'y introduise pas d'air, ne peut fermenter. Quelques bulles d'air sont-elles introduites dans la cloche, aussitôt la fermentation commence, et dès lors peut continuer sans contact de l'air. On peut la déterminer sans bulles d'air, en introduisant dans la cloche un peu de levure de bière.

Lorsque des liqueurs fermentescibles sont enfermées dans des vases parfaitement bouchés et très-résistans, la fermentation n'a point lieu, ce qui, dans ce cas, provient, non de l'absence de l'air, mais de la pression qui s'oppose au dégagement de l'acide carbonique, et par suite à la fermentation; en effet, si le bouchon était traversé par un tube recourbé dont l'extrémité plongerait dans un bain de mercure, la fermentation marcherait comme avec le contact de l'air, parce que la pression serait presque nulle. De tous ces faits il résulte que le contact de l'air n'est pas une *condition nécessaire et prochaine* de la fermentation alcoholique, mais qu'il en devient une *condition éloignée*, lorsque le ferment, n'existant pas dans le sucre, est remplacé par la matière qui lui donne naissance en absorbant l'oxygène. Cet effet produit, l'air peut être considéré comme le milieu destiné à recevoir l'acide carbonique qui se dégage.

Nous avons cru nécessaire de donner une idée générale et succincte de la fermentation alcoholique, nous n'entrerons ici dans aucun des détails relatifs à chaque boisson en particulier. Les plus importans à connaître pourront trouver place aux mots *vin*, *eau-de-vie* et *bière*, dans lesquels on peut faire rentrer toutes les boissons alcoholiques.

FERMENTATION ACIDE OU ACÉTEUSE. Un grand nombre de substances végétales, abandonnées à elles-mêmes et dans certaines circonstances, sont susceptibles de s'aigrir. L'acide acétique est ordinairement celui qui se forme dans ce cas; cependant, d'après les observations de M. Braconnot, dans beaucoup de circonstances, il se produit encore un acide particulier auquel on a donné le nom de *zumique*, mais qui n'est autre que l'acide lactique découvert par Schele et retrouvé si souvent par M. Berzelius dans les matières animales. Ces diverses formations d'acide acétique et d'acide lactique dans les matières végétales, par suite de réaction élémentaire, devraient naturellement être regardées au moins comme des modifications de la fermentation acide. Cependant on s'est borné jusqu'ici à ne considérer la fermentation acide que dans une de ses particularités, la conversion des liqueurs alcoholiques (*vin et bière*) en vinaigre, par leur exposition à l'air. La fermentation acéteuse doit alors être définie la *conversion spontanée d'une liqueur alcoholique en vinaigre.*

Ici, comme pour la fermentation spiritueuse, il faut admettre des conditions hors desquelles la fermentation n'aurait pas lieu. La principale réside dans la présence de quelques substances azotées, telles que le ferment, le gluten, ou autres matières de la nature de celles qu'on désigne sous le nom de végéto-animales. Le vin contient ordinairement quelques-unes de ces substances, et peut s'acidifier sans addition d'aucune substance étrangère; cependant, lorsque par la clarification ou le dépôt il a été privé de toutes substances végéto-animales, comme il arrive aux vins vieux, il ne peut plus *tourner* en vinaigre, suivant l'observation de M. Chaptal, à moins qu'on n'y ajoute quelques matières capables de remplacer la substance végéto-animale qu'il a perdue, comme serait du gluten, ou même des feuilles de vigne, des rafles de raisin, etc. Le contact de l'air atmosphérique, ou plutôt la présence de l'oxygène, paraît généralement nécessaire à la fermentation acéteuse, quoiqu'on puisse citer quelques cas où l'acide acétique se développe dans des vaisseaux fermés. Enfin, une température de 10 à 32 degrés est indispensable; la fermentation acide ne marche même rapidement que lorsque la température est au-dessus de 25 degrés.

Lorsque toutes ces circonstances se rencontrent, le vin, la bière, et généralement toutes les liqueurs alcoholiques, passent promptement à la fermentation acide, et fournissent, d'après l'observation, un vinaigre d'autant plus fort, d'autant plus riche en acide, que la liqueur alcoholique contenait plus d'alcohol. On peut donc considérer l'alcohol comme la matière de la fermentation acide, comme le sucre est celle de la fermentation spiritueuse. Cependant l'acide malique contenu dans le vin ne se retrouve plus dans le vinaigre, ce qui fait penser que cet acide peut aussi se convertir en acide acétique. Quoi qu'il en soit, lorsqu'une liqueur alcoholique passe à la fermentation acide, on observe des phénomènes particuliers à cette fermentation. Le liquide se trouble, s'agite; l'on entend un léger sifflement;

une matière filamenteuse se développe et se meut dans la liqueur; un peu d'acide carbonique se dégage, mais sans produire ce bouillonement, cette effervescence qu'on remarque dans la fermentation alcoholique; enfin la température de la masse s'élève sensiblement : peu à peu ces phénomènes cessent, la liqueur s'éclaircit, la matière filamenteuse se dépose, et le vinaigre est fait.

La matière qui se précipite sur la fin de la fermentation acide est très-propre à exciter la même fermentation dans de nouvelles liqueurs alcoholiques : de là le nom de *mère de vinaigre* qu'on lui a donné. C'est la matière végéto-animale contenue dans le vin, mais déjà légèrement altérée par la fermentation. Le vinaigre lui-même, surtout lorsqu'il est nouveau, est très-propre à déterminer la fermentation acide dans les liqueurs alcoholiques.

C'est sur ces considérations que sont principalement basées les opérations qu'on exécute dans l'art du vinaigrier; opérations qui se réduisent à mélanger le vin ou la bière que l'on veut convertir en vinaigre avec une certaine quantité de vinaigre nouveau; à mettre ce mélange dans des tonneaux qui n'en doivent pas être exactement remplis; à placer ces tonneaux dans une étuve dont la température doit être de 30 à 32°. Ce travail dure environ quinze jours. On accélère l'acétification en agitant les liqueurs dans les tonneaux, ou mieux encore en les transvasant d'un tonneau dans un autre. Lorsque le vinaigre est formé, on le soutire, en ayant soin d'en laisser une partie dans les tonneaux pour exciter la fermentation des nouvelles quantités de vin ou de bière qu'on ajoute en remplacement du vinaigre soutiré. Les matières sucrées mélangées de substances végéto-animales paraissent quelquefois passer à la fermentation acide sans qu'on observe avant la fermentation alcoholique qui semble devoir la précéder. Peut-être les deux fermentations marchent-elles de front : il pourrait, en effet, arriver qu'à mesure qu'une molécule d'alcohol se formerait, elle passât à la fermentation acide.

Du reste, la fermentation acide mériterait bien d'être étudiée, et sa théorie aurait besoin d'être éclaircie, car véritablement on ne sait point ce qui se passe dans la conversion de l'alcohol en acide acétique. M. Th. de Saussure a bien vu, il est vrai, qu'il y avait de l'acide carbonique formé en quantité exactement correspondante à celle de l'oxygène absorbé; mais l'acide acétique contenant plus d'oxygène et moins de carbone et d'hydrogène que l'alcohol, que devient cet excès d'hydrogène qui doit être soustrait à l'alcohol, pour qu'il se convertisse en acide acétique? Enfin, comme l'ont observé Fourcroy et M. Vauquelin, la formation de l'acide acétique ayant lieu quelquefois sans contact de l'air, que se passe-t-il dans ce cas?

Concluons, en nous résumant, que nos connaissances sur la fermentation acide se bornent à des faits isolés, et ne sont pas assez positives pour que l'on puisse baser sur elles la théorie de cette opération. (J. PELLETIER.)

FERRUGINEUX, adj., *ferrugineus*, qui contient du fer à l'état de métal, d'oxyde, de sel, etc. C'est ainsi que l'on dit : *préparations ferrugineuses*, *eaux minérales ferrugineuses*, etc. *Voyez* FER, EAUX MINÉRALES.

FESSE, s. f., *clunis*, *nates*; région postérieure du bassin, répondant en grande partie à la face externe de l'os des îles. La saillie qu'elle forme dépend du grand développement, chez l'homme, des muscles qui étendent la cuisse et le bassin l'un sur l'autre, et qui agissent fortement dans la station : aussi est-elle bien moindre, ou même nulle, dans les autres mammifères, auxquels, sans en excepter le singe, cette attitude n'est point propre. Cette région est bornée, en haut, par la crête de l'ilium, en bas par le pli de la fesse, en dehors par le grand trochanter et l'épine iliaque antérieure et supérieure; elle est séparée, en dedans, de celle du côté opposé par le sacrum, le coccyx et la région de l'anus. L'absence de toute saillie osseuse ou musculaire à sa surface est son principal caractère de conformation : cependant la tubérosité de l'ischium peut être facilement reconnue à sa partie inférieure, et pourrait guider dans le cas de plaie, ou de quelque autre affection des parties profondes, pour déterminer la situation et la lésion de celles-ci; cette éminence est située sur la même ligne que le grand trochanter. La peau de la fesse est plus mince, plus blanche, moins consistante que ne l'est en général celle de la région postérieure du tronc; elle se rapproche, dans ses différens points, des tégumens des parties les plus voisines, et est, par exemple, moins dense près de l'anus et du périnée que partout ailleurs, et est souvent là surmontée de poils. Le tissu cellulaire et adipeux sous-cutané est traversé par des filamens fibreux, qui lui donnent plus de fermeté et une sorte d'élasticité : c'est ce qu'on voit particulièrement sur la tubérosité de l'ischium, où cette disposition sert évidemment à amortir la pression qu'éprouve la peau quand le corps repose sur ces éminences.

Les muscles de la fesse sont les grand, moyen et petit fessiers, le pyramidal, les jumeaux, et une partie de l'obturateur interne. En haut, les fessiers forment trois plans superposés; en bas il n'y a plus que deux couches musculaires, celle du grand fessier, et celle que constituent les pyramidal, jumeaux et obturateur interne, placés immédiatement sous ce muscle, qui s'étend à toute la largeur de la fesse, excepté à la partie supérieure externe, où le moyen fessier devient superficiel. Une simple lame fibro-cellulaire mince recouvre le grand fessier; mais le moyen, là où il est sous-cutané, est revêtu par un prolongement épais de l'aponévrose de la cuisse. Ces muscles reposent sur la face externe de l'ilium, sur les ligamens sacro-sciatiques et la partie postérieure de l'ischium et de l'articulation du fémur avec l'os de la hanche. Les vaisseaux fessiers, ischiatiques, honteux; les nerfs du même nom, occupent leurs intervalles. Tous ces vaisseaux et ces nerfs venant de l'intérieur du bassin, d'où ils sortent par la grande échancrure sciatique, leurs troncs sont profondément situés au voisinage de cette échancrure; les fessiers sont plus élevés, parce qu'ils passent au-dessus du muscle pyramidal qui la remplit, tandis que les autres sortent au-dessous de ce muscle. Une aponévrose qui tient, en dedans, au bord de l'ouverture, et qui la ferme du côté extérieur, recouvre tous ces troncs, et se continue sur eux en dehors, en se confondant graduellement avec le tissu cellulaire. Les vaisseaux et le nerf fessiers sont les seuls qui se distribuent entièrement à la fesse; les vaisseaux et le nerf honteux, le grand nerf sciatique, ne font presque que la traverser; le petit nerf sciatique et les vaisseaux correspondans lui donnent beaucoup de rameaux, mais se prolongent à la cuisse. La fesse reçoit encore quelques rameaux des vaisseaux lombaires et des filets nerveux sous-cutanés des nerfs lombaires et sacrés. Elle a des vaisseaux lymphatiques profonds, qui accompagnent ses vaisseaux sanguins, et aboutissent aux glandes de l'intérieur du bassin, et des lymphatiques superficiels, qui se rendent aux glandes de l'aîne; elle contient quelques glandes placées sur le trajet des premiers. Un tissu cellulaire abondant existe entre les diverses couches musculaires de la fesse, particulièrement autour des vaisseaux et des nerfs; ce tissu communique avec celui de l'intérieur du bassin par les échancrures sciatiques, et se continue avec celui de la marge de l'anus et du périnée. Le tissu graisseux est très-développé dans cette région; il est répandu non-seulement sous la peau et dans les intervalles des muscles, mais aussi entre leurs différens faisceaux, particulièrement à la face externe du grand fessier; il forme à lui seul l'épaisseur de la fesse près de l'anus et du périnée: c'est en grande partie à sa présence qu'est dû le pli que la peau forme, dans l'extension de la cuisse, entre celle-ci et la région qui nous occupe : aussi la profondeur de ce pli est-elle proportionnée au degré de l'embonpoint.

Le développement de la fesse est déterminé par celui du bassin, des muscles fessiers et du tissu adipeux. Cette région peut devenir le siége d'une obésité locale très-considérable, comme celle que l'on observe chez les femmes houzoanasses, et dont la Vénus hottentote a offert un exemple.

Parmi les maladies qui affectent toutes les parties, les abcès sont une des plus communes à la fesse; l'anévrysme de l'artère fessière, la hernie par le grand trou ischiatique, sont à peu près les seules propres à cette région. (A. BÉCLARD.)

FESSIER, ÈRE, adj. *glutœus;* qui appartient ou qui a rapport aux fesses.

On donne ce nom à plusieurs organes qui entrent dans la composition de ces parties.

FESSIÈRE (ARTÈRE). Cette artère, qu'on appelle aussi *artère iliaque postérieure*, est une des plus grosses branches de l'hypogastrique, dont elle naît un peu au-dessous des artères iléo-lombaire et sacrée latérale, qui sont souvent d'ailleurs fournies par elle.

Dirigé en bas, en dehors et en arrière, elle sort du bassin par la partie supérieure de l'échancrure sciatique, au-dessus du muscle pyramidal, entre le nerf lombo-sacré et la branche antérieure du premier nerf sacré. Elle gagne la partie postérieure du bassin, est couverte par le muscle grand fessier, et, près du bord postérieur du muscle petit fessier, elle se divise en deux branches, l'une superficielle et l'autre profonde.

Avant de sortir du bassin, cette artère envoie quelques ramuscules au rectum, au muscle pyramidal et au tissu cellulaire voisin.

Sa branche superficielle se porte un peu en dehors, entre les muscles grand et moyen fessier, et se partage en beaucoup de rameaux qui se répandent dans leur épaisseur, et dans le ligament sacro sciatique postérieur. Quelques-uns d'entre eux parviennent à l'origine du muscle sacro-spinal, et aux tégumens. Il y en a qui s'anastomosent avec ceux de l'artère sciatique.

Sa branche profonde monte de derrière en devant, entre les muscles moyen et petit fessier, donne d'abord un rameau nourricier à la partie postérieure de l'os des îles, et se divise bientôt en trois branches secondaires. L'une, supérieure, suit la direction du bord convexe du muscle petit fessier, se rapproche de la crête iliaque, et forme une grande arcade qui se termine près de l'épine antérieure et supérieure, après avoir fourni de nombreux rameaux au muscle moyen fessier par sa convexité, et au petit fessier par sa concavité. — La seconde, moyenne et transversale, beaucoup plus grosse, passe sur ce dernier muscle, dont elle est séparée par beaucoup de graisse : elle lui donne des rameaux, et ensuite elle se jette dans le moyen fessier jusqu'auprès du grand trochanter. — La troisième enfin, inférieure, et du même volume que la supérieure, donne d'abord quelques rameaux aux muscles pyramidal et petit fessier. Elle descend ensuite sur ce dernier, traverse ses fibres, passe sur l'os des îles, s'engage au-dessous du muscle tenseur de l'aponévrose crurale, et se perd sur la capsule de l'articulation ilio-fémorale et dans les muscles moyen et petit fessiers et crural antérieur, en s'anastomosant avec des rameaux de l'artère fémorale. *Voyez* HYPOGASTRIQUE.

MUSCLES FESSIERS, *musculi glutæi*. Ils sont au nombre de trois; et on les distingue en grand, en moyen et en petit, d'après les proportions de leur volume.

MUSCLE GRAND FESSIER, *musculus glutæus majors* ; le plus superficiel des trois, large, fort épais et quadrilatère : ce muscle forme spécialement la fesse.

Il s'attache, en haut, par de courtes fibres aponévrotiques, à la partie postérieure de la crête de l'os des îles, à une portion inégale, convexe, et étroite à la face externe du même os, au ligament sacro-iliaque postérieur, sur lequel il se continue avec l'aponévrose des muscles sacro-spinal et grand dorsal, et au prolongement de l'aponévrose crurale qui recouvre le moyen fessier ;

au milieu, aux inégalités de la face postérieure du sacrum, au contour de l'échancrure qui termine le canal sacré, et aux parties latérales du coccyx jusqu'auprès du sommet de cet os; en dehors et en bas, au ligament sacro-sciatique postérieur. Les fibres charnues, nées de ces divers endroits, se rassemblent en faisceaux très-prononcés, séparés les uns des autres par des lignes remplies de tissu cellulaire; tous ces faisceaux, parallèles entre eux, et d'autant plus longs qu'ils sont plus inférieurs, descendent obliquement en dehors et en avant, vers le grand trochanter. Les supérieurs se terminent à la partie supérieure d'un tendon fort épais et étroit en bas, large et mince en haut, et tellement confondu en dehors avec l'aponévrose fascia-lata, qu'il est impossible de l'en séparer : ce tendon, en descendant, reçoit les autres fibres charnues successivement le long de son bord postérieur, depuis le niveau du grand trochanter, et s'implante ensuite, dans l'étendue d'environ trois pouces, à une empreinte raboteuse, qui, de la base du grand trochanter, se porte à la ligne âpre du fémur, entre les muscles troisième adducteur et triceps de la cuisse.

Une bourse synoviale très-mince, ovoïde constamment humectée par un liquide onctueux, et très-souvent garnie de replis à l'intérieur, se déploie sur la face externe du trochanter, sur la portion voisine du muscle triceps crural, et sur la face interne du tendon du muscle grand fessier, dont elle favorise le glissement.

Le muscle grand fessier étend la cuisse sur le bassin, et réciproquement; il est rotateur de la cuisse en dehors, et il agit très-fortement dans la station et dans la progression.

MUSCLE MOYEN FESSIER, *musculus glutœus medius*. Large, fort, rayonné, triangulaire, à faisceaux charnus non isolés, bien moins épais que le précédent, sous lequel il est situé en partie, ce muscle s'attache par de courtes fibres aponévrotiques à la face externe de l'os des îles, entre les deux lignes courbes, à une espèce d'arcade aponévrotique qui règne le long de la ligne courbe inférieure, aux trois quarts antérieurs de la crête iliaque, et à la face interne de la portion d'aponévrose fascia-lata qui descend de l'épine iliaque supérieure et antérieure. Parties de ces divers points, les fibres charnues descendent en convergeant et en suivant différentes directions, les antérieures, courtes, obliquement en arrière, les moyennes, plus longues, verticalement, et les postérieures, plus longues encore, obliquement en avant. Elles se terminent sur les deux faces d'une large aponévrose, qu'elles cachent pendant quelque temps dans leur épaisseur, et qui est plus longue postérieurement qu'antérieurement : cette aponévrose se rétrécit et devient plus épaisse en descendant; elle est abandonnée par les fibres charnues vers le grand trochanter, où elle se change en un tendon plus mince en avant qu'en arrière, lequel s'implante à tout le bord supérieur de cette éminence, en se prolongeant un peu sur sa partie antérieure et externe, et en s'unissant au muscle petit fessier.

Ce muscle est adducteur de la cuisse; par sa partie antérieure il tourne le fémur dans la rotation en dedans, et dans le sens contraire par la postérieure. Il agit aussi dans la station et dans la progression.

MUSCLE PETIT FESSIER, *musculus glutœus minor*. Moins étendu encore que le précédent, placé sous lui, triangulaire, à fibres rayonnées, aplati, il s'attache, par de très-courtes aponévroses, à la ligne courbe inférieure de l'os des îles, et à la région inférieure de la crête de cet os, au-dessous du muscle moyen fessier, ainsi qu'à tout l'espace compris entre ces parties et le rebord de la cavité cotyloïde. C'est de là qu'en convergeant descendent les fibres charnues, les moyennes verticalement, les antérieures et les postérieures obliquement. Les moyennes et les postérieures se rendent à la face interne d'une large aponévrose, dont la partie externe reçoit quelques trousseaux du moyen fessier, et qui est accompagnée par les fibres antérieures du petit jusqu'au grand trochanter, où elle se change en un tendon fort épais, qui embrasse la région antérieure de cette éminence. Une petite capsule synoviale favorise, le plus ordinairement, ses mouvemens. Il a les mêmes usages que le précédent.

NERF FESSIER INFÉRIEUR OU PETIT NERF SCIATIQUE. C'est un assez gros nerf fourni, à la partie postérieure et inférieure du plexus sciatique, par les deuxième et troisième nerfs sacrés; il reçoit aussi quelques racines plus ou moins grêles du quatrième et du nerf honteux. Abandonnant le plexus en même temps que le nerf sciatique, il sort du bassin avec lui par l'échancrure du même nom, et au dessous du muscle pyramidal, puis il se partage presque sur-le-champ en un grand nombre de rameaux que l'on distingue en :

Rameaux fessiers proprement dits. Peu nombreux, grêles et assez courts, ils se séparent du nerf le plus ordinairement par un tronc commun, dont les *rameaux ascendans*, recourbés sur le bord inférieur du muscle pyramidal, se perdent par beaucoup de filets à la partie supérieure de la face antérieure du muscle grand fessier, tandis que les *descendans*, moins multipliés, se distribuent tout de suite dans son épaisseur. Un des rameaux ascendans, plus volumineux que les autres, se porte de dedans en dehors jusqu'au bord externe de ce muscle.

Rameau sciatique. Il se recourbe en dedans et en haut, en formant une espèce d'arcade renversée au-dessous de la tubérosité de l'ischion. Au bout d'un court trajet, il s'épanouit en un grand nombre de filets, dont les uns pénètrent dans la partie interne et inférieure du muscle grand fessier, tandis que les autres se distribuent aux tégumens de la partie interne et supérieure de la cuisse, du périnée et de la verge, jusqu'à la partie moyenne de laquelle ils s'étendent.

Rameau crural ou *cutané postérieur de la cuisse.* Il est plus volumineux que les autres, et est placé à leur partie externe. Il passe au-devant du muscle grand fessier, sur le bord inférieur duquel quelques filets se recourbent en haut pour aller se répandre sur sa face postérieure. Ensuite ce nerf devient sous-cutané; il continue à descendre derrière la cuisse, au-dessous de l'aponévrose crurale, à travers laquelle il envoie successivement aux tégumens un grand nombre de filets qui parcourent un trajet plus ou moins considérable. Lorsqu'il est arrivé au creux du jarret, il se divise en deux ou trois filets qui descendent derrière la jambe superficiellement, et se perdent dans ses tégumens par un grand nombre de subdivisions : ils s'étendent quelquefois jusqu'au talon, où je les ai disséqués en y mettant quelque soin.

NERF FESSIER SUPÉRIEUR, *nervus glutœus superior*. *Voy.* LOMBO-SACRÉ.

RÉGION FESSIÈRE. On donne ce nom à la région du corps qui est occupée par les fesses, à celle où se trouvent, entre autres organes, les trois muscles fessiers que nous venons de décrire.

VEINE FESSIÈRE OU ILIAQUE POSTÉRIEURE. Après avoir pris naissance par des racines qui suivent une marche analogue à celle de l'artère du même nom, elle va se décharger dans la veine hypogastrique. *Voyez* HYPOGASTRIQUE. (H. CLOQUET.)

FÉTIDITÉ, s. f., *fetiditas*; puanteur, qualité de certains corps qui exhalent une odeur désagréable. *Voyez* ODEUR.

FEU, s. m., *ignis*, πῦρ. Ce mot, qui exprime, soit le calorique ou la matière de la chaleur, soit un corps en combustion, a été employé métaphoriquement par les pathologistes; et, joint à diverses dénominations, désigne plusieurs affections cutanées.

FEU PERSIQUE. C'est le *zona*.

FEU SACRÉ, FEU SAINT-ANTOINE. *Voyez* ÉRYSIPÈLE, ANTHRAX, ERGOTISME.

FEU SAUVAGE OU VOLAGE. On a confondu sous ce nom diverses maladies qu'il n'est pas toujours facile de reconnaître et de caractériser : ce sont, en général, des affections papuleuses, pustuleuses, ou des taches rouges qui se manifestent à la face. *Voyez* COUPEROSE, ÉRYTHÈME, etc.

FEUILLE DE MYRTHE, s. f., *folium myrtinum;* instrument de chirurgie, peu usité aujourd'hui, qui ne diffère de la spatule ordinaire que parce qu'il se termine par une extrémité pointue comme la feuille de myrthe. On l'employait pour nettoyer les bords des plaies ou des ulcères.

FÈVE DE MARAIS, s. f., *faba vulgaris.* On cultive cette plante dans les jardins potagers et les champs, pour récolter ses graines, qui, suivant les variétés, servent d'aliment à l'homme ou à certains animaux domestiques, tels que le cheval, le bœuf, etc. Linné avait considéré la fève comme une espèce du genre *Vicia ;* mais les auteurs modernes en ont fait un genre particulier, à cause de sa gousse celluleuse, épaisse, et de ses graines réniformes; ce genre appartient à la famille des Légumineuses et à la diadelphie décandrie.

Les graines de la fève, surtout lorsqu'elles sont jeunes et tendres, sont farineuses et d'une saveur agréable. Dépouillées de leur tégument propre, elles forment un aliment en général peu recherché, mais nourrissant. Réduites en farine, les fèves servent à faire des cataplasmes adoucissans, que l'on peut appliquer sur les tumeurs inflammatoires. Dans les anciennes pharmacopées, cette farine est inscrite au nombre des farines *résolutives*. Nous croyons inutile de parler ici de l'eau distillée des fleurs de fèves, employée jadis comme cosmétique, et de celle que l'on préparait avec les écalles de ses graines, que l'on regardait comme un remède puissamment diurétique. Il y a longtemps que l'une et l'autre sont tombées dans un juste oubli. (A. RICHARD.)

FÈVE DE SAINT IGNACE, s. f., *faba sancti Ignatii.* Un

arbrisseau qui, dans les îles Philippines, sa patrie, porte le nom d'*Igasus*, fournit les graines que l'on appelle dans le commerce *fèves de saint Ignace*. La réputation dont elles jouissent dans l'Inde, où elles sont considérées comme une véritable panacée, a engagé les jésuites espagnols à les décorer du nom du saint fondateur de leur ordre. C'est au P. Camelli que l'on doit leur connaissance et leur introduction en Europe. Pendant son séjour aux Philippines, il envoya à Rai, célèbre botaniste anglais, des échantillons du végétal sur lequel on recueille les fèves de saint Ignace. En 1699, Rai en fit, conjointement avec Petives, le sujet d'un mémoire qu'il inséra dans les *Transactions philosophiques* de Londres. Linné fils, dans son Supplément, a décrit l'arbrisseau qui nous occupe sous le nom d'*ignatia amara*, et l'a placé à côté du genre strychnos; mais les auteurs modernes, et en particulier M. Delamarck, dans le *Dictionnaire botanique de l'Encyclopédie*, en ont fait une espèce de ce dernier genre, sous le nom de *strychnos ignatia*. Le genre strychnos appartient à la famille des Apocynées, dans laquelle il forme, avec quelques autres genres également exotiques, une section assez bien caractérisée, et que plusieurs auteurs considèrent comme une famille distincte, à laquelle ils donnent le nom de *strychnées*.

Le *strychnos ignatia* offre une tige ligneuse, divisée en rameaux cylindriques et ornés de feuilles opposées, presque sessiles, entières, ovales, acuminées et très-glabres. Ses fleurs sont blanches, groupées à l'aisselle des feuilles supérieures, et répandent une odeur agréable, analogue à celle du jasmin. Leur corolle est monopétale, régulière, longue et tubuleuse. Il leur succède des fruits ovoïdes lisses, de la grosseur du poing; leur péricarpe et sec et dur extérieurement; il renferme dans son intérieur plusieurs graines placées au milieu d'une pulpe charnue qui remplit l'intérieur du fruit. Ces graines varient singulièrement dans leur forme : les unes sont irrégulièrement ovoïdes, les autres anguleuses, celles-ci comprimées. Leur grosseur varie aussi depuis celle d'une aveline jusqu'à celle d'une petite noix. Leur substance intérieure est dure, cornée et semi-transparente, d'une couleur brunâtre; elles sont inodores, mais d'une saveur excessivement amère.

MM. Pelletier et Caventon ont fait l'analyse de la fève de saint Ignace. Après l'avoir râpée, ils l'ont traitée, 1° par l'éther, qui en a séparé une matière grasse; 2° par l'alcohol bouillant, qui en a extrait de la cire et une matière cristalline particulière, d'une amertume excessive, jouissant de propriétés alcalines très-manifestes, susceptible de former des sels en se combinant avec les acides, très-peu soluble dans l'eau, puisqu'il lui faut 2500 parties d'eau bouillante, et 6667 parties d'eau froide. Cette substance a reçu le nom *strychnine*, parce que MM. Pelletier et Caventon l'ont également trouvée dans la noix vomique et le bois de couleuvre, qui appartiennent aussi au genre strychnos. Outre la strychnine, on touve encore de l'amidon, de la gomme, de la bassorine, et un acide nouveau que l'on a nommé *igasurique*. La strychnine existe plus abondamment dans la fève de saint Ignace que dans la noix vomique, puisqu'un kilogramme de la première en a donné douze grammes, tandis qu'on n'en a retiré que quatre grammes d'une égale quantité de noix vomique.

La fève de saint Ignace exerce une action très-énergique sur le système nerveux; cette action est due à la strychnine, qui est le principe actif de cette substance, ainsi que le prouve le grand nombre d'expériences qui ont été faites dans ces derniers temps avec cette matière alcaline. La fève de saint Ignace agit absolument de la même manière que la noix vomique, avec laquelle on a fait un bien plus grand nombre d'essais. Pour ne pas entrer dans des détail que nous serions obligés de répéter en traitant de la noix vomique, nous renvoyons à ce mot, où nous exposerons avec détail le mode d'action de ces deux substances sur l'économie animale, et les différentes maladies sur lesquelles on en a tenté l'usage. *Voyez* NOIX VOMIQUE et STRICHNINE. (A. RICHARD.)

FIBRE, s. f., *fibra*; on appelle ainsi les filamens déliés en lesquels on peut résoudre, par la dissection, les organes des animaux et même ceux des végétaux.

H. Boërhaave et ses disciples admettaient, dans le corps humain, une fibre simple, *fibra simplicissima*, *stamen*, unique, dont toutes les parties solides auraient été composées. Albinus, au contraire (*Nat. Homin.*), admet que chaque partie du corps est d'une nature particulière. Haller adopte une opinion mixte entre celle de son illustre maître et celle de son célèbre rival en anatomie; il admet une première sorte de fibre, *invisible*, composée de substance terreuse et de gluten en proportions diverses, prenant par sa réunion avec d'autres fibres semblables, le plus souvent, la forme linéaire, et dans quelques parties la forme laminaire; cette fibre, suivant lui, est élastique; insensible, non-irritable, solide, un peu plus pesante que l'eau, et en général blanche; elle forme presque toutes les parties du corps, et notamment le tissu cellulaire, les membranes, les vaisseaux, les tendons, les os, etc. Les deux autres genres de fibres admis par Haller sont la fibre musculaire ou irritable, et la fibre sensible ou nerveuse.

L'opinion de Haller a été adoptée par des anatomistes ou des physiologistes qui l'ont suivi; cependant l'application du microscope avec un grossissement d'environ trois cents diamètres, a montré que les fibres élémentaires ou primitives sont elles-mêmes composées de parties figurées, de *globules*, que l'on peut regarder comme des élémens anatomiques, et que la fibre la plus générale, la fibre cellulaire, présente des différences assez grandes dans les divers *tissus* qu'elle forme. (A. BÉCLARD.)

FIBREUX, adj., *fibrosus*, qui est composé de fibres. Cette épithète convient à tous ou au plus grand nombre, au moins, des organes et des tissus. Bichat a consacré ce nom aux organes *albugineux*, ou *desmeux*, ou *ligamenteux;* c'est-à-dire à ceux qui font, en général, l'office de liens, de cordes, ou d'enveloppes très-résistantes, comme les ligamens, les tendons, le périoste, la méninge, etc. *Voyez* LIGAMENTEUX. (A. B.)

FIBRILLE, s. f., *fibrilla*, diminutif de fibre; la plus petite fibre que l'œil puisse distinguer ou que l'esprit puisse concevoir. (*Voyez* FIBRE et TISSU.) C'est de ce mot que l'on a fait l'épithète *fibrillaire*, pour désigner les phénomènes que l'on suppose avoir lieu dans les fibres les plus déliées, et les propriétés qu'on leur attribue : ainsi l'on dit : *mouvemens, contractilité fibrillaires.*

FIBRINE, s. f., *fibrina;* principe immédiat des animaux, composé, d'après MM. Gay-Lussac et Thénard, de 53,360 de carbone, de 19,685 d'oxygène, de 7,021 d'hydrogène, et de 19,934 d'azote. M. Bérard l'a trouvé formé de 1000 parties de vapeur de carbone, de 160 de gaz azote; de 748 de gaz hydrogène, et de 140 de gaz oxygène en volume. Il existe dans le sang, dans le chyle et dans les muscles, dont il fait la base : à la vérité, la partie fibreuse du chyle ne possède pas toutes les qualités de la fibrine du sang artériel; elle n'en a ni la contexture, ni la force, ni l'élasticité; elle est plus promptement et plus complétement dissoute par la potasse caustique : on dirait que c'est de l'albumine qui commence à prendre le caractère de la fibrine.

La fibrine du sang est solide, blanche, molle, légèrement élastique, insipide, inodore, plus pesante que l'eau, sans action sur les couleurs bleues végétales : elle devient dure, cassante et d'un jaune plus ou moins foncé par la dessiccation. Soumise à l'action de la chaleur dans des vaisseaux fermés, elle se décompose et fournit beaucoup de sous-carbonate d'ammoniaque, de l'acétate et de l'hydrocyanate d'ammoniaque, une huile épaisse, noire, fétide et pesante, des gaz hydrogène carboné, oxyde de carbone et azote, et une plus grande quantité de charbon que la gélatine et l'albumine : ce charbon se distingue par sa légèreté, son brillant, et par la difficulté avec laquelle il s'incinère ; la cendre qu'il fournit, lorsqu'il est brûlé, renferme beaucoup de phosphate de chaux, un peu de phosphate de magnésie, du carbonate de chaux et du carbonate de soude. Chauffée avec le contact de l'air, elle se boursouffle, répand une fumée d'une odeur désagréable de corne qui brûle, se charbonne, et donne des produits analogues aux précédens.

Elle est insoluble dans l'*eau froide :* si on la laisse pendant quelque temps dans ce liquide, elle s'altère, se change en une matière soluble qui n'est pas une matière grasse, et finit par se pourir : le gras des cadavres que l'on obtient en laissant un muscle dans l'eau, est le résultat de l'action de la graisse qui fait partie du muscle sur les produits de la décomposition de la fibrine. (*Voyez* GRAS DE CADAVRE.) Il suffit de faire bouillir la fibrine pendant quelques heures avec de l'eau pour la décomposer et lui faire perdre la propriété de se dissoudre dans l'acide acétique; l'eau se trouve contenir alors une matière animale : en effet, elle précipite par l'*infusum* de noix de galle, et lorsqu'on l'évapore, elle fournit un produit blanc, sec, dur, d'une saveur agréable, répandant sur les charbons ardens l'odeur de corne qui brûle. La fibrine agit sur l'eau *oxygénée*, comme il a déjà été dit. *Voyez* EAU OXYGÉNÉE.

L'*alcohol* moyennement concentré altère également la fibrine à froid ; il se forme une matière grasse d'une odeur pénétrante, analogue à la cholestérine, soluble dans l'alcohol et précipitable par l'eau. L'*éther* lui fait éprouver la même décomposition avec plus de rapidité ; la substance grasse formée est plus abondante, et douée d'une odeur plus désagréable. Les *acides* exercent une action remarquable sur la fibrine: l'acide *sulfurique* concentré, la charbonne; l'acide *nitrique* moyennement étendu d'eau la décompose et dégage du gaz azote et de l'acide carbonique, et il se forme de la graisse : le mélange devient jaune et se trouve transformé, au bout de vingt-quatre heures, en une masse pulvérulente formée de fibrine altérée, de graisse, d'acide malique et d'acide nitrique ou nitreux : en enlevant par l'eau une partie de ces acides, il reste une masse orangée, semblable à celle que Fourcroy et Vauquelin ont obtenue en traitant la chair musculaire par l'acide nitrique, et qu'ils ont décrite sous le nom d'*acide jaune*. Lorsqu'on fait digérer de l'acide *hydrochlorique* faible sur de la fibrine, il se dégage du gaz azote, et il reste une substance dure, racornie, insoluble dans l'eau, qui paraît être formée d'un excès d'acide et de fibrine altérée. L'acide *acétique* concentré altère également la fibrine, à l'aide de la chaleur; il se produit une masse gélatineuse soluble dans l'eau chaude avec dégagement de gaz azote : cette dissolution est précipitée par les acides sulfurique, nitrique et hydrochlorique, par la potasse, la soude, l'ammoniaque et le prussiate de potasse et de fer.

Les alcalis caustiques dissolvent la fibrine à froid; cependant elle est moins soluble dans la potasse et la soude que l'albumine coagulée. Le *sublimé* corrosif, dissous dans l'eau, est subitement décomposé par elle, et l'on obtient un précipité blanc de protochlorure de mercure (*voyez* CALOMÉLAS), qui se combine en partie avec la matière animale, la blanchit, la durcit et la rend imputrescible : c'est même sur cette propriété que repose l'art de conserver les cadavres par le sublimé corrosif, comme l'a indiqué, le premier, M. Chaussier.

On obtient la fibrine en battant le sang, au sortir de la veine, avec une poignée de bouleau; elle ne tarde pas à s'attacher au bois : on la lave à plusieurs reprises jusqu'à ce qu'elle soit blanche. On peut également se la procurer en lavant le caillot du sang sous un léger filet d'eau : ce procédé est fondé, comme on voit, sur ce que la fibrine est la partie la plus coagulable du sang.

(ORFILA.)

FIBRO-CARTILAGE, s. m.; partie à la fois fibreuse et cartilagineuse.

FIBRO-CARTILAGINEUX (tissu), adj.; qui participe des tissus fibreux et cartilagineux. Le tissu fibro-cartilagineux est fibreux et tenace comme le tissu ligamenteux, dont il fait réellement partie ; blanc, très-dense, et élastique comme le tissu cartilagineux ; il semble intermédiaire aux ligamens et aux cartilages. Galien a nommé certains ligamens neuro-chondroïdes, νευροχονδρώδεις σύνδεσμοι ; Vesale les appelait ligamens cartilagineux ; Morgagni les regardait comme intermédiaires entre les ligamens et les cartilages ; Weitbrecht les comprend parmi les ligamens ; Haase, au contraire, les range dans la chondrologie, sous les noms de cartilages ligamenteux et mixtes. Bichat a établi un système fibro-cartilagineux, composé du tissu ligamenteux cartilaginiforme dont il s'agit ici, et d'une partie du tissu cartilagineux qui est décrite ailleurs (*voyez* CARTILAGE) ; mais ce système d'organes ne me semble pas exister dans la nature, c'est pourquoi je ne l'ai point conservé. Les fibro-cartilages dont il est question ici ne me paraissent être qu'une variété du tissu desmeux : ce sont des organes ligamenteux cartilaginiformes.

Les fibro-cartilages sont temporaires ou permanens.

Les fibro-cartilages temporaires sont ceux qui passent régulièrement, constamment, et à des époques déterminées, à l'état osseux : ce sont les fibro-cartilages d'ossification. On les rencontre dans l'épaisseur des tendons et des ligamens. Ils sont purement fibreux dans le principe, deviennent ensuite fibro-cartilagineux, et enfin osseux. La rotule et les os sésamoïdes se développent de cette manière. Les endroits où les tendons frottent contre les os ; ceux, par exemple, où les jumeaux appuient contre le fémur, où le long péronier latéral glisse contre le tarse, sont aussi constamment le siége de fibro-cartilages de ce genre. Le ligament stylo-hyoïdien, le thyro-hyoïdien, contiennent, dans leur épaisseur, des grains de la même nature. La sclérotique, dans certains animaux, présente des points opaques, également fibro-cartilagineux, qui forment ensuite des plaques osseuses.

Les fibro-cartilages permanens, ou du moins ceux qui durent presque toute la vie, sont de plusieurs espèces. 1° Il en est de libres par leurs deux faces : ce sont les ligamens inter-articulaires ou ménisques, *menisci* ; on les rencontre dans les articulations temporo-maxillaires, sterno-claviculaires, quelquefois dans celle de l'acromion avec la clavicule, constamment entre le fémur et le tibia, entre le cubitus et l'os pyramidal. Entièrement isolés par leurs deux faces, ces ligamens sont adhérens par leurs bords ou par leurs extrémités. 2° D'autres sont adhérens par une de leurs faces; tels sont ceux que l'on trouve partout où un tendon frotte contre un os, et dont la présence est due à ce que le périoste devient cartilagineux dans ces endroits; ceux que présentent les ligamens contre lesquels glissent les tendons, comme cela a lieu pour le ligament calcanéo-cuboïdien, contre lequel frotte le tendon du muscle jambier postérieur. Tels sont encore les bourrelets fibro-cartilagineux attachés au bord des cavités glénoïde et cotyloïde. Partout, en général, où le tissu fibreux est exposé à des frottemens habituels, ce tissu prend une texture ou une apparence cartilagineuse : c'est ce qu'on voit pour les frottemens des os contre les ligamens, au ligament annulaire du radius, au ligament transverse de l'apophyse odontoïde : la poulie du muscle grand oblique est encore un exemple du même genre. 3° Certains ligamens cartilagineux adhèrent par leurs deux faces; les intervalles des corps des vertèbres, des pubis, sont remplis par des organes de ce genre. Ainsi, d'après leur forme et leurs connexions, on peut distinguer trois sortes de ligamens cartilaginiformes.

Ces organes, quoique toujours fibreux comme les ligamens, et très-denses comme les cartilages, présentent un grand nombre de variétés, par rapport à la consistance et à l'homogénéité de leur tissu. Les ménisques, ou ligamens inter-articulaires, par exemple, offrent des fibres très-distinctes à leur circonférence, et prennent vers leur centre, qui est mince, une apparence de plus en plus serrée et homogène, sans pourtant qu'on doive les regarder, même en cet endroit, comme de vrais cartilages. Le périoste cartilagineux a plus de ressemblance avec ces derniers. Dans les ligamens amphiarthrodiaux, un tissu fibreux très-apparent existe à l'extérieur; il se convertit, à mesure qu'on se rapproche du centre, en une sorte de pulpe ou de bouillie blanche qui se rapproche des cartilages, moins par sa consistance cependant, que par la disparition des fibres et par son homogénéité apparente.

Il entre dans la composition des fibro-cartilages les mêmes parties que dans celle du tissu ligamenteux; on y trouve peu de vaisseaux. Leur composition chimique a été peu étudiée. Par la dessiccation, ils deviennent jaunes et transparens, comme les ligamens. La décoction agit sur eux de la même manière que sur ces derniers : elle les fond entièrement en gelée, de sorte qu'ils ne participent pas, sous ce rapport, du tissu cartilagineux.

Leurs propriétés physiques sont semblables à celles des ligamens et des cartilages. Leur ténacité ou force de cohésion, très-grande, et qui surpasse même celle des os, les rapproche du tissu ligamenteux. D'un autre côté, ils sont très-élastiques, et reviennent promptement sur eux-mêmes lorsqu'ils ont cédé, soit à la distension, soit à la pression : c'est surtout quand ils sont comprimés, que leur élasticité est très-marquée. Ils résistent plus que les os et les cartilages à l'action destructive des tumeurs pulsatiles : dans les anévrysmes de l'aorte, les vertèbres sont usées et détruites avant le fibro-cartilage qui les sépare ; cette propriété est une suite de leur élasticité. Les propriétés vitales des fibro-cartilages sont obscures, comme celles du tissu ligamenteux en général.

Dans leur formation, plusieurs de ces parties passent par l'état fibreux ; d'autres passent directement de l'état muqueux à l'état fibro-cartilagineux. Ce n'est qu'accidentellement, et d'une manière variable, que les fibro-cartilages permanens deviennent osseux dans la vieillesse ; cependant cela leur arrive plus souvent qu'aux ligamens, mais moins souvent qu'aux cartilages.

Les fibro-cartilages temporaires ou passagers ont pour usage de servir de type ou de moule à des os. Ceux qui sont permanens forment tantôt des liens flexibles, élastiques et très-solides, et servent tantôt à faciliter les glissemens, par la consistance qu'ils donnent aux surfaces.

Les états morbides des fibro-cartilages sont peu connus.

Divisés, ils se réunissent, comme on le voit après l'opération de la symphyséotomie.

Leur production accidentelle n'est pas très-rare. On peut prendre pour type de l'espèce, et pour objet de comparaison le centre d'un ligament intervertébral. Les fibro-cartilages accidentels sont en effet fibreux comme des ligamens, d'un blanc laiteux comme les cartilages, souples, humides et élastiques. D'après leur forme, leurs connexions, leurs usages, les fibro-cartilages accidentels sont de deux sortes. Les uns sont des moyens d'union de quelques fractures non consolidées, soit à cause des mouvemens, comme celles du col du fémur, de la rotule et autres ; soit à cause d'une perte étendue de substance, dans un des os de l'avant-bras, de la jambe, du métatarse, du métacarpe, du crâne, etc., endroits où le rapprochement des fragmens ne peut avoir lieu. D'autres fibro-cartilages se forment sur le bout des os amputés, sur les surfaces des articulations surnuméraires, sur et autour de la surface des cavités articulaires supplémentaires, et dans quelques fausses ankyloses. On trouve des fibro-cartilages informes dans quelques tumeurs composées de la thyroïde, dans certains kystes, et dans quelques cicatrices, surtout celles qui se font quelquefois dans les poumons, à la suite de l'évacuation des tubercules. On trouve des plaques du même genre à la surface de la rate. Les corps fibreux de l'utérus sont quelquefois mous et pulpeux au centre, comme les ligamens intervertébraux. On trouve enfin quelquefois des masses fibro-cartilagineuses régulières, globuleuses, libres, dans les cavités séreuses où elles ont pénétré. M. Le docteur Trouvé, de Caen, m'a donné une tumeur de ce genre, grosse comme une noix, trouvée avec une autre semblable dans la cavité péritonéale; cette tumeur, manifestement fibreuse à l'extérieur, est molle comme les ligamens intervertébraux, vers le centre, et contient là un os gros comme un petit pois.

L'inflammation des fibro-cartilages est peu connue. On sait seulement que, dans certains cas, les parties desmo-cartilagineuses deviennent extrêmement molles par suite d'un afflux des liquides, d'une sorte de congestion : c'est ce qu'on voit dans la grossesse, aux symphyses du bassin, et ce qu'on a même observé chez l'homme, dans ces mêmes articulations. La colonne vertébrale présente ce ramollissement d'une manière très-marquée chez les rachitiques : il en résulte une flexibilité des ligamens intervertébraux qui fait que la colonne se ploie avec la plus grande facilité, et que si l'individu garde habituellement une mauvaise attitude, la colonne se courbe latéralement en plusieurs endroits, et que les vertèbres elles-mêmes participent avec le temps à la déformation.

Une des variétés du mal vertébral consiste aussi dans le ramollissement et dans le gonflement des cartilages inter-vertébraux, qui finissent par s'ulcérer et se détruire. (A. BÉCLARD.)

FIBRO-CELLULAIRE, adj., qui participe du tissu fibreux ou ligamenteux et du tissu cellulaire; quelques parties des aponévroses d'enveloppe, le tissu cellulaire intermédiaire à la peau et à ces aponévroses, les *facias* superficiel et transversal, la membrane externe des artères, le tissu sous-muqueux appelé par quelques-uns membrane nerveuse, quelques parties des membranes séreuses, le derme lui-même, présentent des caractères moyens entre la mollesse et l'extensibilité du tissu cellulaire et la résistance et la fermeté du tissu ligamenteux, et sont en conséquence regardés comme fibro-cellulaires. (A. B.)

FIBRO-MUQUEUX, adj., qui est composé de tissu fibreux ou ligamenteux et d'une membrane muqueuse. On donne ce nom à la membrane pituitaire et à quelques autres parties de la membrane muqueuse, doublées par le périoste, et intimement unies à cette membrane. (A. B.)

FIBRO-SÉREUX, adj., qui est composé de tissu fibreux ou ligamenteux et d'une membrane séreuse : tels sont la méninge, le péricarde, le périldidyme. (A. B.)

FIC, *ficus*, Συκωμα; petite excroissance charnue, de forme inégalement ronde, ordinairement molle, indolente, tenant à un pédicule peu allongé, et s'observant particulièrement à l'anus, aux parties génitales externes, ou dans les environs. Cette dénomination, peu usitée aujourd'hui, nous a été transmise par les anciens auteurs qui ont cru trouver, à l'espèce de tumeur dont il est ici question, la forme, le volume et la consistance d'une figue. Pour les modernes, le fic n'est autre chose qu'un condylôme, qui reconnaît le plus souvent pour cause l'existence du virus vénérien, mais qu'il faut quelquefois regarder comme un désordre purement local, et tout-à-fait indépendant de la syphilis. *Voyez* EXCROISSANCE. (L. V. LAGNEAU.)

FIEL, s. m., *fel*, bile : mot employé souvent pour désigner la bile de bœuf; on dit aussi *extrait de fiel*, *vésicule du fiel*, au lieu d'*extrait de bile* et de *vésicule biliaire*. (*Voyez* BILE.) Anciennement on donnait le nom de *fiel de verre* à un assemblage de sels produit pendant la vitrification du verre, auquel on attribuait des propriétés médicinales dont il ne jouit pas : aussi n'en fait-on plus usage. (ORFILA.)

FIN DU HUITIÈME VOLUME.

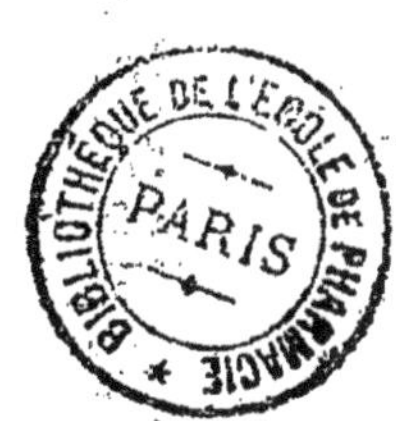

TABLE

DES PRINCIPAUX ARTICLES

CONTENUS DANS LE HUITIÈME VOLUME.

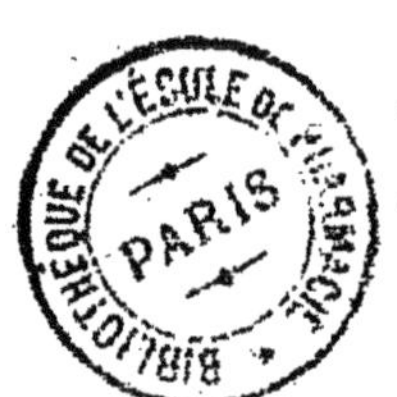

DISTRIBUTION DES MATIÈRES.

	MM.
Anatomie.	BÉCLARD, professeur de la faculté de médecine, et H. CLOQUET.
Physiologie	ADELON, COUTANCEAU, RULLIER, docteurs en méd.
Anatomie pathologique	BRESCHET, chef des travaux anatomiques de la fac. de méd.
Pathologies générale et interne.	CHOMEL, COUTANCEAU, LANDRÉ-BEAUVAIS, RAYER, ROCHOUX, docteurs en méd.
Pathologie externe et opérations chirurgicales	J. CLOQUET, chir. de l'hôpital Saint-Louis; MARJOLIN, ROUX, prof. de la fac. de méd., et MURAT, chirurgien en chef de la maison royale de Bicêtre.
Accouchemens, Maladies des femmes et des nouveau-nés	DESORMEAUX, professeur de la fac. de méd.
Maladies des enfans.	GUERSENT, médecin de l'hôpital des Enfans.
Maladies des vieillards	FERRUS et ROSTAN, méd. de l'hospice de la Salpêtrière.
Maladies mentales.	GEORGET, docteur en méd.
Maladies cutanées.	BIETT, méd. de l'hôpital Saint-Louis, et RAYER, doct. en méd.
Maladies syphilitiques.	LAGNEAU, docteur en médecine
Maladies des pays chauds.	ROCHOUX, doct. en méd.
Thérapeutique générale	GUERSENT, médecin de l'hôpital des Enfans.
Histoire naturelle médicale.	H. CLOQUET, docteur en méd., ORFILA, prof. de la fac. de méd., et A. RICHARD, démonstrateur de botan. de la faculté de méd.
Chimie médicale et pharmacie.	ORFILA, et PELLETIER, professeur de l'École de pharmacie.
Physique médicale et hygène.	ROSTAN.
Médecine légale et police médicale.	MARC, doct. méd., ORFILA, et RAIGE-DELORME, docteur en médecine, qui sera aussi chargé des articles de vocabulaire.

NOUVELLES DÉMONSTRATIONS

D'ACCOUCHEMENS,

AVEC DES PLANCHES EN TAILLE-DOUCE;

PAR J.-P. MAYGRIER, etc.

Extrait de la Nouvelle Bibliothèque médicale, 1re année, n° 5, tome II, cahier de mai 1823.

On ne saurait jamais trop encourager les hommes laborieux qui cherchent à perfectionner les Sciences et les Arts qu'ils cultivent. En travaillant pour le bien commun, ceux qui ont le bonheur de réussir se couvrent d'une immortelle gloire, et deviennent les bienfaiteurs du genre humain. Quel tribut d'éloges, d'applaudissemens et même de reconnaissance, ne devra-t-on pas à M. le docteur Maygrier, pour le nouvel ouvrage qu'il vient de commencer à publier! Il se propose de rendre plus claire et plus facile la science théorique et pratique des Accouchemens: science dont l'utilité, généralement reconnue, est incontestable, puisqu'elle a pour objet d'assister l'homme quand il vient au monde, et la femme quand elle le met au jour.

On ne saurait douter que cette entreprise ne soit couronnée de succès et favorablement accueillie. Les diverses productions de l'auteur, qui sont très avantageusement connues, sa longue et brillante pratique, sa grande habitude dans la carrière de l'enseignement, en sont les plus sûrs garans. D'ailleurs, le titre et le plan de l'Ouvrage que nous sommes chargés d'annoncer sont bien capables d'inspirer de la confiance : ce sont de *Nouvelles Démonstrations d'Accouchemens ;* et comme M. le docteur Maygrier sait très bien, ainsi que l'a dit Horace, que les impressions qui viennent par les yeux frappent plus vite et avec plus de force que celles qui viennent par les autres sens externes, il ne s'est pas contenté de faire imprimer le texte de ces démonstrations, il a jugé encore à propos de les accompagner de planches en taille-douce, afin de mieux représenter les choses qu'il veut démontrer, et de les graver plus profondément dans l'esprit de ses lecteurs.

Nous n'avons encore reçu que la première livraison de cet Ouvrage, mais elle suffit pour donner une idée avantageuse de toutes les autres. Nous dirons même plus : cette espèce d'introduction ou de début est comme un avant-goût de tout ce qui doit suivre, et nous fait désirer ardemment de le posséder.

M. le docteur Maygrier n'a décrit, au moins à notre connaissance, que le bassin considéré dans ses rapports avec la science pratique des accouchemens. Le texte de cette première partie n'offre que ce qu'on devait attendre de l'auteur ; la précision et la clarté en font le principal mérite : ce qui ne peut manquer de lui obtenir l'approbation des gens de l'art. Quant aux planches qui accompagnent et ornent cette livraison, le dessin et la gravure en sont au-dessus de tout éloge; l'œil est infiniment satisfait d'y trouver différentes coupes du bassin de la femme adulte comparé avec celui de l'homme, avec celui du fœtus à terme, même avec celui des mammifères. Ces sortes de tableaux, loin d'être indifférens, comme on pourrait le croire au premier abord, paraîtront, au contraire, fort curieux et très utiles à ceux qui ont médité la théorie des accouchemens, et sont versés dans la pratique de cette branche de l'art. Nous ne saurions donc qu'exhorter M. le docteur Maygrier à poursuivre son entreprise et à la conduire promptement à sa fin. Avec les nouvelles démonstrations qu'il publie, on aura le double avantage de lire et de voir non-seulement ce qui concerne le bassin, mais encore ce qui a rapport à l'utérus avec ses annexes, et au fœtus avec ses dépendances : trois objets qui constituent la base ou fondement des connaissances qu'on doit acquérir pour être accoucheur. On y trouvera sans doute aussi le tableau de tout ce que la grossesse peut offrir d'extérieur ou de visible, la démonstration des principes sur lesquels repose le mécanisme de l'accouchement naturel, et celle des manœuvres qu'exige l'accouchement non naturel, soit qu'on le termine avec la main, soit qu'on ait besoin de recourir aux instrumens. Enfin, on y verra représenter ces opérations graves, mais heureusement assez rares, qu'on est obligé de pratiquer, ou sur le fœtus quand il est privé de la vie, ou sur la femme quand elle ne peut accoucher par les voies naturelles.

D'après cet aperçu, on peut espérer, même assurer, que l'ouvrage de M. le docteur Maygrier sera très utile aux praticiens qui voudront se rappeler en peu de temps et sans fatigue les connaissances théoriques qu'ils ont peut-être négligées ou perdues de vue. On peut ajouter qu'il ne sera pas d'un médiocre secours pour les élèves, puisqu'il leur aplanira beaucoup de difficultés, en leur mettant sous les yeux les élémens de la science qui sera l'objet de leurs études et de leurs méditations.

CAPURON.

Nota. Les trois premières livraisons sont en vente ; la quatrième paraîtra dans la première quinzaine d'août, et les autres successivement de six semaines en six semaines. Le prix pour les souscripteurs reste fixé à 3 fr. 50 c. ; à compter de la quatrième livraison, le prix sera porté à 4 fr. 50 c. pour les non souscripteurs.

Il y aura des exemplaires (papier vélin) où les

parties sexuelles de la femme seront coloriées, ainsi que tout ce qui concerne le fœtus.

Le prix en sera double.

L'Ouvrage aura quinze livraisons, et sera entièrement terminé dans le courant de 1824.

L'Ouvrage que nous annonçons a été donné en premier prix à la distribution générale qui a eu lieu cette année à la Maternité de Paris.

On souscrit à Paris, chez **BÉCHET** jeune, Libraire-Éditeur, place de l'Ecole de Médecine, n° 4, et chez l'Auteur, rue des Petits-Augustins, n° 14.

TRAITÉ

SUR LA NATURE ET LE TRAITEMENT DE LA GOUTTE ET DU RHUMATISME,

Renfermant des Considérations générales sur l'état morbide des organes digestifs, des Remarques sur le régime, et des Observations pratiques sur la Gravelle; par **CH. SCUDAMORE**, traduit de l'anglais, sur la dernière édition, par C. F., Docteur en Médecine.

DEUXIÈME ÉDITION,

Augmentée 1° d'une addition contenant les principes de la nouvelle Doctrine médicale de M. BROUSSAIS, sur la Goutte, par le docteur GOUPIL;

2°. D'un Mémoire sur l'emploi des *Bains de vapeurs dans les affections rhumatismales;* par un Médecin de l'Hôpital Saint-Louis, avec des planches représentant tous les appareils employés dans cet Hôpital. (Paris, 1823). 2 vol. in-8°. Prix . . . . 10 fr.

De l'Imprimerie de HUZARD-COURCIER, rue du Jardinet, n° 12.

www.ingramcontent.com/pod-product-compliance
Ingram Content Group UK Ltd.
Pitfield, Milton Keynes, MK11 3LW, UK
UKHW020254230726
13925UKWH00001B/51

9 782013 538138